谨以此书献给我的父亲
Charles S. Nelson, DDS

译者名单

主 译

王　静（兰州大学口腔医学院）

周文莲（美国德克萨斯州理工大学医学中心亨特牙医学院）

翻译团队（以姓氏笔画排序）

于世宾（空军军医大学口腔医学院）

王　静（兰州大学口腔医学院）

邹慧儒（天津市口腔医院）

周文莲（美国德克萨斯州理工大学医学中心亨特牙医学院）

张凯亮（兰州大学口腔医学院）

张　洁（兰州大学口腔医学院）

张虹云（空军军医大学口腔医学院）

赵　媛（兰州大学口腔医学院）

唐荣冰（兰州大学口腔医学院）

索　超（美国北卡罗莱纳州莱恩牙科）

崔晓曦（美国东卡罗莱纳大学牙医学院）

惠勒牙体解剖生理学与𬌗学

WHEELER'S
DENTAL ANATOMY, PHYSIOLOGY, AND OCCLUSION

（原著第11版）

STANLEY J. NELSON（斯坦利·尼尔森）著

王 静 周文莲 主译

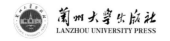

兰州大学出版社
LANZHOU UNIVERSITY PRESS

Elsevier (Singapore) Pte Ltd.
3 Killiney Road, #08–01 Winsland House I,
Singapore 239519
Tel: (65) 6349–0200; Fax: (65) 6733–1817

Wheeler's Dental Anatomy, Physiology and Occlusion, 11/E
Copyright © 2020 by Elsevier, Inc. All rights reserved.
Previous editions copyrighted 2015, 2010, 2003, 1993, 1984, 1974, 1965, 1958, 1950, and 1940.
ISBN: 978–0–323–63878–4

This Translation of Wheeler's Dental Anatomy, Physiology and Occlusion, 11/E by Stanley J. Nelson was undertaken by Lanzhou University Press Co. Ltd. and is published by arrangement with Elsevier (Singapore) Pte Ltd.

Wheeler's Dental Anatomy, Physiology and Occlusion, 11/E by Stanley J. Nelson 由兰州大学出版社有限责任公司进行翻译,并根据兰州大学出版社有限责任公司与爱思唯尔(新加坡)私人有限公司的协议约定出版。

《惠勒牙体解剖生理学与𬌗学》(第11版)(王静、周文莲 主译)
ISBN: 978–7–311–06401–3
Copyright © 2022 by Elsevier (Singapore) Pte Ltd. and Lanzhou University Press Co. Ltd.

图书在版编目（CIP）数据

惠勒牙体解剖生理学与𬌗学 ：汉、英 ／（美）斯坦利·尼尔森（STANLEY J. NELSON）著 ；王静，周文莲主译. -- 兰州 ：兰州大学出版社，2022.11
书名原文：Wheeler's Dental Anatomy,Physiology and Occlusion
ISBN 978–7–311–06401–3

Ⅰ. ①惠… Ⅱ. ①斯… ②王… ③周… Ⅲ. ①牙体－人体解剖学－汉、英②口腔医学－汉、英 Ⅳ. ①R322.4②R78

中国版本图书馆CIP数据核字(2022)第211398号

责任编辑	郝可伟 梁建萍		封面设计	汪如祥

书 名	惠勒牙体解剖生理学与𬌗学		电子信箱	press@lzu.edu.cn
作 者	〔美〕Stanley J. Nelson(斯坦利·尼尔森) 著		印 刷	陕西龙山海天艺术印务有限公司
	王 静 周文莲 主译		开 本	880 mm×1230 mm 1/16
出版发行	兰州大学出版社		印 张	25.5
	(地址:兰州市天水南路222号 730000)		字 数	661千
电 话	0931-8912613(总编办公室)		版 次	2022年11月第1版
	0931-8617156(营销中心)		印 次	2022年11月第1次印刷
	0931-8914298(读者服务部)		书 号	ISBN 978-7-311-06401-3
网 址	http://press.lzu.edu.cn		定 价	96.00元

(图书若有破损、缺页、掉页可随时与本社联系)

中文版序一
——Stanley J. Nelson

令我非常高兴的是《惠勒牙体解剖生理学与殆学》第 11 版现在将翻译成中文。据我所知，这将是该书发行的第 8 种语言。此书第一版由 Russell C. Wheeler 博士于 1940 年出版，书名为《牙体解剖学和生理学教科书》，到 1974 年出版了第 5 版，名为《牙体解剖学、生理学和殆学》。1984 年，我的导师 Major Ash 博士出版了第 6 版，书名为《惠勒牙体解剖生理学与殆学》，沿用至今。 2003 年，我作为合著者加入了 Ash 博士的第 8 版，我很自豪能成为这本重要教科书历史的一部分。本书的第 11 版（出版于 2020 年）已被公认为美国国家牙医学委员会资格考试在牙体解剖学和殆学方面的主要参考资料，并被大多数美国牙医学院用作教科书。

我多年的同事周文莲博士，现任德克萨斯理工大学医学中心埃尔帕索校区亨特牙医学院临床教授，一位杰出的牙科临床医生和学者，携手她的团队率先推出了本书的中文版。本书中文版的另外一位主译者王静博士，在中国口腔界也是一名杰出的学者，现任兰州大学口腔医学院教授，副院长。 我曾经在几年前去中国时拜访过她，访问她所任职的口腔医学院。两位主译者和她们的博士翻译团队（于世宾、赵媛、张洁、唐荣冰、张凯亮、索超、崔晓曦、邹慧儒、张虹云）付出了大量的精力，完成了精准的翻译工作。 我很自豪能将他们列入这本教科书丰富历史的特殊贡献者名单中。

引用惠勒博士在第一版的序言中所说："任何一个成功的从业者都会认识到牙齿的基本形状，排列和咬合的重要性，这是牙医学的基本主题，是临床操作各个阶段的基础。"我衷心希望这本书对你有益，并有助于促进牙医学的进步！

Professor and Division Chief Preclinical Sciences

Clinical Sciences

University of Nevada, Las Vegas

2022 年 3 月 30 日

中文版序二
——*Wendy Woodall*

口腔健康康复的一个基本要素是了解口颌系统的解剖学，其中包括牙体解剖学。这个复杂的系统讲述了牙列的结构、功能和用途。40多年来，Stanley Nelson 博士一直致力于帮助牙科学生学习和应用牙体解剖学，使他们逐渐成长为合格的牙科医生。虽然知识的更新是必须的，但还是要特别感谢 Nelson 博士和他的团队，他们通过这种对教育的热情回馈了牙医学这个专业。

为第11版《惠勒牙体解剖生理学与𬌗学》做出贡献的人有：Eve Chung 博士（提供照片）、Edward Herschaft 博士（法医牙医学）、Wendy Woodall 博士（牙体修复学）、Larry Zoller 博士和 Josh Polanski 博士（头颈部解剖学和神经学）、Owen Sanders 博士和 Cody Hughes 博士（儿童牙医学）、Neamat Hassan 博士（牙科材料学和牙髓解剖学）、内华达大学牙科学院的学生（提供建议和反馈）以及 Elsevier 的工作人员提供的全程支持。周文莲、王静博士带领翻译团队投入了大量时间，确保了将此书准确翻译成中文与读者分享。

我向所有为这个翻译项目做出贡献、支持和工作的人员表示深深的感谢！充分了解牙体解剖学，通过诊断、修复和学术进展，为牙医学的所有领域提供了坚实的基础。我希望中国口腔医学生能够学习、享用本书知识，不断进步！

Wendy Woodall, D.D.S.

Associate Dean of Academic Affairs

Woody L. Hunt School of Dental Medicine

Texas Tech University Health Sciences Center El Paso

2022 年 3 月 30 日

中文版序三

知识爆炸的时代，在有限的时间里读书，读经典是最好的选择。《惠勒牙体解剖生理学与𬌗学》，自1940年问世以来，一直是美国乃至许多以英语进行教学国家的众多牙医学院所采用的基础教材。这本教材八十余年来几易主编，内容和编写技术与时俱进，其中的标本图片、解剖绘图，乃至最新制作的视频动画，无一不是各个历史时期世界最高水平的代表作，在牙医学领域享有权威声望。令我欣慰的是，王静教授和周文莲教授主持翻译了本书的第11版，介绍给中国读者。

解剖学是医学专业的门户课程，牙体解剖学有其独特的学科特点。例如牙科治疗一直都与美学紧密联系在一起，牙科医生不仅要熟知各个牙齿的解剖结构，从而在进行龋病、牙髓病、根尖周病、牙周病等治疗以及拔牙等临床操作中，做到有的放矢；并且要对牙齿外形了如指掌，从而在进行修复治疗中，能够胸有成竹地对牙齿进行靶向重塑，在复杂病情下通过手工操作恢复病损牙的外形，达到"以假乱真"的美学目标。因此，精美的牙齿图片在牙科教育中占据着不可替代的地位，专业美育一直是牙医学教育的重要组成部分。牙体解剖学正是牙医学专业知识和专业美学知识的重要基础学科。

牙科治疗非常重要的目标之一是恢复正常的咀嚼功能，上、下牙的咬合关系是完成咀嚼功能的解剖学基础，𬌗是牙科教育最重要的内容之一。学习𬌗学以后才能明白，我们人类各个牙齿为什么会长成现在的样子，长成其他样子有什么危害，最新的研究表明，咬合异常不仅可以影响咀嚼运动系统的功能，而且会通过神经反馈机制影响躯体和内脏运动系统的功能，导致身体平衡乃至胰岛素分泌等方面指标数据发生变化；还会影响人的心理活动，导致抑郁、焦虑等情绪异常。咬合研究进展日新月异，咬合功能及功能异常的重要性以及咬合知识的快速更新特点使得牙体解剖生理与𬌗学不仅是本科生学习的重点，而且是牙科医生在从事临床工作多年以后还需要时时温习的重要课程内容。

牙医学是人工智能应用非常活跃的医学领域之一，计算机辅助设计与制造等新技术的出现，对传统牙医学带来深刻变革。将牙体形态数字化，以人工智能的方法构建新型牙科知识与技术体系，需要提升认知能力，进而从不同角度阐述牙齿的形态与功能，而这一切，需要从牙体解剖学抓起。

学习经典，以坚实的人工为基础，构建智能牙医学。未来已至！

王美青

教授，博士生导师

空军军医大学口腔医学院

2022年3月

中文版前言

  《惠勒牙体解剖生理学与殆学》至今已出版11版。第11版是美国国家牙医学委员会资格考试内容在牙体解剖学和殆学方面的主要参考资料，并被大多数美国牙医学院用作教科书，也是许多国家牙体解剖生理与殆学的重要参考书。为提高我国口腔医学教育水平，我们把本书翻译成中文作为口腔医学院校学生的教材以及相关人员的参考书 。

  许多人对第11版《惠勒牙体解剖生理学与殆学》的翻译做出了贡献。感谢兰州大学的赵媛、张洁、张凯亮、唐荣冰，空军军医大学的于世宾、张虹云，天津市口腔医院的邹慧儒，美国东卡罗莱纳大学牙医学院的崔晓曦，美国北卡罗莱纳州莱恩牙科的索超等在本书翻译中所做的大量工作。衷心感谢兰州大学口腔医学院学生们提出的建议和反馈。

  由于翻译水平有限，疏漏在所难免，恳请广大师生和同道批评指正！

王静 周文莲

2022 年 3 月

原著前言

很难想象这本第11版的《惠勒牙体解剖生理学与殆学》标志着我从事牙科教育和临床职业生涯已经超过40年，更难以置信的是时间飞逝而过。虽然牙科领域在这段时间已发生了很大变化，但我的教学热情却没有减弱。我有幸与渴望知识、聪明专注、积极向上的牙科学生一起工作了这么长时间。

据我所知，本书以前的版本已经被翻译成7种语言。这些学生居住在哪个国家或所处的职业阶段并不重要；学习是他们的动力，一直激励我的是看到他们在应用我教给他们的知识。

求知的热情是写第11版的原因，我希望这本书可以帮助牙科学生获得他们渴求的知识。许多人为《惠勒牙体解剖生理学与殆学》第11版做出了贡献。感谢我的同事 Eve Chung 博士帮我将许多插图更新为彩色照片。我还要感谢前同事们：Edward Herschaft 博士在法医牙医学（第4章）、Wendy Woodall 博士在牙体修复学（第17章）、Larry Zoller 博士和 Josh Polanski 博士在头颈部解剖和神经学（第14章和第15章）、Owen Sanders 博士和 Cody Hughes 博士在儿童牙医学（第3章）以及 Neamat Hassan 博士在牙科材料学和牙髓解剖学（第13章）方面的贡献。衷心感谢内华达大学牙科学院学生的建议和反馈。特别感谢 Anna Miller，Alexandra Mortimer，Luke Held，Kathleen Nahm，Jennifer Wade，Clay Broeker 和 Elsevier 的工作人员。最后，感谢我的妻子 Mary Sarah Brady 的所有帮助和支持。

正如惠勒博士在第一版的序言中所说："任何一个成功的从业者都会认识到牙齿的基本形状，排列和咬合的重要性，这是牙医学的基本主题，是临床操作各个阶段的基础。感谢所有为这本教科书做出贡献的人。感谢所有推动牙医学进步的人。"

Professor and Division Chief Preclinical Sciences
Clinical Sciences
University of Nevada, Las Vegas

PIN码激活说明

1. 刮开涂层，获取PIN码。

2. 打开网页：http://pincode.yiaiwang.com

3. 注册/登录：请输入相关信息注册；如之前注册过，请输入用户名密码登录。

4. 点击"资源兑换中心"→输入PIN码→点击"兑换"。兑换成功后，页面会自动跳转到"已兑换资源"。

5. 点击"查看资源"，可查阅图书配套在线内容。

目 录

第1章　牙体解剖学导论 / 001

第一节　牙列的形成（概述）………………………………………002

第二节　命名………………………………………………………002

第三节　哺乳动物的牙列式…………………………………………003

第四节　牙齿编号系统………………………………………………003

第五节　牙齿三等分、线角和点角…………………………………012

第六节　牙齿绘图和雕刻……………………………………………014

第七节　牙齿测量……………………………………………………017

第2章　牙齿的发育和萌出 / 023

第一节　概述…………………………………………………………023

第二节　乳牙年表……………………………………………………025

第三节　牙齿及牙列的发育…………………………………………028

第四节　牙龄及牙齿年表……………………………………………039

第五节　牙齿发育与临床关系………………………………………044

第3章　乳牙 / 051

第一节　乳牙的生长周期……………………………………………052

第二节　乳牙的重要性………………………………………………052

第三节　乳牙列命名方法……………………………………………053

第四节　乳牙与恒牙的主要区别……………………………………054

第五节　髓室和根管…………………………………………………057

第六节　乳牙解剖形态………………………………………………057

第4章 法医学、比较解剖学以及牙齿轮廓、形态和功能 / 074

　　第一节　法医牙医学……………………………………………075

　　第二节　比较牙齿解剖学…………………………………………078

　　第三节　牙齿的唇面、舌面………………………………………084

　　第四节　牙冠外形轮廓……………………………………………085

　　第五节　恒牙列的形态与功能……………………………………087

　　第六节　牙齿的排列、接触和咬合关系…………………………087

第5章 口颌复合体：形态和功能 / 093

　　第一节　牙齿及牙周组织的生理形态……………………………094

　　第二节　上皮附着水平：近远中面颈曲度………………………109

第6章 上颌切牙 / 114

　　第一节　上颌中切牙………………………………………………115

　　第二节　上颌侧切牙………………………………………………122

第7章 下颌切牙 / 128

　　第一节　下颌中切牙………………………………………………129

　　第二节　下颌侧切牙………………………………………………135

第8章 尖牙 / 140

　　第一节　上颌尖牙…………………………………………………141

　　第二节　下颌尖牙…………………………………………………148

第9章 上颌前磨牙 / 156

　　第一节　上颌第一前磨牙…………………………………………157

　　第二节　上颌第二前磨牙…………………………………………166

第10章 下颌前磨牙 / 171

　　第一节　下颌第一前磨牙…………………………………………172

　　第二节　下颌第二前磨牙…………………………………………180

第11章 上颌磨牙 / 186

第一节 上颌第一磨牙 ··187

第二节 上颌第二磨牙 ··197

第三节 上颌第三磨牙 ··201

第12章 下颌磨牙 / 206

第一节 下颌第一磨牙 ··207

第二节 下颌第二磨牙 ··217

第三节 下颌第三磨牙 ··222

第13章 髓腔和根管 / 228

第一节 牙髓、髓室和根管 ··229

第二节 上颌牙齿髓腔 ··233

第三节 下颌牙齿髓腔 ··243

第四节 髓室和根管 ···257

第五节 冠折和根折 ···258

第六节 下颌神经管与后牙牙根的关系 ······························259

第14章 颌面部骨、血管和神经 / 262

第一节 上颌骨 ··263

第二节 下颌骨 ··268

第三节 牙齿的动脉血供 ···277

第四节 颌骨和牙齿的神经支配 ··279

第15章 颞下颌关节、牙齿、肌肉及其功能 / 283

第一节 颞下颌关节 ···284

第二节 肌肉 ···291

第三节 下颌运动和肌肉活动 ···297

第16章 咬合 / 302

第一节 咬合的概念 ···303

第二节 牙列的发育 ···304

第三节　乳牙列……………………………………304

第四节　混合（暂时性）牙列……………………309

第五节　恒牙列……………………………………311

第六节　尖、窝和边缘嵴的关系…………………322

第七节　侧方咬合接触……………………………327

第八节　咀嚼的生物力学…………………………329

第九节　咬合的神经行为…………………………330

第十节　口腔运动行为……………………………335

第十一节　吞咽……………………………………336

第17章　牙体解剖生理学与殆学的临床应用 / 342

第一节　与牙体解剖学相关的器械设计/使用……343

第二节　口腔外科…………………………………346

第三节　牙周病学…………………………………350

第四节　牙髓病学…………………………………351

第五节　修复学……………………………………352

第六节　美学………………………………………353

第七节　解剖变异…………………………………354

第八节　殆学………………………………………356

附录1　牙齿形态 / 360

附录2　恒牙的特征 / 377

中英文术语对照 / 386

第1章

牙体解剖学导论

【学习目的】

1. 正确理解并读出文中黑体部分的中英文术语；

2. 能够使用通用编号系统、Palmer记录系统和国际牙科联合会系统（FDI）记录乳牙列和恒牙列的牙齿；

3. 正确命名和识别每个牙齿的面、嵴和解剖标志；

4. 了解并描述用于测量前牙和后牙的方法；

5. 了解测量表，能够从各角度讨论牙齿的尺寸，并用线条图说明各个牙齿。

【预测试问题】

1. 人类恒牙牙列式是以下哪一项：

A. $I \frac{2}{2} C \frac{1}{1} M \frac{2}{2} = 10$ 　　　　　　　B. $I \frac{2}{2} C \frac{1}{1} P \frac{1}{1} M \frac{2}{2} = 12$

C. $I \frac{2}{2} C \frac{1}{1} P \frac{2}{2} M \frac{2}{2} = 14$ 　　　　　　D. $I \frac{2}{2} C \frac{1}{1} P \frac{2}{2} M \frac{3}{3} = 16$

2. 根据FDI牙齿标识系统，下颌左侧乳尖牙标识是以下哪一项？

A.53 　　　　　　B.63 　　　　　　C.73 　　　　　　D.83

3. 根据通用编号系统，上颌左侧乳侧切牙的标识是以下哪一项？

A.D 　　　　　　B.G 　　　　　　C.E 　　　　　　D.F

4. 以下哪一项代表牢固地固定每个牙根的牙槽骨的名称？

A.Alveolar process 　　　　　　　　　B.Alveolus

C.Cementoenamel junction 　　　　　　D.Dentinoenamel junction

5. 以下哪个术语表示同一牙弓中相邻牙齿的面？

A.Occlusal 　　　　B.Incisal 　　　　C.Facial 　　　　D.Proximal

有关其他学习资源,请访问 http://pincode.yiaiwang.com

　　本书中的牙体解剖学定义为（但不限于）研究人类牙列中每颗牙齿的发育、形态、功能和区别，以及一个牙齿在形状、形式、结构、颜色和功能方面与同一个牙弓和对颌牙弓中的其他牙齿的关系。

　　牙体解剖学在临床实践中的应用：如图1-1A中牙冠形态不良导致的美观和牙周问题，此问题可以通过适当的牙体修复治疗予以纠正，结果如图1-1B所示。从业人员必须了解这些牙齿的形态、咬合、美学、语音及其他功能，才能进行此类治疗。

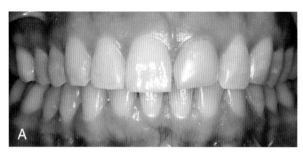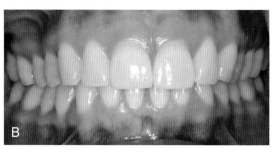

图1-1 A.牙冠形态不良;B.牙冠整齐

(病例和照片承蒙美国内华达州拉斯维加斯的 Michael P. Webberson 博士提供)

第一节 牙列的形成（概述）

　　人类一生中有两副牙齿。在口腔中出现的第一副牙齿是**乳牙**（primary or deciduous）列，它们大约在孕14周时开始在子宫内形成，在出生后3岁时发育完成。在没有先天性疾病、牙齿疾病或外伤的情况下，该牙列中的第一颗牙齿开始出现在口腔的平均年龄为6个月，最后一颗出现的平均年龄为28±4个月。除非因龋齿或外伤而丧失，乳牙列一直保持完整直到大约6岁为止。大约在那个时候，第一个**继替（恒）**（succedaneous or permanent）牙开始出现在口腔中。从此开始**替牙骀期或混合牙列期**（transition or mixed dentition period），牙列中同时存在乳牙和继替（恒）牙。替牙骀期大约从6岁开始持续到12岁，在所有乳牙脱落后结束。恒牙列期从那时开始。因此，从乳牙列到恒牙列的过渡始于第一恒磨牙的出现、乳切牙的脱落以及恒切牙的萌出。由于口腔习惯、牙齿缺失、不同颜色和色调的牙齿、牙齿拥挤以及牙齿错位，混合牙列期通常对儿童而言是一个困难的时期。

　　恒牙替换脱落的乳牙，恒牙萌出按照一定的顺序，该顺序又表现出一些变异，这是第16章将讨论的重要主题。

　　在乳尖牙和乳磨牙脱落、恒尖牙和前磨牙以及第二恒磨牙萌出后，恒牙列大约在14～15岁时完成（包括牙根）。若包含第三磨牙，恒牙列在18～25岁之间完成。实际上，恒牙列期始于12岁或其后。若非先天缺失，完整的恒牙列由32颗牙齿组成。第2章将讲述牙齿、牙列和颅颌面的发育。第16章将讨论两种牙列的咬合发育。

第二节 命名

　　理解牙体解剖结构的第一步是学习用于描述（或分类）牙齿的命名法（或命名系统）。此处首次使用重要术语时，将以粗体显示。在后续各章中将根据需要讨论其他术语。

　　术语"**下颌**"（mandibular）是指下颌或下颌骨。术语"**上颌**"（maxillary）是指上颌或上颌骨。当文献中使用多个名称来描述某些事物时，将首先使用最常用的名称。此后，可以将它们组合或分开使用，以与牙医学特定专业领域的文献一致，例如描述**乳牙列**（primary or deciduous dentition）时首先使用**乳牙列**（primary dentition）而不用可脱落牙列（deciduous dentition）或描述**恒牙列**（permanent or succedaneous dentition）时首先使用**恒牙列**（permanent dentition）而不用继替牙列（succedaneous dentition）。下面可能是使用这两个术语一个很好的例子。按照字典的定义^[1]，术语primary可以表示"构成或属于任何过程的第一阶段"。术语deciduous表示"不是永久的，是暂时的"。同一本未删节的词典将乳牙称为**奶牙**（milk tooth），定义为"哺乳动物的临时牙齿，将被恒牙取代；也称为**乳牙**（baby tooth，deciduous tooth）"。术语"primary dentition"表示第一副牙列，不是永久性的，但也并非不重要。术语"succedaneous dentition"用于描述继替牙列，但不表示其永久性，而"permanent dentition"一词则表示恒牙列，但其永久性有待商榷，因为龋齿、牙周疾病和创伤都会改变其永久性。所有这四个描述性的术语都会出现在专业文献中。

第三节　哺乳动物的牙列式

所有哺乳动物牙齿的名称和数量均由用于区分人类物种与其他物种的牙列式表示。每个牙齿的名称通常以其名称的首字母表示（例如，I为切牙，C为尖牙，P为前磨牙，M为磨牙）。每个字母后跟一条水平线，每种类型的牙齿数目列于该线上方（上颌）和下方（下颌）。牙列式仅包括一侧上、下牙齿，因为人类牙齿数量两侧是相同的。

人类的乳牙牙列式如下：

$$I\frac{2}{2}C\frac{1}{1}M\frac{2}{2}=10$$

该牙列式应理解为：切牙，上、下颌各2个；尖牙，上、下颌各1个；磨牙，上、下颌各2个。右侧或左侧各10个乳牙（图1-2A）。

人类的恒牙牙列式如下：

$$I\frac{2}{2}C\frac{1}{1}P\frac{2}{2}M\frac{3}{3}=16$$

恒牙牙列式中添加了前磨牙，上、下颌各2个；添加了第三磨牙，上、下颌各1个（图1-2B）。

在此不赘述用于人类学研究的恒牙列的关键形态特征的得分系统。但是，人类学研究中使用的一些形态学特征会在后面的章节中有所论述［例如铲形，卡氏（Carabelli）性状，牙釉质延伸，锥形切牙］[2]。一些人类学家将di_1、di_2、dc、dm_1和dm_2记录法用于乳牙列，用I_1、I_2、C、P_1、P_2、M_1、M_2和M_3记录恒牙列。由于键盘不兼容，这些表示法通常仅限于人类学表格。

第四节　牙齿编号系统

在临床实践中，某些"简写"牙齿记录系统对于记录数据是必要的。有些记录系统世界各地都在使用，这里只叙述其中的几种。1947年，美国牙科协会（American Dental Association，ADA）的一个委员会推荐使用符号系统（Zsigmondy / Palmer）作为牙齿的编号方法[3]。但是，由于符号记录法在键盘操作存在困难，因此ADA在1968年正式推荐使用"通用"编号系统。由于某些局限性以及国际上缺乏广泛使用，此系统不时会收到更改建议[4]。

乳牙列的**通用**（Universal）记录法是使用大写字母记录每个乳牙：对于上颌牙齿，从右上颌第二乳磨牙开始，字母从A到J；对于下颌齿，字母从K到T，始于左下颌第二乳磨牙。乳牙列的通用记录法牙列式如下：

正中矢状面

$$右\begin{array}{ccccc|ccccc} A & B & C & D & E & F & G & H & I & J \\ \hline T & S & R & Q & P & O & N & M & L & K \end{array}左$$

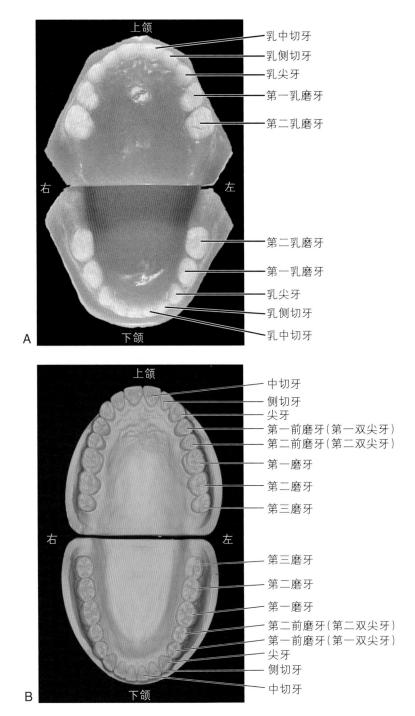

图 1-2 A.乳牙列模型;B.恒牙列模型

(Berkovitz B K, Holland G R, Moxham B J. Oral anatomy, histology and embryology[M]. St Louis: Mosby, 2002.)

请访问 http://pincode.yiaiwang.com,查看动画 1 和 2

恒牙列的符号系统由维也纳的 Adolph Zsigmondy 于 1861 年引入,后于 1874 年被修改后用于乳牙列。Palmer 于 1870 年发布了该符号系统。

在美国,牙位记录系统最常用的为 Palmer 记录系统 (Palmer notation system),很少使用 **Zsigmondy / Palmer 记录系统** (Zsigmondy/Palmer notation system)。在此系统中上、下牙弓被分为 4 部分,整个乳牙列记录如下:

$$\frac{\text{E D C B A} \mid \text{A B C D E}}{\text{E D C B A} \mid \text{A B C D E}}$$

因此，对于单颗牙齿，例如右上颌中切牙，记录为 A|。对于左下颌中切牙，符号记录为 |A̅。该编号系统当键盘没有合适的字体记录 Zsigmondy / Palmer 符号时则出现困难。为了简化，该系统通常被称为 Palmer 记录系统，而不是 Zsigmondy / Palmer 记录系统。

恒牙列在**通用编号系统**（Universal notation system）中，上颌牙齿的编号从 1 到 16，始于右上颌第三磨牙。下颌从左下颌第三磨牙开始，牙齿编号为 17 到 32。

因此，右上颌第一磨牙被指定为 3，左上颌中切牙被指定为 9，右下颌第一磨牙被指定为 30。以下通用符号表示整个恒牙列：

$$\begin{array}{cccccccc|cccccccc} 1 & 2 & 3 & 4 & 5 & 6 & 7 & 8 & 9 & 10 & 11 & 12 & 13 & 14 & 15 & 16 \\ 32 & 31 & 30 & 29 & 28 & 27 & 26 & 25 & 24 & 23 & 22 & 21 & 20 & 19 & 18 & 17 \end{array}$$

恒牙列的 Zsigmondy / Palmer 记录法是一种四象限符号系统，从中切牙开始，每个牙弓中的牙齿编号为 1 到 8。例如，右上颌第一磨牙被指定为 6|，左下颌中切牙被指定为 |1̅。整个恒牙列的 Palmer 表示法如下：

$$\begin{array}{cccccccc|cccccccc} 8 & 7 & 6 & 5 & 4 & 3 & 2 & 1 & 1 & 2 & 3 & 4 & 5 & 6 & 7 & 8 \\ 8 & 7 & 6 & 5 & 4 & 3 & 2 & 1 & 1 & 2 & 3 & 4 & 5 & 6 & 7 & 8 \end{array}$$

丹麦的 Viktor Haderup 在 1891 年设计了八齿象限系统的一种变体，其中使用加号（+）和减号（-）来区分上、下象限以及左、右象限。换言之，+1 表示左上颌中切牙，1- 表示右下颌中切牙。乳牙的编号如下：右上，从 05+ 到 01+；左下，从 -01 至 -05。丹麦仍在教授该系统。

通用编号系统可以接受计算机语言，而 Palmer 记录法通常与计算机和文字处理系统不兼容。通用编号系统中的每个牙齿都有一个唯一的编号，与使用 Palmer 记录法相比，它减少了混乱。

国际牙科联合会（Fédération Dentaire Internationale，FDI）提出的针对乳牙列、恒牙列的两位数系统已被世界卫生组织采用，并被国际牙科研究协会等其他组织接受。FDI 牙齿记录系统如下：

乳牙列：

右上　　　　　　左上

$$\begin{array}{ccccc|ccccc} 55 & 54 & 53 & 52 & 51 & 61 & 62 & 63 & 64 & 65 \\ 85 & 84 & 83 & 82 & 81 & 71 & 72 & 73 & 74 & 75 \end{array}$$

右下　　　　　　左下

数字 5 表示上颌右侧，数字 6 表示上颌左侧；数字 7 表示下颌左侧，数字 8 表示下颌右侧。两位数的第二位数字表示每一侧的牙位数。例如，数字 51 是指**右上颌乳中切牙**（maxillary right central incisor）。

恒牙列：

右上　　　　　　　左上

$$\begin{array}{cccccccc|cccccccc} 18 & 17 & 16 & 15 & 14 & 13 & 12 & 11 & 21 & 22 & 23 & 24 & 25 & 26 & 27 & 28 \\ 48 & 47 & 46 & 45 & 44 & 43 & 42 & 41 & 31 & 32 & 33 & 34 & 35 & 36 & 37 & 38 \end{array}$$

右下　　　　　　　左下

正如用于 FDI 记录系统中乳牙列的两位数一样，第一位数字表示象限：恒牙列的象限为从 1 到 4，乳牙列的象限为从 5 到 8。第二位数字表示一个象限内的牙齿：恒牙为从 1 到 8，乳牙为从 1 到 5。例如，右上颌恒中切牙为 11（读为"1，1"，而不是"11"）。

一、牙冠和牙根

每个牙齿都有牙冠和牙根部分。牙冠被牙釉质覆盖，牙根被牙骨质覆盖。牙冠和牙根在**釉牙骨质界**（cementoenamel junction，CEJ）处连接。该连接处也称为**颈线**（cervical line）（图1-3），在牙齿标本上清晰可见。牙齿的主要部分由**牙本质**（dentin）组成，在牙齿的横截面上是透明的。该横截面通常包含牙髓组织的髓室和髓管（根管）。**髓室**（pulp chamber）主要在冠部，**髓管**（pulp canal）在根部（图1-4）。这些腔室彼此连续，统称为髓腔。

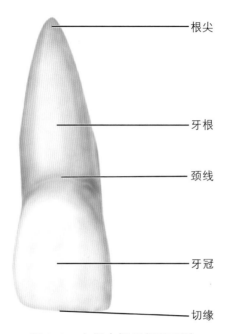

根尖

牙根

颈线

牙冠

切缘

图1-3　上颌中切牙（正面观）

请访问 http://pincode.yiaiwang.com，查看动画3和4

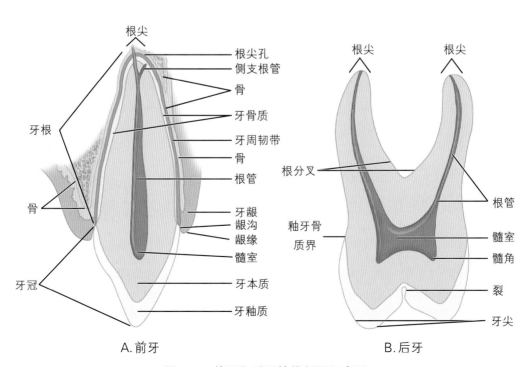

根尖

根尖孔
侧支根管
骨
牙骨质
牙周韧带
骨
根管

牙龈
龈沟
龈缘
髓室

牙本质

牙釉质

A. 前牙

根尖　　根尖

根分叉

釉牙骨质界

根管

髓室
髓角

裂

牙尖

B. 后牙

牙根

骨

牙冠

图1-4　前牙和后牙的纵剖面示意图

　　牙釉质、牙骨质、牙本质和牙髓是组成牙齿的牙齿组织。前三种称为牙齿**硬组织**（hard tissues），最后一种称为牙齿**软组织**（soft tissue）。牙髓组织为牙齿提供血液和神经。为了解牙齿的生理特性，必须考虑与牙齿有关的口面部其他组织结构（图1-5和图1-6）。

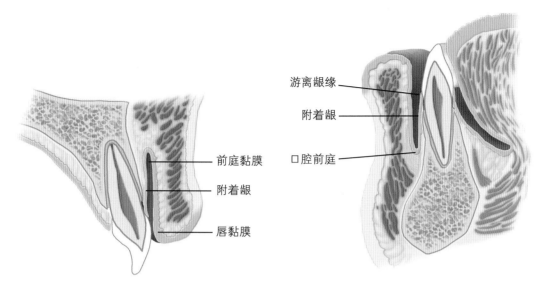

图1-5　上、下颌中切牙的矢状切面

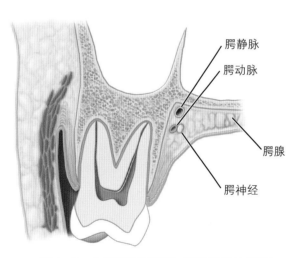

图1-6　上颌第二磨牙和邻近组织的切面

　　切牙的牙冠可以有切嵴或切缘，见于中切牙和侧切牙；单个牙尖见于尖牙；两个或多个牙尖见于前磨牙和磨牙。切嵴和牙尖形成了牙冠上的切割面。

　　牙齿的根部可以是单个的，具有一个根尖或末端，常见于前牙和一些前磨牙；或是多个，具有两个分叉或三个分叉将所属根部分成两个根或多个根，每个根有其各自的根尖或末端，见于所有的磨牙以及一些前磨牙。

　　牙齿的根部牢固地固定在颌骨的牙槽骨中，因此每个牙齿在牙弓中的位置相对于其他牙齿都保持稳定。颌骨支撑牙齿的部分称为**牙槽突**（alveolar process）。牙槽骨容纳牙齿的窝称为**牙槽窝**（alveolus，复数为 alveoli）（图1-7）。

　　牙齿完全萌出后牙冠部分将不再被骨组织覆盖，但是在年轻人，牙颈部三分之一处会被牙龈组织覆盖。有些人全部牙釉质以及部分牙颈部牙骨质可能不会被牙龈组织覆盖。

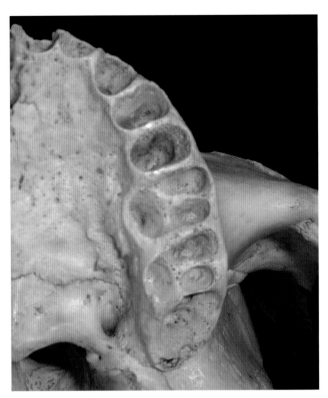

图1-7　切牙、尖牙、前磨牙和磨牙的牙槽窝（左上颌骨）

二、面和嵴

切牙和尖牙的牙冠有4个面和1个嵴，前磨牙和磨牙的牙冠有5个面。这些表面根据其位置和用途来命名（图1-8）。在切牙和尖牙，朝向唇的牙面称为**唇面**（labial surfaces）。在前磨牙和磨牙中，朝向面颊的称为**颊面**（buccal surfaces）。唇面和颊面统称为**面侧面**（facial surfaces）。所有面向舌的牙面都称为**舌面**（lingual surfaces）。在闭合运动中与对颌的前磨牙和磨牙接触（咬合）的前磨牙和磨牙的表面称为**殆面**（occlusal surfaces）。对于切牙和尖牙，这些面被称为**切面**（incisal surfaces）。

在同一牙弓内牙齿的表面朝向邻牙的称为**邻面或邻接面**（proximal or proximate surfaces）。邻面可以有近中面或远中面。这些术语特指相对于面部中线的位置。该中线垂直经面部中心，在上、下颌中切牙邻面接触点之间通过。沿着牙弓弓形弯曲，牙齿邻接面朝向中线的称为**近中面**（mesial surfaces），而远离中线的称为**远中面**（distal surfaces）。

四个牙齿具有彼此接触的近中面：**上颌中切牙和下颌中切牙**（maxillary and mandibular central incisors）。在所有其他情况下，一个牙齿的近中面都与它的邻牙的远中面接触——除了第三恒磨牙和第二乳磨牙的远中面，它们的远端都没有牙齿相邻。牙齿的近中面或远中面在牙弓中接触其邻牙的区域称为**接触区**（contact area）。

中切牙、侧切牙和尖牙作为一组统称为前牙；前磨牙和磨牙作为一组称为后牙。

三、其他标志

要仔细地研究一颗牙齿，就应该通过名称识别出其所有的重要标志。因而要熟知这些术语，例如：

牙尖	三角嵴	发育沟	结节	横嵴	副沟	隆突
斜嵴	点隙	嵴	边缘嵴	沟	窝	叶

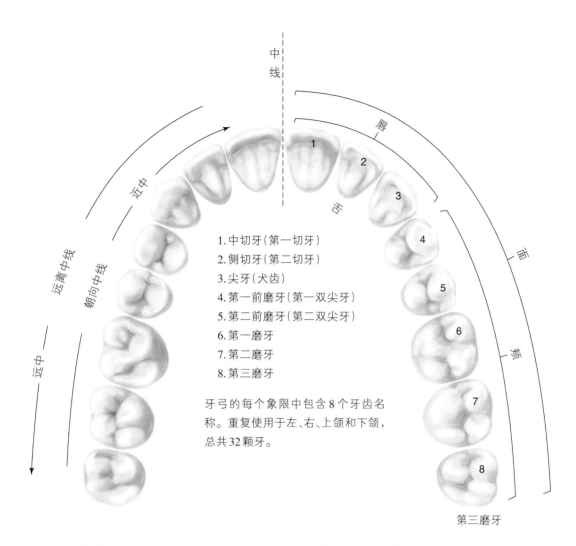

1. 中切牙（第一切牙）
2. 侧切牙（第二切牙）
3. 尖牙（犬齿）
4. 第一前磨牙（第一双尖牙）
5. 第二前磨牙（第二双尖牙）
6. 第一磨牙
7. 第二磨牙
8. 第三磨牙

牙弓的每个象限中包含8个牙齿名称。重复使用于左、右、上颌和下颌，总共32颗牙。

第三磨牙

牙齿编号1至8表示左侧上颌牙齿。与舌（舌侧的）、颊（颊侧的）、唇（唇侧的）和面（面部的）相关的牙面适用于4个象限和左上象限。牙齿或其部分或表面可描述为远离中线（远中）或朝向中线（近中）。

图1-8 命名法的应用

牙尖（cusp）是指在牙冠部分的一个隆起，构成了咬合面的一部分（图1-9；图1-4）。

结节（tubercle）是在牙冠的某些部位上由多余的牙釉质堆积成的小隆起（图4-14A）。这些是典型形态的变异。

隆突（cingulum）（拉丁词意为"腰带"）是前牙的舌叶。它占舌面颈超过三分之一的部分。它的凸度在近中部类似于在颈三分之一处环绕舌面的腰带（图1-10；图4-13A）。

嵴（ridge）是牙齿表面上的线性隆起，根据其位置命名（例如，颊嵴、切嵴、边缘嵴）。

边缘嵴（marginal ridge）是釉质的圆形边界，构成前磨牙和磨牙𬌗面的近中边缘和远中边缘，以及切牙和尖牙舌面的近中边缘和远中边缘（图1-11A；图1-10A）。

三角嵴（triangle ridge）从磨牙和前磨牙的牙尖伸向𬌗面的中央。之所以如此命名是因为嵴的每一侧的斜面都类似于三角形（图1-12；图1-11B和图1-11C）。三角嵴以它们所属的牙尖命名，例如上颌第一前磨牙的颊尖三角嵴。

当颊侧和舌侧三角嵴汇合时，它们形成横嵴。横嵴是两个三角嵴横向穿越后对殆面交汇而成（图1-11B和图1-11C）。

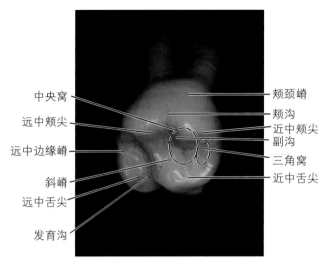

中央窝
远中颊尖
远中边缘嵴
斜嵴
远中舌尖
发育沟

颊颈嵴
颊沟
近中颊尖
副沟
三角窝
近中舌尖

图1-9　上颌第一磨牙的一些标志

请访问 http://pincode.yiaiwang.com，查看动画3和4

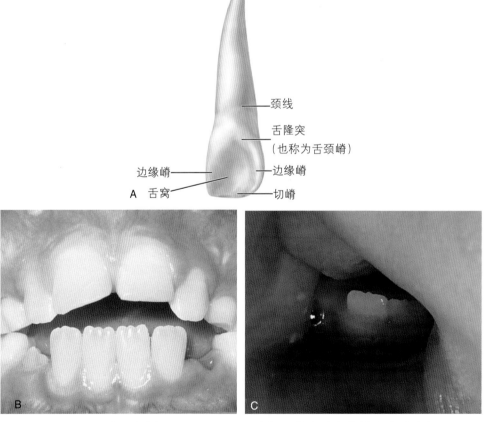

颈线
舌隆突
（也称为舌颈嵴）
边缘嵴
边缘嵴
A　舌窝
切嵴

图1-10　A.右上颌侧切牙（舌面观）；B.中切牙萌出时未接触的釉质隆突；
C.乳切牙的釉质隆突

（Bath-Balogh M, Fehrenbach M J. Illustrated dental embryology, histology, and anatomy［M］.
2nd ed. St Louis: Saunders, 2006.）

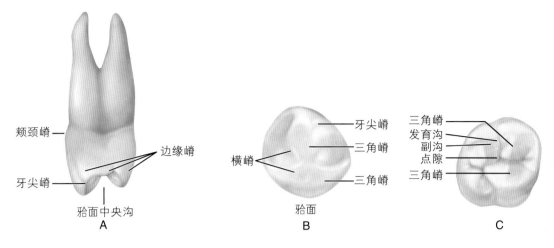

图1-11　A.右上颌第一前磨牙的近中面观；B.右下颌第一前磨牙的𬌗面观；
C.右上颌第一磨牙的𬌗面观

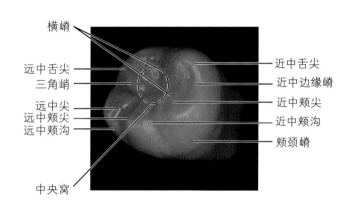

图1-12　右下颌第一磨牙

请访问 http://pincode.yiaiwang.com，查看动画3和4

斜嵴（oblique ridge）是斜向穿过上颌磨牙𬌗面的嵴，由远中颊尖三角嵴和近中舌尖三角嵴结合形成（图1-9）。

窝（fossa）是不规则的凹陷。舌窝（lingual fossa）位于切牙的舌面（图1-10）。中央窝位于磨牙的𬌗面，它们是由嵴向窝的底部中央聚合所形成，那里有沟的交汇处（图1-12）。三角窝（triangular fossae）见于磨牙和前磨牙𬌗面边缘嵴的近中或远中（图1-9）。有时在上颌切牙舌面的舌窝边缘与舌隆突交汇处可见三角窝（图4-14A）。

沟（sulcus）是牙齿表面上的一个长形的凹陷或谷地，位于牙齿的嵴和尖之间，其倾斜成一定角度相交。一个沟在其倾斜面的交界处有一条发育沟。（"sulcus"一词不应与"groove"一词混淆）

发育沟（developmental groove）是牙冠或根的主体部分之间的浅凹槽或线条。副沟（supplemental groove）虽然不那么明显，但它也是牙齿表面上的浅线性凹陷，它是对发育沟的补充，不出现在牙冠主要结构的汇合处。颊沟和舌沟（buccal and lingual grooves）是位于后牙的颊面和舌面上的发育沟（图1-9和图1-12）。

点隙（pits）是位于发育沟交界处或末端的点状凹陷。例如中央点隙是用于描述磨牙中央窝内发育沟交汇标志的术语（图1-11C）。

发育叶（lobe）是在牙冠发育过程中形成的主要部分之一。牙尖和切牙隆突是发育叶的代表。

切牙隆突是在新萌出切牙的切嵴上发现的三个圆形突起中的任何一个。尽管通常认为它们是恒切牙的特征，但在刚萌出的乳切牙上也可能会出现类似切牙隆突的锯齿（图1-10B和图1-10C）[6]。（有关发育叶的更多描述，见图4-11至图4-14。）

牙齿的根可以是单个或多个。上颌前牙和下颌前牙各只有一个牙根。下颌第一磨牙和第二前磨牙以及上颌第二前磨牙是单根，但是在大多数情况下，上颌第一前磨牙有2个根，颊侧、舌侧各一。上颌磨牙有3个根：近中颊根、远中颊根、舌根。下颌磨牙有两个根：近中根和远中根。必须明确的是，解剖学中的描述永远不会遵循严格的规则。变异经常发生，例如下颌尖牙的唇根和舌根。

第五节　牙齿三等分、线角和点角

为了便于描述，将牙冠和牙根分成三等份，并且将牙冠各牙面的结合点描述为线角和点角。实际上，除了因**磨耗（磨损）**（attrition，abrasion）或意外断裂而出现的那些角度之外，牙齿上的任何地方都没有角度、点或平面。线角和点角仅为表示位置的描述性术语。

当牙齿的冠和根部的表面被分为三等份时，将根据其位置进行命名。从唇侧或颊侧看，牙齿的冠和根可从牙冠的切端或殆面到根尖分成三等份（图1-13）。牙冠分为切（或殆）三分之一、中三分之一和颈三分之一。牙根分为根颈三分之一、根中三分之一和根尖三分之一。

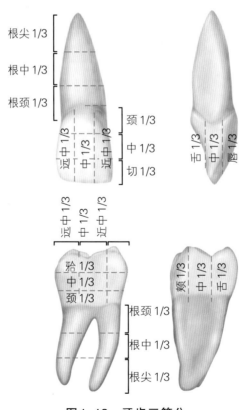

图1-13　牙齿三等分

牙冠可以在三个方向上分为三部分：切龈/殆龈向，近远中向，唇舌/颊舌向。在近、远中向，它分为近中、中和远中三等分。在唇舌/颊舌向，它分为唇/颊、中、舌三等分。

牙冠5个牙面中的每一个都可以如此划分。将有1个中三分之一和另外2个三分之一，则根据它们的位置来命名（例如，颈、殆、近中、舌）。

线角（line angle）是由两个牙面相结合而形成，其名称来自相结合的两个牙面。例如，在前牙，唇面和近中面的结合处被称为**近唇线角**（mesiolabial line angle）。

前牙的线角（图1-14A）如下：

近唇线角	远舌线角	远唇线角
唇切线角	近舌线角	舌切线角

由于前牙的近、远中切线角是圆形的，因此通常认为不存在**近中切线角**（mesioincisal line angles）和**远中切线角**（distoincisal line angles）。它们仅被称为**近中切角和远中切角**（mesial and distal incisal）。

后牙（posterior teeth）的线角（图1-14B）如下：

近颊线角	远舌线角
近殆线角	舌殆线角
颊殆线角	远颊线角
近舌线角	远殆线角

点角是由三个牙面结合而形成。点角的名称也来自形成它的牙面的组合。例如，磨牙的近中、颊面和殆面的交界处称为**近颊殆点角**（mesiobucco-occlusal point angle）。

前牙（anterior teeth）的点角（图1-15A）为：

近唇切点角	近舌切点角
远唇切点角	远舌切点角

后牙（posterior teeth）的点角（图1-15B）为：

近颊殆点角	近舌殆点角
远颊殆点角	远舌切点角

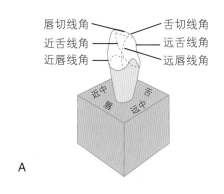

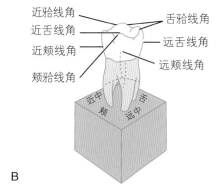

A.前牙；B.后牙

图1-14 线角

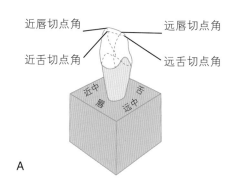

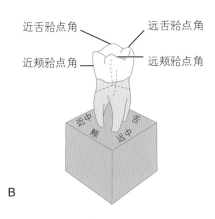

A.前牙；B.后牙

图1-15 点角

第六节　牙齿绘图和雕刻

在实践中已经发现，牙齿形态学（解剖、绘图和雕刻）的实验课应与和牙体解剖学主题有关的讲座和参考资料同时进行。此处介绍牙齿的绘图和雕刻这一主题，但不包括牙齿形态绘图和雕刻中的插图及说明。

用于雕刻单个牙齿的规格是基于G. V. Black博士的恒牙平均测量表[7]。但是，按照这些平均尺寸雕刻或绘制的牙齿无法放置在理想的咬合位置。因此，为了生产一套用象牙雕刻的在殆架上有咬合的完整牙列（图1-16至图1-18），对G. V. Black博士的测量表做了一些细微的调整。另外，将牙齿雕刻到自然尺寸并校准到十分之一毫米是不切实际的。调整后的测量结果如表1-1所示。在个别情况下，模型表中列出的唯一小数是0.5 mm和0.3 mm。只要有可能，就应避免使用小数，以利于熟悉表格并避免混淆。

需要有一个达成共识的测量表，以便在评估口腔中一个牙齿与另外一个牙齿在任何方面的尺寸时，可以进行合理的比较。有学者发现，投影表的方式运作良好。例如，如果上颌中切牙的近远中向宽度测量值为8.5 mm，那么尖牙的宽度将缩小约1 mm；偶然间如果中切牙比8.5 mm宽或更窄，尖牙的测量将成比例地反映出来。

叠加在平方毫米横截面纸上的每颗牙齿的5个面的照片（近中、远中、唇或颊、舌、切或殆面）可将牙齿轮廓的每个面还原为准确的图形，这样就可以比较并记录其轮廓（图1-19和图1-20）。

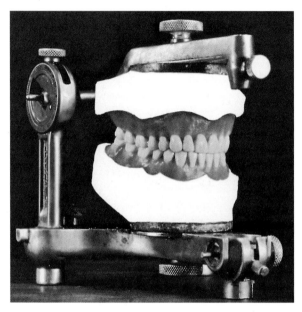

由于头骨和拔出的离体牙齿显示出如此多的变化和异常，必须建立单个牙齿规定的测量范围以进行比较学研究。因此，32个牙齿以自然尺寸，在正常排列和咬合的状态下雕刻而成，并据此模型绘制了一个测量表。

图1-16　根据测量表用象牙雕刻的单个牙齿(表1-1)

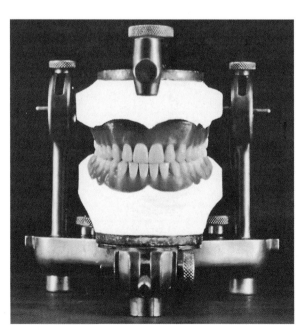

图1-17　图1-16所示模型的另一个视角图

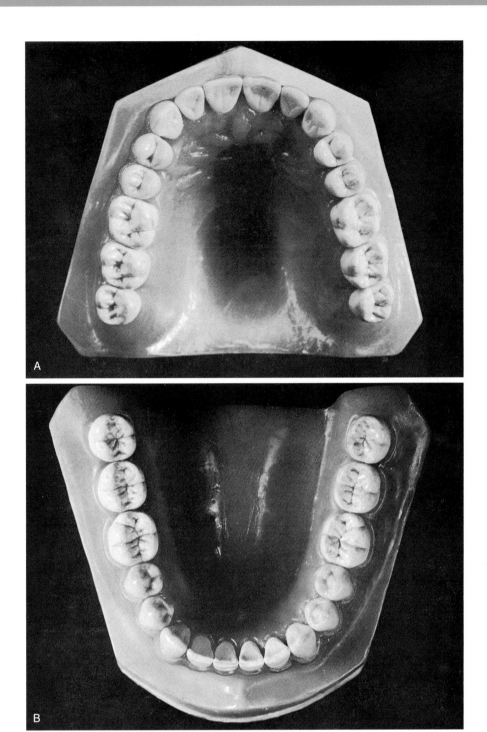

图1-18　图1-16和图1-17所示模型的𬌗面观图

　　仔细观察方形背景的轮廓，可以发现牙冠与牙根的关系、各个点的曲率范围、根的倾斜度、𬌗面的相对宽度、边缘嵴的高度、接触面积等。

　　因此应该有可能合理地画出口腔中任何牙齿任何牙面的轮廓。它应成比例，而无须参考其他绘图或三维模型。

　　为了培养观察和修复缺失的牙齿形态的技能，建议从以下步骤开始：

　　1.对测量表非常熟悉，可以从任何角度立即比较一颗牙齿与另一颗牙齿的比例。

　　2.学习绘制任何牙齿任何面的准确轮廓。

　　3.学习精雕细刻任何可以用线条图说明的设计。

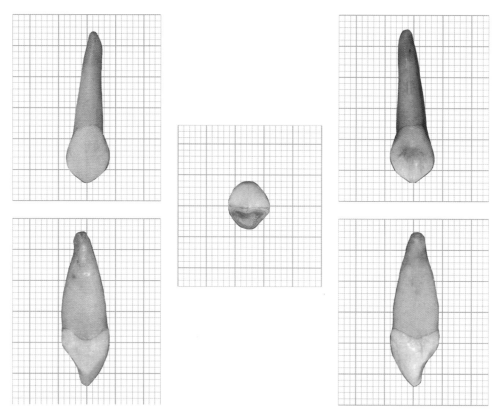

当查看近中面和远中面时，请注意釉牙骨质结合处下方牙冠颈三分之一的弯曲或凸起。这称为颈嵴或釉质颈嵴。

图1-19　左上颌尖牙

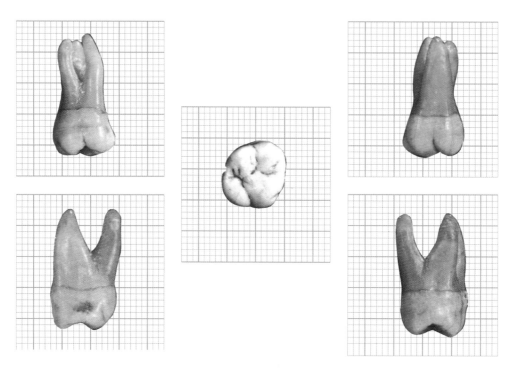

当查看近中面和远端面时，请注意釉牙骨质结合处下方牙冠颈三分之一的弯曲或凸起。

图1-20　右上颌第一磨牙

请访问 ttp://pincode.yiaiwang.com，查看动画3和4

第七节　牙齿测量

不熟悉**游标卡尺**（Boley gauge）的读者应先阅读其用法，然后再阅读以下有关测量表应用的说明。

为了理解该表，让我们来演示记录的校准及其所包含的标志。要记住每个牙齿有**八次校准**（eight calibration）。这些测量结果显示在上颌中切牙的随附示例中（请参见表1-1中的示例）。

表1-1　牙齿的测量：绘制和雕刻牙齿的平均尺寸范围[a]

	冠长	根长	牙冠的近远中径[b]	牙冠颈部的近远中径	牙冠的唇舌径或颊舌径	牙冠颈部的唇舌径或颊舌径	近中颈缘线的曲度	远中颈缘线的曲度
上颌牙齿								
中切牙	10.5	13.0	8.5	7.0	7.0	6.0	3.5	2.5
侧切牙	9.0	13.0	6.5	5.0	6.0	5.0	3.0	2.0
尖牙	10.0	17.0	7.5	5.5	8.0	7.0	2.5	1.5
第一前磨牙	8.5	14.0	7.0	5.0	9.0	8.0	1.0	0.0
第二前磨牙	8.5	14.0	7.0	5.0	9.0	8.0	1.0	0.0
第一磨牙	7.5	B L	10.0	8.0	11.0	10.0	1.0	0.0
第二磨牙	7.0	B L	9.0	7.0	11.0	10.0	1.0	0.0
第三磨牙	6.5	11.0	8.5	6.5	10.0	9.5	1.0	0.0
下颌牙齿								
中切牙	9.0[c]	12.5	5.0	3.5	6.0	5.3	3.0	2.0
侧切牙	9.5[c]	14.0	5.5	4.0	6.5	5.8	3.0	2.0
尖牙	11.0	16.0	7.0	5.5	7.5	7.0	2.5	1.0
第一前磨牙	8.5	14.0	7.0	5.0	7.5	6.5	1.0	0.0
第二前磨牙	8.0[c]	14.5	7.0	5.0	8.0	7.0	1.0	0.0
第一磨牙	7.5	14.0	11.0	9.0	10.5	9.0	1.0	0.0
第二磨牙	7.0	13.0	10.5	8.0	10.0	9.0	1.0	0.0
第三磨牙	7.0	11.0	10.0	7.5	9.5	9.0	1.0	0.0

a. 以mm为单位。该表已被图1-16和图1-17所示的雕刻得以验证。
b. 左、右牙间近远中径的总和，即牙弓的长度，上颌为128 mm，下颌为126 mm。
c. 舌侧测量约长0.5 mm。
B，颊侧；L，舌侧。

				牙齿的测量：举例[a]				
	冠长	根长	牙冠的近远中径[b]	牙冠颈部的近远中径	牙冠的唇舌径或颊舌径	牙冠颈部的唇舌径或颊舌径	近中颈缘线的曲度	远中颈缘线的曲度
上颌牙齿								
中切牙	10.5	13.0	8.5	7.0	7.0	6.0	3.5	2.5

a. 以mm为单位。
b. 左、右牙间近远中径的总和，即牙弓的长度，上颌为128 mm，下颌为126 mm。

测量前牙的方法显示在方框1-1（图1-21至图1-27）中，测量后牙的方法显示在方框1-2（图1-28至图1-34）中。

方框1.1　前牙的测量方法

（保持牙齿的长轴垂直）

1.牙冠的长度（唇侧）[a]

在可行的情况下，请使用游标卡尺的平行喙进行测量。各种曲率与笔直边缘的对比将有助于使近距离观察者更加熟悉牙齿轮廓。

测量 { 釉牙骨质界曲线的顶部

切缘

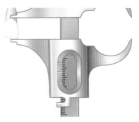

图1-21　牙冠的长度

2.牙根的长度

测量 { 根尖

牙冠颈部曲线的顶部

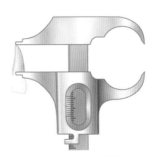

图1-22　牙根的长度

3.牙冠的近远中径

测量 { 近中面外形高点

（近中接触区）

远中面外形高点

（远中接触区）

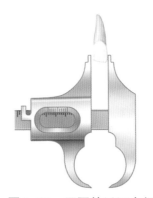

图1-23　牙冠的近远中径

4.牙冠颈部的近远中径

测量 { 近中面牙冠根交界处

远中面牙冠根交界处

（在这种情况下，请使用游标卡尺的

钳口，勿使用平行的喙）

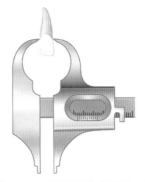

图1-24　牙冠颈部的近远中径

续方框1.1 前牙的测量方法

5.牙冠的唇舌径

测量 { 唇面外形高点

舌面外形高点

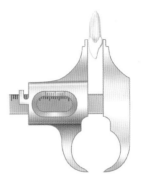

图1-25 牙冠的唇舌径

6.牙冠颈部的颊舌径

测量 { 唇面牙冠根接合处

舌面牙冠根接合处

（在这种情况下，请使用游标卡尺的钳口，

勿使用平行的喙）

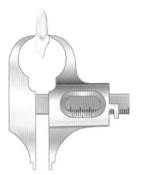

图1-26 牙冠颈部的唇舌径

7.釉牙骨质界近中面的曲度 [b]

测量远中面釉牙骨质界曲线的曲度

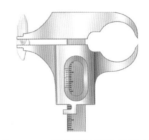

图1-27 釉牙骨质界处的曲度

8.釉牙骨质界远中面的曲度（翻转牙齿并按图1-27进行校准）

测量远中面釉牙骨质界曲线的曲度

a.在可行的情况下，使用游标卡尺的平行喙进行测量。各种曲率与直边的对比有助于使近距离观察者更熟悉牙齿轮廓。

b.这个测量是最重要的，因为它通常代表牙齿在原位时牙周附着体的近似弯曲程度。

方框1.2 后牙的测量方法

（保持牙齿的长轴垂直）

1.牙冠的长度（颊侧）

测量 $\begin{cases} 颊尖或牙尖 \\ 釉牙骨质界曲线的顶部 \end{cases}$

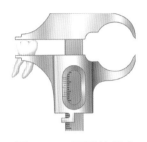

图1-28 牙冠的长度

2.牙根的长度

测量 $\begin{cases} 牙冠颈曲线的顶部 \\ 根尖 \end{cases}$

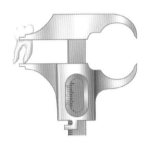

图1-29 牙根的长度

3.牙冠的近远中径

测量 $\begin{cases} 近中面外形高点 \\ （近中面接触区） \\ 远中面外形高点 \\ （远中面接触区） \end{cases}$

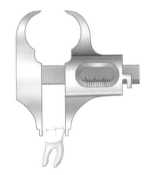

图1-30 牙冠的近远中径

4.牙冠颈部的近远中径

测量 $\begin{cases} 近中面冠根接合区 \\ 近中面冠根接合区 \\ （使用游标卡尺的钳口而不是平行的喙） \end{cases}$

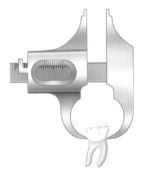

图1-31 牙冠颈部的近远中径

续方框1.2　后牙的测量方法

5.牙冠的颊舌径

测量 $\begin{cases} 颊面外形高点 \\ 舌面外形高点 \end{cases}$

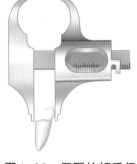

图1-32　牙冠的颊舌径

6.牙冠的颈部颊舌径

测量 $\begin{cases} 颊面冠根接合处 \\ 舌面冠根接合处 \end{cases}$

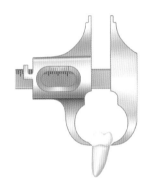

图1-33　牙冠的颈部颊舌径

7.釉牙骨质界近中面的曲度

测量近中面釉牙骨质界曲线的曲度

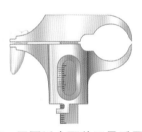

图1-34　牙冠近中面釉牙骨质界的曲度

8.釉牙骨质界远中面的曲度（翻转牙齿并测量）（图1-34）

测量远中面釉牙骨质界曲线的曲度

【小结】

　　术语是进行交流的既定基础，因此，不能忽视学习牙体解剖学术语的重要性。描述牙齿形态的术语应用于牙科实践的各个方面。

　　虽然在本质上不存在既定不变的常态，但在解剖学研究中有必要有一个起点。因此，我们必须从一个**任意的准则（arbitrary criterion）**开始，经过实验并经过适当考虑后接受它。由于牙体修复学必须在操作技巧允许的范围内尽可能接近科学，因此应优先选择模型、照片和自然标本，而非用书面文字来学习。

正常牙齿的每个曲线和每个部分都有一定的功能基础，因此准确地复制它们很重要。一个成功的牙科医生，或任何牙体修复设计者都应该能够在脑海里有牙齿的各面图像，并将牙体解剖形态的各个面与其功能联系起来。只有熟悉了牙齿形状的主要细节才能整合出完整的牙齿图像。

【预测试问题答案】

1	2	3	4	5
D	C	B	A	D

【参考文献】

1. Webster's new universal unabridged dictionary. New York, 1996, Barnes & Noble Books.

2. Turner II C G, Nichol C R, Scott G R: Scoring procedures for key morphological traits of the permanent dentition: the Arizona State University Dental Anthropology System. In Kelley MA, Larsen CS, editors: Advances in dental anthropology, New York, 1991, Wiley-Liss.

3. Lyons H: Committee adopts official method for the symbolic designation of teeth, J Am Dent Assoc 34: 647, 1947.

4. Peck S, Peck L: A time for change of tooth numbering systems, J Dent Educ 57: 643, 1993.

5. Carlsen O: Dental morphology, Copenhagen, 1987, Munksgaard.

6. Szentpetery J, Kormendi M: Deciduous incisors with a serrated edge, Fogorvosi Szemle 82（2）, 1989. ［Budapest］.

7. Black GV: Descriptive anatomy of the human teeth, ed 4, Philadelphia, 1897, S.S. White Dental Manufacturing.

【参考书目】

American Dental Association, Committee on Nomenclature: Committee adopts official method for the symbolic designation of teeth, J Am Dent Assoc 34: 647, 1947.

American Dental Association, Committee on Dental Education and Hospitals: Tooth numbering and radiographic mounting, J Am Dent Assoc Trans 109: 25-247, 1968.

Fédération Dentaire Intemationale: Two-digit system of designating teeth, Int Dent J 21: 104, 1971.

Goodman P: A universal system for identifying permanent and primary teeth, J Dent Child 34: 312, 1987.

Haderup V: Dental nomenklatur og stenograft, Dansk Tandl Tidskr 3: 3, 1891.

Palmer C: Palmer's dental notation, Dental Cosmos 33: 194, 1981.

World Health Organization: Oral health surveys: basic methods, ed 3, Geneva, 1987, World Health Organization.

Zsigmondy A: Grundzüge einer praktischen Methode zur raschen und genauen Vonnerkung der zahnärztlichen Beobachtungen und Operationen, Dtsch Vjschr Zahnhk 1: 209, 1861.

Zsigmondy A: A practical method for rapidly noting dental observations and operations, Br Dent J 17: 580, 1874.

第**2**章
牙齿的发育和萌出

【学习目的】

1.正确理解并读出文中黑体部分的中英文术语；

2.了解产前、围产期和产后人类牙齿的发育；

3.列出并讨论乳恒牙钙化、牙冠发育、牙齿萌出，牙根发育的平均年龄。

【预测试问题】

1.下列哪颗牙齿不是继替恒牙（采用通用编号系统）？

    A.24   B.19   C.28   D.11

2.下列哪项最能代表恒牙的萌出顺序（采用通用编号系统）？

    A.19，8，5，11   B.8，19，5，11   C.8，5，19，11   D.19，5，11，8

3.牙髓的主要功能是形成下列哪种结构？

    A.牙釉质   B.牙本质   C.牙骨质   D.牙周韧带

4.当牙根发育到大约多少比例时，乳牙牙冠会穿破牙龈？

    A.3/4   B.2/3   C.1/2   D.1/4

5.下列哪一颗恒牙在出生时就有钙化的迹象？

    A.中切牙   B.尖牙   C.第一磨牙   D.第二磨牙

    牙齿发育及萌出的相关知识适用于口腔医学临床实践、人类学、人口统计学、法医学和古生物学领域。然而，在牙科中的应用最为主要。本章主要探讨牙齿的发育和萌出、人类乳恒牙交替、牙龄、牙齿形成标准以及在牙科临床中的应用（例如了解牙齿发育的时间，以便外科干预既不会损害牙齿的正常发育，又不会破坏牙龄与疾病和环境因素之间的关系）。使用 primary dentition 和 deciduous dentition，或者 primary dentition/deciduous dentition 这两个术语，是对人类第一副牙列不同的描述。读者可以客观地理解这两个术语。

第一节　概述

一、临床考量

    "正常"健康的口腔不仅包括被牙龈组织包围的临床牙冠，还包括牙齿的数量，牙冠形态、大小、位置、颜色和角度，牙根形态，咬合接触以及咀嚼、发音及美学等功能。大多数被牙龈遮盖的牙齿部分可以通过放射线观察到。也可以用牙周探针定位正常或病理性加深龈沟的深度，或用牙科探针探查从牙龈游离缘顶端到牙龈上皮附着为止的龈沟内的牙齿表面。此外，在病理性加深的龈沟中，可以探查到从牙周韧带到牙骨质附着处的牙齿表面。临床检查最简单的例子是通过观察儿童的牙齿萌出来判断牙齿年龄或评估牙齿发育情况。然而，在没有其他检查结果的情况下，亦可简单地记录萌出的牙齿数量[1]。

如果我们将临床检查结果和放射学影像资料汇总，结合牙齿形态学知识和牙齿的年表，就可以对大多数涉及牙齿大小、形态、数量、排列、美观和发育的疾病以及与牙齿萌出顺序和咬合关系有关的问题进行诊断和治疗。

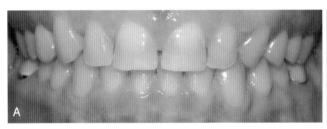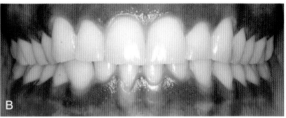

注意图A和图B中牙齿形态的不同，牙间隙以及邻牙之间的接触位置。考虑牙根的轮廓(A)，切牙、尖牙、前磨牙的咬合接触，以及(A)和(B)的右上颌中切牙的牙龈及美学表现。

图2-1　临床观察：临床牙冠

（A：Ramfjord S，Ash M M. Periodontology and periodontics[M]. Philadelphia: Saunders, 1979;

B：Ash M M. Paradigmatic shifts in occlusion and temporomandibular disorders[J]. J Oral Rehabil, 2001, 28: 1-13.)

图2-1A牙龈组织良好，但是上颌中切牙的形态和牙间隙存在美观问题。要充分考虑患者所关心的美观问题并予以治疗，可以通过正畸和美容修复手段来实现。图2-1B存在牙周问题（右侧中切牙龈炎），部分原因是中切牙近中接触关系不佳，导致食物嵌塞和牙菌斑及牙结石的堆积。大多数情况是个人口腔卫生清洁不足造成的。保守的治疗方法是去除刺激物，每天刷牙和使用牙线，尤其是中切牙的近中区域。即使如此，近中接触区不佳的危险因素仍然存在。如果一颗牙齿的形态与其功能不一致，那么近中接触区的非功能位置极有可能导致图2-1B所示的问题。

每颗牙齿的形态都与它在牙弓中的位置和角度、与对颌牙的接触关系、与邻牙的接触以及其与牙周的关系有关。对牙齿形态和颜色的美学认识是成为成功从业者的必要条件。

二、牙齿的变异

仅仅知道牙齿"正常"的形态是不够的，还必须掌握功能、美学和统计学方面的形态变异。大部分关于牙齿形态的数据都来自对欧美血统（European-American ancestry，EAa）人群样本的研究，例如，本章中牙齿形成标准一节提到的牙齿的萌出存在不同顺序，这取决于被抽样的人群。由于1965年的移民改革法案，未来的牙齿形态标准极有可能反映美国人口种族构成的重大变化（例如人口牙列样本将反映更大的差异）。

正如第六章中所示的上颌中切牙不常见的变异（图6-12），主要是由欧美血统人群中抽取的样本。在取样过程中，我们认为图中的中切牙是这个种群的典型代表，或者可能是"正常"牙齿。铲形切牙在高加索人种群中很少见（少于5%），它是唐氏综合征（21三体综合征）患者的特征之一，但是正常情况下在中国人、日本人、蒙古人和爱斯基摩人中很常见。从统计学上看，铲形门牙在高加索人种群中可能被认为是异常的，但在蒙古人种中却并非如此。从业者必须了解这种形态差异。

三、牙齿的畸形

了解乳牙和恒牙的发育过程，以便回答牙齿的形态、颜色、排列和结构发生紊乱的问题。牙齿异常最常见于第三磨牙、上颌侧切牙和下颌第二前磨牙。牙齿形态异常，例如锥形侧切牙和双舌尖的下颌第二前磨牙，分别呈现修复和间隙的问题。

患者如果有如图2-2所示的困扰，不仅想知道该如何处理，还想知道这个问题是何时或如何发生的。牙齿畸形是如何发生的？这是最难确定的。**釉质发育不全（enamel hypoplasia）**是指牙发育期间牙釉质结构异常的总称。临床表现可以从单个或多个小凹陷、小沟和宽槽到完全缺失的釉质。钙化不全和不透明是定性的缺陷。可以通过牙冠上的缺损位置估计缺损发生的时间，但存在未知的误差和潜在的偏差[2-5]。在"牙齿形成标准"一节中将介绍评价方法。

在唇腭裂患者中，乳牙列和恒牙列均会出现各种相关的畸形。牙冠畸形不局限于裂隙区域，还涉及后牙[6]。很明显，许多先天性畸形涉及牙齿，其中一些是内源性因素导致的，而另一些则是外源性因素作用的结果。当一种畸形具有一些特殊的特征（如哈钦森牙），并且与牙齿发育的某一阶段相一致时，就有可能确定干扰的原因。这方面的内容将在"牙龄"一节中进一步讨论。

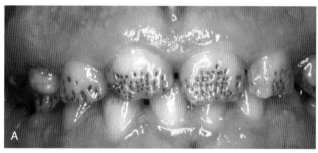
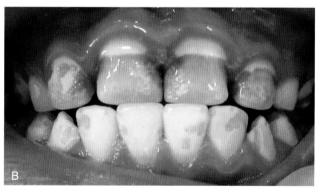

图2-2　A.釉质发育不全；B.恒牙发育过程中，全身性
氟中毒造成的牙齿结构缺陷

（Neville B W, Damm D D, Allen C M, et al. Oral and maxillofacial pathology[M]. 3rd ed. St. Louis: Saunders, 2009.）

第二节　乳牙年表

表2-1中的乳牙年表来自表2-3和表2-4中的数据。表2-2展示了恒牙年表，表2-1中使用通用编号系统。图2-3和图2-4并非正常发育的理想标准，只是向患者展示发育的一般情况，不能作为临床诊疗标准。

表2-1　乳牙发育年表

	牙齿	开始钙化（在子宫内的周数）	牙冠发育（月）	萌出（平均年龄,月）	牙根发育（年）
上　颌					
乳中切牙	E,F	14	$1\frac{1}{2}$	10	$1\frac{1}{2}$
乳侧切牙	D,G	16	$2\frac{1}{2}$	11	2
乳尖牙	C,H	17	9	19	$3\frac{1}{4}$
第一乳磨牙	B,I	15	6	16	$2\frac{1}{2}$
第二乳磨牙	A,J	19	11	29	3

上颌牙齿
右 A B C D E F G H I J 左
T S R Q P O N M L K
下颌牙齿

	牙齿	开始钙化（在子宫内的周数）	牙冠发育（月）	萌出（平均年龄,月）	牙根发育（年）
下　颌					
乳中切牙	P,O	14	$2\frac{1}{2}$	8	$1\frac{1}{2}$
乳侧切牙	Q,N	16	3	13	$1\frac{1}{2}$
乳尖牙	R,M	17	9	20	$3\frac{1}{4}$
第一乳磨牙	S,L	$15\frac{1}{2}$	$5\frac{1}{2}$	16	$2\frac{1}{2}$
第二乳磨牙	T,K	18	10	27	3

乳恒牙列使用通用编号系统;数据的详细介绍见表2-3和2-4。

表2-2　恒牙发育年表

	牙齿	开始钙化	牙冠发育(年)	萌出(年)	牙根发育(年)
上　颌					
中切牙	8,9	3~4月	4~5	7~8	10
侧切牙	7,10	10~12月	4~5	8~9	11
尖牙	6,11	4~5月	6~7	11~12	13~15
第一前磨牙	5,12	$1\frac{1}{2}$~$1\frac{3}{4}$年	5~6	10~11	12~13
第二前磨牙	4,13	2~$2\frac{1}{4}$年	6~7	10~12	12~14
第一磨牙	3,14	出生时	$2\frac{1}{2}$~3	6~7	9~10
第二磨牙	2,15	$2\frac{1}{2}$~3年	7~8	12~13	14~16
第三磨牙	1,16	7~9年	12~16	17~21	18~25

上颌牙齿
右 1 2 3 4 5 6 7 8 ｜ 9 10 11 12 13 14 15 16 左
32 31 30 29 28 27 26 25 ｜ 24 23 22 21 20 19 18 17
下颌牙齿

	牙齿	开始钙化	牙冠发育(年)	萌出(年)	牙根发育(年)
下　颌					
中切牙	24,25	3~4月	4~5	6~7	9
侧切牙	23,26	3~4月	4~5	7~8	10
尖牙	22,27	4~5月	6~7	9~10	12~14
第一前磨牙	21,28	$1\frac{1}{4}$~2年	5~6	10~12	12~13
第二前磨牙	20,29	$2\frac{1}{4}$~$2\frac{1}{2}$年	6~7	11~12	13~14
第一磨牙	19,30	出生时	$2\frac{1}{2}$~3	6~7	9~10
第二磨牙	18,31	$2\frac{1}{2}$~3年	7~8	11~13	14~15
第三磨牙	17,32	8~10年	12~16	17~21	18~25

数据的详细介绍见表2-3和表2-4。

表2-3　人类牙列年表

牙列	牙齿	开始钙化 （在子宫内的周数）[a]	牙冠发育 （月）	萌出 （月）[b,c]	牙根发育 （年）
乳牙（上颌）	乳中切牙	14(13～16)	$\frac{1}{2}$	10(8～12)	$1\frac{1}{2}$
	乳侧切牙	$16(14\frac{2}{3}～16\frac{1}{2})^d$	$2\frac{1}{2}$	11(9～13)	2
	乳尖牙	$17(15～18)^d$	9	19(16～22)	$3\frac{1}{4}$
	第一乳磨牙	$15\frac{1}{2}(14\frac{1}{2}～17)$	6	16(13～19)♂	$2\frac{1}{2}$
	第二乳磨牙	$19(16～23\frac{1}{2})$	11	29(25～33)	3
乳牙（下颌）	乳中切牙	14(13～16)	$2\frac{1}{2}$	8(6～10)	$1\frac{1}{2}$
	乳侧切牙	$16(14\frac{2}{3}～)^d$	3	13(10～16)	$1\frac{1}{2}$
	乳尖牙	$17(16～)^d$	9	20(17～23)	$3\frac{1}{4}$
	第一乳磨牙	$15\frac{1}{2}(14\frac{1}{2}～17)$	$5\frac{1}{2}$	16(14～18)	$2\frac{1}{4}$
	第二乳磨牙	$18(17～19\frac{1}{2})$	10	27(23～31)♂ (24～30)♀	3
恒牙（上颌）	中切牙	3～4 月	4～5 年	7～8 年	10
	侧切牙	10～12 月	4～5 年	8～9 年	11
	尖牙	4～5 月	6～7 年	11～12 年	13～15
	第一前磨牙	$1\frac{1}{2}～1\frac{3}{4}$ 年	5～6 年	10～11 年	12～13
	第二前磨牙	$2～2\frac{1}{4}$ 年	6～7 年	10～12 年	12～14
	第一磨牙	出生时	$2\frac{1}{2}～3$ 年	6～7 年	9～10
	第二磨牙	$2\frac{1}{2}～3$ 年	7～8 年	12～13 年	14～16
	第三磨牙	7～9 年	12～16 年	17～21 年	18～25
恒牙（下颌）	中切牙	3～4 月	4～5 年	6～7 年	9
	侧切牙	3～4 月	4～5 年	7～8 年	10
	尖牙	4～5 月	6～7 年	9～10 年	12～14
	第一前磨牙	$1\frac{3}{4}～2$ 年	5～6 年	10～12 年	12～13
	第二前磨牙	$2\frac{1}{4}～2\frac{1}{2}$ 年	6～7 年	11～12 年	13～14
	第一磨牙	出生时	$2\frac{1}{2}～3$ 年	6～7 年	9～10
	第二磨牙	$2\frac{1}{2}～3$ 年	7～8 年	11～13 年	14～15
	第三磨牙	8～10 年	12～16 年	17～21 年	18～25

部分数据来自Schour和Massler的人类牙齿生长年表,Kronfeld修改了恒牙的年表,Kronfeld和Schour修改了乳牙的年表。来自Logan和Kronfeld,由McCall和Schour(在Orban中)稍作修改,并反映了其他年表。

a. Kraus 和 Jordan;

b. bLysell 等人;

c. 平均年龄（月）;

d. Nomata;Lunt 和 Law;±1 标准差;没有下颌侧切牙和尖牙的后期数值，因为 Nomata 的数据中所有数值都比 Kraus 和 Jordan 的平均值早。

表2-4　修改后的人类牙列年表

乳牙	硬组织开始形成（受精时间,周数）	出生时形成的釉质量	釉质发育完成（出生后的月数）	萌出(平均年龄[b],标准差±1月)	牙根形成（年）
上颌					
中切牙	14(13～16)	5/6	$1\frac{1}{2}$	10(8～12)	$1\frac{1}{2}$
侧切牙	$16(14\frac{2}{3}～16\frac{1}{2})^c$	2/3	$2\frac{1}{2}$	11(9～13)	2
尖牙	$17(15～18)^c$	1/3	9	19(16～22)	$3\frac{1}{4}$
第一磨牙	$15\frac{1}{2}(14\frac{1}{2}～17)$	牙尖融合;咬合面不完全钙化,仅需要$\frac{1}{2}～\frac{3}{4}$的齿冠高度[a]	6	16(13～19)男孩 (14～19)女孩	$2\frac{1}{2}$
第二磨牙	$19(16～23\frac{1}{2})$	牙尖融合;咬合面不完全钙化;钙化组织覆盖$\frac{1}{5}～\frac{1}{4}$的牙冠高度[a]	11	29(25～33)	3
下颌					
中切牙	14(13～16)	3/5	$2\frac{1}{2}$	8(6～10)	$1\frac{1}{2}$
侧切牙	$16(14\frac{2}{3}～)^c$	3/5	3	13(10～16)	$1\frac{1}{2}$
尖牙	$17(16～)^c$	1/3	9	20(17～23)	$3\frac{1}{4}$
第一磨牙	$15\frac{1}{2}(14\frac{1}{2}～17)^c$	牙尖融合;咬合面完全钙化[a]	$5\frac{1}{2}$	16(14～18)	$2\frac{1}{4}$
第二磨牙	$18(17～19\frac{1}{2})$	牙尖融合;咬合面不完全钙化[a]	10	27(23～31)男孩 (24～30)女孩	3

a. Kraus和Jordan，第107、109和127页（除了侧切牙和尖牙的变化范围）。

b. 改编自Lysell等。

c. 侧切牙和尖牙的变异范围来自Nomata（胎儿长度与年龄的换算；没有下颌侧切牙和尖牙的后期数值，因为Nomata的数据中所有数值都比Kraus和Jordan的平均值早）。

根据Lunt和Law的建议，对《人类牙齿年表》（Logan和Kronfeld，McCall和Schour［Orban］稍作修改）中乳牙列钙化和萌出的表格进行修改。

第三节　牙齿及牙列的发育

一、牙齿的发育和萌出／破龈

早期牙齿萌出被用来表示牙齿穿过牙龈萌出，后来它的定义变得更加精确，指牙齿从牙胚到咬合接触的全过程[7]。然而，并非所有的牙齿年表反映了牙齿萌出的后一种定义，此处使用"**萌出（eruption）**"和"**破龈（emergence）**"这两个术语是为了避免对"萌出"的历史含义和目前的扩展含义之间产生混淆。

乳牙的破龈发生在出生后的第6～30个月之间，乳牙的发育需要2～3年时间——从乳中切牙的初始钙化开始，到第二乳磨牙的牙根发育完成（图2-3）。

乳牙通过牙槽黏膜破龈是口腔运动行为发展和咀嚼器官发育的重要时期[8]。在这个发育时期，"出牙"可以影响未来神经行为机制的发展，包括下颌运动和咀嚼功能。咀嚼功能可能高度依赖于牙齿的发育阶段（如牙齿的种类和数量以及咬合关系）、神经肌肉系统的成熟度以及饮食等因素。

（一）乳牙的发育

乳牙釉质（图2-5）的发育速度并不完全相同，有些牙齿在其他牙齿开始发育之前就已发育完成。因此，不同组牙齿的萌出时间不同。有些乳牙的牙根已经开始吸收，而其他牙齿的牙根仍在发育。并非所有的乳牙都在同一时间脱落，有些牙齿（例如乳中切牙）比乳尖牙早6年脱落。同组牙齿以特定的速度发育，因此乳牙的萌出顺序是明确的，很少有偏差。即使如此，对于儿童个体，乳牙萌出的时间仍可能会有很大的差异。乳牙列大约在3岁时发育完全，并在一个相对短暂的时期内行使功能，然后在11岁左右全部脱落。如果将第三磨牙包括在内，恒牙列大约在25岁时发育完成（图2-3和图2-4）[9]。

受精后13～16周，乳牙在子宫内开始钙化。到18～20周时，所有的乳牙都开始钙化。乳牙的发育从牙冠初始钙化到牙根发育完成只需要大约2～3年。恒牙在出生后矿化完成，每颗恒牙的发育大约需要8～12年。牙齿发育变异与牙齿萌出、性成熟和其他类似生长指征变异相似[10]。

乳牙牙冠的发育在出生后继续进行，乳中切牙约需3个月，乳侧切牙约需4个月，第一乳磨牙约需7个月，乳尖牙约需8.5个月，第二乳磨牙约需10.5个月。在上述时期，有时会出现牙齿形态、颜色、矿化和结构的紊乱（氟牙症将在本章后面讨论）。

（二）牙冠和牙根的发育

牙齿的发育由两个阶段组成：（1）牙冠和牙根的发育；（2）牙齿的萌出。在这两个阶段中，前者似乎更能抵抗环境的影响；后者则会受到龋齿和牙齿丧失的影响[11, 12]。

牙冠（crown）发育后，**牙根部分**（root portion）开始发育。在牙釉质的颈部边界（牙冠的颈部），**牙骨质**（cementum）开始发育，覆盖根部牙本质。牙骨质在某些方面类似于骨组织，以菲薄的一层覆盖在牙根上。在没有继替恒牙的情况下，乳牙的牙根可能只是部分吸收。当牙根吸收不按常规进行时，恒牙将不能萌出或偏离正常位置萌出。此外，牙根不吸收也可能会导致乳牙滞留。下颌牙在牙冠发育完成前不会开始殆向移动，其萌出速度与牙根伸长也并不密切相关。牙冠和部分牙根发育后，牙齿穿透牙龈（破龈），进入口腔。

牙根的进一步发育被认为是牙冠在口腔中向其最终位置移动的一个积极因素。当牙冠大部分萌出，并且与对殆牙发生接触时，牙齿的萌出过程就完成了。牙齿萌出后，**牙根**（root）的发育过程并没有完全结束，因为在牙齿行使功能后，牙根部牙本质和牙骨质的发育还在继续。最终，牙根被完整的牙骨质覆盖而发育完成。随着牙齿移动或牙齿进一步萌出，可能会出现额外的牙骨质发育。此外，由于咬合造成的牙周创伤，牙骨质可能会发生增生（修复）和／或吸收。恒牙的牙骨质层比乳牙的厚得多。

二、牙列

人类的牙列通常可分为乳牙列、混合牙列（过渡牙列）和恒牙列。从乳牙列到恒牙列的过渡需被特别关注，因为这一时期可能会发生错殆畸形，需要及时进行早期预防和矫治。因此，对于从业

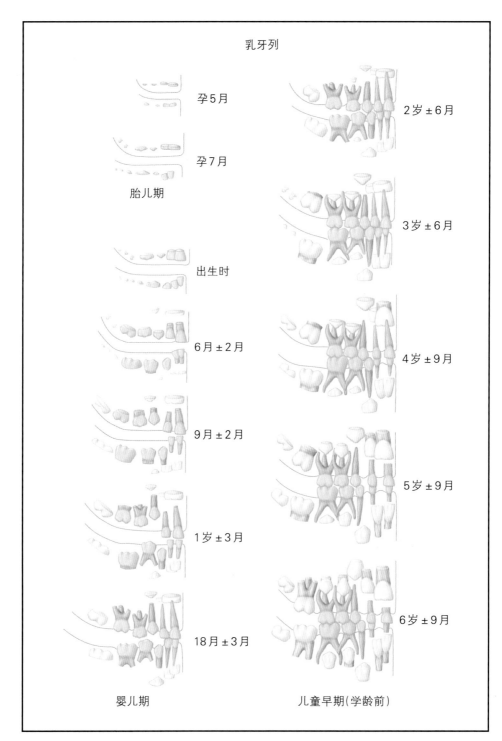

图2-3 牙列发育到第六年（图中颜色较深的牙齿是乳牙）

（Schour L, Massler M. The development of human dentition[J]. J Am Dent Assoc, 1941, 28: 1153.）

者，牙齿的形态发生、牙列的发育和颅面复合体的生长之间的相互作用非常重要。

（一）产前、围产期、产后的牙齿发育

牙齿发育早在出生前第6周就开始了，这时颌骨已经有了初步形态。但此时的颌骨与颅骨和眶骨相比很小，面下部高度与颅脑相比偏小（图2-6）。下颌弓比上颌弓大，下颌的垂直向仅有少量发育。当下颌在这个发育阶段闭合时，它们与舌体接触，而舌体又与面颊接触。产前头部的形状变化很大，但颅脑、眼眶和面下部高度之间的相对差异保持不变。在这个发育阶段，上、下牙弓的牙齿

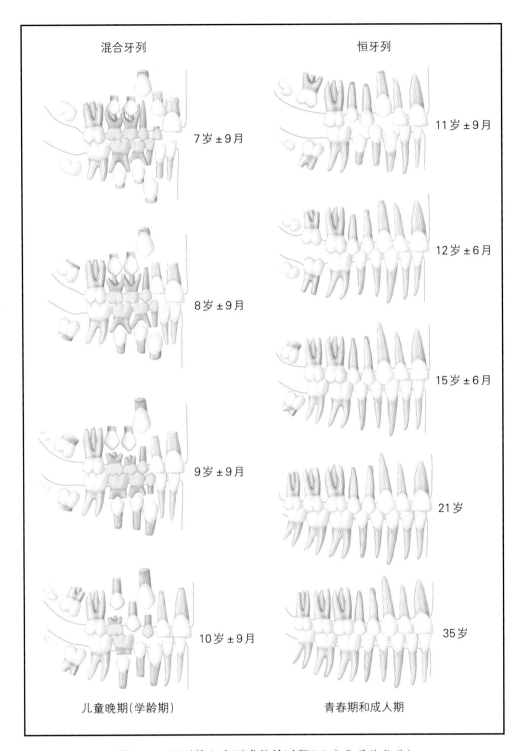

图2-4　牙列从七岁到成熟的过程（注意乳牙的位移）

（Schour L，Massler M. The development of the human dentition[J]. J Am Dent Assoc, 1941, 28: 1153.）

也在发育。

（二）乳牙列的发育

出生后，颅脑和颅骨迅速增长。通常在出生时，口腔内看不到牙齿；偶尔有些婴儿出生时有下颌切牙萌出。在这一时期，乳牙和恒牙都在继续发育，颌骨的生长为牙齿发育提供了充足的空间。此外，牙槽骨的高度也会增加，以适应不断增加的牙齿长度。但在出生约1年后，前部颌骨的生长开始受到限制。

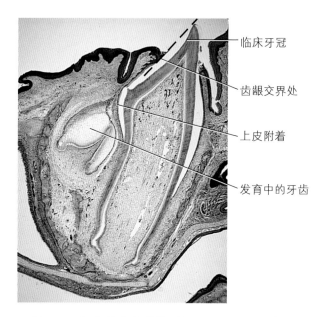

图2-5　部分发育完成的乳切牙和发育中的恒切牙

临床牙冠

齿龈交界处

上皮附着

发育中的牙齿

（Avery J K, Chiego D J Jr. Essentials of oral histology and embryology［M］3rd ed. St. Louis: Mosby, 2006.）

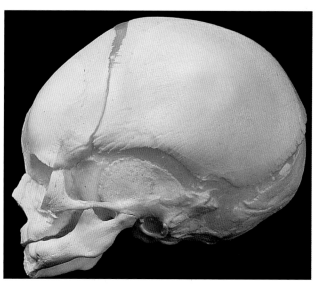

图2-6　新生儿头骨显示的颅骨和眼眶；脑颅比包括颌骨
和所有正在发育的牙齿的咽颅大

（Avery J K, Chiego D J Jr. Essentials of oral histology and embryology［M］3rd ed. St. Louis: Mosby, 2006.）

（三）乳牙萌出的顺序

如表2-1所示，乳牙常见的萌出顺序是乳中切牙（A）、乳侧切牙（B）、第一乳磨牙（D）、乳尖牙（C）和第二乳磨牙（E）。有时会发生乳中切牙和乳侧切牙或第一乳磨牙和乳侧切牙萌出顺序反转或者同时萌出等变异情况[13]。这个问题在第16章"牙齿发育标准"一节和"乳牙殆发育"的章节中将进行详细的讨论。

在不同种族群体中，乳牙萌出顺序差异显著，其中关于非白人、非欧洲血统人种中牙齿发育的研究资料很少[14]。全世界人群牙齿发育模式可能存在一定差异，但实际上差别不大[14]。牙齿的大小、形态和发育可高度遗传[15]。乳牙萌出与其他生理参数如骨骼成熟、大小和性别之间的确切相关性很小[16]。

（四）乳牙的萌出

婴儿大约8个月（6～10个月）时，下颌乳中切牙破龈萌出，随后其他前牙相继萌出，大约13～16个月时，所有8颗乳切牙都已萌出（表2-1）。第一乳磨牙大约在16个月时萌出，在几个月后，尖牙完全萌出之前，与对颌牙齿接触。当牙根发育约三分之二时，牙齿开始穿出牙槽嵴[17]，当牙根发育完成约四分之三时，牙齿破龈进入口腔[18]，牙齿萌出情况数据与Smith的研究数据一致[14]。

上颌第一乳磨牙往往比下颌第一乳磨牙早萌出[19]。一些证据表明，第一乳磨牙萌出存在性别差异，但对于第一乳磨牙为什么存在性别差异，目前还不明确[7]。

上颌乳尖牙大约在19（16～22）个月时萌出（图2-7），下颌乳尖牙在20（17～23）个月时萌出。下颌第二乳磨牙平均在27（男，23～31；女，24～30）个月时萌出，上颌第二乳磨牙平均在29（25～33±1）个月时萌出。图2-7A和B显示的是第一乳磨牙处于咬合接触状态。

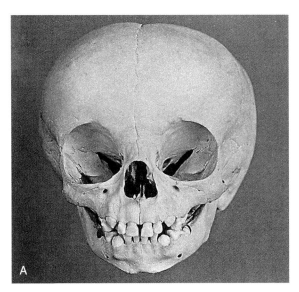
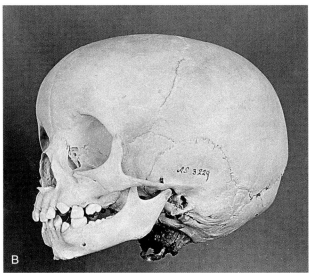

A.正面观，显示已萌出的切牙和正在萌出的尖牙；B.侧面观，第一乳磨牙处于咬合接触状态，下颌第二乳磨牙正在萌出，上颌第二乳磨牙已经萌出

图2-7 约20月龄幼儿的头骨

三、神经肌肉发育

完善的下颌神经肌肉控制运动需要牙齿接触以及牙周膜本体感觉输入。因此，上、下颌第一乳磨牙的接触是咬合发育的开始，也是更复杂的下颌和舌功能的神经肌肉发育基础。

乳牙列一般在大约30个月或第二乳磨牙建殆后发育完成（图2-8）。乳牙列期是指口腔内没有发生明显变化的乳牙列时期（即从大约30个月到大约6岁）。

乳牙列期牙弓的形态保持相对稳定，在高度和宽度上没有明显的变化。乳尖牙间的宽度在乳切牙脱落时稍有增加，上、下颌在矢状方向上的尺寸增加为容纳继替恒牙留出空间。牙槽骨沉积、髁状突的生长以及枕骨和蝶骨基底部、上颌骨缝复合体处的骨质沉积等变化导致面部骨骼的垂直径增加[20]。咽颅骨与脑颅骨相比仍然很小。包含乳牙的颌骨部分几乎已达到成人宽度。在混合牙列期的第一阶段，即大约8岁时，下颌骨的宽度接近脑颅骨的宽度，牙弓已发育完成，乳牙的咬合功能也已具备。在这一时期，可以观察到乳牙的咬合磨耗。乳牙咬合将在第16章中讨论。

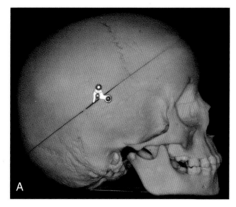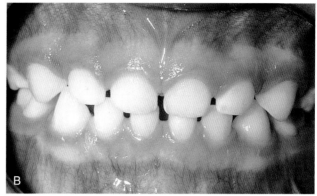

图2-8 A.4岁儿童的头骨,乳牙列已发育完成;B.发育完成的乳牙列

四、混合（过渡）牙列期

混合牙列期始于下颌第一恒磨牙的破龈萌出，以最后一颗乳牙脱落为结束，通常在11～12岁左右。混合牙列期的初始阶段大约持续2年，在此期间，第一恒磨牙萌出（图2-9和图2-10），乳切牙脱落，恒切牙破龈并萌出就位（图2-11）。恒牙直到牙冠发育完成后才开始萌出运动。在萌出过程中，下颌第一恒磨牙由第二乳磨牙的远中面引导。如果终末平面呈现远中型，则易发生错殆畸形（图16-5）。

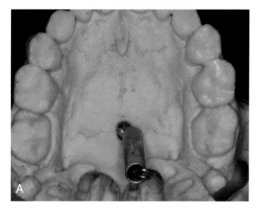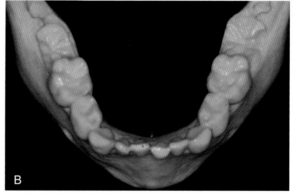

A.上颌牙弓;B.下颌牙弓

图2-9 混合牙列

五、乳牙脱落

由于龋齿导致乳牙过早脱落对恒牙列的发育有一定的影响[21]。乳牙龋齿不仅反映出人们对龋齿的病程缺乏了解，而且也造成了对预防成人牙列龋齿的消极态度。乳牙的过早脱落可能会导致恒牙的萌出间隙不足。外行人认为乳牙［有时被称为婴儿牙（baby teeth）或奶牙（milk teeth）］的缺失没有什么影响，因为它们只是暂时的。但是，乳牙可能从2岁到7岁或更久都在使用，使用约5年或更长时间。有的牙齿从6个月到12岁都在使用，共11.5年。因此，这些乳牙在身体和精神发育最旺盛的头几年中一直在使用，为人类的健康和福祉做出了贡献。

乳牙的过早脱落、乳牙滞留、先天性缺牙、牙齿畸形、间隙不足等都被认为是咬合异常开始和发展的重要因素。因忽视牙齿问题而导致的乳牙过早脱落，很可能会造成牙弓长度的损失，从而导致恒牙拥挤。牙弓长度在第16章有更详细的讨论。

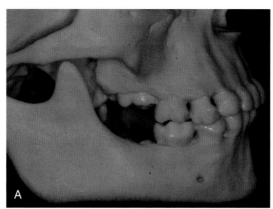

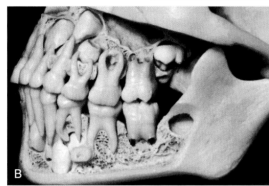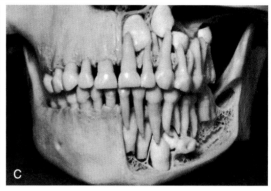

　　A.右侧；B.左侧第一恒磨牙的位置，以及在制备标本时丢失的正在发育的第二磨牙的空牙槽窝；C.正面观，右侧显示骨覆盖的牙根和发育中的恒牙，左侧显示发育中的恒前牙（与图2-9是同一个儿童）

图2-10　混合牙列

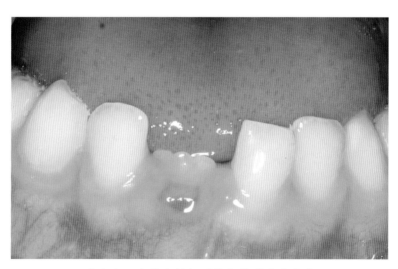

请注意正在萌出的切牙的切缘结节和宽度

图2-11　恒中切牙的萌出

六、恒牙列

　　如果包括第三磨牙的话，恒牙列由32颗牙齿组成，一般到25岁发育完成。

　　显然，每颗牙齿都有4个或更多的**发育中心**（centers of formation）（生长叶）。每个中心的发育一直进行到所有中心融合为止。在牙齿发育过程中，发育中的牙齿损伤会导致异常的形态特征（例如，锥形侧切牙）。虽然在牙本质中没有发现这种发育分界线，但在牙冠和牙根的表面发现了迹象，这些被称为发育沟（图4-12B）。牙齿的折断最常沿着这些沟发生（图13-26）。

发育中**切牙**（incisors）和**尖牙**（canines）的**滤泡**（follicles）在乳牙牙根舌侧的位置（图2-10和图3-4）。

发育中的**前磨牙**（premolars）会最终取代乳磨牙，它位于乳磨牙根分叉处（图2-12A和B）。恒切牙、尖牙和前磨牙被称为**继替牙**（succedaneous），因为它们取代了相应位置的乳牙。

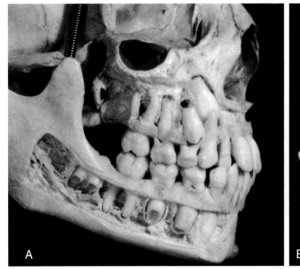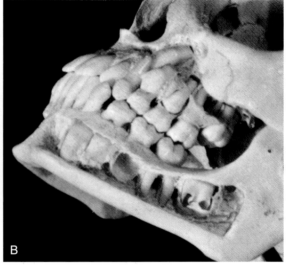

A.右侧观：注意上颌乳磨牙根部的吸收量，与其上方发育中前磨牙之间的关系，以及发育中下颌牙开放的髓腔和根管。第一恒磨牙的牙根已经发育完成。B.左侧观：注意上颌恒尖牙和第二前磨牙的位置以及上颌第二恒磨牙的位置和发育阶段。丢失的下颌第二前磨牙牙胚的牙槽窝完整可见。注意下颌第二恒磨牙根部的大缺口。

图2-12 9～10岁儿童头骨

中切牙是第二颗萌出于口腔的恒牙。萌出时间与第一磨牙接近（即牙齿萌出时间在6～7岁之间）（表2-2）。与第一磨牙一样，在6岁时，50%的个体已经达到了被认为是中切牙萌出阶段的年龄，更具体地说，6岁是中切牙的破龈萌出年龄。下颌恒牙往往先于上颌恒牙萌出。下颌中切牙通常早于上颌中切牙萌出（图2-11），并可能与下颌第一磨牙同时萌出甚至早于下颌第一磨牙萌出。下颌侧切牙可与中切牙一起萌出。

在恒中切牙萌出就位之前，乳中切牙必须脱落。这是通过乳牙根的吸收而发生的。处于牙滤泡内的恒牙胚试图移动到其前任乳牙所处的位置。它对乳牙根的影响显然会导致乳牙牙根的吸收，这种吸收一直持续到乳牙牙冠失去固位，变得松动，最后脱落。同时，恒牙殆向移动，所以当乳牙脱落时，恒牙开始萌出，并处于适当位置，以接替相应乳牙。

下颌侧切牙（mandibular lateral incisors）在中切牙之后很快萌出，通常是同时萌出。**上颌中切牙**（maxillary central incisors）随后萌出，**上颌侧切牙**（maxillary lateral incisors）约在1年后萌出（表2-2和图2-3、图2-4）。当儿童约10岁时，**第一前磨牙**（first premolars）依次出现在上颌侧切牙萌出之后；**下颌尖牙**（mandibular canines）通常同期萌出。随后**第二前磨牙**（second premolars）在次年出现，然后**上颌尖牙**（maxillary canines）也随之萌出。通常，第二磨牙在大约

12岁时萌出，它们位于第一磨牙的后面，通常被称为**12龄磨牙**（12-year molars）。上颌尖牙偶尔会与第二磨牙一起萌出，但在大多数情况下，尖牙会比第二磨牙先萌出一些。

第三磨牙（third molars）要到17岁或以后才会萌出。12岁以后，颌骨的后部需要有相当大的空间，以便为这些牙齿提供间隙（图2-13）。第三磨牙有许多形态的异常和变异。大部分是由于颌骨发育不足导致的。发育良好且排列良好的第三磨牙非常少见。第三磨牙的异常和变异以及错位和颌骨发育不良所带来的并发症是一个广泛的话题，在此不做赘述。图2-14是有32颗牙齿的解剖标本。

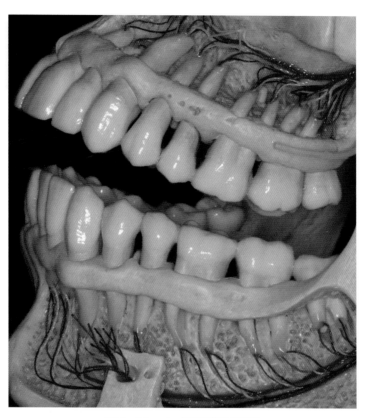

图2-13　上、下颌第三磨牙

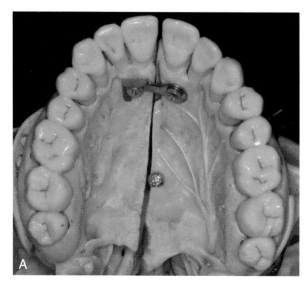
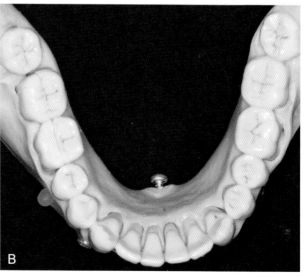

A.上颌牙弓；B.下颌牙弓

图2-14　有完整32颗牙齿牙列的牙弓

七、牙齿大小

牙齿的大小主要是由基因决定，存在明显的种族差异，如拉普人的牙齿可能是最小的，而澳大利亚原住民的牙齿可能是最大的[22]。性别—牙齿大小的差异平均约为4%，上颌尖牙的差异最大，切牙的差异最小[23]。牙量和骨量不协调经常发生。牙齿和牙弓的大小在第16章中与咬合的发育一起讨论。

八、牙髓

牙髓（dental pulp）是一个结缔组织器官，含有许多结构，包括动脉、静脉、淋巴系统和神经。它的主要功能是形成牙本质。当牙齿刚萌出时，牙髓丰富；随着牙齿的发育完成，牙髓会逐渐变小。在乳牙和年轻恒牙中，牙髓相对较大（图3-9）。儿童和年轻人的牙齿比年长者的牙齿对热变化和牙齿治疗操作（发热）更敏感。髓腔在根尖部的狭窄开口，称为**根尖孔**（apical foramen）。牙髓保持其组织形成功能，如形成**继发性牙本质**（secondary dentin），特别是龋洞向牙髓发展时。随着年龄的增加，牙髓腔会变小、变窄（图13-3）。牙冠内的牙髓腔可能会被继发性牙本质沉积物（如骨样牙本质）湮没。这个过程在乳牙中较少见。

九、釉牙骨质界

釉牙骨质界（cementoenamel junction，CEJ）（图1-3和图1-4），在解剖学上观察到的颈缘处，有以下几种交界类型。（1）牙釉质覆盖牙骨质；（2）端端相接；（3）牙釉质未与牙骨质连接，使牙本质暴露于牙根表面；（4）牙釉质被牙骨质覆盖。这些不同的连接方式在某些疾病（如牙龈炎、CEJ暴露时牙龈的退缩、牙周炎中牙周纤维的附着丧失；牙颈部敏感症、龋病和酸蚀症；以及牙齿修复体边缘的位置）临床诊疗中要仔细考虑。

CEJ是牙周疾病时探查牙周附着水平的重要标志。使用牙周探针（图2-15A）就可以将龈缘的位置和附着水平与CEJ联系起来（图2-15B）。临床上进行探查是为了确定牙周支持的水平（不管是否发生牙周病导致附着丧失，如病理性加深的龈沟［牙周袋］）。临床医生应该能够预见每颗牙齿的CEJ，并将其与风险区域相关联（图5-25和图5-26）（例如，牙釉质凸出到下颌磨牙的根分叉处［图2-15C］）。釉质延伸到其正常CEJ水平的根向是牙周病的危险因素，因为埋入牙骨质中支撑牙齿的牙周纤维

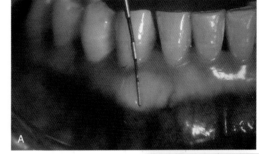
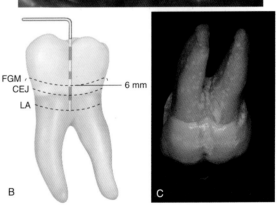

A.牙周探针分为3 mm刻度。B.探针位于附着水平(LA)。探针显示病理性加深的牙周袋深为6 mm，附着丧失为3 mm。C.釉质凸入下颌磨牙的根分叉处。由于消毒的原因，牙齿和釉质突起有一些变色。CEJ，釉牙骨质界；FGM，游离龈缘。

图2-15 牙周探针的应用

（Perry D A，Beemsterboer P L. Periodontology for the dental hygienist［M］. 3rd ed. St. Louis: Saunders, 2007.）

不在其通常的位置，不能作为牙周病进展的屏障。实际上，在牙釉质表面的**上皮附着**（epithelial attachment），由于牙菌斑和牙结石的存在，没有这种附着的上皮可能会在狭窄的、难以清洁的根分叉区脱落。因此，釉质凸出到颊、舌根分叉处被认为增加了牙周病进展的风险[24]。

CEJ的**位置**（location）和**性质**（nature）不仅仅是用来描述牙齿形态某些方面特征的描述性术语，它们具有一定的临床意义。颈缘也是如此，它不仅仅是解剖牙冠和牙根之间的分界线，也有助于确定CEJ的性质、位置和发生在CEJ处的病理变化，以便对诸如颈部龋病等进行诊断和治疗，同时要注意CEJ在青少年一般位于上皮附着和龈缘的根向（图5-2和图5-27）。

第四节　牙龄及牙齿年表

一、牙龄

牙龄一般以牙齿的发育或萌出为依据。后者通常基于牙齿破龈的时间，每颗牙齿不同。但是在整个青少年时期，牙齿的发育可以被看作一个连续过程。当最后一颗牙发育完成时，骨骼发育已接近完全成熟[14]。牙齿的磨耗和磨损可以用来估计年龄[25]。对青少年的年龄估计要比对成年人的年龄估计更为精确。对成年人年龄的估计充其量最多只能达到±5岁[26]。

产前牙齿发育的年表通常基于解剖的胎儿标本（图2-3）；产后发育年表最常基于放射学数据（图2-16和图2-17）[27]，但并非总是如此。因此，基于任何单一方法的年表通常是不可行的。

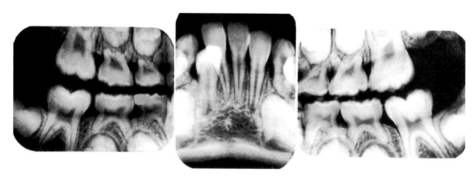

图2-16　X射线片显示六龄牙达到咬合接触位置，乳牙牙根吸收，以及继替恒牙牙胚发育

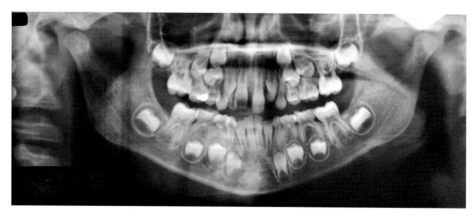

这种检查对记录全口牙齿发育状态很有价值。

图2-17　7岁左右儿童的全景X射线片

（Pappas G C, Wallace W R. Panoramic sialography[J]. Dent Radiogr Photogr, 1970, 43: 27-33.）

牙列可以作为青少年年龄的唯一最佳生理指标[14]。掌握牙龄相关知识有非常实际的临床应用价值，但是由于篇幅所限，这里仅做简要介绍。从下颌恒牙的发育阶段预测年龄将在本章牙齿发育标准一节中介绍。

牙龄的评估是根据每个年龄段的牙齿数量[7]或牙冠和牙根的发育阶段进行的[14]。混合牙列期（从乳牙列到恒牙列的过渡期）的牙龄可以根据已经萌出牙齿、乳牙根部的吸收量和恒牙的发育量来评估[28]。

牙龄可以用于评估生理年龄，并且可以与基于骨骼发育、体重或身高的评估相比较[29]。当牙齿处于发育过程中时，牙冠和牙根的发育似乎是受环境（营养，内分泌等）影响最小的组织。但当母体在牙列发育的某些时间段摄入四环素（图2-18A）等物质时，牙釉质可能会出现明显的变色，从黄色到棕色到蓝紫色，波及范围可以从部分（颈部）到全部釉质[30, 31]。

氟化物防龋人尽皆知。然而，氟化物的广泛使用导致了非氟化人群和最佳氟化人群中氟中毒的患病率增加[32]（图2-18B），应该给家长提供建议，何时开始给孩子使用氟化物，以减少临床氟中毒的发生。6岁以下的儿童只需使用豌豆大小的含氟牙膏；2岁以下儿童是否使用含氟牙膏，家长应咨询牙医[33]。

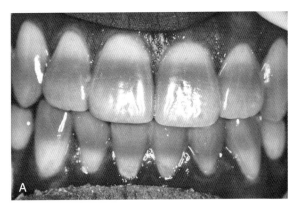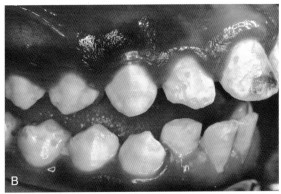

图2-18　A.四环素牙；B.牙釉质氟中毒（氟斑牙）

（Neville B W, Damm D D, Allen C M, et al. Oral and maxillofacial pathology[M]. 3rd ed. St. Louis: Saunders, 2009.）

牙齿的发育也可以根据牙齿的萌出来判断，但是，龋齿、牙齿丧失和严重的营养不良可能会影响牙齿破龈萌出[11, 12]，基于牙齿萌出年表对牙齿年龄的评估效果差于基于牙齿发育的年表。此外，牙齿的发育是个连续的过程，可以适当地划分为一些阶段[34, 35]。牙齿的发育阶段在牙齿形成标准一节中有详细介绍。

牙齿的萌出对口腔运动行为发展的重要性常常被忽视，部分原因是可用的信息太少。然而，在婴儿神经系统成熟的关键时刻，牙齿在口腔中的萌出及其与外部环境的交互，一定会对婴儿发育和学习摄食行为的神经行为机制，特别是咀嚼技能的获得，产生深远的影响。

二、牙齿形成标准

人类牙列发育研究主要是基于产前解剖标本的研究数据，以及同一个体牙齿随时间推移（纵向数据）或不同年龄的不同个体一次得到（横向数据）的放射学影像。从这些类型的研究中，可以获得描述性信息和时间数据。为了收集人类牙齿发育的完整描述或时间信息，有必要使用基于不止一种来源和方法的数据。然而，通过研究不同的变量和使用不同的统计方法来定义理想的牙齿形成标准并不容易。大多数牙齿发育研究的样本基本上都是欧洲人，因此只能通过共享非白人/非欧洲血统人群牙齿发育的调查方法和信息才能有效建立人群差异[14]。

表2-5　产前乳牙发育的可用信息

牙齿	牙齿钙化的开始时间(受精后几周)		出生时牙冠发育状态	
	中位数	范围[a]	Kronfeld and Schour[b]	Kraus and Jordan
乳中切牙(di1)	15	13～17	3/5	—
乳侧切牙(di2)	17	14～19	3/5	—
乳尖牙(dc)	19	17～20	1/3	—
第一乳磨牙(dm1)	16	14～17	牙尖融合	𬌗面融合
第二乳磨牙(dm2)	19	18～20	牙尖分离	牙尖融合

a.钙化的最早年龄是指牙齿100%显示出初始矿化的年龄。

b.这些值是基于"tooth ring analysis"：几乎是乳牙可用的唯一非图形数据。

不同人群的牙齿萌出年龄信息已经确定，但对于牙齿发育的具体时间信息我们却知之甚少。

三、人类牙列发育年表

由于很难获得足够的提供数据来源的文献，许多早期的表格和图表在年表事件的时间上不一致。临床医生需要更精确的信息以避免幼儿手术（特别是与腭裂的修复有关的手术）对牙齿发育造成伤害。最早被广泛使用的是Kronfeld的表格[36]。Kronfeld的表格部分被Schour和Massler重新印刷和修改[37]，并进行了一系列的后续发展和汇编[10, 19]。表2-3是扩充和修订的版本，反映了表2-4中牙齿发育年表的历史积累。表2-4是Kronfeld年表最常被转载的版本[10]。

即使表2-3和相关的年表[36-40]在取样和收集方法上存在一些缺陷，但比那些不太理想的正常生长标准的年表更能令人接受。Lunt和Law[19]对乳牙列钙化和萌出时间表（表2-4）的修改建议已纳入表2-3所示的Logan和Kronfeld年表。当需要从可用资源中做出关键选择时，与完全修改表格或"插入"修改后的数据有关的问题就很明显了，如Smith的表2-5和表2-6所示[14]。

四、年表的种类

牙齿发育年表反映了使用不同的统计方法生成的三种不同类型的牙齿发育数据：牙齿萌出年龄的年表、根据牙齿发育阶段的预测年龄的年表，以及根据牙齿成熟度的量表评估个体的已知年龄与参考人群相比是处于发育超前或者延迟状况的年表。

五、牙齿发育的阶段

牙齿发育的放射学研究至少用于三个阶段：开始钙化、牙冠发育完成和牙根发育完成。Nolla[34]将牙齿发育阶段数扩展到11个。Gleiser和Hunt[44]将牙齿发育阶段数扩展到13个，成为许多研究的基础。Moorrees等[35]人定义了14个恒牙发育的阶段（图2-19）。这14个阶段没有编号，而是用缩写表示（C=牙尖；Cr=牙冠；R=牙根；Cl=裂；A=根尖）和下标（i=开始；co=联合；oc=成形；c=发育完成）。Moorrees等人研究了下颌尖牙的发育并提供了规范的数据。

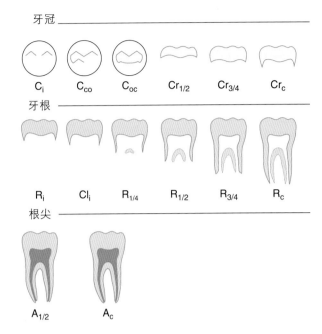

图2-19 恒牙发育的阶段

（Moorrees C F A, Fanning E A, Hunt E E Jr. Age variation of formation stages for ten permanent teeth[J].

J Dent Res, 1963, 42: 1490-1502.）

表2-6 出生后下颌乳牙发育年表

下颌牙齿	牙冠完成（岁）			牙根完成（岁）		
	Moorrees et al.[45a]		Kronfeld and Schour[38b]	Moorrees et al.[45a]		Kronfeld and Schour[38b]
	平均数	−2 SD to +2 SD		平均数	−2 SD to +2 SD	
乳中切牙（di₁）	—	—	0.1～0.2	—	—	1.5
乳侧切牙（di₂）	—	—	0.2	—	—	1.5～2.0
乳尖牙（dc）	—	—	0.7	—	—	3.25
男	0.7	0.4～1.0	—	3.1	2.4～3.8	—
女	0.7	0.4～1.0	—	3.0	2.3～3.8	—
第一乳磨牙（dm₁）	—	—	0.5	—	—	2.25
男	0.4	0.2～0.7	—	2.0	1.5～2.5	—
女	0.3	0.1～0.5	—	1.8	1.3～2.3	—
第二乳磨牙（dm₂）	—	—	0.8～0.9	—	—	3.0
男	0.7	0.4～1.0	—	3.1	2.4～3.9	—
女	0.7	0.4～1.0	—	2.8	2.2～3.6	—

a.这些数据组成了牙齿发育年表。

b.这些值的基础可能是"tooth ring analysis"和对婴儿样本的观察相结合；没有下乳前牙的统计数据。

SD，标准差。

六、发育的平均年龄

成长阶段的平均年龄不容易确定，因为在所观察到的一些病例中，有些尚未达到该阶段，有些该阶段已经结束。有些方法曾被用来回答生长阶段何时发生的问题，从而被用来构建牙齿发育的年表，但是由于种种原因，包括有根本不同的潜在变量等问题，导致年表之间不可比。因此，基于不同的统计方法构建的牙齿发育年表，其统计方法涉及不同的变量，需要根据不同目的选择使用[14]。这些年表试图解决发育事件通常发生在什么时候——也就是说，向某一阶段的过渡事件平均发生在什么年龄问题[14]。

发育平均年龄表可以通过累积分布函数或概率分析[14]得出，也可以通过首次出现时的平均年龄减去两次检查之间的间隔得出[46]。累积分布函数已被许多研究者使用（如 Garn 等人[10, 47]，Demirjian 和 Levesque[48]），似乎是确定发育平均年龄的最佳方法[49]。这种年表的一个例子是如图2-20所示的牙齿萌出年表，其中达到某一特定阶段的个体比例与每个年龄组的中点相对应。表2-7，当需要避免在治疗过程中对牙齿发育造成损害时，发育平均年龄表在临床上是有用的。

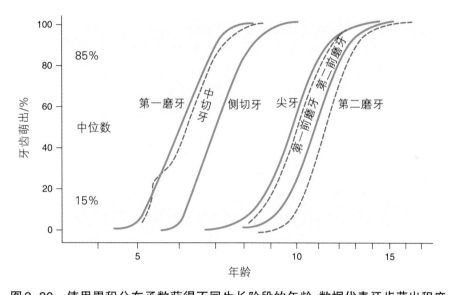

图2-20　使用累积分布函数获得不同生长阶段的年龄、数据代表牙齿萌出程度
(Smith H B, Garn S M. Polymorphisms in eruption sequence of permanent teeth in American children[J].
Am J Phys Anthropol, 1987, 74: 289-303.)

表2-7　女性牙齿发育阶段平均年龄（下颌恒牙）

发育阶段	中切牙	侧切牙	尖牙	第一前磨牙	第二前磨牙	第一磨牙	第二磨牙	第三磨牙
C_i	—	—	0.5	1.8	3.0	0.0	3.5	9.6
C_{co}	—	—	0.8	2.2	3.6	0.3	3.7	10.1
C_{oc}	—	—	1.2	2.9	4.2	0.8	4.2	10.7
$Cr_{1/2}$	—	—	2.0	3.6	4.8	1.0	4.8	11.3
$Cr_{3/4}$	—	—	3.0	4.3	5.4	1.5	5.4	11.7
Cr_c	—	—	4.0	5.1	6.2	2.2	6.2	12.3

续表2-7

发育阶段	中切牙	侧切牙	尖牙	第一前磨牙	第二前磨牙	第一磨牙	第二磨牙	第三磨牙
R_i	—	—	4.7	5.8	6.8	2.7	7.0	12.9
Cl_i	—	—	—	—	—	3.5	7.7	13.5
$R_{1/4}$	4.5	4.7	5.3	6.5	7.5	4.5	9.2	14.8
$R_{1/2}$	5.1	5.2	7.1	8.2	8.8	5.1	9.8	15.7
$R_{2/3}$	5.6	5.9	—	—	—	—	—	—
$R_{3/4}$	6.1	6.4	8.3	9.2	10.0	5.7	10.7	16.6
R_c	6.6	7.6	8.9	9.9	10.6	6.0	11.2	17.2
$A_{1/2}$	7.4	8.1	9.9	11.1	12.0	7.0	12.5	18.3
A_c	7.7	8.5	11.3	12.2	13.7	8.7	14.6	20.7

数据由 Moorrees 等人提供[35]，各年龄段[14]。

$A_{1/2}$，根尖发育完成二分之一；A_c，根尖发育完成；C，牙尖；C_{co}，牙尖融合；C_i，牙冠开始发育；Cl_i，发育沟发育；C_{oe}，牙冠轮廓发育完成；$Cr_{1/2}$，牙冠发育完成二分之一；$Cr_{3/4}$，牙冠发育完成四分之三；Cr_c，牙冠发育完成；$R_{1/2}$，牙根发育完成二分之一；$R_{1/4}$，牙根发育完成四分之一；$R_{2/3}$，牙根发育完成三分之二；$R_{3/4}$，牙根发育完成四分之三；R_c，牙根发育完成；R_i，牙根开始发育。

第五节　牙齿发育与临床关系

一、年龄预测

一些研究者已经提出了牙齿发育基于个体在某个发展阶段的平均年龄的年表[44, 50-52]。虽然这类年表比牙齿萌出年表更适合于预测年龄，但没有一种年代学方法是理想的。Smith[14] 运用 Goldstein[53] 提出的通过观察下颌牙齿发育来预测年龄作为另一种方法，预测女性年龄的数值见表2-8。这样的表格对判断个体年龄是有用的。在这个年表中，每颗牙齿都被独立评估，并将所有可用年龄的平均值定为牙龄。在表2-8中，与某一阶段相关的年龄反映了该阶段的平均年龄与下一阶段的平均年龄之间的中点。年龄预测年表用于评估未知年龄的患者以及在法医和考古学中应用。

二、成熟度评估

成熟度评估表是基于年龄的平均阶段得出的，其中阶段是平均的，而不是参与者的年龄平均[34, 54]。然而，为了避免与平均年龄和平均阶段的计算有关的问题，Wolanski[55]、Demirjian[29]、Healy 和 Goldstein[56]、Nystrom[57] 等人设计了成熟度量表。该量表适用于评估已知年龄人的成熟度，而非法医或考古学用途[14]。

三、牙根和牙冠发育的持续时间

表2-9显示了牙齿冠根发育的开始时间和持续时间，解答了牙齿发育从开始到完成之间关系的问题。

表2-8 通过下颌恒牙发育阶段预测女性年龄

发育阶段	中切牙	侧切牙	尖牙	第一前磨牙	第二前磨牙	第一磨牙	第二磨牙	第三磨牙
C_i	—	—	0.6	2.0	3.3	0.2	3.6	9.9
C_{co}	—	—	1.0	2.5	3.9	0.5	4.0	10.4
C_{oc}	—	—	1.6	3.2	4.5	0.9	4.5	11.0
$Cr_{1/2}$	—	—	2.5	4.0	5.1	1.3	5.1	11.5
$Cr_{3/4}$	—	—	3.5	4.7	5.8	1.8	5.8	12.0
Cr_c	—	—	4.3	5.4	6.5	2.4	6.6	12.6
R_i	—	—	5.0	6.1	7.2	3.1	7.3	13.2
Cl_i	—	—	—	—	—	4.0	8.4	14.1
$R_{1/4}$	4.8	5.0	6.2	7.4	8.2	4.8	9.5	15.2
$R_{1/2}$	5.4	5.6	7.7	8.7	9.4	5.4	10.3	16.2
$R_{2/3}$	5.9	6.2	—	—	—	—	—	—
$R_{3/4}$	6.4	7.0	8.6	9.6	10.3	5.8	11.0	16.9
R_c	7.0	7.9	9.4	10.5	11.3	6.5	11.8	17.7
$A_{1/2}$	7.5	8.3	10.6	11.6	12.8	7.9	13.5	19.5
A_c	—	—	—	—	—	—	—	—

数据由Moorrees等人提供。

牙齿名称和发育阶段的定义见表2-7。

$A_{1/2}$,根尖发育完成二分之一;A_c,根尖发育完成;C,牙尖;C_{co},牙尖融合;C_i,牙冠开始发育;Cl_i,发育沟发育;C_{oc},牙冠轮廓发育完成;$Cr_{1/2}$,牙冠发育完成二分之一;$Cr_{3/4}$,牙冠发育完成四分之三;Cr_c,牙冠发育完成;$R_{1/2}$,牙根发育完成二分之一;$R_{1/4}$,牙根发育完成四分之一;$R_{2/3}$,牙根发育完成三分之二;R_c,牙根发育完成;R_i,牙根开始发育。

表2-9 乳牙冠和根的发育:下颌乳牙列的发生时间和持续时间

牙冠发育始末	根长生长始末	牙齿萌出	牙根闭合
di_1:产前6个月至产后2~3个月	开始:3个月至? 数据少或不可用	8个月	数据少或不可用($1\frac{1}{2}$年?)
di_2:产前5.6个月至产后3~4个月	开始:4个月至? 数据少或不可用	13个月	数据少或不可用($1\frac{1}{2}$年?)
dm_1:产前5.2个月至产后6~7个月	开始:7个月 结束:10个月	16个月	16~23个月
c:产前4.2个月至产后8.5个月	开始:8.5个月 结束:24个月	20个月	23~36个月
dm_2:产前4个月至产后10.5个月	开始:10.5个月 结束:25.5个月	27个月	$25\frac{1}{2}$~35个月

a. 部分源自Smith的数据[14],Smith的资料来源包括Moorrees等人[35,45]、Sunderland等人[58]、Anderson等人[46]、Kronfeld[36]、Lysell等人[13]和Hume[59]。

b. di_1、di_2、c、dm_1、dm_2分别表示乳中切牙、乳侧切牙、乳尖牙、第一乳磨牙和第二乳磨牙。

四、年表总结

与基于解剖的描述性年表以及基于放射学和统计学方法来统计发育数据的年表相比，新的方法更倾向于避免由于方法论或抽样误差造成的人群差异。表2-7和表2-8的数据推荐用于乳牙发育。

累积分布函数和概率分析被推荐用于牙齿生长阶段年表的统计学分析[14, 35]。

临床医生可以使用年表来避免采用可能损害牙齿发育的治疗方案（发育时间），评估患者的未知年龄（例如，法医年龄预测，人口统计），并评估其生长（成熟度评估）[14]。

五、牙齿萌出顺序

乳牙的萌出顺序确实存在一些变异。这些变异在很大程度上是遗传的结果，而环境因素只占一小部分。乳牙萌出顺序变异主要表现为乳尖牙和第一乳磨牙萌出顺序的反转[13, 60]。当考虑到颌骨的差异时，Lunt和Law[19]得出结论：上颌乳侧切牙、第一乳磨牙和乳尖牙往往比下颌牙齿萌出得早。Sato和Ogiwara[60]发现，大约三分之一的儿童样本中存在以下萌出顺序：

$$\frac{AB \quad D \quad C \quad E}{A \quad B \quad D \quad CE}$$

然而，Lysell等人[13]发现，这种以平均萌出年龄来确定平均萌出顺序的排列方式只发生在少数的研究样本中。表2-10列出了乳牙萌出的顺序和年龄。

表2-10　乳牙萌出的顺序和年龄

牙	年龄(月)	平均牙数	牙数的分布
$\overline{A}$	6	—	1~3,33%
$\underline{A}$	9	3	1~6,80%
$\underline{B}$	12	6	4~8,50%
$\frac{D}{\overline{B},\overline{D}}$	18	12	9~16,85%
$\frac{C}{\underline{C}}$	24	16	15~18,60%
$\overline{E}, \underline{E}$	30	19	20,70%

A.中切牙；B.侧切牙；C.尖牙；D.第一磨牙；E.第二磨牙；下划线：上颌牙；上划线：下颌牙。

六、估计牙釉质发育不全的发生时间

为了估计牙釉质发育不全的发生时间，以毫米为单位测量从CEJ到牙釉质缺损中点的距离。作为对比，在表6-1中可以看到，上颌中切牙的切颈径冠长为10.5 mm。表2-3和表6-1显示牙齿最初钙化是在3~4个月。假设牙齿发育的速度恒定并且上颌中切牙发育持续4~5年，缺陷发生的年龄与CEJ到牙釉质缺陷的距离成反比，可以计算如下，根据公式估算牙釉质缺陷发生的年龄[5, 61]：

$$ADF = ACF - \frac{牙冠形成的时间}{牙冠的高度} \times 缺损至CEJ距离$$

此处ADF＝牙釉质发育不全发生的年龄；ACF＝牙冠发育完成的年龄。例如，假设上颌中切牙牙冠长度为10.5 mm，牙冠在4～5岁时发育完成，缺损中点距CEJ为6.6 mm。代入4岁和5岁的数据并获得平均值，估计缺陷形成的年龄约为2岁。注意在这个实例中，将牙釉质的发育间隔划分为1个月或者几个月的准确性未经核实，而将间隔设为6个月或1年更为现实。使用不同的年表，估计的发育不全发生年龄会有所不同。

【预测试问题答案】

1	2	3	4	5
B	A	B	A	C

【参考文献】

1. Moorrees C F A, Kent R L: A step function model using tooth counts to assess the developmental timing of the dentition, Am J Hum Biol 5: 55, 1978.

2. Massler M, et al.: Developmental pattern of the child as reflected in the calcification pattern of the teeth, Am J Dis Child 63: 33, 1941.

3. Sarnat B G, Schour I: Enamel hypoplasias (chronic enamel aplasia) in relationship to systemic diseases: a chronological, morphological and etiological classification, J Am Dent Assoc 28: 1989, 1941.

4. Goodman A H, Armelagos G J, Rose J C: Enamel hypoplasias as indicators of stress in three prehistoric populations from Illinois, Hum Biol 52: 515, 1980.

5. Goodman A H, Rose J C: Dental enamel hypoplasias as indicators of nutritional status. InKellyMA, LarsenCS, editors: Advancesin dental anthropology, New York, 1991, Wiley-Liss.

6. Kraus B, Jordan R, Pruzansky S: Dental abnormalities in the deciduous and permanent dentitions of individuals with cleft lip and palate, J Dent Res 45: 1736, 1966.

7. Demirjian A: Dentition. In ed 2, Falkner F, Tanner J M, editors: Human growth: a comprehensive treatise, vol2, NewYork, 1986, Plenum.

8. Bosma J F: Maturation and function of the oral and pharyngeal region, Am J Orthod 49: 94, 1963.

9. Schour L, Massler M: The development of the human dentition, J Am Dent Assoc 28: 1153, 1941.

10. Garn S M, et al.: Variability of tooth formation, J Dent Res 38: 135, 1959.

11. Alvarez J, Navia J M: Nutritional status, tooth eruption and dental caries: a review, Am J Clin Nutr 49: 417, 1989.

12. Rönnerman A: The effectof early loss of primary molars on tooth eruption and space conditions: a longitudinal study, Acta Odontal Scand 35: 229, 1977.

13. Lysell L, et al.: Time and order of eruption of the primary teeth: a longitudinal study, Odontol Revy 13: 21, 1962.

14. Smith B H: Standards of human tooth formation and dental age assessment. In Kelley MA, Larsen CS, editors: Advances in dental anthropology, New York, 1991, Wiley-Liss.

15. Garn S M, et al.: Genetic, nutritional, and maturational correlates of dental development, J Dent Res

44: 228, 1965.

16. Falkner F: Deciduous tooth eruption, Arch Dis Child 32: 386, 1957.

17. Schour I, Noyes H J: Oral histology and embryology, ed 8, Philadelphia, 1960, Lea & Febiger.

18. Moyers R E: Handbook of orthodontics, ed 3, Chicago, 1973, Year Book.

19. Lunt R C, Law D B: A review of the chronology of deciduous teeth, J Am Dent Assoc 89: 87, 1974.

20. Van der Linden F P G M, Duterloo H S: Development of the human dentition: anatlas, Hagerstown, MD, 1976, Harper&Row.

21. Adler P: Studies on the eruption of the permanent teeth. IV. The effect upon the eruption of the permanent teeth of caries in the deciduous dentition, and of urbanization, Acta Genetica et Statistica Medica 8: 78, 1958.

22. Garn S M, Lewis A B: Tooth-size, body-size and "giant" fossil man, Am J Anthropol 61: 874, 1958.

23. Garn S M, Lewis A B, Kerewsky R S: Relationship between sexual dimorphism in tooth size as studied within families, Arch Oral Biol 12: 299, 1966.

24. Masters D H, Hoskins S W: Projection of cervical enamel into molar furcations, J Periodontol 35: 49, 1964.

25. Kay R F, Cant J G H: Age assessment using cementum annulus counts and tooth wear in a free-ranging population of Macaca mulata, Am J Primatol 15: 1, 1988.

26. Hojo M: On the pattern of the dental abrasion, Sonderabdruck aus Okajimas 26: 11, 1954.

27. Pappas G C, Wallace W R: Panoramic sialography, Dental Radiogr Photogr 43: 27, 1970.

28. Proffit W R, Fields H W: Contemporary orthodontics, ed 3, StLouis, 2000, Mosby.

29. Demirjian A, et al.: Anew system of dental age assessment, Hum Biol 45: 211, 1970.

30. Stewart D J: The effects of tetracycline upon the dentition, Br J Dermatol 76: 374, 1964.

31. Ash M M: Oral pathology, Philadelphia, 1992, Lea&Febiger.

32. Ismail A I, Bandekar R R: Fluoride supplements and fluorosis: a meta-analysis, Community Dent Oral Epidemiol 27: 48, 1999.

33. Centers for Disease Control and Prevention: Recommendations for using fluoride to prevent and control dental caries in the United States, MMWR Recomm Rep 50(RR-14): 1, 2001.

34. Nolla C M: The development of permanent teeth. Doctoral thesis. Ann Arbor, MI, 1952, University of Michigan.

35. Moorrees C F A, et al.: Age variation of formation stages for ten permanent teeth, J Dent Res 42: 1490, 1963.

36. KronfeldR: Development and calcification of the human deciduous and permanent dentition, Bur 15: 11, 1935.

37. SchourI, Massler M: Studies in tooth development: the growth pattern of human teeth, part II, J Am Dent Assoc 27: 1918, 1940.

38. Kronfeld R, Schour I: Neonatal dental hypoplasia, J Am Dent Assoc 26: 18, 1939.

39. Logan W H G, Kronfeld R: Development of the human jaws and surrounding structures from birth to age fifteen, J Am Dent Assoc 20: 379, 1933.

40. Orban B: Oral histology and embryology, ed2, StLouis, 1944, Mosby.

41. Nomata, N. A chronological study on the crown formation of the human deciduous dentition.Bulletin of the Tokyo Medical and Dental University, 11: 55, 1964.

42. Kraus B S, Jordan R E: The human dentition before birth, Philadelphia, 1965, Lea & Febiger.

43. Patten B M: Human embryology, Philadelphia, 1946, Blakison's.

44. GleiserI, Hunt E E: The permanent mandibular first molar: its calcification, eruption, and decay, Am J Phys Anthropol 13: 253, 1955.

45. Moorrees C F A: Formation and resorption of three deciduous teeth in children, Am J Phys Anthropol 21: 205, 1963.

46. Anderson D L, et al.: Age of attainment of mineralization stages of the permanent dentition, J Forensic Sci 21: 191, 1976.

47. Garn SM, et al.: Variability of tooth formation in man, Science 128: 1510, 1958.

48. Demirjian A, Levesque G Y: Sexual differences in dental development and prediction of emergence, JDentRes 59: 1110, 1980.

49. Tanner J M: Use and abuse of growth standards. In Falkner F, Tanner J M, editors: Human growth: a comprehensive treatise, vol 3, ed 2, New York, 1986, Plenum.

50. Demisch A, Wartman P: Calcification of the mandibular third molar and its relation to skeletal and chronological age in children, Child Dev 27: 459, 1956.

51. Haataja J: Development of the mandibular permanent teeth of Helsinki children, Proceedings of The Finnish Dental Society 61: 43, 1965.

52. Fass E N: A chronology of growth of the human dentition, J Dent Child 36: 391, 1969.

53. Goldstein H: The design and analysis of longitudinal studies, London, 1979, Academic Press.

54. Nolla C M: The development of permanent teeth, J Dent Child 27: 254, 1960.

55. Wolanski N: A new method for the evaluation of tooth formation, Acta Genetica et Statistica Medica 16: 186, 1966.

56. Healy MJR, Goldstein H: An approach to scaling of categorized attributes, Biometrika 63: 219, 1976.

57. Nystrom M, et al.: Dental maturity in Finnish children, estimated from the development of seven permanent mandibular teeth, Acta Odontologica Scandinavica 44: 193, 1986.

58. Sunderland EP, et al.: A histological study of the chronology of initial mineralization in the human deciduous dentition, Arch Oral Biol 32: 167, 1987.

59. Hume V O: Ranges of normalcy in the eruption of permanent teeth, J Dent Child 16: 11, 1949.

60. Sato S, Ogiwara Y: Biostatistic study of the eruption order of deciduous teeth, Bull Tokyo Dent Coll 12: 45, 1971.

61. Murray K A, Murray S A: Computer software for hypoplasia analysis, Am J Phys Anthropol 78: 277, 1989.

【参考书目】

Howe R P: A examination of dental crowding and its relationship to tooth size and arch dimension, Am J Orthod 83: 363, 1983.

Johanson G: Age determinations from human teeth, Odontol Revy 22(Suppl): 1, 1971.

Kraus B S: Calcification of the human deciduous teeth, J Am Dent Assoc 59: 1128, 1959.

McCall J O, Wald SS: Clinical dental roentgenology, ed 2, Philadelphia, 1947, Saunders.

Moorrees C F A, Kent R L: Interrelations in the timing of root formation and tooth emergence, Proceedings of the Finnish Dental Society 77: 113, 1981.

Smith B H, Garn S M: Polymorphisms in eruption sequence of permanent teeth in American children, Am J Phys Anthropol 74: 289, 1987.

第**3**章
乳牙

【学习目的】

1. 正确理解并读出文中黑体部分的中英文术语；

2. 列出乳牙和恒牙的主要区别；

3. 描述乳牙的唇面、舌面、近中面、远中面和切缘/殆面形态；

4. 比较不同类型牙齿（上颌乳牙与下颌乳牙、乳中切牙与乳侧切牙、第一乳磨牙与第二乳磨牙）的异同；

5. 通过观察牙齿、牙齿影像或手绘线条图等，从各个角度正确识别乳牙。

【预测试问题】

1. 下列哪一种乳牙的平均牙长度最大？（单位：mm）

    A.乳侧切牙　　　　　　　B.乳尖牙　　　　　　　C.第一乳磨牙　　　　　D.第二乳磨牙

2. 下列哪一颗乳磨牙最有可能有第五牙尖，即"卡氏尖"？

    A.上颌第一乳磨牙　　　　　　　　　　　　B.上颌第二乳磨牙

    C.下颌第一乳磨牙　　　　　　　　　　　　D.下颌第二乳磨牙

3. 陈述1：乳牙牙釉质往往较厚且厚度不均。陈述2：乳牙髓腔和牙釉质之间的牙本质厚度有限，某些牙齿这一特征尤其显著。

    A.陈述1和陈述2都正确　　　　　　　　　B.陈述1正确，陈述2错误

    C.陈述1错误，陈述2正确　　　　　　　　D.陈述1和陈述2都错误

4. 陈述1：下颌第二乳磨牙的颊侧有三个大小几乎相等的牙尖。陈述2：下颌第二乳磨牙与下颌第一恒磨牙有相同的特征。

    A.陈述1和陈述2都正确　　　　　　　　　B.陈述1正确，陈述2错误

    C.陈述1错误，陈述2正确　　　　　　　　D.陈述1和陈述2都错误

5. 陈述1：上颌乳尖牙的牙尖位于牙冠中线的近中。陈述2：因此，远中牙尖嵴比近中牙尖嵴长。

    A.陈述1和陈述2都正确　　　　　　　　　B.陈述1正确，陈述2错误

    C.陈述1错误，陈述2正确　　　　　　　　D.陈述1和陈述2都错误

第一节　乳牙的生长周期

乳牙的牙根约在3岁发育完成，部分乳牙在口内存留的时间相对较短。有些乳牙4岁就开始脱落，6岁时约19%的乳牙已经脱落[1]，10岁时只有约26%的乳牙仍存留于口内。即便如此，乳牙列的发育与完整性在乳牙列时期以及混合牙列时期发挥重要作用。

第二节　乳牙的重要性

乳牙萌出的一般顺序如图3-1所示，依次为：乳中切牙、乳侧切牙、第一乳磨牙、乳尖牙和第二乳磨牙，下颌乳牙萌出早于上颌乳牙萌出[2-3]。乳牙的脱落顺序通常与萌出顺序相同：乳切牙、第一乳磨牙、乳尖牙和第二乳磨牙，下颌乳牙比上颌乳牙更早脱落。

龋病的易感性受到牙齿在口腔环境的暴露时间及牙齿形态类型等因素的影响。各个牙面的龋病易感性并不相同，这是一个复杂的问题。乳牙的龋坏和脱落有时被错误地认为仅仅是一个小问题，这种观点忽视了乳牙在咀嚼和维持恒牙萌出空间等方面的重要作用。

乳牙早失将可能导致恒牙缺乏萌出空间，继而引发错殆畸形，这一点我们将在第16章讨论。足够的萌出空间（图3-2）是上、下颌恒牙列能够形成正常咬合关系的重要因素。因此，乳牙龋病的防治及乳牙列良好咬合功能的维持具有重要意义。因此，本书中将乳牙相关内容置于恒牙相关内容之前。在第16章我们会讨论乳牙的咬合发育。

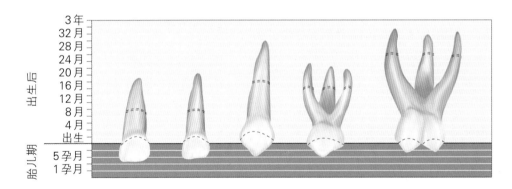

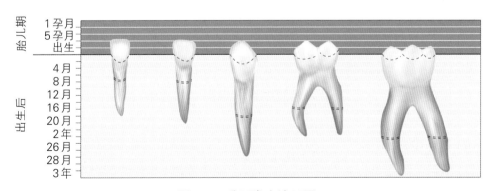

图3-1　乳牙发育演示图

（McBeath E C. New concept of the development and calcification of the teeth[J]. J am Dent Assoc, 1936, 23: 675;
Noyes E B, Shour I, Noyes H J. Dental histology and embryology[M]. 5th ed. Philadelphia: Lea & Febiger, 1938.）

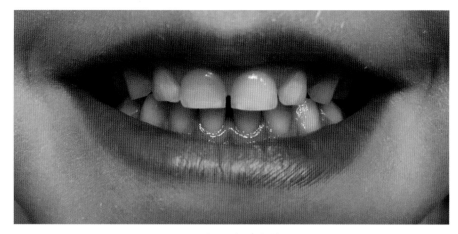

图3-2 一名五岁儿童的乳牙列

(由Elena Farfel提供,内华达州拉斯维加斯)

第三节 乳牙列命名方法

在第2章中我们已经介绍了一些乳牙列的专业名称,所以此节大部分为回顾内容。乳牙脱落发生在7岁至12岁。但是这并不等同于乳牙牙根开始吸收的时间。牙根及根尖孔形成后的1到2年内,根尖区域即出现牙根吸收,吸收将向牙冠方向持续进行,直至整个牙根被完全吸收后,牙冠将因缺乏相应支撑而脱落。

乳牙数目总计为20颗(上、下颌各10颗),分类如下:乳切牙(incisors)(4颗)、乳尖牙(canines)(2颗)和乳磨牙(molars)(4颗)。图3-3列出了用第1章中介绍的通用编号系统编号的乳牙列。从上、下颌中线开始,牙齿在口腔两侧的命名如下:乳中切牙(central incisor)、乳侧切牙(lateral incisor)、乳尖牙(canine)、第一乳磨牙(first molar)和第二乳磨牙(second molar)。

乳牙曾被称为临时牙(temporary teeth)、奶牙(milk teeth)或婴儿牙(baby teeth)。这些术语是不恰当的,因为它们暗示这些牙齿只在短期内发挥作用。事实上,乳牙是人体长期生长和发育所必需的,因此应该积极预防并避免乳牙因龋坏而早失。

第一恒磨牙,通常称为六龄齿(6-year molar),在乳牙脱落之前便在口腔中萌出,存在于第二乳磨牙的远中(图2-9)。

乳牙列在2.5岁左右完全形成,并在口内保持稳定,直至第一恒磨牙萌出(图3-4和图3-5)。切牙通常相对直立且中间有间隙。乳切牙一般都存在磨耗或磨损。

乳磨牙被恒前磨牙(permanent premolars)所替代。乳牙列中没有乳前磨牙,也没有类似恒前磨牙的牙齿。上颌第一乳磨牙(primary maxillary first molar)的牙冠形态与恒前磨牙的牙冠形态最为相似,但上颌第一乳磨牙具有三个发育良好的根(与上颌第一恒磨牙相似)。下颌第一乳磨牙(deciduous mandibular first molar)的牙冠形态与任何恒牙都不相似(图3-24-C)。下颌第一乳磨牙的牙根形态与下颌恒磨牙相似,具有两个粗壮的牙根,即一个近中根和一个远中根。上颌第一乳磨牙和下颌第一乳磨牙在牙冠形态方面与任何恒牙都不同(图3-21和图3-24)。上、下颌第一乳磨牙的相关内容将在本章后面详细描述。

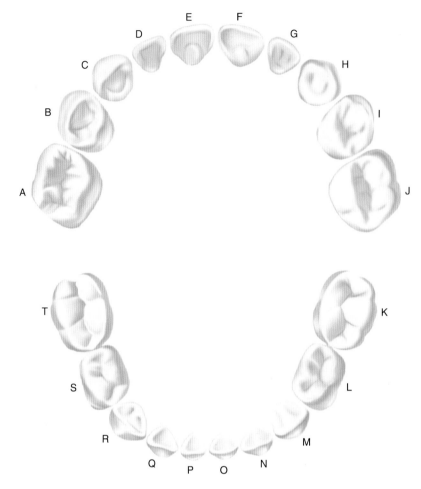

图 3-3　乳牙列通用编号系统命名

（Ash M M, Ramfjord S. Occlusion[M]. 4th ed. Philadelphia: Saunders, 1995.）

第四节　乳牙与恒牙的主要区别

与继替恒牙相比，乳牙无论是整体体积还是牙冠体积都相对较小。乳牙有更为突出的颈嵴、更为狭窄的牙颈部、颜色更浅且根分叉外展角度更大。另外，乳磨牙的颊舌径小于恒牙的颊舌径[4]。乳牙与恒牙相比，有以下不同之处：

1. 与恒前牙相比，乳前牙的牙冠近远中径较宽。

2. 与恒前牙相比，乳前牙的牙根更加窄长。窄根宽冠，导致乳前牙冠根的颈1/3与恒前牙完全不同。

3. 乳磨牙牙根更长、更细、根分叉外展角度更大，超出牙冠的投影轮廓。这种喇叭样结构使牙根之间有更大的空间来容纳恒牙胚供其发育（图3-21和图3-22）。

4. 乳前牙的颈嵴较为突出，在治疗过程中应加以注意（图3-13）。

5. 乳磨牙牙冠和牙根颈部近远中径都较纤细。

6. 乳磨牙颊颈嵴更加明显，尤其是上颌第一乳磨牙和下颌第一乳磨牙（图3-25至图3-28）。

7. 乳磨牙颈缘之上的颊面和舌面比恒磨牙的颊面和舌面更平坦，导致乳牙殆面更窄。

8. 乳牙通常比恒牙颜色浅，较白。

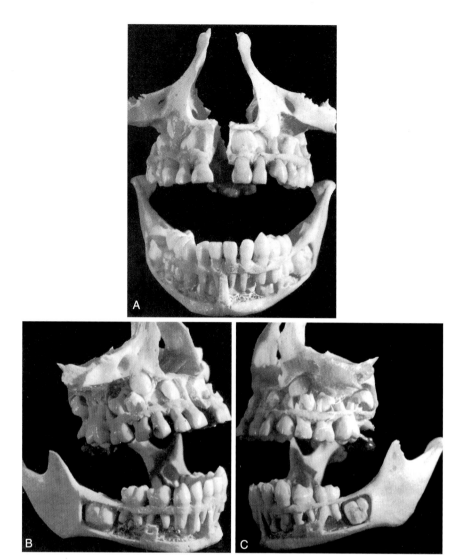

A.5~6岁儿童的标本；B.标本右侧观；C.标本左侧观

图3-4 乳牙列

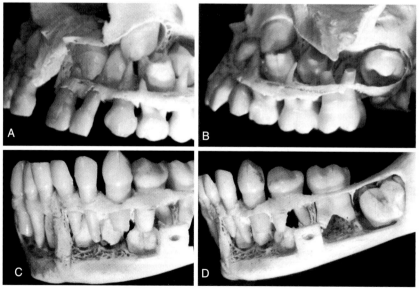

A.上颌骨的左侧；B.上颌骨的左后方；C.下颌骨左前方；D.下颌骨后方

图3-5 图3-4标本的剖面特写

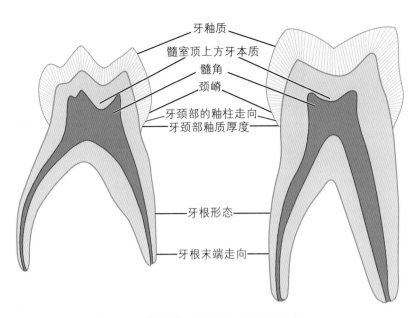

图3-6 上颌第二乳磨牙、恒磨牙比较

（Finn S B. Clinical pedodontics［M］. 2nd ed. Philadelphia: Saunders, 1957.）

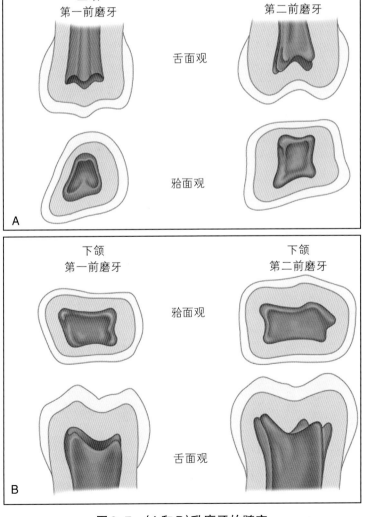

图3-7 （A和B）乳磨牙的髓室

（Finn S B. Clinical pedodontics［M］. 2nd ed. Philadelphia: Saunders, 1957.）

第五节　髓室和根管

乳牙和恒牙的剖面图比较显示了乳牙髓室和根管的形态和相对大小（图3-6），如下所示：

1. 与牙根根干和牙颈部相比，乳牙牙冠的各方向都较宽大。

2. 牙釉质相对较薄且厚度均匀。

3. 髓室和牙釉质之间的牙本质厚度较薄，特别是在某些区域（下颌第二乳磨牙）。

4. 髓角高，髓室大（图3-7-A和3-7-B）。

5. 与乳牙牙冠的宽度和长度相比，乳牙根又窄又长。

6. 乳磨牙的牙根在接近根尖处快速变细且显著外展。

研究乳牙列和恒牙列之间的区别是十分重要的（图3-8和图3-9）。接下来，我们会进一步讨论乳牙和恒牙的形态差异，并详细描述每颗乳牙。

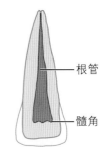

图3-8　年轻恒中切牙

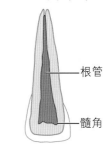

图3-9　乳中切牙

第六节　乳牙解剖形态

一、上颌乳中切牙

（一）唇面

乳中切牙牙冠的近远中径大于切颈径（图3-10和图3-11-A）（恒中切牙正好相反）。乳中切牙唇面非常光滑，切缘较直，通常无发育沟。根部呈圆锥形，两边均匀。根冠长度比值大于恒中切牙的根冠长度比值。在研究乳牙和恒牙时，最好直接比较乳牙测量表（表3-1）和恒牙测量表（表1-1）。

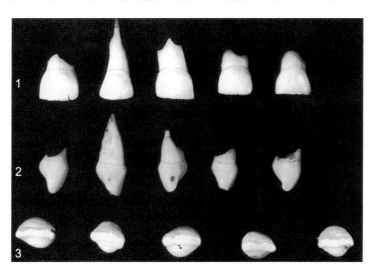

1.唇面；2.近中面；3.切端

图3-10　上颌乳中切牙

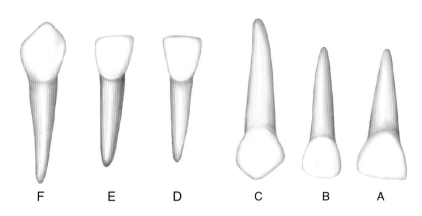

A.上颌乳中切牙;B.上颌乳侧切牙;C.上颌乳尖牙;D.下颌乳中切牙;E.下颌乳侧切牙;F.下颌乳尖牙

图3-11　右侧乳前牙唇面

表3-1　人类乳牙测量表（仅限平均值，单位：mm）

	牙齿整体长度	牙冠长度	牙根长度	牙冠近远中径	牙颈部牙冠近远中径	牙冠唇舌径	牙颈部牙冠唇舌径
上颌牙齿							
中切牙	16.0	6.0	10.0	6.5	4.5	5.0	4.0
侧切牙	15.8	5.6	11.4	5.1	3.7	4.0	3.7
尖牙	19.0	6.5	13.5	7.0	5.1	7.0	5.5
第一磨牙	15.2	5.1	10.0	7.3	5.2	8.5	6.9
第二磨牙	17.5	5.7	11.7	8.2	6.4	10.0	8.3
下颌牙齿							
中切牙	14.0	5.0	9.0	4.2	3.0	4.0	3.5
侧切牙	15.0	5.2	10.0	4.1	3.0	4.0	3.5
尖牙	17.5	6.0	11.5	5.0	3.7	4.8	4.0
第一磨牙	15.8	6.0	9.8	7.7	6.5	7.0	5.3
第二磨牙	18.8	5.5	11.3	9.9	7.2	8.7	6.4

Black G V. Descriptive anatomy of the human teeth[M]. 4th ed. Philadelphia: S.S.White Dental Company, 1897.

（二）舌面

牙冠的舌面有发育良好的边缘嵴和舌隆突（图3-12-A）。舌隆突向切嵴延伸，将舌面切端以下的凹陷部分分为近中窝和远中窝。

与光滑的唇面相比，牙根在舌面上变窄，并呈现出一条贯穿全长的嵴状突起。唇面和近远中面在牙根和牙冠相连的横截面上显示出一个三角形的轮廓。

（三）近、远中面

上颌乳中切牙的近中面和远中面形态相似（图3-13-A和图3-10）。牙冠颈1/3的测量数据显示，相对于它的总长度来说，牙冠该处较宽，平均长度仅比整个牙冠颈切径短约1 mm。由于牙冠较短，且其唇舌径尺寸较大，所以牙冠在中1/3至切1/3较厚。釉牙骨质界（CEJ）处**颈曲度**（curvature of the cervical line）向切嵴弯曲明显，但是其曲度小于继替恒牙。与恒中切牙相似，上颌乳中切牙的颈曲度远中小于近中。

虽然牙根近远中面较唇舌面更圆钝，但它仍然是逐渐变窄的长圆锥体的形状。同时，上颌乳中切牙的根尖较钝。通常，上颌乳中切牙牙根的近中面会有发育沟或凹陷，而远中面是凸起的。

同时应注意牙颈部1/3处唇侧和舌侧的颈嵴牙釉质的发育。

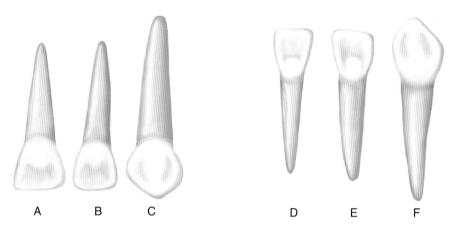

A.上颌乳中切牙；B.上颌乳侧切牙；C.上颌乳尖牙；D.下颌乳中切牙；E.下颌乳侧切牙；F.下颌乳尖牙

图3-12　右侧乳前牙舌侧

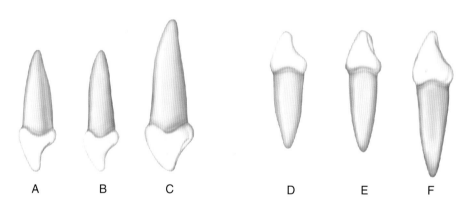

A.上颌乳中切牙；B.上颌乳侧切牙；C.上颌乳尖牙；D.下颌乳中切牙；E.下颌乳侧切牙；F.下颌乳尖牙

图3-13　右侧乳前牙近中面

（四）切端

上颌乳中切牙切端的一个重要特征是唇舌径与近远中径的比例（图3-14-A和图3-10-3）。切端位于牙冠主体上方，相对平直。从切端往下看，唇面比舌面宽得多，也更光滑。舌面从切端向舌隆突方向逐渐变窄。

该牙的近中面和远中面相对较宽。近中面和远中面向切端或者切1/3延伸的面足够宽，可以与相邻牙齿形成良好的接触，但因为儿童的颌骨变化迅速，这种接触存在的时间很短。

二、上颌乳侧切牙

总的来说，上颌乳侧切牙与上颌乳中切牙形态相似，仅尺寸不同（图3-15、图3-11-B、图3-12-B、图3-13-B和图3-14-B）。在所有方向上，其牙冠都较上颌乳中切牙小。上颌乳侧切牙切缘到切颈径大于近远中径。牙冠的远中切角比乳中切牙的远中切角更圆钝。牙根形态与乳中切牙相似，但根冠比较大。

三、上颌乳尖牙

（一）唇面

除牙根形态外，上颌乳尖牙的唇面不同于乳中切牙与乳侧切牙（图3-16和图3-11-C）。相比于近远中径宽度，牙冠在颈部更狭窄，近中面和远中面更凸，其切端也不平直，而是有较长且发育良好的、锋利的牙尖。

与上颌恒尖牙相比，乳尖牙牙尖长而大、更锋利，唇面轴嵴明显，颈嵴突出，颈缘弧度较小，且其接触区亦与恒尖牙接触区不同。当牙尖完整没有磨耗时，近中斜缘长于远中斜缘，牙尖偏远中。乳尖牙的牙根细长且逐渐变窄，根长约为冠长的2倍。

（二）舌面

舌面可见明显相互融合的釉质嵴（图3-12-C），它们是舌隆突、近远中边缘嵴和牙尖嵴以及牙尖顶端结节（舌隆突和牙尖舌轴嵴的延伸）。舌轴嵴将舌面分为近中舌窝和远中舌窝。

舌面观，牙根逐渐变窄，通常在中1/3以上向远中倾斜（图3-11-C和图3-13-C）。

（三）近中面

近中面观，乳尖牙轮廓外形与乳中切牙和乳侧切牙相似（图3-13-C和图3-16-2），但比例差异较大。颈1/3处唇舌径较宽。乳尖牙的功能是穿透、撕裂和固定食物，较大的牙冠与牙根尺寸可以抵抗牙齿在行使功能过程中承受的力。

（四）远中面

乳尖牙的远中面外形除颈部向牙尖的聚拢程度小于近中面外，其他外形与近中面相似。

（五）切端

切端观，牙冠呈菱形（图3-14-C和图3-16-3），可见近中接触区和远中接触区，舌面的舌隆突，以及与恒尖牙相比更明显且更不圆钝的唇面颈1/3或釉质嵴，牙尖尖端在牙冠中心的远端，近中牙尖嵴长度大于远中牙尖嵴长度。下颌乳尖牙远中牙尖嵴长度较长，故上颌乳尖牙可以与下颌乳尖牙形成牙尖交错（图3-11）。

四、下颌乳中切牙

（一）唇面

下颌乳中切牙唇面光滑，无发育沟（图3-17和图3-11-D）。牙冠的近远中面从接触区开始逐渐变窄，颈部较窄。牙冠宽度较继替恒牙更宽。下颌乳中切牙的牙根与上颌恒侧切牙相似。

下颌乳中切牙牙根细长，向下逐渐变窄，直到根尖。根长约为冠长的2倍（图3-11-D）。

（二）舌面

下颌乳中切牙牙冠的舌面边缘嵴和舌隆突明显（图3-12-D）。下颌乳中切牙牙冠中1/3和切1/3处的舌面可能与边缘嵴平齐，也可能呈轻微凹陷，称为**舌窝**（lingual fossa）。牙冠和牙根向舌侧缩窄。

（三）近中面

下颌乳中切牙近中面较小，但呈现切牙的典型轮廓（图3-13-D和图3-17-2）。切嵴位于牙根中心上方。颈1/3的唇舌侧轮廓凸起与其他乳切牙一样明显，远比下颌恒中切牙相应位置的凸起明显。如前所述，这些颈部隆起具有重要意义。

下颌乳中切牙较小，但它的唇舌径只比上颌乳中切牙的唇舌径小约1 mm。

下颌乳中切牙牙根的近中面平直，且逐渐均匀变窄；近中面根尖处较唇舌面更为圆钝。

（四）远中面

下颌乳中切牙远中面形态与近中面相似，仅牙冠颈缘向切嵴的弯曲程度小于近中面的弯曲程度。根部的远中面通常可见发育性凹陷。

（五）切端

下颌乳中切牙切嵴平直，在唇舌向均分牙冠。从切端观察牙冠轮廓可见唇侧和舌侧颈部1/3轮廓明显凸起（图3-14-D和图3-17-3），舌隆突有明显的锥度。

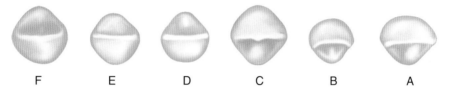

A.上颌乳中切牙；B.上颌乳侧切牙；C.上颌乳尖牙；D.下颌乳中切牙；E.下颌乳侧切牙；F.下颌乳尖牙

图3-14 右侧乳前牙切端

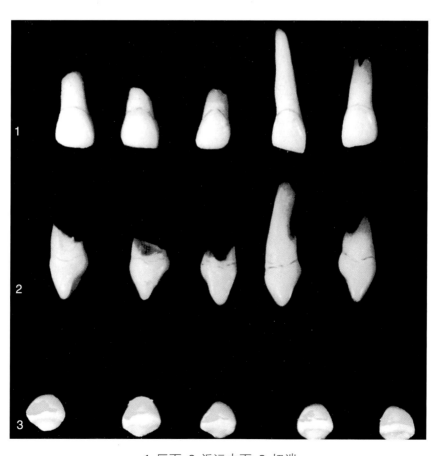

1.唇面；2.近远中面；3.切端

图3-15 上颌乳侧切牙（第二切牙）

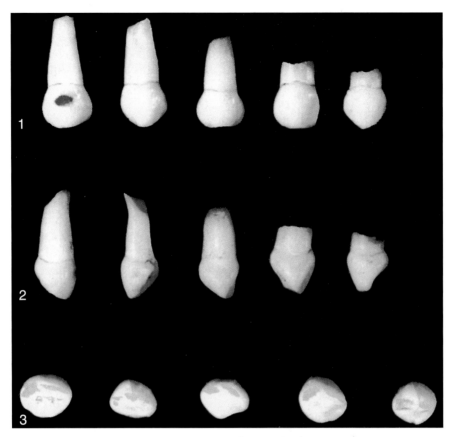

1.唇面；2.近远中面；3.切端

图3-16　上颌乳尖牙

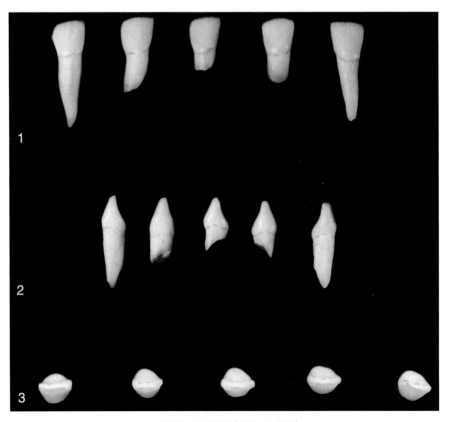

1.唇面；2.近远中面；3.切端

图3-17　下颌乳中切牙

五、下颌乳侧切牙

下颌乳侧切牙与下颌乳中切牙外形相似（图3-18），在功能上相辅相成。上、下颌乳侧切牙的唇舌径相近，下颌乳侧切牙的体积比下颌乳中切牙的体积稍大，且下颌乳侧切牙舌隆突更宽，舌窝更凹。此外，下颌乳侧切牙切嵴向远中倾斜，使远中接触区靠近龈方，利于与下颌乳尖牙近中形成适当的邻面接触（图3-11-E、3-12-E、3-13-E和3-14-E）。

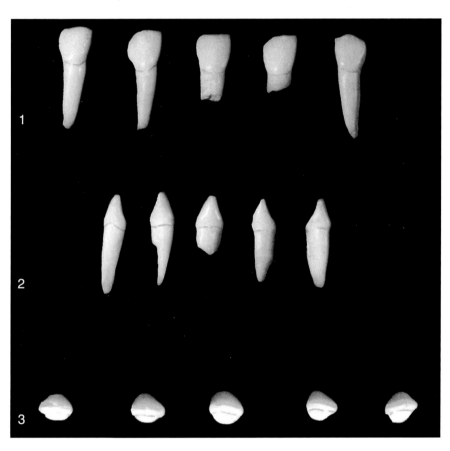

1.唇面；2.近远中面；3.切端

图3-18 下颌乳侧切牙

六、下颌乳尖牙

下颌乳尖牙与上颌乳尖牙功能、形态相似，但尺寸有所不同，下颌乳尖牙牙冠比上颌乳尖牙短约0.5 mm，牙根至少短约2 mm；下颌乳尖牙牙冠颈部近远径与其邻面接触区近远中径的比值，大于上颌乳尖牙的相应比值（图3-19），因此，下颌乳尖牙颈部更厚；且上、下乳尖牙的唇舌径存在显著区别，上颌乳尖牙的唇舌径远大于下颌乳尖牙的唇舌径（图3-13）。

上、下颌乳尖牙的唇舌面形态差异较大。上颌乳尖牙唇舌轴嵴比下颌乳尖牙唇舌轴嵴明显，且下颌乳尖牙远中牙尖嵴大于近中牙尖嵴，而上颌乳尖牙与之相反，这有利于在咀嚼过程中达到适当的咬合关系。

如图3-20所示为下颌乳尖牙（图3-11-F、图3-12-F、图3-13-F和图3-14-F）。

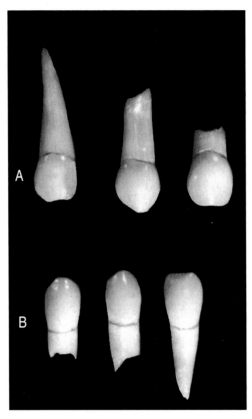

A.上颌乳尖牙；B.下颌乳尖牙

图 3-19　上、下乳尖牙牙冠比较

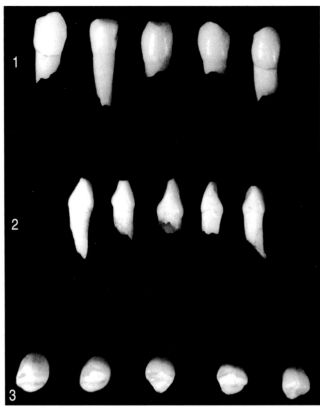

1.唇面；2.近远中面；3.切端

图 3-20　下颌乳尖牙

七、上颌第一乳磨牙

（一）颊面

上颌第一乳磨牙牙冠在邻面接触区处最宽（图3-21-A）。从这里开始，牙冠向颈部缩窄，颈部牙冠近远中径比邻面接触区牙冠近远中径小约2 mm，故上颌第一乳磨牙牙颈部窄于上颌第一恒磨牙颈部。殆面边缘嵴略呈扇形，牙尖不明显；颊面光滑，发育沟不明显。第一乳磨牙各面的测量长度都小于第二乳磨牙的长度，故可以依大小进行鉴别。第一乳磨牙的形态和大小表明它相当于乳牙期的"前磨牙部分"，它在乳前牙区和乳磨牙区的大小和形态间起着过渡作用。磨牙区暂时被较大的第二乳磨牙占据，在6岁时，体积更大的第一恒磨牙将会占据第二乳磨牙的远中位置，形成面积更大的磨牙区，以提高咀嚼效率。

上颌第一乳磨牙的牙根（roots）细长，根分叉大，从颊面可以看到三个牙根，远中根比近中根短得多。根分叉从颈缘（釉牙骨质界）处开始，这是上、下颌乳磨牙的共同特征。恒磨牙不具备这一特征，恒

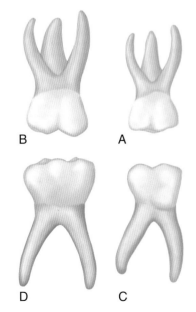

A.上颌第一乳磨牙；B.上颌第二乳磨牙；

C.下颌第一乳磨牙；D.下颌第二乳磨牙

图 3-21　右侧乳磨牙颊面

磨牙的根柱更粗大，颈缘到根分叉部位的距离更长（图11-8）。

（二）舌面

牙冠舌面轮廓与颊面轮廓相似（图3-22-A），牙冠在舌面稍缩窄，使舌面近远中径比颊面近远中径更小。

上颌第一乳磨牙的近中舌尖最为突出，是其最长且最锋利的牙尖。远中舌尖界限不清，小而圆钝。从舌面上有时可以看到远中颊尖，因为远中颊尖比远中舌尖更长、更发达。还有一种较为常见的三尖磨牙类型，舌面仅可见一个大的舌尖，没有明显的发育沟（图3-25-4，左起第二个）。

舌面也可以观察到三个根，舌根大于其他两个牙根。

（三）近中面

近中面观，颈1/3的唇舌径大于𬌗1/3（图3-23-A），可见𬌗1/3明显缩窄，所有的磨牙都是如此，但是乳牙比恒牙更明显。近中舌尖比近中颊尖更长、更尖。颊侧颈1/3外形线有明显的凸起，是上颌第一乳磨牙的显著特点，下颌第一乳磨牙也有类似特征。与其他乳牙或恒牙相比，这种凸起给人一种过度发育的印象。颈缘近中向𬌗面方向有一定的弯曲。

从正对邻面接触区的点观察近中颊根和舌根，远中颊根隐藏在近中颊根的后面。舌根从近中面看起来又长又细，向舌侧伸展，在根中1/3以上向颊侧明显弯曲。

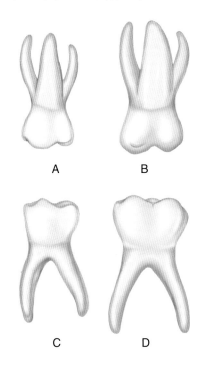

A.上颌第一乳磨牙；B.上颌第二乳磨牙；
C.下颌第一乳磨牙；D.下颌第二乳磨牙

图3-22　右侧乳磨牙舌面

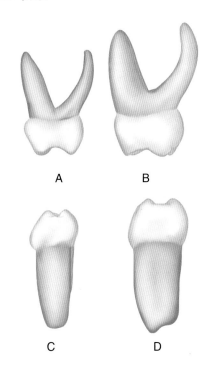

A.上颌第一乳磨牙；B.上颌第二乳磨牙；
C.下颌第一乳磨牙；D.下颌第二乳磨牙

图3-23　右侧乳磨牙近中面

（四）远中面

远中面观，远中面窄于近中面，牙冠向远中明显变窄（图3-24-A）。远中颊尖长而尖，而远中舌尖发育不良，比较低平。颈1/3近中可见凸起，该凸起未延续到远中。颈缘可以是曲线，也可以是从颊面一直延伸到舌面的直线。从远中可以看到所有牙根，但远中颊根重叠在近中颊根上，因此只能看到近中颊根的颊面和根尖。远中颊根和舌根的根分叉部位在釉牙骨质界附近，如前所述，这是乳磨牙的典型特点。

（五）殆面

近中颊线角和远中颊线角之间的距离大于近中舌线角和远中舌线角之间的距离（图3-24-A），因此牙冠轮廓在舌侧缩窄。此外，从近中颊线角到近中舌线角的距离大于远中颊线角到远中舌线角的距离，牙冠也向远中缩窄。但这些缩窄没有完全反映在殆面上，因此殆面更接近矩形，边缘嵴构成矩形的最短边。殆面有一个**中央窝**（central fossa），在近中边缘嵴的内侧有**近中三角窝**（mesial triangular fossa），窝内有一个近中点隙，中央沟连接着两个窝。一条清晰的**颊沟**（buccal developmental groove）将近中颊尖和远中颊尖分开。副沟从近中三角窝的凹陷向外辐射如下：一条位于颊侧；一条位于舌侧；另一条朝向边缘嵴；最后一条有时延伸至边缘嵴的近中。上颌第一乳磨牙有时可见清晰的三角嵴，将近中舌尖与远中颊尖连接起来，当发育良好时，它被称为**斜嵴**（oblique ridge），有些牙齿的斜嵴不明显。中央沟从近中点隙延伸到**远中沟**（distal developmental groove），可延伸到舌面或不延伸到舌面，勾勒出远中舌尖的轮廓。远中边缘嵴较薄，与近中边缘嵴相比发育较差。

上颌第一乳磨牙的殆面概述

上颌第一乳磨牙的形态与恒牙列中的任何牙齿的形态均有不同。虽然乳牙列中没有前磨牙，但在某些方面，上颌第一乳磨牙的牙冠与上颌恒前磨牙近似。然而，殆面形态、牙根分叉度与其支持作用使其在类型和功能上都更适合被称为磨牙。如图3-25显示了上颌第一乳磨牙。

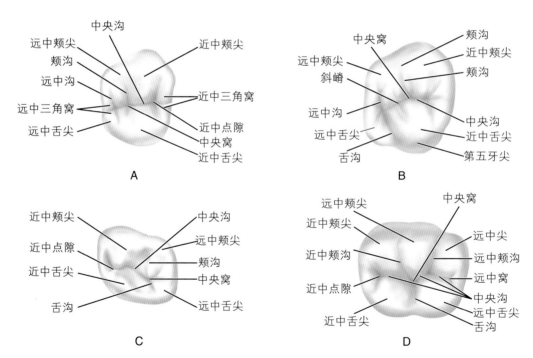

A.上颌第一乳磨牙；B.上颌第二乳磨牙；C.下颌第一乳磨牙；D.下颌第二乳磨牙

图3-24　牙冠（远中面）

八、上颌第二乳磨牙

（一）颊面

上颌第二乳磨牙与上颌第一恒磨牙的形态相似，但体积较小（图3-21-B）。上颌第二乳磨牙颊面可见两个轮廓清晰的颊尖，中间有一条颊沟（图3-26-1）。与所有乳磨牙一样，牙冠在颈部的近远中径比在邻面接触区要窄。上颌第二乳磨牙的牙冠大于上颌第一乳磨牙。上颌第二乳磨牙的牙根比上颌第一乳磨牙的牙根长且粗壮，颊根根分叉部位接近牙冠的颈缘。颊尖的大小和发育程度接近上颌第一磨牙。

（二）舌面

舌面观，牙冠具有以下三个牙尖：（1）近中舌尖，较大且发育良好；（2）远中舌尖，发育良好（比第一磨牙发育得更好）；（3）第三副尖，位于近中舌尖根方，有时称为**卡氏结节**（tubercle of Carabelli）或第五牙尖（图3-22-B）。该牙尖发育不良，仅起到支撑或辅助近中舌尖的作用。如果卡氏结节缺失，一些凹线或"酒窝"样痕迹仍然存在（图3-26-3）。一条界限清楚的发育沟将近中舌尖和远中舌尖分开，并与勾勒出第五牙尖的发育沟相连。

舌侧观，该牙的三个牙根都是可见的。舌根与其他两个根相比又大又厚，其长度与近中颊根大致相同。如果长度不同，舌根将在较短颊根一侧。

（三）近中面

近中面观，牙冠呈现典型的恒磨牙形态，非常类似于第一恒磨牙（图3-23-B和图3-26-2）。牙冠的长度与颊舌径相比较小，因此牙冠看起来很短小。该牙与第一乳磨牙相比，牙冠长出约0.5 mm，颊舌径长出1.5~2 mm，牙根长出1.5~2 mm。

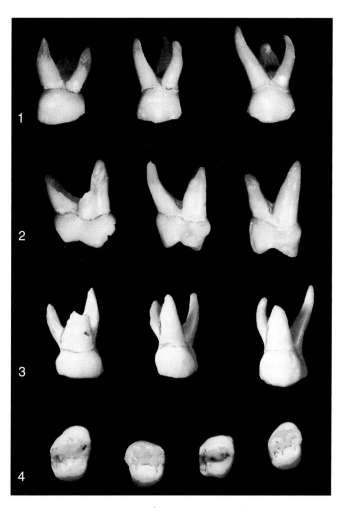

1.颊面；2.近中面；3.舌面；4.骀面

图3-25 上颌第一乳磨牙

与近中颊尖相比，近中舌尖及第五牙尖显得较大。从这个角度看，近中颊尖相对较短且尖锐。颈缘线的曲度很小，通常从颊面到舌面几乎是平直的。

近中颊根宽而平，舌根的弯曲度与上颌第一乳磨牙的舌根大致相同。

近中颊根向舌侧延伸，远超出牙冠轮廓。与其他乳磨牙不同，其近中颊根和舌根之间的分叉点位于牙冠颈缘线根方2~3 mm。近中颊根从近中面看相当宽，大约为根柱宽度的2/3，舌根大约为根柱宽度的1/3。舌尖位于根分叉正下方。从近中面看，舌侧的颈部曲度较大，在颈1/3处的颊侧曲度类似于上颌第一恒磨牙的曲度，不同于上颌第一乳磨牙颊侧颈1/3突出的曲度。

（四）远中面

牙冠远中面明显小于近中面，但上颌第一乳磨牙的牙冠存在变异。不论是从远中面看还是从近中面看，牙冠的轮廓在舌侧形成了一条光滑的弧线，而颊侧轮廓从曲度顶点到颊尖顶几乎为直线。远中颊尖和远中舌尖的长度大致相同。颈缘线大致平直，如近中所见。

从这个角度可以看到三个根，尽管近中颊根只能看到一部分轮廓（其与远中颊根部分重叠）。远中颊根与其他根相比短而窄。远中颊根和舌根之间的分叉点比其他分叉点的位置更接近根尖。远中两牙根间的分叉点比近中颊根与舌根间的分叉点更接近牙冠中央。

（五）殆面

殆面观，上颌第二乳磨牙类似于上颌第一恒磨牙（图3-24和图3-26-3）。外形轮廓近似菱形，有四个发育良好的牙尖和一个副牙尖：近中颊尖、远中颊尖、近中舌尖、远中舌尖和第五牙尖。上颌第二乳磨牙颊面平坦，牙尖间的发育沟不如上颌第一恒磨牙的发育沟明显。发育沟、点隙、斜嵴等特征几乎相同。

上颌第二乳磨牙殆面有含一个**中央点隙**（central pit）的中央窝，和一个界限清楚的近中三角窝，其位于**近中边缘嵴**（mesial marginal ridge）的远端，中心有一个近中窝。在窝的底部也有一个

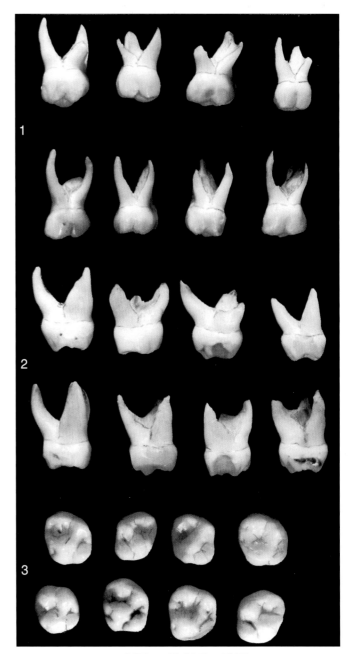

1.颊面；2.近中面；3.殆面

图3-26　上颌第二乳磨牙

界限清楚的发育沟，称为**中央沟**（central groove），中央沟连接着近中三角窝和中央窝。颊沟从中央点隙向颊侧延伸，分隔三角嵴，三角嵴是近中颊尖和远中颊尖在殆面的延续。这些发育沟周围可见副沟。

上颌第二乳磨牙斜嵴明显，连接近中舌尖和远中颊尖。斜嵴的远中侧可见**远中窝**（distal fossa），其中包含远中沟。远中沟在**远中三角窝**（distal triangular fossa）内有副沟的分支。远中三角窝的轮廓较模糊，位于远中边缘嵴的近中。

上颌第二乳磨牙远中沟作为近中舌尖和远中舌尖之间的分界线，延续到舌面，形成**舌沟**（lingual developmental groove）。**远中边缘嵴**（distal marginal ridge）和近中边缘嵴发育程度相同。而上颌第一乳磨牙的边缘嵴发育得并不均衡。

九、下颌第一乳磨牙

下颌第一乳磨牙形态不同于其他任何乳牙或恒牙。因为它的与众不同，所以显得奇特而原始（图3-27）。

（一）颊面

颊面观，下颌第一乳磨牙牙冠的近中轮廓从接触区到颈缘几乎是垂直的，在颈缘处牙冠的收缩幅度较小（图3-28-A）。然而，远中轮廓缩窄，使得接触区在远中较显著（图3-21-C和图3-27-1）。

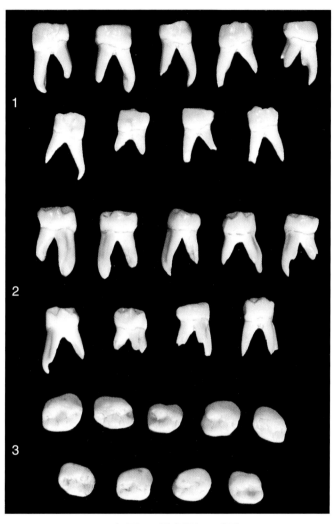

1.颊面；2.近中面；3.𬌗面
图3-27 下颌第一乳磨牙

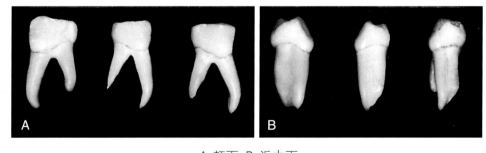

A.颊面；B.近中面
图3-28 三个下颌第一乳磨牙标本

下颌第一乳磨牙牙冠的远中部分比近中部分短，颈缘线在与近中根连接处向根尖倾斜。

下颌第一乳磨牙两个颊尖明显，但之间没有明显的发育沟。近中颊尖大于远中颊尖，发育凹（而不是发育沟）将二者分开，并延伸到颊面。

下颌第一乳磨牙根较长，在根尖1/3处分叉很大，至牙冠轮廓之外。

下颌第一乳磨牙颊面呈现奇特、原始的外观，像是两颗牙齿以一个奇怪的方式组合融合。

颊面观，如果从牙根分叉处到殆面画一条线，牙齿将被均匀地分为近中、远中两个部分。然而，牙冠的近中部分几乎是远中部分的2倍高，而牙根又比远中部分长1/3。图中展示了两个完整的牙齿，但它们的尺寸相差很大（图3-21-C和图3-27-1）。

（二）舌面

牙冠和牙根在近中面以明显的角度向舌侧汇聚（图3-22-C和图3-27-2）。在远中，则与之相反。远中舌尖呈圆形，与近中舌尖之间有一发育沟走行。近中舌尖比其他牙尖都要长而尖。尖锐和突出的近中舌尖（几乎位于舌侧中央但与近中根呈一直线）是下颌第一乳磨牙殆面的一个突出特征。值得注意的是，近中边缘嵴发育良好，几乎可以认为是另一个小舌尖。从舌面可以看到两个颊尖的一部分。

舌侧观，牙冠的近中和远中长度比颊侧更均匀，颈缘线更直。

（三）近中面

近中面观，下颌第一乳磨牙的特征是颊面颈1/3处的极度弯曲（图3-28-B）。除此之外，下颌第一乳磨牙的牙冠轮廓与下颌第二乳磨牙、下颌恒磨牙的近中面相似。颊尖位于牙根基部之上，并且牙冠的舌侧轮廓向舌侧延伸超出牙根根干的范围。

下颌第一乳磨牙近中颊尖和近中舌尖从近中面都可见，同时还可见发育良好的近中边缘嵴。因为牙冠颊侧近中部分的长度大于舌侧近中部分，所以颊舌向颈缘线上倾。从颊面颈部曲线顶点到近中颊尖顶部的牙冠颊侧轮廓平坦。所有乳磨牙在颈缘线以上都有扁平的颊面。

近中面观，下颌第一乳磨牙近中根的轮廓不同于任何其他乳牙。牙根的颊侧和舌侧轮廓从牙冠平直向下，仅在第三尖处略微变细。根端平坦，几乎是正方形。发育凹陷通常延伸到近中侧，涉及整个牙根的长度。

（四）远中面

下颌第一乳磨牙的远中面与近中面存在以下差异：颈缘线不在颊侧凹陷；颊侧和舌侧的牙冠长度更均匀，颈缘线几乎平直地颊舌向延伸；远中颊尖和远中舌尖不如两个近中尖长或尖锐；远中边缘嵴不如近中边缘嵴直或清晰；远中根更圆、更短，尖端更细。

（五）殆面

殆面观，下颌第一乳磨牙的轮廓为菱形（图3-27-3）。殆面观，近中颊侧突起明显，与远中颊线角相比，牙冠的近中颊线角突出，从而构成了菱形。

近中舌尖是所有舌尖中最大、发育最好的，在舌侧有一个宽大、平坦的表面。殆面的颊沟将两个颊尖均匀分开。该发育沟很短，从牙尖嵴之间延伸，达牙冠中央的点隙处。中央沟在此连接并向近中延伸，将近中颊尖和近中舌尖分开。中央沟终止于近中三角窝的近中点隙，该点隙紧邻近中边缘嵴的远端。两条副沟在近中三角窝中心连接：一条副沟向颊侧延伸；另一条向舌侧延伸。

近中颊尖在殆面观可见一界限清晰的三角嵴，终止于殆面颊舌侧中心的中央沟处。舌沟从该点开始向舌侧延伸，分隔开近中舌尖和远中舌尖。通常，舌沟不延伸到舌面，而是在舌牙尖嵴交界处停止。在远中三角窝的远中边缘嵴处有一些副沟向近中延伸与中央沟连接。

十、下颌第二乳磨牙

下颌第二乳磨牙的特征与下颌第一乳磨牙相似，但尺寸不同（图3-29）。

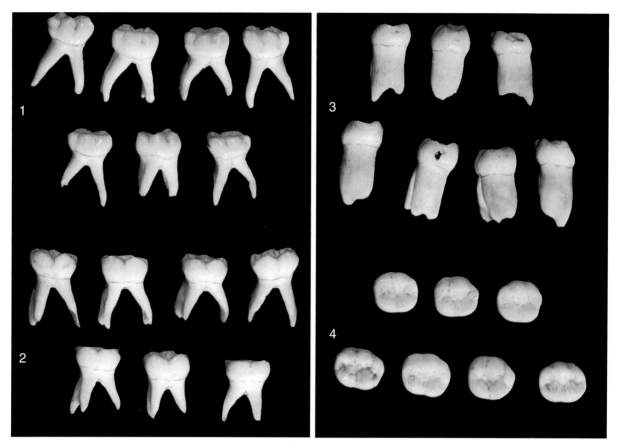

1.颊面；2.远中面；3.近中面；4.殆面

图3-29 下颌第二乳磨牙

（一）颊面

颊面观，下颌第二乳磨牙牙冠颈部近远中径小于接触区近远中径。相比较而言，下颌第一恒磨牙颈部较宽（图3-21-D和图3-29-1）。

颊面观，近颊沟和远颊沟将牙冠颊面分为三个大小几乎相等的牙尖区域。颊面平直，由近中颊尖、颊尖和远中颊尖构成。因此，它与下颌第一恒磨牙不同，下颌第一恒磨牙颊面各牙尖分布不均，呈现两个颊尖和一个远中尖。

下颌第二乳磨牙的牙根细长，在其根中1/3和根尖1/3处有一个特征性的近远中分叉。该牙的牙根约为牙冠的两倍长。

下颌第二乳磨牙牙根的分叉点始于牙冠和牙根的釉牙骨质界正下方。

（二）舌面

从舌面可以观察到下颌第二乳磨牙两个尺寸几乎相等的牙尖（图3-22-D和图3-29-2）。它们之间有一条短的舌沟。两个舌尖整体宽度不如三个颊尖的整体宽度，使得牙冠在舌侧变窄。颈缘线相对平直，牙冠延伸到牙根偏远中。舌侧观，牙冠的近中部分似乎略高于牙冠的远中部分，给人的感觉是牙冠向远中倾斜。从这个角度可以看到三个颊尖的部分区域。

下颌第二乳磨牙牙根的舌面观与颊面观相似。

（三）近中面

近中面观，下颌第二乳磨牙牙冠轮廓与下颌第一恒磨牙相似（图3-23-D和图3-29-3）。颊侧外形高点在乳磨牙上更为突出，由于颈嵴上方的颊面扁平，牙齿殆面看起来更为聚拢。

下颌第二乳磨牙的牙冠与牙根的位置关系与所有下颌后牙相同；其颊尖位于牙根上方，牙冠的舌侧轮廓超出牙根轮廓线。边缘嵴较高，这一特征使得近中颊尖和近中舌尖显得相当短。舌尖比颊尖更长、更高。颈缘线平直，颊舌向稍向上延伸，弥补了颊舌尖之间的长度差异。

下颌第二乳磨牙近中根通常粗大平坦，尖端较钝，有时有锯齿。

（四）远中面

下颌第二乳磨牙牙冠远中面不如近中面宽，因此从远中面可以看到近中颊尖和远中颊尖。远中舌尖发育良好，远中边缘嵴上方可见从远中舌尖向下延伸至殆面的三角嵴。

下颌第二乳磨牙远中边缘嵴比近中边缘嵴倾斜度更大，颊舌侧较短。颈缘线平直，在远中和近中侧具有相同的颊舌向倾斜。

下颌第二乳磨牙远中根几乎和近中根一样宽，其远中面扁平。远中根的尖端比近中根更尖锐。

（五）殆面

下颌第二乳磨牙的殆面近似矩形（图3-24-D和图3-29-4）。三个颊尖的大小相似，两个舌尖的大小亦相似。然而，两个舌尖的总近远中宽度小于三个颊尖的总近远中宽度。

下颌第二乳磨牙轮廓分明的三角嵴从每一个牙尖顶点向殆面延伸。三角嵴向颊舌侧延伸，止于牙冠中心的中央沟处，沿着交错的路线从近中三角窝（在近中边缘嵴内侧）到远中三角窝（在远中边缘嵴的近中）。远中三角窝不如近中三角窝轮廓清晰。发育沟从中央沟的颊侧和舌侧发出，将牙尖分开。两个**颊沟**（buccal grooves）（一个近中沟和一个远中沟）与颊面的颊沟汇合，单个舌沟与牙冠舌面的舌沟汇合。

下颌第二乳磨牙殆面三角嵴斜面和近中三角窝、远中三角窝等区域散落分布众多副沟。近中边缘嵴较远中边缘嵴发育更好、更明显。牙冠的轮廓向远中聚拢。牙尖尖端和边缘嵴的轮廓比整个牙冠的总轮廓更接近矩形。

比较下颌第二乳磨牙和下颌第一恒磨牙的殆面，可得出以下不同点：在乳磨牙中，近中颊尖、远中颊尖和远中尖的大小和发育程度几乎相同。恒磨牙的远中尖比其他两个牙尖小。由于颊尖较小，乳牙牙冠的颊舌径小于近远中径，其颊舌径与近远中径的相对比例也小于恒磨牙。

【预测试问题答案】

1	2	3	4	5
D	B	C	A	D

【参考文献】

1. Fulton J T, Hughes J T, Mercer C V: The life cycle of the human teeth, Chapel Hill, NC, 1964, Department of Epidemiology, School of Public Health, University of North Carolina.

2. McBeath E C: New concept of the development and calcification of the teeth, J Am Dent Assoc 23: 675, 1936.

3. Noyes E B, Shour I, Noyes H J: Dental histology and embryology, ed 5, Philadelphia, 1938, Lea & Febiger.

4. Finn S B: Clinical pedodontics, ed 2, Philadelphia, 1957, Saunders.

【参考书目】

Barker B C: Anatomy of root canals: Ⅳ. Deciduous teeth, Aust Dent J 20: 101, 1975.

Baume L J: Physiologic tooth migration and its significance for the development of occlusion. I. The biogenetic course of the deciduous dentition, J Dent Res 29: 123, 1950.

Broadbelt A G: On the growth pattern of the human head, from the third month to the eighth year of life, Am J Anat 68: 209, 1941.

Carlsen O: Carabelli's structure on the human maxillary deciduous first molar, Acta Odontol Scand 26: 395, 1968.

Carlsen O, Andersen J: On the anatomy of the pulp chamber and root canals in human deciduous teeth, T andlaegebladet 70: 93, 1966.

de Campos Russo M, et al.: Observations on the pulpal floor of human deciduous teeth and possible implications in endodontic treatment, Rev Fac Odontol Aracatuba 3: 61, 1974.

Fanning E A: Effect of extraction of deciduous molars on the formation and eruption of their successors, Angle Orthod 32: 44, 1962.

Friel S: The development of ideal occlusion of the gum pads and the teeth, Am J Orthod 40: 196, 1954.

Friel S: Occlusion: observations on its development from infancy to old age, Int J Orthod Oral Surg 13: 322, 1927.

Moorrees C F A, Chadha M: Crown diameters of corresponding tooth groups in the deciduous and permanent dentition, J Dent Res 41: 466, 1962.

Richardson A S, Castaldi CR: Dental development during the first two years of life, J Can Dent Assoc 33: 418, 1967.

Van der Linden F P G M, Duterloo H S: Development of the human dentition: an atlas, Hagerstown, MD, 1976, Harper & Row.

Woo R K, et al.: Accessory canals in deciduous molars, J Int Assoc Dent Child 12: 51, 1981.

第4章

法医学、比较解剖学以及牙齿轮廓、形态和功能

【学习目的】

1.正确理解并读出文中黑体部分的中英文术语；

2.讨论牙体解剖学和生理学在法医学中的应用；

3.比较人类与其他脊椎动物的牙列，指出差异和相似之处；

4.绘制所有恒牙牙冠的唇面、舌面，近中面、远中面和切端/殆面的轮廓图；

5.讨论恒牙列邻面形态，牙根形态和咬合曲线与功能的关系及重要性。

【预测试问题】

1.从唇面或舌面看，所有牙齿的轮廓都可以描述为以下哪种形态？

    A.三角形   B.梯形   C.斜方形   D.以上都不是

2.（1）从近远中观察上颌磨牙时，其咬合面的宽度小于颈部的宽度。（2）这种形态使咀嚼力更容易传入食团中。

    A.（1）和（2）都正确   B.（1）正确，（2）错误

    C.（1）错误，（2）正确   D.（1）和（2）都不正确

3.从近中或远中观察时，上颌后牙的轮廓可以描述为以下哪种形态？

    A.三角形   B.梯形   C.斜方形   D.以上都不是

4.以下哪项陈述不正确？

    A.邻间隙内的牙龈被称为龈乳头   B.牙龈缘与牙颈缘的曲度一致

    C.颈缘即釉牙骨质界（CEJ）   D.牙龈通常止于CEJ，不会延伸至牙冠表面

5.从近中或远中观察时，下颌后牙的轮廓可以描述为以下哪种形态？

    A.三角形   B.梯形   C.斜方形   D.以上都不是

    本章简要讨论与恒牙列相关的法医牙医学、比较牙体解剖学以及恒牙列形态与功能的关系。虽然篇幅有限，但并不代表本章所讨论的内容不重要。与本章内容相关的文献非常多，读者可阅读本章引用的参考文献以获取更多信息。

第一节　法医牙医学

法医牙医学是口腔医学和法医学在更广泛领域中的应用，其目的是在法律诉讼中评估、管理和提供牙科证据以确保司法公正[1]。法医牙医学通常应用于鉴定身份不明或失踪的个人和遗骸，也应用于鉴定自然灾难和人为意外导致的大规模死亡事件中的受害者。通过将受害者的牙列及其支持组织与已知的个人牙科记录进行比较，可以鉴定受害者身份。个人牙科诊疗记录可以从私人牙科诊所、监狱或部队牙科数据库获得，也可以由联邦调查局通过查找国家犯罪信息中心的有关失踪、身份不明和通缉犯的文件数据获得[2]。

法医牙医学是法医学专业之一，因此，法医牙医学家的职能通常与人类学家、犯罪学家、毒理学家、病理学家以及与案件有关的执法人员相关联。在此作者只给出一个对法医牙医学的简短总结，为获得更多信息可参考本章末提供的参考文献。

一、颌骨和牙齿

与在人类手和脚上发现的由基因决定的静态摩擦线（通常称为指纹和足纹）不同，每个人的牙列都是动态的，并且随着乳牙的脱落和恒牙的萌出在一生中不断变化。除此之外，牙体和牙周疾病、全身性疾病的口腔表现以及口腔医生治疗缺失牙使用的技术也都可能导致牙齿的改变。

虽然牙列可能会不断变化，但通过检查牙齿和颌骨来进行身份识别已成为一种法律认可的身份鉴定方法。历史上通过牙科证据进行身份鉴定的重要人物包括独立战争英雄约瑟夫·沃伦博士（1776年）、著名的波士顿谋杀案受害者乔治·帕克曼博士（1849年）和阿道夫·希特勒（1945年）。当代牙科识别技术已被用于其他引人注目的"悬案"中，包括鉴定李·哈维·奥斯瓦尔德（Lee Harvey Oswald）（1981年）案中挖掘出的尸体身份以及识别在俄国革命后被布尔什维克处死的俄国最后一个沙皇及其家人的遗体（1991年和2008年）[3]。

尽可能全面地取得被鉴定人生前和死后两组牙科记录，是成功进行法医牙医学分析比对的重要条件。因此，牙科医生应在患者的书面病历、临床照片和影像学检查报告中完整记录所发现的牙齿异常、修复体和缺失牙等信息。

二、实际年龄

本书第二章介绍了如何确定牙齿生长发育程度。如上所述，专业人员可以根据牙齿发育情况相对准确地确定个体实际年龄范围。对于年龄小于20岁的个体，可以联合分析牙齿与骨组织的发育阶段信息以估计其年龄[4]。将牙齿和骨组织[4]的数据输入有关颌面部、牙齿和骨骼**发育**（development）的电子数据库即可完成上述分析[5]。

确定实际年龄是人口研究的核心问题，目前公认牙齿发育和萌出方式存在种族和性别差异[6, 7]。根据牙齿情况对在世人士或人类遗体进行实际年龄鉴定也很重要，对于后一种情况，通过这种方法确定的死亡年龄具有法律效力。除此之外，法医牙医学可根据牙列老化程度估计身份不明者的年龄[8, 9]。

若某事故造成多名受害者死亡，按年龄区分这些受害者有助于缩小受害者身份搜索范围，之后可进一步通过比对医疗和牙科治疗记录来确认受害者。对无证移民进行牙科评估十分重要，尤其在需要保护无人监护的未成年人时，因为无证移民可能会向政府部门提供错误的年龄信息[2]。在涉及无证移民的合同、移民、公民身份和刑事法律问题中，确定其法定年龄（成年）也很重要[10]。

目前已经有多种方法可以用来评估齿龄。对于从胎儿期到青春期的牙齿，我们可以根据牙齿不同的发育成熟期进行判断评估[10, 11]。

若需估计即将成年个体的年龄，则还需要对骨骼结构进行人类学评估，包括对手和腕骨、锁骨、肋骨和颈椎骨的评估[11]。在牙齿和骨骼发育结束后，可以使用生化手段或根据牙齿渐成改变来估计成年人的年龄[12, 13]。口腔影像学记录也已被用来确定在世成年个体或已故成年个体的牙齿实际年龄。影像学分析的优势在于它不需要破坏牙齿结构。

生化方法包括天冬氨酸外消旋化分析（AAR）法和碳14（^{14}C）测定法。天冬氨酸在人体和尸体中存在时间长且代谢稳定，使用AAR法测定天冬氨酸左旋异构体和右旋异构体在组织中的比率可以估算年龄。通过外消旋过程，左旋天冬氨酸被缓慢转化为其立体异构体，即右旋天冬氨酸。随着牙釉质和牙本质的老化，这些钙化的牙齿结构中右旋天冬氨酸的含量逐渐增加。我们可以测量天冬氨酸不同立体异构体的含量，并与已知年龄的组织水平比较而推知个体年龄[14]。

碳14测定法最早由利比（Libby）于1949年提出[15]。该方法通过评估牙釉质和牙齿有机成分中碳的不稳定同位素（^{14}C）相对于稳定同位素（^{12}C）的衰减率和比率来估算一个人的出生年份。尽管AAR法和碳14测定法需要使用昂贵且冗长的实验室程序来消除牙齿结构，但综合使用这些方法得出的结果可让研究人员确定个体的出生日期（^{14}C）、死亡年龄（AAR）和死亡日期[10]。

对成年人发育完成的牙列进行评估，还必须考虑可能影响衰老过程的环境和生活方式因素。这些因素包括但不限于疾病、饮食、药物滥用、体育活动程度和创伤性事件。1950年，古斯塔夫森（Gustafson）首次描述了大体解剖学牙齿改变[16]。他通过观察拔出的离体牙磨片，确定了牙齿形成后的六个特征：（1）殆面或切端磨耗；（2）继发性牙本质沉积程度（评估牙髓腔和根管大小）；（3）根尖牙骨质沉积；（4）牙周附着水平；（5）牙根吸收；（6）牙根透光性。此后，人们不断对上述开创性研究中提出的变量的数值和统计学意义进行深入研究，逐渐形成了目前使用的更为精准的成人年龄估算方法[17, 18]。进一步的研究已将性别、种族和死亡原因以及牙齿的位置和修复治疗情况考虑在内[19.20]。

基于在牙科学领域的广泛研究以及在法医病例中临床确定牙齿年龄的重要性，人们明确了牙齿年龄估计的指导原则和标准。这些原则和标准强调了使用特定方法评估儿童、青少年和成人年龄的重要性，也强调了理解用于评估此类研究结果统计分析方法的重要性[21]。

三、牙齿DNA

每个人独特的遗传信息包含在其细胞的脱氧核糖核酸（DNA）和线粒体DNA（mtDNA）分子中。只有同卵双胞胎才拥有完全相同的DNA。细胞核DNA可能来自父母中的任意一方，而mtDNA仅通过母系遗传。作为一种独特的生物分子，如果可以从犯罪现场的组织、体液、人体残骸或其他法医证据中获得DNA，并与死者生前的DNA进行比较，则法医学家可使用DNA鉴定个体身份。

对DNA样本进行法医学分析时使用最广泛的方法是限制性片段长度多态性（RFLP）技术。这一实验室分析技术需要样本中含有大量DNA（> 100 ng）。若样本中DNA分子已经降解而无法使用RFLP技术，只有少量DNA（<100 pg）可用于分析或样本只含有DNA片段时，则需要使用聚合酶链反应（PCR）技术[22]。

PCR方法通过复制称为短串联重复序列（STR）的特定基因位点来扩增可用于分析的DNA数

量[23]。由于使用PCR技术仅需要少量DNA，因此对于长期未埋葬或被焚化的人类遗体和从受害者处直接获得的DNA证据（包括唾液、血液或其他液体样本及牙齿），仍可使用此技术进行身份鉴定[24]。此外，从牙刷、衣服或其他个人物品上也可能获取其他直接次级DNA证据。间接DNA证据可以从被鉴定个体的生物学亲属处获得。

法医常常能从牙齿中的钙化组织和牙髓组织中获得最佳的未受污染的DNA进行分析。因此，当其他鉴定样本丢失或降解无法作为证据时，可以使用PCR方法从这些组织中获取的少量DNA进行分析[25-27]。

此外，对牙髓组织中提取的DNA进行PCR分析，可以通过研究与性别相关的釉原蛋白基因AMELX（位于X染色体上）或AMELY（位于Y染色体上）来确定死者的性别[28]。

四、咬痕

当人或动物啃咬时，牙列会在被啃咬的物体或组织表面留下咬痕样损伤（BMPI）（图4-1A）。就像刻痕可以作为法庭证据一样，牙齿留下的咬痕也可以被用来与可能造成咬痕的牙列比对并评估（图4-1B）。无论是在人身伤害案件或性侵案件的受害者或嫌疑人皮肤上发现的BMPI，还是在无生命物体表面发现的BMPI，如果要证明其确为咬痕，都必须具有与牙齿造成的痕迹相符的类别特征和个人特征。

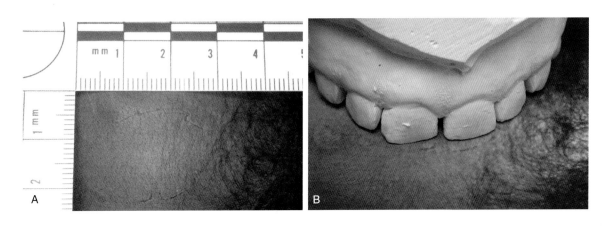

A.前额咬痕；B.咬痕与上颌牙石膏模型比对

图4-1 法医咬痕证据

（由David Ord博士提供）

咬痕的类别特征包括痕迹的大小和形态。在大多数情况下，痕迹应与被怀疑的咬痕制造者（人或动物）的牙弓大小保持一致，呈两个半圆弧（上颌骨和下颌骨）组成的圆形，由一个空隙（颞下颌关节［TMJ］）隔开。其中一个半圆弧的尺寸应较大，代表牙弓相对较长的上颌骨。与咬痕相关的个体特征涉及特定牙齿留下的特征性痕迹。人类牙列的特征性咬痕包括：

上颌中切牙——大矩形

下颌切牙和上颌侧切牙——小矩形

尖牙——点或三角形（当牙尖有磨损时）

上颌尖牙——颊侧至舌侧的八字形

下颌尖牙——代表颊尖的点

磨牙——在人类留下的咬痕中通常不可见

人类皮肤上发现的BMPI的类别和个体特征可表现为挫伤、擦伤和撕裂伤。组织撕脱、多处BMPI、同时出现不同牙列造成的咬痕以及不清晰的BMPI常常使对痕迹的解读难度增加。

人们普遍认为，没有两个人有完全相同的牙列，这是由于每个牙齿和牙弓的排列、间距、大小、形态和磨损都有所不同。但与指纹和DNA分析比对数据库类似的牙列量化值或数据库尚未建立。因此，尽管根据弗莱伊规则和与联邦证据规则有关的判决，美国联邦法院和州法院已经接受咬痕作为证据，但这类证据通常仅用于免责证明[29, 30]。但是，若已将造成咬痕的嫌疑对象缩小到固定范围，并且该范围内的个体均有独特牙列，那么仍有可能使用咬痕比对出咬痕实际制造者，而不仅仅用其排除嫌疑对象。

目前专家们已确定了咬痕比对的准则并不断对其进行审查和修订，以便为法医牙医学家提供循证证据和分析程序，以确保所获取的咬痕证据在法庭上被接受并能为案件提供佐证[31]。准则中明确了操作流程，要求法医牙科检查员获取可被法庭接受的照片证据、研究石膏模型和可能从中获得咬痕制造者DNA的唾液痕量证据[32]。专家们也制定了术语标准，这些术语用于描述伤痕符合BMPI的置信度，包括咬痕、提示咬痕和非咬痕。此外，在提出意见时，法医牙医学家应在合理的专业确定性范围内，使用以下术语将可疑的咬痕制造者与咬痕联系起来：

咬痕制造者

可能为咬痕制造者

不能排除为咬痕制造者

排除为咬痕制造者

尚无定论

第二节　比较牙齿解剖学

将人类牙列与其他脊椎动物的牙列进行比较有助于更好地了解人类牙列。通过比较，我们可以清楚地看到人类的牙列在形态和功能上有许多方面与其他脊椎动物不同。但同时我们也需要知道，各种脊椎动物的牙列特征存在一定的共性。

本章仅对这一主题进行简要介绍。低等脊椎动物的牙齿形态简单，为单锥形或单生长叶。高度进化的脊椎动物和人类的牙齿形态则比较复杂，由多个生长叶组合形成。更多相关材料请参阅本章末提供的参考文献和参考书目。

图4-2示例说明了以下包含四种牙齿形态系统发育类别的理论[33-35]：

1. 单锥形（单形齿）；

2. 三个牙尖前后排列呈一线（三尖牙）；

3. 三个牙尖排列呈三角形（三结节磨牙）；

4. 四个牙尖排列呈四边形（四结节磨牙）。

单形齿类以最简单的牙齿形态（单锥）表示（图4-2A）。这种类型的牙列通常上、下颌骨均有多颗牙，并且颌骨运动仅限于简单的打开和闭合（铰链）运动（图4-3）。此类牙齿没有咬合，因为牙齿主要用于捕食或战斗[26, 27, 36, 37]。牙齿的主要功能是获取食物。任何情况下，下颌运动均与牙齿形态有关并受其影响。

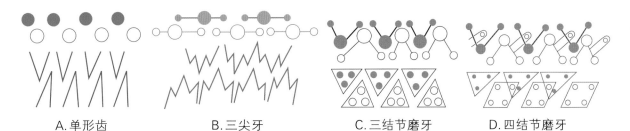

A.单形齿   B.三尖牙   C.三结节磨牙   D.四结节磨牙

实心点代表上颌磨牙牙尖;圆圈代表下颌磨牙牙尖。

图4-2 牙尖形态分类

(Thompson A H. Comparative dental anatomy[M]. 2nd ed. St Louis: Mosby, 1915.)

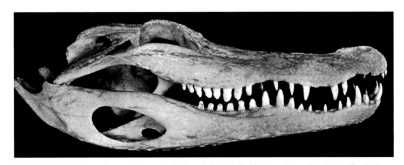

密西西比鳄鱼的一个有趣的解剖学特征:由于鳄鱼的特殊生
理结构,其上颌是可活动的。而下颌靠下,是固定不动的。

图4-3 密西西比鳄鱼

(Kronfeld R. Dental histology and comparative dental anatomy[M]. Philadelphia: Lea & Febiger, 1937.)

三尖牙类后牙三个牙尖前后排列呈一线,如图4-2B所示。从人类学角度来看,最大的牙尖居中,两个较小的牙尖位于其近中和远中。虽然某些种类的狗和其他食肉动物有三尖牙形牙,但人们并未发现纯三尖牙牙列的动物(图4-4)。其实,狗[28, 38]和其他食肉动物本质上被认为属于第三类(图4-5至图4-8),即三结节磨牙类。三尖牙类三个牙尖的一线排列和更有效的三角形三结节磨牙都是为了在下颌开闭时牙齿能或多或少地相互避开[29, 30, 39, 40]。与之不同的是,四结节类牙则反映了上、下颌骨牙齿之间的咬合接触关系。颌骨和牙齿间的相对关系与关节运动和牙齿功能类别一致。

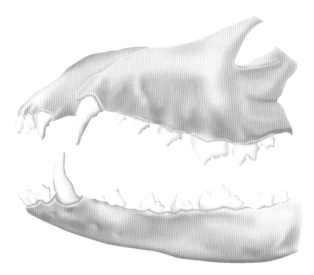

图4-4 犬类的恒牙列

(改自 Tims H W M. Notes on the dentition of the dog[J]. Anat Anz Bd, 1896, 11: 537.)

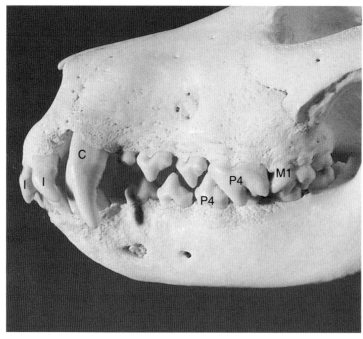

前磨牙是三结节牙,间隔较宽。上颌裂齿(第四前磨牙,P4)
与下颌裂齿(第一磨牙,M1)有咬合。C,尖牙;I,切牙。

图4-5　犬的下颌(牧羊犬)

(Boyd J. Color atlas of clinical anatomy of the dog and cat[M]. 2nd ed. St Louis: Mosby, 2001.)

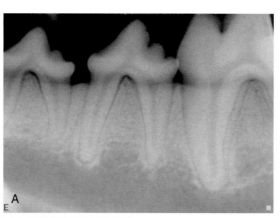

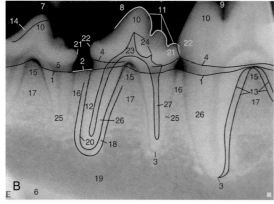
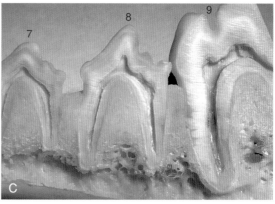

A.左下颌第四前磨牙的影像学图像以及第三前磨牙(左)和第一磨牙(右)的部分图像;
B.影像学图像上各解剖学特征;C.切片标本显示牙齿内部解剖结构

图4-6　犬类正常解剖影像

(DuPont G A, DeBowes L J. Atlas of dental radiography in dogs and cats[M]. St Louis: Saunders, 2009.)

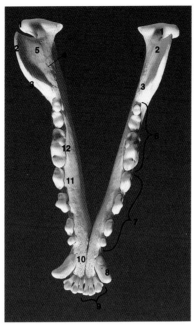

下颌骨细长。四个前磨牙(7)和三个磨牙(6)切嵴的矢状面分布。8,尖牙;9,切牙

图4-7 狗的下颌骀面图(Collie)

(Boyd J. Color atlas of clinical anatomy of the dog and cat[M]. 2nd ed. St Louis: Mosby, 2001.)

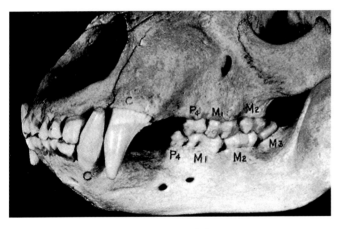

C,尖牙;M,磨牙;P,前磨牙

图4-8 熊类颌骨

通常根据牙齿和颌骨的发育程度和咬合情况来评估动物状态。与图4-9进行比较。

(Kronfeld R. Dental histology and comparative dental anatomy[M]. Philadelphia: Lea & Febige, 1937.)

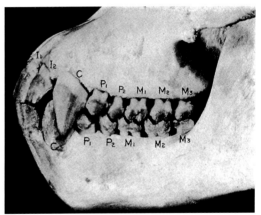

C,尖牙;I,切牙;M,磨牙;P,前磨牙

图4-9 猿类颌骨

(Kronfeld R. Dental histology and comparative dental anatomy[M]. Philadelphia: Lea & Febige, 1937.

与人类具有相似牙列的动物又称类人猿，包括黑猩猩、长臂猿、大猩猩和猩猩（图4-9和图4-10）。尽管这类动物尖牙的发育、牙弓的形态和颌骨的发育与人类有很大不同之处，但是个别牙齿的形态与人类对应行使相同功能的牙齿形态惊人地相似。

图4-11显示从近中面或远中面观察时，人类牙齿发育过程中生长叶的生长和融合。前牙主要用于切割和捕食，所以为单锥体形，而后牙除了有剪切功能外，还用于研磨食物，所以其形态为两个或多个圆锥体融合（图4-11）。尽管从近中面或远中面看，前牙的形态近似单锥体，后牙则像是两个或多个锥体融合而成，但仔细观察就会得出不同结论，即每个牙冠，无论牙位如何，都由四个或

更多生长叶融合而成。每个生长叶都代表着一个**初级生长中心**（primary center of formation）。

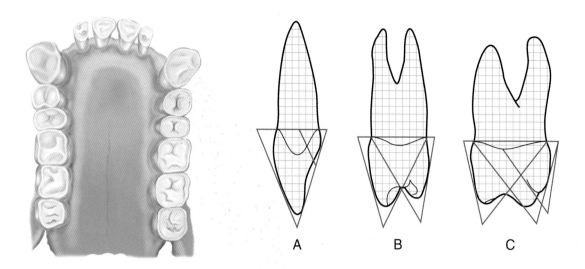

牙弓呈方形,尖牙、前磨牙和磨牙在矢状面呈一直线。注意侧切牙和尖牙之间的间隙。

图4-10　猩猩上颌殆面观

（Kronfeld R. Dental histology and comparative dental anatomy［M］. Philadelphia: Lea & Febiger, 1937.）

从近中和远中面观察,牙体外形为两个或三个圆锥体融合。A.上颌切牙;B.上颌前磨牙;C.上颌第一磨牙。注意,切牙的主体部分是由一个圆锥体或生长叶构成。

图4-11　牙齿功能形态示意图

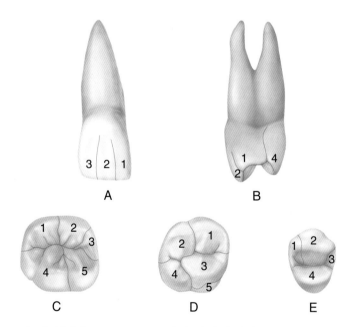

A.上颌中切牙唇面,唇面发育沟为各生长叶边界。1.近中叶;2.唇叶;3.远中叶。舌叶(或舌隆突)未在图中显示(见图4-13A,4)。B和E.上颌第一前磨牙的近中面和殆面。1.近中叶;2.颊叶;3.远中叶;4.舌叶。C.下颌第一磨牙殆面。1.近中颊叶;2.远中颊叶;3.远中叶;4.近中舌叶;5.远中舌叶。磨牙的生长叶和其牙尖同名。D.上颌第一磨牙殆面。1.近中颊叶;2.远中颊叶;3.近中舌叶;4.远中舌叶;5.第五叶。

图4-12　生长叶的一般轮廓

　　所有前牙都由4个生长叶发育而成：3个位于唇侧；1个位于舌侧，舌侧的生长叶发育为舌隆突。切牙的每个唇侧生长叶在切端处终止，形成圆形隆起，称为切缘结节。新萌出的切牙有明显的切缘结节，萌出后不久，切缘结节就会随着牙齿使用而磨耗，但若牙列不齐导致切牙未被磨耗，则仍保留明显的切缘结节。上颌中切牙唇面釉质可见明显的发育沟，称为**唇侧沟**（labial grooves），为3个唇侧生长叶融合的痕迹（图4-12A、图4-13和图4-14）。

　　前牙的4个生长叶分别为近中叶、唇叶、远中叶和舌叶。在前磨牙中，为近中叶、颊叶、远中叶和舌叶。下颌第二前磨牙通常有两个舌尖，共有5个生长叶，即近中叶、颊叶、远中叶、近中舌叶和远中舌叶（图10-17）。磨牙的**生长叶**（malar lobes）与其牙尖同名（如近中颊叶）。每一个牙尖即为每一个生长叶的生长中心[a]。

　　a：第二章对每一颗牙齿的生长发育进行了详细的描述和总结。

　　磨牙生长叶的数量可能会有变异。除主要生长叶外，还可能存在釉质**结节**（tubercles），但其一般小于主要生长叶，仅为辅助结构。

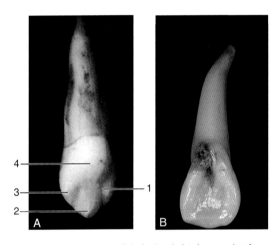

　　A.上颌尖牙舌侧，初级生长中心已标出。1.近中叶；2.中央叶(中央尖)；3.远中叶；4.舌叶(舌隆突)。B.上颌侧切牙远中舌侧发育沟，显示发育不完全。有时这些发育沟会伴随裂隙，尤其是牙冠部分的发育沟，导致牙齿更易患龋。

图4-13 生长叶

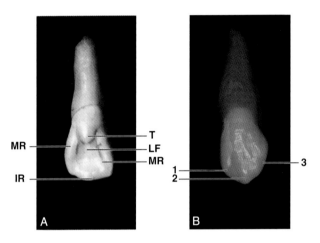

　　A.上颌侧切牙，钙化中心突出。IR，切嵴处明显的釉质凸起；LF，舌侧窝；MR，边缘嵴；T，结节，相当于舌隆突上的小凸起。B.上颌尖牙生长叶。1.近中叶；2.唇叶；3.远中叶。

图4-14 结节

一、牙齿形态和下颌运动

　　一般来说，灵长类动物有丘形齿和相对同形颌，所以下颌侧方运动范围有限。**丘形齿**（bunodont）是指功能牙尖呈低圆丘状的牙齿类型。**同形颌**（isognathous）是指上、下颌骨宽度基本相同。**异形颌**（anisognathous）是指上、下颌骨宽度不同。人类不完全是标准的同形颌（上颌比下颌稍宽）。下颌关节突的形态（图15-1）与牙齿形态和颌骨运动相关。现存及已绝种生物的牙齿形态多样，表现为丘形齿和月形齿（磨牙牙尖呈新月形）等类型。每种牙齿类型的出现都伴有下颌骨侧方运动范围的增大和上、下颌骨宽度差异的增加。当从正面观察切牙切端在咀嚼运动中的轨迹时，可以发现狗、猫、猪和所有其他丘形齿动物的下颌仅有开闭口运动而无侧方运动。其他动物的下颌侧方运动能力逐渐增强，其中长颈鹿、骆驼和牛有极强的下颌侧方运动能力。人们认为动物具有下颌侧方运动能力与其下颌骨髁突横向拉长且变平有关，月形齿和上、下颌骨宽度差异增加有助于在咀嚼时增大下颌侧方运动范围。咀嚼系统研究专家也在研究下颌关节窝中沟和嵴的走向与其中心半径的关系。

目前的研究认为，最简单的下颌运动类型是仅有开闭口运动而无侧方运动，这种情况出现在有简单丘形磨牙的动物中。随着下颌运动复杂性的增加，牙齿上牙尖、窝沟及嵴的复杂性也明显增加，这与牙齿形态机械起源假说相一致[31, 41]。牙齿、关节、肌肉、颅骨和其他骨的形态与颌骨运动之间的相关性与各物种对咀嚼功能的要求一致。

二、牙冠外形轮廓

一般说来，牙冠除了切端和殆面，其他各个面的几何形态都可以归类为三角形、梯形或平行四边形。对于不熟悉牙体解剖学的人来说，将弯曲的牙冠轮廓归类为几何图形似乎有些夸张，如果将牙冠外形简化为基本轮廓则可以帮助理解（图4-15）。

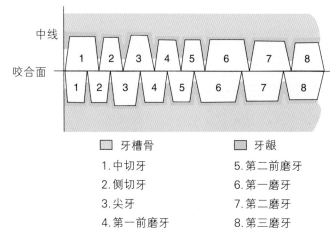

牙齿近似为各种尺寸的梯形。注意每颗牙齿与其相对的一颗或多颗牙齿的关系。除了下颌1号牙和上颌8号牙，其余牙齿均有两颗对颌牙。

图4-15 牙齿唇、颊面轮廓示意图

第三节 牙齿的唇面、舌面

所有牙齿的唇面轮廓、舌面轮廓都可以表示为各种梯形。短边代表牙冠根方，长边代表牙冠功能面，即切端和殆面，是同一牙弓中相邻牙齿所形成的线（图4-15）。忽略示意图中前牙的重叠和尖牙的牙尖形态后，牙齿形态和排列的基本原则显而易见。

每个梯形的长边所形成的殆面连线大致可代表上、下颌在牙尖交错位或正中殆位时上、下牙的咬合接触线。我们需要清楚，并不是每颗牙在咬合线水平都与对颌牙有接触。这张图只是在帮助我们理解从唇颊侧观察到的牙齿基本形态（图4-16）。

通过分析牙齿的排列情况，我们可以得出下列关于牙齿形态的基本认识：

1.邻间隙可容纳邻面牙龈组织。

2.每颗牙齿各牙根之间的间隙及与其他牙齿牙根之间的间隙为骨组织和其他牙齿支持组织提供

了充足的空间，这些牙齿支持组织与牙齿的长度、形态、营养和功能需要相协调。

3.牙弓中的每个牙冠在某一点与相邻的一颗或多颗牙齿接触，在咀嚼时保护邻面牙龈组织免受损伤。同一牙弓中牙齿紧密接触还能够保证牙齿间相互支持和咬合稳定性。

4.除下颌中切牙和上颌第三磨牙外，牙弓中每颗牙齿都有两颗对颌牙。这样即便某颗牙缺失，其对颌牙仍有部分咬合接触，从而预防其过度伸长，并能够使余留牙保持稳定。

一、前牙近中面、远中面

上、下颌前牙（中切牙、侧切牙和尖牙）的近中面和远中面外形为三角形。牙颈部为三角形的底边，切端为三角形的顶点（图4-16A）。

前牙近中面、远中面形态的基本特点如下：

1.牙冠颈部较宽，有利于增强牙齿强度。

2.唇侧和舌侧向切端方向逐渐变窄，最终形成相对较薄的切嵴，有助于切割食物。

二、上颌后牙近中面、远中面

上颌后牙（前磨牙和磨牙）的近中面和远中面外形为梯形。前磨牙梯形的侧边较磨牙短（图4-16E和F）。需要注意的是，上颌后牙邻面梯形的长边位于颈部，短边位于𬌗方，这与其颊面、舌面梯形的长短边位置相反。也就是说，如果把用于表示上颌前磨牙或磨牙颊面的梯形上下颠倒，则可以用来表示同一颗牙齿的近中外形或远中外形。图4-16中图C和图D表示上颌后牙颊面梯形，图E和图F表示其近中面、远中面梯形。

上颌后牙近中面、远中面的基本特点如下：

1.由于咬合面缩窄，牙齿更容易压碎食物；

2.如果咬合面与牙冠颈部一样宽，则额外的咀嚼接触面会增加咀嚼力。

通过使用示意图来增强对上述牙齿外形轮廓基本特点的认识是很有必要的，因为人们常常忽略正确的解剖形态。人们常会想当然地认为，牙齿外形从各个角度来看都是颈部最窄，这其实是错误的。上颌后牙的牙颈部仅在从颊面或舌面观察时才比咬合面窄。当从近中或远中观察时，牙颈部则宽于咬合面，即从较宽的根方向𬌗面逐渐缩窄。

三、下颌后牙近中面、远中面

最后我们来讨论下颌后牙，当从近中或远中观察时，下颌后牙的轮廓略呈斜方形（图4-16E和F）。与牙颈部相比，咬合面缩窄，与上颌后牙类似。斜方形轮廓使牙冠相对根方向舌侧倾斜，这使其牙尖与对颌牙的牙尖形成适当的咬合接触。同时，上、下颌牙齿的牙冠和牙根的长轴相对平行（图4-17和图4-18）。如果下颌后牙的牙冠没有舌倾，而是像上颌后牙的冠根位置关系一样，则上、下颌的相对牙尖会碰撞。这样将无法形成能够行使适当功能的尖窝交错关系。

第四节　牙冠外形轮廓

从唇侧或颊侧、舌侧、近中和远中观察牙冠时，其外形轮廓可以描述为三角形、梯形或斜方形（图4-16A至F）。

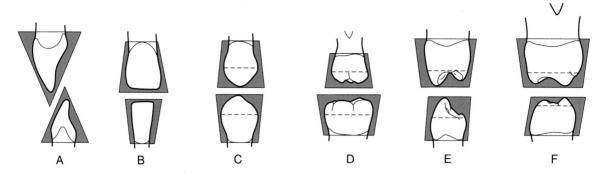

每组图的上方图形表示上颌牙,下方图形表示下颌牙,注意后牙的牙尖不算梯形轮廓的一部分。牙冠外形轮廓包括从牙颈部到邻面接触点或边缘嵴的部分。本示意图强调基本轮廓。A.前牙,近中面、远中面(三角形);B.前牙,唇面、舌面(梯形);C.前磨牙,颊面、舌面(梯形);D.磨牙,颊面、舌面(梯形);E.前磨牙,近中面、远中面(平行四边形);F.磨牙,近中面、远中面(平行四边形)。

图4-16 牙冠的几何图形(三角形、梯形和平行四边形)轮廓

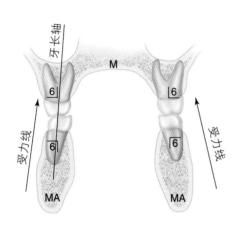

M,上颌骨;MA,下颌骨。牙齿使用 Zsigmondy/Palmer 系统编号。

图4-17 修复体和种植体受力与牙齿长轴平行的临床原理示意图

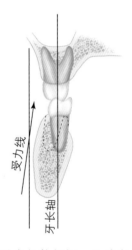

受力线与牙齿长轴相切。目前尚无公认的确定矢量受力的临床方法。

图4-18 错误受力线示意图

一、三角形

上颌和下颌6颗前牙

　　A.近中面

　　B.远中面

二、梯形

Ⅰ.梯形的长边位于殆面或切端

　　A.上颌和下颌所有前牙

　　　1.唇面

　　　2.舌面

  B.所有后牙

   1.颊面

   2.舌面

Ⅱ.梯形的短边位于𬌗面

  A.所有上颌后牙

   1.近中面

   2.远中面

三、平行四边形

所有下颌后牙

  A.近中面

  B.远中面

第五节　恒牙列的形态与功能

  研究牙齿形态与功能之间的关系，通常是通过饮食习惯和食物类型、下颌运动、牙齿形态、对牙周膜的保护和对牙龈的刺激等方面来进行讨论的。除此之外，还需认识到牙齿不仅有助于消化食物，而且对于发音和个人容貌也有重要影响。

  牙齿的主要功能是咀嚼食物以便吞咽和消化。人类各组牙齿形态不同，可分别具有穿透、切开和磨碎食物的功能。牙列、关节和肌肉的形态及排列使我们可以咀嚼肉类和蔬菜等食物。这种牙列被称为**杂食性牙列**（omnivorous）。

  牙齿的切端和咬合面的形态不仅与它们的功能有关，而且与咀嚼各种食物时下颌骨的运动方式有关。与其他许多动物不同，人类的牙齿呈圆锥形互锁，加上颞下颌关节形态所限和缺乏进行侧方运动的肌肉，颌骨是能进行上、下开闭口运动的。为了更全面地了解牙齿的形态和功能，我们还需要考虑牙齿形态的保护功能和与其他功能的关系。

第六节　牙齿的排列、接触和咬合关系

  当下颌牙齿以任何功能关系与上颌牙齿接触时，称为"咬合"。术语"咬合"也指牙齿的解剖排列及其与咀嚼系统其他部分的功能关系。"错𬌗"通常用来描述牙齿和/或颌骨的颌内和/或颌间的偏差。关于咬合的内容将在第16章详细讨论。

  如第1章所述，参考表1.1，若从大量天然牙中随机抽取每种牙齿各一颗，它们能够组合成排列和咬合都正常牙列的可能性微乎其微（图1-16至图1-18）。由此可见牙齿发育萌出形成正常咬合过程的复杂性，这一过程起码需要让每颗牙齿萌出至颌骨内的合适位置并排列整齐，以及使上、下颌牙齿形成适当的咬合关系[42]。此外，牙弓中的每颗牙齿（包括种植牙）都应生长或排列在最有利的角度以便承受咀嚼力。牙齿的倾斜角度将在第16章讨论（图16-20）。

  牙齿修复的一般要求为修复体能使咬合力沿牙长轴方向传导（图4-17）。尽管看起来很合理，但并没有证据支持这一概念（没有设计合理的随机对照临床试验［RCT］结果支持或验证这个假

设）。更令人遗憾的是，目前尚无验证此假设的可行方法（尚无动态临床生物力学方法，包括遥测法能够确定牙齿之间在功能状态下产生的矢量力）。但确有一些证据表明，切向负荷（图4-18）会导致咀嚼力降低，牙周膜内压力受体的负反馈会调节咀嚼力。压力受体对轴向力的承受阈值似乎高于切向力，而且受体存在对轴向力的正反馈机制。为了正确地植入种植体，可使用口内导板帮助确定种植体适当的植入位置和角度，使其与对颌牙的角度相适应或达到图16-1和图16-20中建议的角度。

牙齿的颊侧轮廓和舌侧轮廓会影响食物经过牙龈组织的方式。当牙齿位置正常时，牙龈缘和龈沟与牙齿形成生理功能关系。牙齿错位、修复体颊舌面轮廓过突或过平可能导致食物嵌塞、硬质食物创伤牙龈以及牙菌斑堆积。修复体轮廓与牙龈健康之间的确切关系尚不清楚。修复体不良（突度过小）的颊侧轮廓可能导致牙龈炎的观念受到了挑战。刷牙对于菌斑控制的影响可能比修复体轮廓造成的影响要多得多。尽管如此，我们仍应尽量避免修复体过大或过小。修复体颊侧轮廓、舌侧轮廓过突可能会影响舌、颊和食物通过产生的自然清洁效果，并且可能需要使用专业的刷牙方法。

一、牙齿邻面形态

牙弓中相邻牙齿的邻面接触可以保护牙齿之间的软组织（牙龈），因此产生的空隙被称为邻间隙（图4-19和图4-20；图5-1）。通常填充这一金字塔状邻间隙的是邻面牙龈组织，其从牙槽骨延伸到牙齿邻面接触点（图5-2B），但有时邻面牙龈可能无法填满邻面间隙（图4-21）。如果牙齿没有良好的邻面接触和边缘嵴，那么就可能发生食物嵌塞。

牙齿邻间隙内的牙龈被称为**牙龈乳头或邻面龈乳头**（gingival or interdental papilla）（图5-1）。正常情况下，牙龈覆盖牙冠颈三分之一的一部分，并填满近中间隙（图4-21和图5-1）。龈缘与颈缘形态相同，但两者水平位置不一定一致。颈缘即为釉牙骨质界，详见第2章。尽管龈缘与颈缘的曲度通常相似，但是两者并不完全相同，这两条线的位置一般不会处于同一水平。颈缘是一个稳定的解剖标志，而龈缘仅代表个体任一时期牙龈相对牙齿的水平位置，并且该水平是可变的（如牙龈退缩）。牙齿错位可能会改变龈缘［如牙根部部分骨缺失形成**骨开裂**（dehiscence）或**骨开窗**（fenestration）时］，这可能不利于软组织健康（图4-21B）。

如果牙齿之间颈部和邻接点的位置关系改变，即使牙齿排列整齐，邻间隙也会改变。这是临床检查和使用修复体恢复牙齿邻面形态时很重要的一点（不要以牺牲邻面牙龈乳头为代价减小邻间隙）。

当从近中、远中观察牙齿时，可以看到在牙冠、颊侧和舌侧颈1/3颈缘线上方有突起的呈细长形的牙釉质隆起，**称颈部釉质嵴**（cervicoenamel ridge）（图1-19）或简称颈嵴，前面加表示位置的词（如颊颈嵴等）。如前所述，

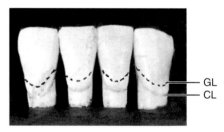

GL
CL

每颗牙齿的形态和接触区的位置，使牙齿之间形成窄而尖细的空间，这与牙弓其他区段的邻面间隙不同。CL，根据釉牙骨质界连线确定的颈缘；GL，龈缘随牙龈水平位置而改变。

图4-19 下颌中切牙和侧切牙邻面接触点在切1/3处

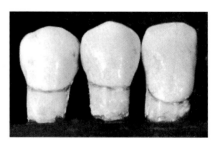

注意接触区面积与牙冠长度的比例变化。

图4-20 下颌尖牙、第一前磨牙和第二前磨牙的邻面接触和邻面间隙（又称邻间隙）

在全冠修复体中，颈嵴不应过高或过低。

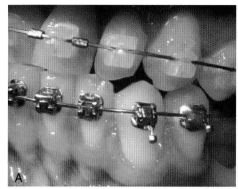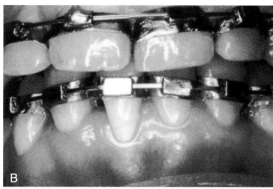

A.中切牙牙龈(游离龈缘)的改变；B.牙根唇侧骨覆盖缺失(骨开裂)
图4-21 牙齿排列不齐对牙龈线和骨骼形态的影响
(图B引自Perry D A, Beemsterboer P L. Periodontology for the dental hygienist[M]. 3rd ed. St Louis: Saunders, 2007.)

二、牙根形态

牙根的长度和形态十分重要。例如，尖牙如果没有粗长的牙根以适应其在牙列中的位置和功能，很容易因受力过大从牙槽窝中脱出或移位；尖牙如果没有比其他单根牙更粗大的牙根，也很容易发生根折。因此，牙根的形态与牙齿的整体形态和功能是相适应的。

牙冠切端和牙合面相对于牙根的角度也很重要。从前牙近中面观察，可看到切端或牙尖位于牙根中心上方（图1-4）。上颌第一磨牙为多尖牙，从其近中面观察也可见类似的冠根关系。牙齿牙合面与对颌牙的咬合接触点也全部位于牙根的范围之内。牙冠颊、舌尖的距离远小于牙根的颊舌径（图1-4）。为保证牙齿稳定，牙根呈一定角度外展。

牙根的长度形态、切端和咬合面相对于牙根的角度以及牙根有效的抗力形设计都对咬合稳定十分重要。

三、咬合曲线

研究咬合时，需要先定义何为正常咬合。本书第16章将详细讨论这一概念，此处仅给出简要定义。"正常咬合"指在没有疾病或功能异常时的一般情况，反映了动态系统（包括咀嚼系统）的适应性生理范围[41]。因此，我们必须注意不要刻板地为观察值赋予没有证据支持的生物力学意义。同时，当某种咬合与正常咬合存在差异时，如果无法确定这种差异的生物学意义，也不要仅仅因为该差异具有统计学显著性而拒绝相应的临床操作。

通过观察发现，任一牙弓中全部牙冠咬合面和切端的连线都非平面。例如，当从颊

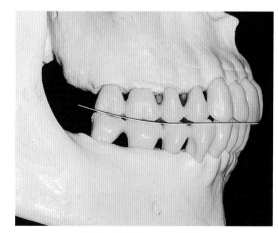

图中曲线为Spee曲线。
图4-22 牙尖交错位或正中牙合位
(Bath-Balogh M, Fehrenbach M J. Illustrated dental embryology, histology, and anatomy[M]. 2nd ed. St Louis: Saunders, 2006.)

侧第一磨牙开始观察牙列时，殆面和切端连线为一条曲线。Graf von Spee最早于1890年在德语文献中描述了这一曲线，因此其被称为Spee曲线（图4-22）。目前尚无充分的证据表明咬合面应为球形（即每个牙尖和切缘都与球形表面的一部分接触或构成球形表面的一部分）。但下颌磨牙舌倾的现象支持球面曲线假设，这也是Wilson曲线的依据（即下颌牙齿横颌连线为凹形，而上颌牙齿横颌连线为凸形）。这些曲线不能作为模板来指导全口义齿排牙或全口重建修复。近远中曲线的弯曲程度与前牙引导有关，前牙引导可使后牙在前伸和侧方运动时解除咬合接触。

【预测试问题答案】

1	2	3	4	5
B	A	B	D	C

【参考文献】

1. Herschaft E E: Forensic dentistry. In Neville B W, et al.: Oral and maxillofacial pathology, ed 2, Philadelphia, 2002, Saunders.

2. Herschaft E E, et al.: Manual of forensic odontology, ed 4, Albany, NY, 2007, American Society of Forensic Odontology.

3. Lipton B E, Murman D C, Pavlik E J: History of forensic odontology. In Senn D R, Weems R A, editors: Manual of forensic odontology, ed 5, Boca Raton, F L, 2013, CRC Press.

4. Lampe H, Roetzcher K: Age determination from the human skeleton, Med Law 13: 623, 1994.

5. Reich K J, Demirjian A: A multimedia tool for the assessment of age remains: the electronic encyclopedia for maxillo-facial, dental and skeletal development. In Reichs K J, editor: Forensic odontology, ed 2, Springfield, IL, 1998, Charles C Thomas

6. Kasper K, Senn D, February: Reliability of third molar development on a north Texas Hispanic population: a comparison study for age estimation, Proceedings of the American Academy of Forensic Sciences, vol. 10. Colorado Springs, CO, 2004, American Academy of Forensic Sciences(abstract F19).

7. Loevy H T: Maturation of permanent teeth in black and Latino children, Acta Odontol Pediatr 4: 59, 1983.

8. Willems G: A review of the most commonly used dental age estimation techniques, J Forensic Odontostomatol 19: 9, 2001.

9. Pretty I A: The use of dental aging techniques in forensic odontological practice, J Forensic Sci 48: 1127, 2003.

10. Lewis J M, Senn D R: Dental age estimation. In Senn D R, Weems R A, editors: Manual of forensic odontology, ed 5, Boca Raton, FL, 2013, CRC Press.

11. Moorrees C F, Fanning E A, Hunt E E: Age variation of formation stages for ten permanent teeth, J Dent Res 42: 1490, 1963.

12. Mincer H H, Harris E F, Berryman H E: The ABFO study of third molar development and its use as

an estimator of chronological age, J Forensic Sci 38: 379, 1993.

13. Kvaal S I, Sellevold B J, Solheim T: A comparison of different non-destructive methods of age estimation in skeletal material, Int J Osteoarchaeol 4: 36, 1994.

14. Ohtani S, Abe I, Yamamoto T: An application of D- and L-aspartic acid mixtures as standard specimens for the chronological age estimation, J Forensic Sci 50: 1298, 2005.

15. Libby W F: Nobel lecture: radiocarbon dating, Nobelprize.org. Nobel Media AB, 2013. http://www. nobelprize.org/nobel_prizes/ chemistry/laureates/1960/libby-lecture.html.

16. Gustafson G: Age determination on teeth, J Am Dent Assoc 41: 45, 1950.

17. Maples W R: An improved technique using dental histology for estimation of adult age, J Forensic Sci 23: 764, 1978.

18. Lamendin H, et al.: A simple technique for age estimation in adult corpses: the two criteria dental method, J Forensic Sci 37: 1373, 1992.

19. Prince D A, Ubelaker DH: Application of Lamendin's adult ageing technique to a diverse skeletal sample, J Forensic Sci 47: 107, 2002.

20. Kvaal S I, et al.: Age estimation of adults from dental radiographs, Forensic Sci Int 74: 175, 1995.

21. American Board of Forensic Odontology: Dental age estimation guidelines and standards. In Diplomates reference manual, 2013. Section III. Policies, procedures, guidelines & standards. 175.

22. Wagner G N: Scientific methods of investigation. In Stimson PG, Mertz CA, editors: Forensic dentistry, Boca Raton, FL, 1997, CRC Press.

23. Sweet D J: Bitemarks as biological evidence. In Dorion RBJ, editor: Bitemark evidence, New York, 2005, Marcel Dekker.

24. National Institute of Justice: Lessons learned from 9/11: DNA identification in mass fatality incidents. NCJ 214781, 2006. http://www. ncjrs.gov/pdffilesI/nij/grants/228091.pdf.

25. Sweet D J, Sweet C H: DNA analysis of dental pulp to link incinerated remains of homicide victim to crime scene, J Forensic Sci 40: 310, 1995.

26. Sweet D J, Hildebrand C H: Recovery of DNA from human teeth by cryogenic grinding, J Forensic Sci 43: 1199, 2001. 1998.

27. Sweet D J: Why a dentist for identification? Dent Clin North Am. 45: 241.

28. Thangaraj K, Reddy A G, Singh L: Is the amelogenin gene reliable for gender identification in forensic casework and prenatal diagnosis? Boca Raton, FL, 2013, CRC Press. Int J Legal Med 116: 121, 2002.

29. Frye v United States, 293F 10 13(DC Cir 1923).

30. Daubert v Merrell Dow Pharmaceuticals, 509 US 579, 113S Ct 2786, 125 LEd2d 469(1993).

31. American Board of Forensic Odontology. Bitemark analysis guidelines. In Diplomates reference manual, January 2013.

32. Sweet D J, et al.: An improved method to recover saliva from human skin: the double swab technique, J Forensic Sci 42: 320, 1997.

33. Osborn H F: Evolution of mammalian molar teeth. In Gregory WK, editor: Biological studies and addresses, vol. 1. New York, 1907, Macmillan.

34.Gregory W K: The origin and evolution of human dentition, Baltimore, 1906, Williams & Wilkins.

35.Thompson A H: Comparative dental anatomy, revised by Martin Dewey, ed 2, St Louis, 1915, Mosby.

36.Kronfeld RL: Dental histology and comparative dental anatomy, Philadelphia, 1937, Lea & Febiger.

37.Ferguson M W: Review of the value of the American alligator (Alligator mississippensis) as a model for research in craniofacial development, J Craniofac Genet Dev Biol 1: 123, 1982.

38.Tims H W M: Notes on the dentition of the dog, Anat Anz Bd 11: 537, 1896.

39.Cope E E: On the tritubercular molar in human dentition, J Morphol 2: 7, 1888.

40.Wortman J L: Origin of the tritubercular molar, Am J Sci 13: 93, 1902.

41.Ryder J A: On the mechanical genesis of tooth-forms, Philadelphia, 1878, Proc Acad Nat Sci.

42.Ash M M, Ramjford S P: Occlusion, ed 4, Philadelphia, 1995, Saunders.

【参考书目】

American Board of Forensic Odontology: guidelines for bite mark analysis, J Am Dent Assoc 112: 383, 1986.

Ash MM: Physiology of the mouth. In Bunting RW, editor: Oral hygiene, ed 3, Philadelphia, 1954, Lea & Febiger.

Barker BC: Dental anthropology: some variations and anomalies on human tooth form, Aust Dent J 18: 132, 1973.

Bowers CM: Forensic dental evidence: an investigator's handbook, San Diego, 2004, Elsevier.

Cooke WP: Value and use of temporary teeth, Br J Dent Sci 66: 267, 1923.

Farer JW, Isaacson D: Biologic contours, J Prev Dent 1: 4, 1974.

Fixott, R. H. (2001). ed. Dent Clin North Am, 45: Forensic odontology. 217(2, theme issue).

Gale GL: Dentistry, bite marks, and investigation of crime, J Cal Dent Assoc 24: 28, 1996.

Graf H: Occlusal forces during function. In Graf H, editor: Occlusion: research in form and function (symposium report), Ann Arbor, 1975, University of Michigan.

Hellman M: The relationship of form to position in teeth and its bearing on occlusion, Dent Items Interest 42: 161, 1920.

Humphreys HF: Function in the evolution of man's dentition, Br Dent J 42: 939, 1921.

Lindhe J, Wicen PO: The effects on the gingiva of chewing fibrous foods, J Periodont Res 4: 193, 1969.

Perel ML: Periodontal considerations of crown contours, J Prosthet Dent 26: 627, 1971.

Ramfjord SP, Ash MM: Periodontology and periodontics, Philadelphia, 1979, Saunders.

Russell ES: Form and function, New York, 1917, Dutton. Shaw DM: Form and function of teeth: a theory of maximum shear, J Anat Physiol 13: 97, 1917.

Wheeler RC: Complete crown form and the periodontium, J Prosthet Dent 11: 722, 1961.

Youdelis RA, Weaver JD, Sapkos S: Facial and lingual contours of artificial complete crown restorations and their effect on the periodontium, J Prosthet Dent 19: 61, 1973.

第5章

口颌复合体：形态和功能

【学习目的】

1. 正确理解并读出文中黑体部分的中英文术语；

2. 讨论邻面接触与外展隙形态的关系；

3. 描述恒牙列邻接区的位置和形态；

4. 描述每颗牙齿唇侧、舌侧、近中面和远中面釉牙骨质界的形态；

5. 描述每颗牙齿各牙面外形高点的位置。

【预测试问题】

1. 从唇侧观察，上颌尖牙远中接触区位于以下哪个位置？

    A. 切 1/3   B. 中 1/3   C. 颈 1/3   D. 以上都不是

2. 从𬌗面观察，下颌第二前磨牙和下颌三颗磨牙的邻接点是否位于一条直线上？

    A. 是   B. 否

3. 下面哪个名词代表两颗邻牙之间被牙龈组织充填的三角形间隙？

    A. 邻间隙   B. 接触区   C. 邻接点   D. 外展隙

4. 哪颗牙齿哪个牙面的颈缘线曲度最大？

    A. 右侧上颌中切牙近中   B. 右侧上颌中切牙远中

    C. 左侧上颌第一磨牙近中   D. 左侧上颌第一磨牙远中

5. 以下哪些属于邻牙接触区的作用？

    A. 稳定牙弓   B. 防止食物嵌塞   C. A 和 B   D. 以上都不是

请访问 http://pincode.yiaiwang.com，查看 PPT1

    本章主要讨论牙齿和牙周支持组织的生理形态，同时参考第四章的内容以及其他章节讨论口颌复合体结构及关节与肌肉的内容。

    形态和功能（Form and Function） 反映的是物体的形状或特征与其功能的关系。在口腔医学中，可以将整个咀嚼系统比喻成一台用于咀嚼食物的生物力学发动机。如果这一比喻恰当的话，咀嚼系统的每一个部件本身以及对于它们的维护都关系到它们各自的功能及整个咀嚼系统。这些关系之间还存在相关性：语言和下颌运动[1]；牙弓形态与咀嚼功能[2]；下颌前牙瓷贴面的外形、功能和美学的统一[3]；口颌复合体的形态与功能的分析[4]；髁突关节盘作为髁突头形状的控制因素[5]。对口颌复合体形态和功能的研究仍在不断进行中。

    功能决定形态（Form Follows Function） 是临床医生有效的实践指导原则。比如，在牙体修复时，切牙应力分布的生物力学特性决定了修复材料的选择[6]。因此，形态这一名词不仅包括形状，还包括行使功能时所具有的生物力学属性。其他能体现这种决定性关系的例子包括：美观与理想的咬合[7]、生理性咀嚼力和牙周膜[8]、牙弓形态与贝塔（Beta）功能[2]以及具有争议的人类颞下颌关节关节盘-肌肉的形态与功能的关系。尽管种植体支持的修复体看起来一般都可实现功能，但所使用材料的美观和生物相容性（如设计和制造修复体使其尺寸与所修复的天然牙尽可能相接近）仍是一个挑战[9,10]。

牙齿的咬合（Articulation of teeth）

如果按照表1-1中的尺寸雕刻一副牙齿，你会发现很难将这些牙齿按照预想的、唯一的、理想的咬合排列到殆架上。功能决定形态并不是一个简单的关系，牙齿形态与其所有功能的相关性并非简单的线性关系。例如，对上颌中切牙进行单冠修复时应同时满足基本的功能和美观要求（图1-1）。

第一节　牙齿及牙周组织的生理形态

牙齿的形态与它们所行使的功能以及在口腔运动尤其是咀嚼时所处的位置及排列相协调。讨论口颌系统中所有结构的形态和功能的关系不在本书范围内，建议读者阅读本章参考文献以了解更多内容。

请访问 http://pincode.yiaiwang.com，查看动画1和5～10

一、基本形态

推理可知，牙齿的形态和排列与其刚好能切咬和研磨食物而不伤及其支持组织的功能相关；当然这种相关性因物种不同会存在一定的差异。牙齿形态还与颌骨和面部以及牙齿在牙弓中不同的角度和位置所承受的咬合力相关。除了通过推理和使用目的论的方法来研究牙齿形态，还应当从临床意义的角度考虑牙齿形态与支持结构（包括牙龈）形态的关系体现在临床上的重要性。牙龈肥大、不恰当的边缘嵴和（或）接触区会造成食物嵌塞，超出了仅通过目的论来考量牙齿形态的范围。

正如本章结尾参考文献里描述的那样，尽管牙齿外形与牙龈健康的关系已经被反复强调，但是相关研究一般只是描述性的和回顾性的，并且仅仅是关于修复体的。在没有仔细评估颊舌侧牙冠外形的重要性之前，不能盲目地下结论说天然牙或修复体周围的牙龈既不需要咀嚼时食物的刺激也不需要保护。轴面（颊舌面）外形对于咀嚼效率和咬合稳定的影响还没有被评估过。尽管颊舌侧外形在刺激牙龈、自洁和保护牙龈健康方面受到大量的质疑，其他的关于外形轮廓重要性的论点也常常受到质疑，不论是否有"自洁作用"，如果口腔卫生不好，菌斑仍然会堆积在牙面上，导致牙龈炎症[11]。原始的饮食无法预防牙龈炎症。相较于牙齿的形态，菌斑的形成和牙龈炎症可能与细菌附着机制、细菌毒素和食物基材更相关。不能仅仅通过这些观察就说外形对于咀嚼系统的功能和健康没有任何作用。牙齿外形过凸或不足对咬合的影响可能要大过自洁机制，在某些患者中对食物自洁效率和（或）肌肉的影响会更大。外形对于保护性反射的作用还不清楚。尽管尚需阐明牙齿外形的重要性，但仍需理解形态与功能的关系，避免随意改变牙齿外形。需要考虑以下内容：

1.邻面接触区；

2.邻间隙（由相接的邻面构成）；

3.外展隙（排溢道）；

4.唇侧或颊侧牙冠颈 1/3（颈嵴）处的外形轮廓，舌侧牙冠中 1/3 处的外形轮廓;

5.近中面和远中面的颈缘线［釉牙骨质界（CEJ）］。

这些标题都包括形态，对于保护牙周组织起着直接或主要的作用。牙齿的其他形态特征通过维持牙齿行使功能时的效率而间接地维护牙齿的稳定。这些形态特征包括牙尖形态、冠根比、牙根形态和牙齿在牙槽骨内的位置及角度。有研究证明当牙齿发育良好，且在牙槽骨内排列正常，牙龈形态正常时（图5-1和图5-2），使用牙刷清洁牙齿的效率会提高[11]。

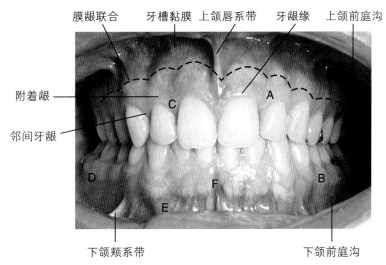

A.位于根方的附着龈和位于殆方的牙间乳头;B.膜龈联合是附着龈和牙槽黏膜间的界线;C.游离龈缘;D.后牙前庭沟底;E.前牙前庭沟底或黏膜反折;F.系带区域

图5-1 牙龈的临床外观

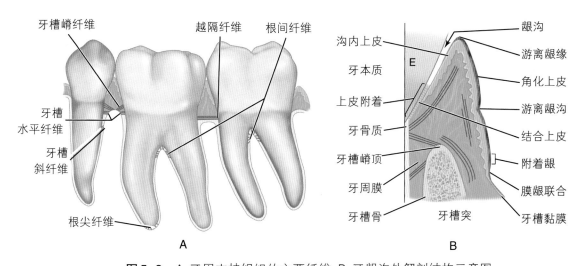

图5-2 A.牙周支持组织的主要纤维;B.牙龈沟处解剖结构示意图

二、邻面接触区

当牙齿排列于颌骨正常位置后，会在其近中和远中分别与其他牙齿建立接触（图5-3）。除了最后一颗磨牙（一般是第三磨牙）以外，每颗牙齿都与另外两颗牙齿有邻面接触。而最后一颗磨牙仅与其近中的牙齿有接触。尽管邻接区域非常有限，尤其是前牙，但这些区域并不是点接触（图5-4）。实际上用接触点描述牙弓内牙齿的接触是不合适的。对于年幼个体，新萌出牙齿的牙面是完好的曲面，才可能存在点接触。例如位于上、下颌尖牙远中面和第一前磨牙近中面的接触。

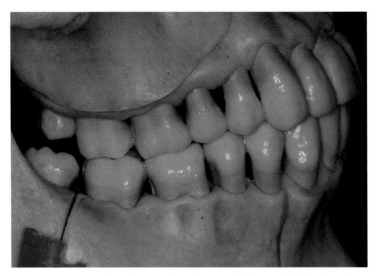

相比于下颌第二磨牙和第三磨牙的接触区，其他磨牙的邻面接触面变平变大。邻间隙的形态随着邻接区的磨耗、牙齿的萌出和倾斜而变化。

图5-3　接触区的面积随牙位和磨耗而变化

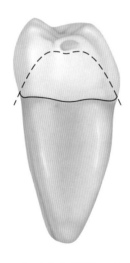

图5-4　牙龈形态与接触区关系示意图

良好的邻面接触在牙弓中有以下作用：防止食物嵌塞和稳定牙弓（图5-3、图5-5和图5-6）。除了第三磨牙，所有的牙齿都获得来自近远中邻牙接触的支持。第三磨牙（或者第三磨牙缺失时的第二磨牙）在没有远中邻接的情况下，并不向远中倾斜，因为其殆面与牙弓呈角度，且该角度利于其在牙弓中的受力方向。这一点在以后章节中会进一步解释。

不论食物因何种原因被推入邻间隙都会导致病理性的结果。位于邻间隙的牙龈组织会产生炎症（**牙龈炎 gingivitis**），进一步还会导致更深层的牙周组织的破坏，即牙槽骨吸收和附着丧失（**牙周炎 periodontitis**）。

牙齿缺失或牙周组织丧失，会导致余留牙齿受到过大的咬合力。

必须从两个面观察接触区以确定其位置：唇颊面以及切端或殆面（图5-7和图5-8）。

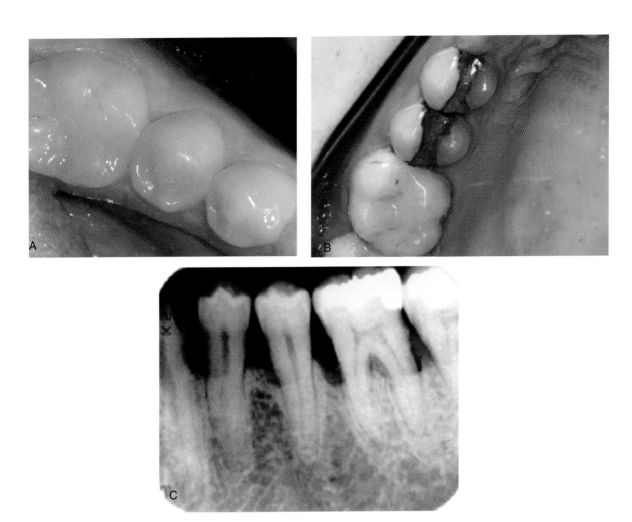

A.功能完好的接触区;B.修复后的接触区导致食物嵌塞;C.由于牙周病导致邻接丧失以及骨吸收

图5-5 接触区

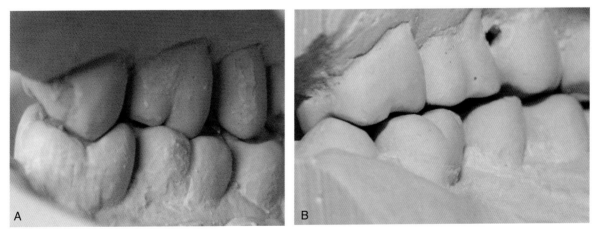

A.牙尖交错位时牙齿的正常咬合;B.牙尖交错位时牙尖与外展隙的异常咬合

图5-6 牙列中牙尖与外展隙的关系

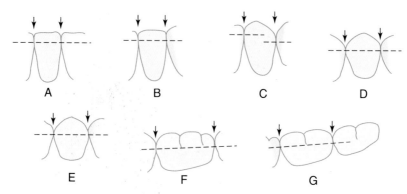

箭头所示为外展隙。A.中切牙和侧切牙；B.中切牙、侧切牙和尖牙；C.侧切牙、尖牙和第一前磨牙；D.尖牙、第一前磨牙和第二前磨牙；E.第一前磨牙、第二前磨牙和第一磨牙；F.第二前磨牙、第一磨牙和第二磨牙；G.第一磨牙、第二磨牙和第三磨牙

图5-7　下颌牙齿的邻接位置

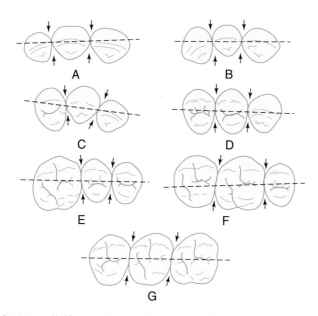

该图显示接触区与唇舌侧或颊舌侧的关系。箭头所示为外展隙。虚线从接触区的中心穿过。A.中切牙和侧切牙；B.中切牙、侧切牙和尖牙；C.侧切牙、尖牙和第一前磨牙；D.尖牙、第一前磨牙和第二前磨牙；E.第一前磨牙、第二前磨牙与第一磨牙；F.第二前磨牙、第一磨牙和第二磨牙；G.第一磨牙、第二磨牙和第三磨牙

图5-8　从切端和殆面观察上颌牙齿的邻接

　　从唇侧或颊侧观察可见接触区在切龈向或殆龈向的位置。通常会在这个方向上描述接触区中心与牙冠长度的关系（图5-9）。

　　从切端或殆面观察可见接触区的唇舌向或颊舌向位置。通常会在这个方向上描述接触区中心与牙冠唇（颊）舌径的关系（图5-10和图5-8）。邻接的中心位置取决于从切端或殆面观察牙冠的形态。邻接中心的连线取决于牙齿在牙弓中的排列和与对颌牙的咬合关系。下颌第一磨牙就是一个完美的例子（图5-10和图5-11）。该牙的邻接及外展隙会在后文中讨论牙齿切端和殆面观时一起讨论。

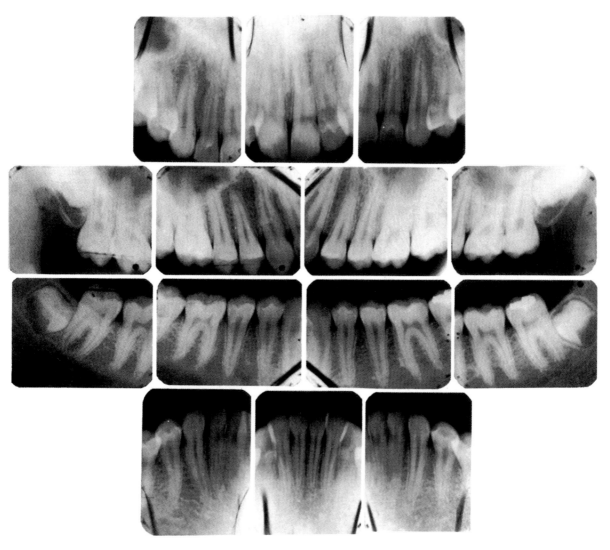

图5-9 X射线片显示牙槽嵴顶和接触区与牙冠形态的关系

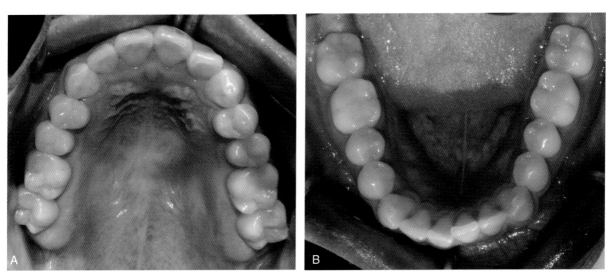

A.上颌牙弓;B.下颌牙弓

图5-10 "正常"咬合的邻接关系

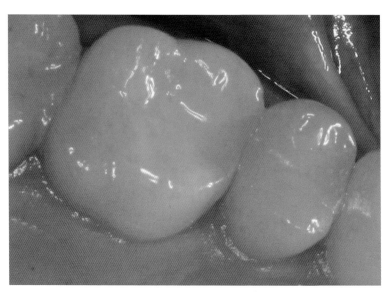

图5-11　21岁年轻人下颌第一磨牙和第二磨牙间宽阔的邻接区域

三、邻间隙（由邻接的牙面构成）

　　邻间隙是位于两颗邻牙之间的三角形空间，通常由牙龈组织（牙龈乳头）充满。三角形的底边是牙槽突，三角形的两个腰线是相邻的两个牙面，三角形的顶点则是接触区。接触区的形状取决于相邻牙齿的形态及接触区的位置（图5-12到图5-14）。通常情况下，牙槽嵴顶与牙釉质有1~1.5 mm的距离。因此，在没有疾病的情况下，从X射线片上测量（图5-9），釉牙骨质界到牙槽嵴顶的高度通常为1~1.5 mm。

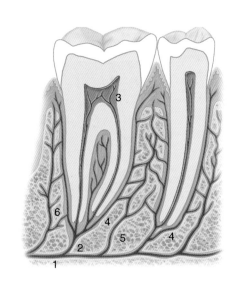

1.下牙槽动脉；2.牙周小动脉；3.牙髓分支；
4.牙周膜小动脉；5和6.牙槽骨间隔小动脉

图5-12　牙齿周围血管分布与牙龈乳头示意图

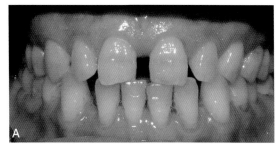

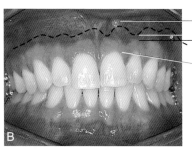

A.因为牙齿之间间隙过大，牙龈乳头无法充满牙齿间的空隙；
B.临床上正常的牙龈；牙龈形态因牙齿和邻接的形态不同而不同

图5-13　牙龈的形态与牙齿的形态、接触区的形态、牙间隙与牙周病和龋病相关

　　正常排列的牙齿有利于形成正常邻间隙
来容纳正常的附着于骨和牙的牙龈组织。这
些牙龈组织是覆盖所有牙槽骨的牙龈组织的
延续。牙龈表面的角化及其韧性和弹性使其
免受咀嚼的损伤和细菌的侵入。

　　牙齿的近远中径在颈部要小于𬌗面,并
且向根方进一步缩小,这就可以在两颗邻牙
的牙根间提供一定的空间。这一空间可以保
证两颗牙之间有足够的骨来为牙齿提供支
持。同时还可以保证牙齿的支持组织如牙槽
骨有充足的血供和神经支配(图5-12)。

　　牙齿的类型也会影响邻间隙。有些个体
的牙齿在牙颈部会比较宽,这就会限制邻间

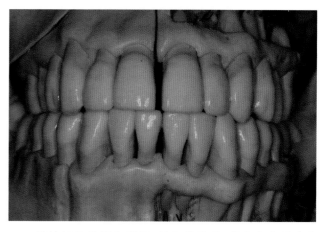

接触区的位置和磨耗、牙齿的类型、萌出的水平决定
了邻间隙的形态,同时也决定了邻面牙槽骨的形态。

图5-14　牙齿的形态

隙的底部。有些牙齿则会在颈部更纤细,这就会增大邻间隙。牙齿过大或过小都会影响邻间隙。总
的来说,只要牙齿解剖形态和排列正常,邻间隙就应该是正常的。

四、外展隙(排溢道)

　　同一牙弓内的两颗邻牙的邻接面自接触区向四周所形成的排溢道即**外展隙**(embrasures)。依
其方向可分别称为唇外展隙或颊外展隙和舌外展隙。这些外展隙与邻间隙相连接(图5-10)。在接
触区的𬌗方称为切外展隙或𬌗外展隙,以边缘嵴为界,与颊舌外展隙相连(图5-15及图5-8)。因
为牙面呈曲面,因而其在各个方向上都从接触区分离,形成相连接的接触区及外展隙,对接触区形
成包围。

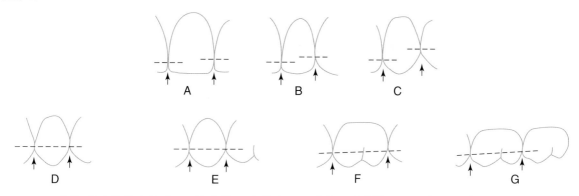

虚线穿过邻接点的中心,箭头指示外展隙。A.中切牙和侧切牙;B.中切牙、侧切牙和尖牙;
C.侧切牙、尖牙和第一前磨牙;D.尖牙、第一前磨牙和第二前磨牙;E.第一前磨牙、第二前磨牙
和第一磨牙;F.第二前磨牙、第一磨牙和第二磨牙;G.第一磨牙、第二磨牙和第三磨牙。

图5-15　上颌牙邻接的示意图

请访问 http://pincode.yiaiwang.com,查看动画5和6

外展隙的形成有两个作用:

　　(1)在咀嚼时为食物提供排溢通道,从而以生理形式减少牙齿在咀嚼时的受力。

　　(2)防止食物被推过接触区进入邻间隙。如果牙齿磨耗至接触区外展隙消失,常见于切牙,即
使牙齿不松动,食物仍会被推入接触区。

接触区、邻间隙和外展隙随着不同牙齿的外形和排列而不同；上、下牙弓的相同区段较为相似。换言之，它们在牙弓的相同区段是较为一致的。这些区段为：上颌前牙区、下颌前牙区、上颌后牙区和下颌后牙区。所有外展隙都是牙齿外形的反映。上颌切牙外展隙呈现一种形态，下颌切牙则呈现为另一种形态，其他牙齿也是如此。

上颌后牙和下颌后牙的外展隙具有独特性。一些情况下与牙齿的外形一致（图5-16）。比如，尖牙的形态使其可以作为切牙和后牙的过渡。将尖牙沿唇舌向分为近中和远中两部分，近中部分像前牙，而远中部分像后牙。不论是上颌还是下颌，尖牙的近中邻接与侧切牙位于同一水平，而远中邻接则与第一前磨牙位于同一水平（图5-15C）。

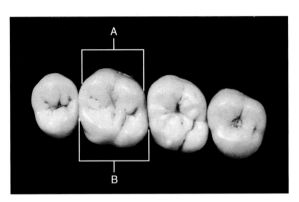

A. 颊轴角突出，以在咀嚼时将食物推开；B. 舌侧近中外展隙大小与远中外展隙基本相同。这有利于保护舌侧的牙龈组织。

图 5-16　上颌第一磨牙外形测量

五、接触区及切端和殆外展隙的唇侧及颊侧观

建议在阅读下文中对接触区和外展隙的描述时继续参考之前的示意图。在阅读下文中关于接触区位置的细节描述时，可以同时在示意图中进行标注（图5-15A）。

（一）上颌牙齿

1. 上颌中切牙

两颗上颌中切牙的近中邻接位于牙冠的切1/3。因为中切牙的近中切角为直角，所以几乎没有切外展隙。

2. 上颌中切牙和侧切牙

上颌中切牙的远中圆钝。侧切牙的牙冠略短，近中切角较中切牙圆钝。因此，中切牙远中的外展隙要比近中的外展隙大。平分上中切牙远中接触区的横线位于两颗牙的切1/3和中1/3交界处。

3. 上颌侧切牙和尖牙

上颌侧切牙的远中接触区位于牙冠的中1/3。尖牙的近中接触区位于牙冠切1/3和中1/3交界处。这两颗牙齿形成的外展隙较中切牙与侧切牙形成的外展隙大。

4. 上颌尖牙和第一前磨牙

上颌尖牙的远中牙尖嵴更长，这就使得远中面的外形高点在牙冠的中1/3，同时也是远中接触区的位置。这一点要在临床中重视，因为尖牙不只是连接牙弓的前段和后段，也同时属于这两部分（图5-15B和C）。

上颌第一前磨牙也有较长的牙尖,这使得其近中接触区位于牙冠较高的位置。一般情况下位于𬌗1/3和中1/3交界处偏牙颈部一侧。这两颗牙齿间的外展隙呈一个较大的角度。

5.上颌第一和第二前磨牙

该组牙齿的接触区与上一组相似,但是比𬌗1/3和中1/3交界处更偏颈部。这些牙齿的形态构成宽大的外展隙。

要注意的是邻间隙的大小随着相邻牙齿的形状和尺寸而变化。

6.上颌第二前磨牙和第一磨牙

该组牙齿的接触区在𬌗龈向上的位置与前磨牙间的相似。

7.上颌第一磨牙、第二磨牙和第三磨牙

上颌第一磨牙、第二磨牙和第三磨牙的邻接和邻间隙形态相近,因此可以一起讨论。第一磨牙的远中面圆钝,因此其接触区位于牙冠的中1/3。要再强调一次,上颌磨牙(甚至是一些前磨牙)的接触区位于临床牙冠的中1/3。

上颌第二磨牙的近中接触区也位于牙冠的中1/3,因此牙尖虽然不长,但其外展隙较大。

上颌第二磨牙与第三磨牙的接触区和外展隙与第一磨牙和第二磨牙的相似。但是因牙冠高度向后逐渐缩短,同时影响了接触区和外展隙的形状。

(二)下颌牙齿

1.下颌中切牙

下颌中切牙的近中接触区位于牙冠的切1/3。在这些牙齿刚萌出时,近中和远中切角稍圆钝,切缘结节明显。但随着牙齿的磨耗,切缘很快磨平,近远中切角变为直角。其中还有一部分原因是接触区的磨耗(图5-7和图5-14)。在大多数情况下,接触区会延伸到近中切角。在没有明显磨耗的情况下,下颌中切牙的近中存在一个较小的切外展隙。

2.下颌中切牙和侧切牙

下颌中切牙与侧切牙之间的接触区和外展隙的情况与两颗中切牙的相似。因为下颌切牙的近远中径小且在功能上相同,为它们制作牙冠修复体时,形态、接触区和外展隙应该相同。

还需注意的是,下颌切牙间细长的哥特式拱状邻间隙都很狭小。

3.下颌侧切牙和尖牙

下颌侧切牙和尖牙的邻接点在切龈向的位置与前一组牙相似。这两颗牙齿的邻接点位于切1/3且距切端很近。但因尖牙的近中切角比切牙圆钝,因此形成一个小的切外展隙。

两牙尖的邻间隙形状也与上一组牙相似。

4.下颌尖牙和第一前磨牙

下颌尖牙的远中牙尖嵴更明显也更长,远中接触区位于切1/3和中1/3交界处的龈方。

下颌第一前磨牙有一个长的颊尖,尽管牙冠短于尖牙,但其近中邻接相对于牙冠的位置与尖牙远中邻接相同,位于𬌗1/3和中1/3交界处。因此整体排列使得接触区位于同一水平。

因为下颌尖牙和第一前磨牙牙尖的形态,𬌗外展隙明显并且较宽。接触区更靠近牙颈部,因此邻间隙的空间较小。

5.下颌第一和第二前磨牙

颊侧观,下颌第一和第二前磨牙的牙冠形态相似。第二前磨牙的颊尖比第一前磨牙的颊尖短。两牙的接触区高度与上一组牙相似。两牙相邻的牙尖斜面围成一个大的𬌗外展隙。邻间隙较尖牙和第一前磨牙的要小。

6. 下颌第二前磨牙和第一磨牙

该组牙齿的接触区和外展隙与前一组牙相似，但因为第一磨牙的近中颊尖较第二前磨牙颊尖更短，也更圆钝，使得外展隙略有不同；同样，因为第一磨牙的牙冠稍短，也使得邻间隙较小。

7. 下颌第一磨牙、第二磨牙以及第二磨牙和第三磨牙

下颌第一磨牙、第二磨牙以及第二磨牙和第三磨牙的邻接和邻间隙形态相近，因此可以一起讨论。

虽然这三颗牙齿牙尖较短小且圆钝，但因它们相邻的牙面（即：第一磨牙的远中面、第二磨牙的近中面、第二磨牙的远中面、第三磨牙的近中面）圆钝，殆外展隙位于接触区以上，且较大。

因为这三颗牙齿牙冠从前向后依次变短，接触区也逐渐靠近龈方。第二磨牙和第三磨牙接触区中心的连线大约位于牙冠中1/3。

邻间隙的大小因牙冠渐短则向后依次减小。

六、接触区及唇颊侧和舌侧外展隙的切端及殆面观

要准确地观察接触区的位置及唇颊侧和舌侧外展隙，目光需要垂直于前牙切端和后牙殆面并且平行于牙体长轴进行观察（图5-17、图5-8、图5-10和图5-11）。

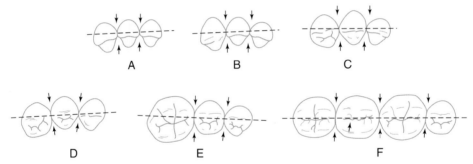

虚线穿过邻接点的中心，箭头指向外展隙。A.中切牙和侧切牙；B.中切牙、侧切牙和尖牙；C.侧切牙、尖牙和第一前磨牙；D.尖牙、第一前磨牙和第二前磨牙；E.第一前磨牙、第二前磨牙和第一磨牙；F.第二前磨牙和第一磨牙、第二磨牙及第三磨牙

图5-17 接触区及唇颊侧和舌侧外展隙

此处要讨论的是接触区和外展隙在唇舌向和颊舌向的相对位置及形态。

总的来说，前牙的邻接位于颊舌向的中点，后牙的邻接则位于颊舌向中心略偏颊侧的位置。应仔细地研究后牙邻接向颊侧的偏移，但不应过分强调。

除了上颌第一磨牙，所有牙齿从接触区向颈部缩窄的程度皆为舌侧大于唇颊侧。上颌第一磨牙是唯一一颗舌侧宽于颊侧的牙齿（图5-16）。这一形态使得近中舌侧的外展隙形态随着前磨牙的外形向第二磨牙的菱形外形过渡时出现不一致。

舌侧的缩窄使得舌侧外展隙大于颊侧。可以对上颌中切牙及侧切牙间的邻间隙进行比较以便理解。

（一）上颌牙齿

图5-8和图5-10A。

1. 上颌中切牙

上颌中切牙的邻接位于颊舌向的中心。这些牙冠的唇侧外形使得其唇外展隙呈"V"形。因牙

冠舌侧缩窄,使得舌侧外展隙较唇侧大(图5-10A)。请注意上颌中切牙的舌面缩窄、唇面宽大以及切端居中。

2.上颌中切牙和侧切牙

上颌中切牙和侧切牙的邻接亦位于颊舌向的中心。

3.侧切牙和尖牙

侧切牙和尖牙的接触区同样位于两颗牙唇舌向的中心。外展隙的情况也与上一组牙相似,但因尖牙的近中唇轴角的突起,外展隙形态稍有不同。

4.上颌尖牙和第一前磨牙

上颌尖牙远中的邻接位于其牙冠颊舌向的中心,但第一前磨牙近中的邻接位于其牙冠中心偏颊侧。该组牙舌侧外展隙在尖牙远中舌轴角有凹陷,在第一前磨牙近中面有越过边缘嵴的发育沟。

5.上颌第一前磨牙和第二前磨牙

该组牙齿的接触区几乎位于颊舌向的中心。颊舌侧外展隙极为相似。

𬌗面观,这两颗牙的近远中颊轴角的突起与相对平缓的舌侧形成对比。这一形态造成了颊舌侧外展隙的差别。

6.上颌第二前磨牙和第一磨牙

一般情况下,穿过该组牙邻接中心的线同时位于第二前磨牙远中面的中心。而第一前磨牙近中邻接的位置比上颌所有后牙都更偏颊侧。因为磨牙的颊舌径更大,使得其接触区也更宽阔。

上颌第一磨牙的近中颊轴角及与之相匹配的第二前磨牙远中颊轴角共同决定了第一前磨牙近中邻接和颊外展隙的形态。由于第一磨牙近中舌尖的膨大,使得上颌磨牙的舌侧外展隙相差不大。第一磨牙有时会有第五个牙尖,这个牙尖又称为卡氏尖。一般情况下,第一磨牙的近中舌尖较为圆钝,较少的情况下会出现第五个牙尖和发育沟。

第一磨牙的近中舌侧叶较大,使得舌侧宽于颊侧。如果不是因为这一特征,菱形的磨牙与第二前磨牙的舌间隙则会非常大。正因近中舌尖造成的磨牙与前磨牙𬌗面轮廓外形的差异,才使得舌侧外展隙的形态保持一致(图5-16)。

7.上颌第一磨牙、第二磨牙以及第二磨牙和第三磨牙

第一磨牙、第二磨牙以及第二磨牙和第三磨牙的邻接和邻间隙形态相近,因此可以一起讨论。尽管第二磨牙和第三磨牙的近中颊轴角不如第一磨牙明显,但仍十分突出。

三颗磨牙的远中颊轴角都圆钝且不明显。因此颊侧外展隙主要由更突出的近中颊轴角决定。第二磨牙和第三磨牙的近中舌轴角圆钝,与同样圆钝的远中舌轴角共同构成了相似且外敞的舌外展隙(图5-8 F和G)。

接触区宽大且在颊舌向居中。外展隙形态一致,且颊侧外展隙更大。

(二)下颌牙齿

图5-10、图5-11和图5-17。

1.下颌中切牙及中切牙和侧切牙

因为下颌中切牙与中切牙的邻接及外展隙和中切牙与侧切牙的邻接及外展隙相似,因此一起进行讨论。

尽管这些牙齿近远中径小,但其唇舌径并不比上颌切牙的唇舌径小太多。下颌中切牙的唇舌径比上颌中切牙的唇舌径小不到1 mm,下颌侧切牙的唇舌径与上颌侧切牙的颊舌径相同或更大。

接触区位于唇舌向的中心，且外展隙形态一致。尽管下颌切牙的近远中径较上颌切牙的近远中径小，下颌切牙的舌侧同样也呈收缩圆钝的外形，与平整的唇面形成对比。

2.下颌侧切牙和尖牙

接触区位于两颗牙颊舌向的中心。舌侧外展隙的情况也与上一组牙相似，但因尖牙的近中唇轴角的突起，外展隙形态稍有不同，与上颌尖牙情况相似。

3.下颌尖牙和第一前磨牙

尖牙远中的接触区大概位于其牙冠颊舌向的中心，颊外展隙平缓且外形规则。舌侧外展隙则稍有特点，包括在尖牙远中舌侧的凹陷，在第一前磨牙近中面有越过边缘嵴的发育沟。

4.下颌第一和第二前磨牙

该组牙齿的接触区几乎位于颊舌向的中心，但较下颌第一前磨牙近中的接触区要宽广，这是因为下颌第一前磨牙远中面比近中面的突度要小，第二前磨牙近中面则更平缓。

因为下颌第一前磨牙的舌尖较小，且该牙舌侧面向颈部明显地缩窄，其近中舌外展隙和远中舌外展隙都较大。

5.下颌第二前磨牙和第一磨牙

第二前磨牙和第一磨牙的接触区宽且基本居中。第一磨牙近中面边缘嵴下略有凹陷，使得接触面积增大。第一磨牙近中接触区相比其他下颌后牙都更偏颊侧。上颌第一磨牙也有同样的特点。

下颌第一磨牙近中颊轴角比较明显。牙冠近中部分向舌侧缩窄，加上第二前磨牙远中面与舌面突度较小，使得舌侧外展隙较大。

6.下颌第一磨牙和第二磨牙

下颌第一磨牙和第二磨牙的接触区几乎颊舌向居中，但是不如上一组面积大。这个差异是由第一磨牙远中的形态造成的。第一磨牙远中的接触区位于远中尖上，远中尖的牙面不如其近中面宽阔，使得接触区面积变小。再加上远中轴角圆钝，使得远中外展隙比近中要宽阔。

下颌第一磨牙牙冠在其远中接触区偏舌侧的部分呈直线或略凹。

下颌第二磨牙牙冠在其近中接触区的颊侧和舌侧都圆钝。

7.下颌第二磨牙和第三磨牙

下颌第二磨牙和第三磨牙接触区宽阔，并且居于颊舌侧的中央。下颌第三磨牙与第二磨牙的殆面形态相似。两牙的颊舌侧邻间隙也基本一致。

穿过第二前磨牙和三颗磨牙接触区的中心画一条直线，该直线基本平分所有接触区。这四颗牙齿基本上连成一条直线（图5-10B和图5-17F）。

七、牙冠唇舌侧颈1/3（颈嵴）和舌侧中1/3的外形轮廓

每一颗牙齿的生理形态都不相同。尽管上颌牙齿固定在牙槽骨内保持不动，但通过下颌的运动，会与食物产生相对运动，从而导致牙冠形态发生变化。所有的牙齿形态都对牙弓的稳定有一定的作用。

请访问 http://pincode.yiaiwang.com,查看动画1和2

近中面或远中面观，所有牙冠唇颊面和舌面的颈1/3和中1/3都较为一致（图5-18A、D和E）。如前文所述，这些结构对牙龈的刺激和保护的作用受到了质疑。但是这些证据与"不良"的外形会造成食物嵌塞和创伤并不矛盾。因为牙周疾病主要是由菌斑堆积造成的，仅仅靠咀嚼粗糙食物和咀

嚼运动来清洁牙面、预防牙龈炎是不够的。但也不能因此而忽视牙齿外形造成的创伤、食物嵌塞和引起的局限性牙龈炎症。在咀嚼食物时，牙齿颊舌侧突度可以使食物滑过牙龈（图5-18 A）。突度过小会导致食物撞击牙龈（图5-18B）、突度过大（图5-18 C）的影响尚不清楚，但应该也没什么好处。龈缘贴合比家庭和专业护理对于牙龈的健康更为重要。

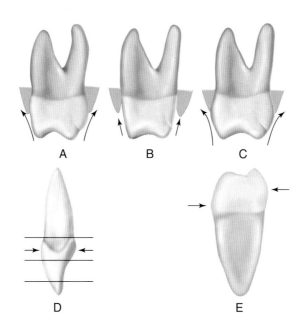

A.上颌磨牙的正常弧度。箭头示意理论情况下食物沿牙面移动的情况。B.如果牙面没有弧度，很可能导致食物嵌塞。C.牙面弧度过大，其影响尚未充分验证。D.上颌切牙颈部正常的弧度。唇侧和舌侧的颈嵴正好相对。E.下颌磨牙的牙面弧度。

图5-18　唇颊侧和舌侧牙面示意图

在牙冠颈1/3有牙龈的附着。后文中马上会讨论到牙齿的软组织上皮附着完全位于牙冠颈1/3处。**颈曲度**（cervical curvature）常称为颈嵴。因为有些牙面突出的程度不够，不足以称为**嵴**（ridges），而基本上所有牙齿都有弧度，因此称为颈曲更合适。

在年轻人和一些老年人中，颈曲位于牙龈缘以下。老年人牙齿的CEJ可能暴露或刚好位于龈缘处，从而暴露大部分颈曲。

牙龈终其一生都在缓慢地退缩是正常的。但是根面暴露可能造成根面龋、牙颈部敏感和不当刷牙造成的牙齿磨损。

牙齿所有保护性的曲度多数在牙齿排列正常时才有功能。当牙齿排列不齐时，牙齿曲面无法行使保护功能。

牙齿曲度在上颌牙齿的舌侧颈1/3和下颌后牙的颊1/3基本一致（图5-19到图5-21）。

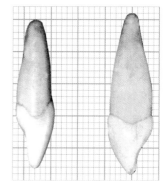

上颌中切牙的颈1/3在唇侧0.5 mm的突度，在舌侧则略小。有些离体牙则显示唇舌侧相同的突度。上颌尖牙也有相同的弧度。注意颈缘线上方舌隆突有限的突度（每个方格面积为1 mm²）。

图5-19　上颌中切牙

CEJ到外形高点的曲面距离约为0.5 mm。当垂直于牙长轴从邻面观察时，上颌牙的唇舌侧和下颌后牙的颊侧外形曲线较为一致。下颌后牙舌侧外形高点距CEJ的曲面距离约为1 mm，牙齿舌面曲度虽然很大，但是由于舌体活动不会导致食物在下颌后牙颈部积存。

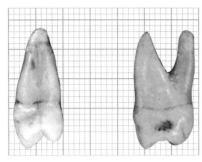
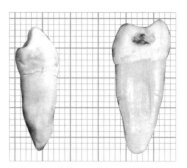

上颌第一前磨牙颊舌侧在颈部的突度约为0.5 mm。颊侧的外形高点位于牙冠颈1/3，舌侧的外形高点位于牙冠中1/3。上颌第一磨牙具有相同的特征（每个方格面积为1 mm²）。

图5-20　上颌第一前磨牙

两牙在颊侧牙冠颈部的1/3有约0.5 mm的突度，在舌侧牙冠中1/3有约1 mm的突度（每个方格面积为1 mm²）。

图5-21　下颌第一前磨牙和第一磨牙

图5-19显示上颌中切牙和尖牙唇舌侧的突度几乎一致。尖牙的舌隆突看起来更加突出，但这只是视觉假象。

上颌前磨牙和磨牙突度相似。但后牙舌侧的外形高点更靠近或位于牙冠的中1/3。

当突度大于0.5 mm时，一般不超过1 mm，多位于下颌和上颌后牙舌侧，并且位于牙冠的中1/3而非颈部（图5-21）。

肉眼观察牙齿时，很容易忽略这些突度。但当把牙齿放到方格的背景上时，就很容易观察到（图5-22），尤其是在进行牙齿修复时会经常估计过多。

图5-23是从近中观察下颌中切牙和尖牙。它们牙颈部的突度要小于其他牙齿。尖牙的突度较下颌中切牙和侧切牙要稍大。

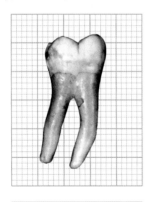
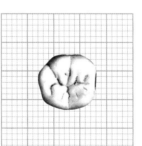
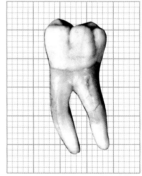
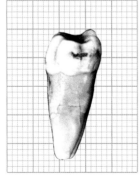
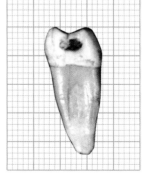

（每个方格面积为1 mm²）

图5-22　下颌第一磨牙

牙冠唇舌侧生理外形轮廓总结

所有牙齿在颈部CEJ上方都有突起。位于牙冠颈部1/3的突起被称为颈嵴。但其突度很少超过1 mm。

所有上颌牙齿的唇颊侧和舌侧以及下颌后牙颊侧的突度较为一致。如前文所述,平均约为0.5 mm。

下颌后牙舌侧的突度约为1 mm,外形高点位于牙冠中1/3,而非颈1/3。上颌后牙舌侧偶尔会有类似的情况(图5-20和图5-21)。

下颌前牙牙冠在颈缘线之上的突度最小,一般小于0.5 mm,有时会因为太不明显而难以察觉。下颌尖牙的突度会比下颌中切牙和侧切牙的突度略大。

不论关于这些突度的理论是否正确,我们无法否定这些突度的重要性。如果事实并非如此,那么牙齿的突度应该会存在更多的变异。但是上文所描述的牙齿突度则如其他任何解剖结构一样标准和稳定。

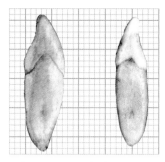

中切牙唇舌侧突度小于0.5 mm,靠近颈部。尖牙的突度同样小于0.5 mm,尽管在牙冠上更高,但仍位于颈1/3(每个方格面积为1 mm²)。

图5-23　下颌中切牙和尖牙

第二节　上皮附着水平:近远中面颈曲度

上皮附着将软组织密封固定于牙齿上。作为一个能根据局部生理环境调整的灵活系统,上皮附着很容易受到物理创伤。如果治疗不当,会破坏上皮附着,继而导致牙齿的物理或病理性损伤。不当的牙周探诊、洁治和牙体预备均会破坏上皮附着。

相邻牙面的牙龈正常高度取决于上皮附着的水平。如果牙齿排列和邻接正常的话,上皮附着顺应CEJ曲度。这句话并不意味着CEJ和上皮附着一定位于同一高度,而是说上皮附着与CEJ的曲度一致——即使上皮附着位于牙釉质上(图5-24)。因此,对近远中CEJ的形态进行比较,测量和比较结果见图5-25和图5-26以及表1-1。

CEJ的曲度取决于接触区的高度以及唇舌径或颊舌径。前牙的牙冠又薄又长,CEJ的弧度最大(图5-25)。所有上颌牙齿和下颌牙齿的邻面CEJ都是凸向切端或者殆面的。

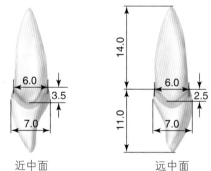

测量值的单位是mm,灰色区域是位于牙釉质上与CEJ曲度一致的上皮附着。

图5-24　上颌中切牙近远中颈缘曲度

顺应邻面CEJ曲度的牙周附着在上、下颌前牙处最高。上、下颌前牙的唇舌径差别小于1 mm(侧切牙除外),因此其邻面接触区也相应较高,接近中切牙、侧切牙的切缘。因此,测量结果通常显示上颌前牙和下颌前牙的近中面和远中面曲度变化小于1 mm。

上、下颌后牙的差别则非常小。图5-25是从唇侧和颊侧观察一侧牙齿的示意图。该示意图便于上、下颌直接比较。可以对每一颗牙齿的正常附着水平进行比较。该图所用数值是基于前牙牙冠长度为10.5~11 mm的人群数据。如果患者的牙齿不是过大或过小,该图所示的数值与实际的差异在0.5 mm以内。

绝大多数牙齿的远中CEJ曲度比近中CEJ曲度小1 mm。上、下颌中切牙近中的CEJ曲度最大。附着水平的高度取决于邻接点的高度。也就是说，如果中切牙近中CEJ的突度为3.5 mm，其远中的突度一般要小1 mm，为2.5 mm。

上、下颌的6颗前牙与后牙相比，突度最大。因尖牙的远中部分行使磨牙的功能，其远中CEJ要矮平，平均突度约为1～1.5 mm。前磨牙和磨牙的CEJ都较平缓。它们的接触区相对于牙冠高度较矮，因此，这些牙齿邻面附着水平较低。这些牙齿的近中CEJ突度约为1 mm或更少，远中CEJ不凸起或者突向根方（图5-27）。

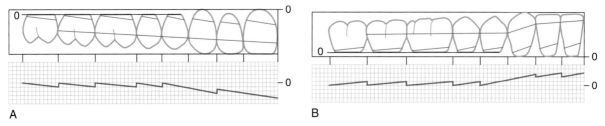

A

B

A. 上颌牙齿；B. 下颌牙齿。将CEJ顶点的连线与接触区中心连线进行比较。注意两条连线相对的平行关系（每个方格面积为1 mm²）。

图5-25　上颌牙齿和下颌牙齿近中、远中CEJ高度的示意图

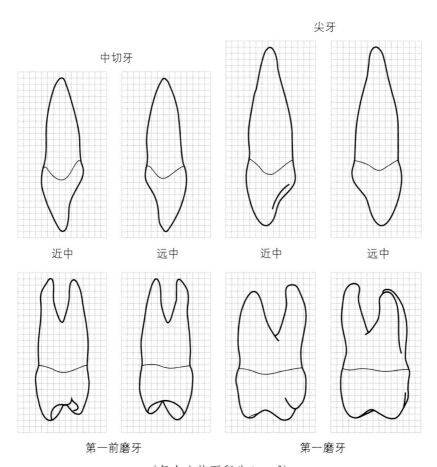

尖牙

中切牙

近中　　　远中　　　近中　　　远中

第一前磨牙　　　　　　　第一磨牙

（每个方格面积为1 mm²）

图5-26　上颌牙齿近中、远中CEJ的示意图

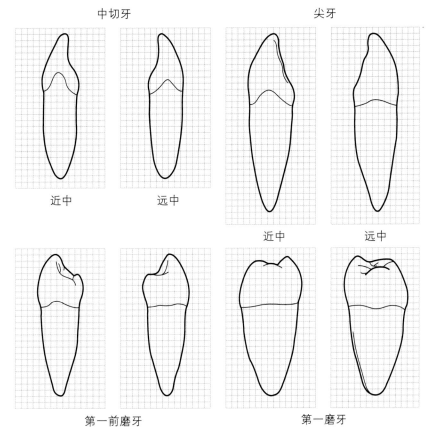

中切牙

尖牙

近中　　　远中

近中　　　远中

第一前磨牙　　　　　第一磨牙

（每个方格面积为 1 mm²）

图 5-27　下颌牙齿近中、远中 CEJ 的示意图

对于临床操作来说，在修复附着水平正常的前牙时要尤其小心，比如进行牙体预备时。后牙则相对次要。

总的而言，中切牙近中的附着水平最高。向远中随着 CEJ 的突度减小附着水平逐渐降低，直至第一前磨牙近中。从此向后，CEJ 几乎没有突度。

在牙体预备时要避免伤及近中和远中的牙龈附着。在操作过程中，可以通过探诊和观察解剖结构来评估附着水平，避免伤及。还需避免不当地使用印模材料。

为了在比较牙齿外形和 CEJ 曲度时保证数据的科学性，需要研究尽可能多的离体牙。如图 5-25 所示，后牙从中线到远中 CEJ 中点的连线是不连续的，还发现后牙 CEJ 突度很小，变化也非常小，近中凸向殆面到远中凸向牙龈的变化在 1 mm 以内（观察图 5-27 中下颌第一磨牙远中面的 CEJ）。

图 5-26 和图 5-27 中展示了上颌和下颌牙齿近中面、远中面 CEJ 的典型形态。

【预测试问题答案】

1	2	3	4	5
B	A	A	A	C

【参考文献】

1.Ostry D J, Vatikiotis-Bateson E, Gribble P L: An examination of the degrees of freedom of human jaw motion in speech and mastication, J Speech Lang Hear Res 40: 1341, 1997.

2. Braun S, et al.: The form of the human dental arch, Angle Orthod 68: 29, 1998.

3. Nixon R L: Mandibular ceramic veneers: an examination of diverse cases integrating form, function, and esthetics, Pract Periodontics Aesthet Dent 7: 17, 1995.

4. Watanabe M, et al.: Morphological and functional analysis of dentoorofacial complex in monozygotic twins with Duchenne type muscular dystrophy, J Jpn Orthod Soc 49: 522, 1990.

5. McDonald F: The condylar disk as a controlling factor in the form of the condylar head, J Craniomandib Disord 3: 83, 1989.

6. Magne P, Versluis A, Douglas W H: Rationalization of incisor shape: experimental-numerical analysis, J Prosthet Dent 81: 345, 1999.

7. Sorensen D A: Form follows function-based rationale for esthetic dentistry, J Indiana Dent Assoc 77: 25, 1998.

8. McCulloch CA, et al.: Role of physical forces in regulating the form and function of the periodontal ligament, Periodontology 24: 56, 2000.

9. Daftary F: Dentoalveolar morphology: evaluation of natural root form versus cylindrical implant fixtures, Pract Periodontics Aesthet Dent 9: 469, 1997.

10. Daftary F: Prosthetically formulated natural aesthetic implant prostheses, Pract Periodontics Aesthetic Dent 6: 75, 1994.

11. Ramfjord S R, Ash MM: Periodontology and periodontics, Philadelphia, 1979, Saunders.

【参考书目】

Ash M M, Karring T: Periodontal and occlusal considerations in operative dentistry. In Horsted-Bindslev P, Mjor I A, editors: Modern concepts in operative dentistry, Copenhagen, 1988, Munksgaard. Beaudreau DE: Tooth form and contour, J Am Soc Psychosom Dent Med·3: 36, 1973.

Becker C, Kaldahl W B: Current theories of crown contour, margin placement and pontic design, J Prosthet Dent 45: 268, 1981.

Butler P M, Joysey K A, editors: Development, function and evolution of teeth, New York, 1978, Academic Press.

Douglas W H: Form, function and strength in the restored dentition, Ann Roy Australas Coll Dent Surg 13: 35, 1996.

Farer J, Isaacson D: Biologic contours, J Prev Dent 1: 4, 1974.

Herlands R E, et al.: Forms, contours and extensions of full coverage restorations in occlusal reconstruction, Dent Clin North Am 6: 147, March 1962.

Lindhe J, Wicen P O: The effects on the gingivae of chewing fibrous foods, J Periodontal Res 4: 193, 1969.

Maeda Y, et al.: Biomechanical study of temporomandibular joint on its form and function. Part I:

condyle morphology in frontal section, J Osaka Univ Dent Sch 33: 65, 1993.

Morris M: Artificial crown contours and gingival health, J Prosthet Dent 12: 1146, 1962.

Nissan H F, Ride RA, Noble WH: Physiologic design criteria for fixed dental restorations, Dent Clin North Am 15: 543, 1971.

Perel M L: Periodontal considerations of crown contours, J Prosthet Dent 26: 627, 1971.

Ryder J A: On the mechanical genesis of tooth forms, Proc Acad Natl Sci Phila 30: 45, 1878.

Sackett B P, Gildenhuys R R: The effect of axial crown over-contour on adolescents, J Periodontol 47: 320, 1976.

Volchansky A: The role of clinical crown height and gingival margin position in oral disease, Diastema 7: 17, 1979-1980.

Wade A B: Effect on dental plaque of chewing apples, Dent Pract 21: 194, 1971.

Wheeler R C: Complete crown form and the periodontium, J Prosthet Dent 11: 722, 1961.

Youdelis R A, Weaver J D, Sapkos S: Facial and lingual contours of artificial complete crown restorations and their effects on the periodontium, J Prosthet Dent 29: 61, 1973.

第 **6** 章
上颌切牙

【学习目的】

1. 正确理解并读出文中黑体部分的中英文术语；

2. 正确标记上颌中切牙和上颌侧切牙的解剖标志；

3. 理解上颌中切牙和上颌侧切牙的网格示意图，并能够正确绘制每个牙齿各面的外形轮廓（注意：准确掌握牙齿形态是一项基本功，可以通过牙齿绘画、蜡牙雕刻或者石膏牙雕刻进行练习）；

4. 了解各种类型牙齿常见的解剖学变异；

5. 列出上颌中切牙和上颌侧切牙之间的异同。

【预测试问题】

1. 上颌中切牙的牙根在几岁时发育完成？

    A.9 岁   B.10 岁   C.11 岁   D.12 岁

2. 下列哪一个牙面的颈曲度最大？

    A. 右侧上颌侧切牙远中面   B. 右侧上颌侧切牙近中面

    C. 右侧上颌中切牙远中面   D. 右侧上颌中切牙近中面

3. 除了哪一项，上颌侧切牙的下列指标一般均小于上颌中切牙？

    A. 牙冠长度   B. 牙根长度   C. 牙冠的近远中径   D. 近中颈曲度

4. 下列哪种结构不属于上颌中切牙舌窝的边缘？

    A. 远中边缘嵴   B. 近中边缘嵴   C. 舌隆突   D. 切嵴

5. 下列哪个牙齿具有"锥形"的形态变异？

    A. 上颌中切牙   B. 上颌侧切牙   C. 下颌中切牙   D. 下颌侧切牙

    上颌切牙共有 4 个。上颌**中切牙**（central incisors）位于上颌中央的中线两侧，左、右 2 颗上颌中切牙的近中面相接触。上颌中切牙和下颌中切牙是牙弓中唯一以近中面相接触的牙齿。上颌**侧切牙**（lateral incisors）位于上颌中切牙的远中。

    上颌中切牙比上颌侧切牙大。上颌切牙解剖结构相似，功能相辅相成。切牙的主要功能是在咀嚼过程中剪切或切割食物，因此具有**切嵴或切缘**（incisal ridges or edges），无尖牙和后牙那样的牙尖。

    "切嵴"和"切缘"不同。**切嵴**（incisal ridge）是指切牙牙冠表面的牙釉质隆起，泛指牙冠的整个切端部分。当切牙刚萌出时，切端部分呈圆形，与近中切角、远中切角、唇舌面合并。"切缘"是两个平面相交而成的夹角部分。因此，在咬合磨耗使切牙的舌面与唇面直接相接之前，并不存在真正意义上的切缘。切端是由舌切面（有时称为切面）和唇面（图6-1）的交界形成的。

在本章及后续章节描述每颗牙齿之前，可从表2-2中了解牙齿钙化和萌出的时间。了解每个牙齿的比例有助于学习其与其他牙齿的比例关系。牙齿5个面的轮廓将在之后进行全面的说明[1]。

第一节 上颌中切牙

图6-1至图6-12展示了上颌中切牙的各面。上颌中切牙是所有前牙中近远中径最宽的牙齿（表6-1）。上颌中切牙唇面的突度比上颌侧切牙和尖牙小，上颌中切牙的外形略呈正方形或长方形（图6-7和图6-8）。唇面观，上颌中切牙的牙冠基本上是对称、规则的，切缘较直，颈缘线左右对称且凸向根方，近中缘较直，远中缘略突。近中切角似直角，远中切角较圆钝（图6-2）。

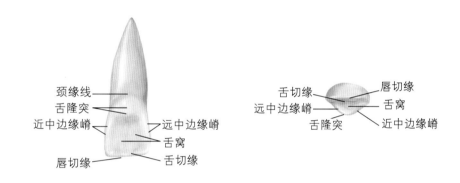

图6-1 右侧上颌中切牙舌面和切端

上颌中切牙牙冠**唇（labial）**面的颈 1/3 较凸，中 1/3 和切 1/3 较平坦。牙釉质表面较光滑。当牙齿刚萌出时或磨耗不明显时，切嵴上可见切缘结节，中央的切缘结节最小。唇面的发育沟将牙面分为三部分，中间部分最明显（图2-11）。

相比于唇面，上颌中切牙的**舌（lingual）**面形态较不规则。舌面的中 1/3 和切 1/3 凹陷，近中边缘嵴、远中边缘嵴、切嵴的舌侧部分和舌隆突共同围成舌窝。舌面的形态使牙冠呈勺状（图6-3）。在蒙古人、北美和南美印第安人中，可以看到特征性的铲形门牙，其边缘嵴更突出，这是基因突变的结果[2-4]。

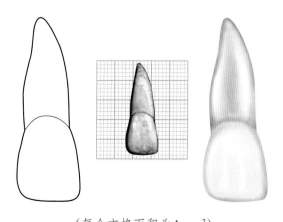

（每个方格面积为 1 mm²）

图6-2 右侧上颌中切牙唇面

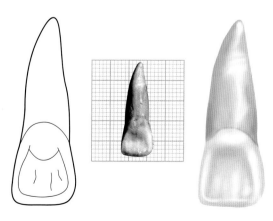

（每个方格面积为 1 mm²）

图6-3 右侧上颌中切牙舌面

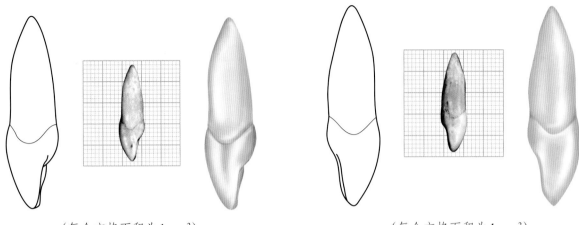

（每个方格面积为 1 mm²）

图6-4　右侧上颌中切牙近中面

（每个方格面积为 1 mm²）

图6-5　右侧上颌中切牙远中面

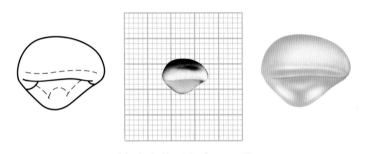

（每个方格面积为 1 mm²）

图6-6　右侧上颌中切牙切面

上颌中切牙一般发育正常，有时可能出现牙根较短或牙冠较长的变异（图6-12中样本4和5）。上颌中切牙是牙列中最突出的牙齿，唇面观有两种基本形态：（1）与接触区的近远中宽度相比，颈部相对较宽（图6-9中样本1和样本4）；（2）与接触区的近远中宽度相比，颈部明显缩窄（图6-9中样本5、7、9）。在上颌中切牙的描述中，我们将取上述两种极端形态之间的平均值。牙冠的大小有性别差异，一般男性大于女性[5]。牙釉质厚度和牙冠牙本质的厚度性别差异不大[6]。

一、唇面

上颌中切牙牙冠的平均长度（即牙冠从颈缘线的最高点到切端最低点的距离，图6-2和图6-9）为10~11 mm。牙冠接触区的近远中径为8~9 mm，冠根交界处的近远中径比接触区处小1.5~2 mm。近中面和远中面最突出的部分代表中切牙与邻牙的接触区域，该位置的任何变化会影响接触区的位置（图5-15A）。

牙冠的近中外形线较直，接触区近切角（第5章）。牙冠的远中外形线比近中侧突出，接触区近颈缘。远中切角比近中切角圆钝，角度大小取决于牙齿的形态。

上颌中切牙行使功能一段时间后，切缘结节被磨耗，上颌中切牙切端在近远中向上变得规则、平直。上颌中切牙的切缘常常略向下弯曲，因此经过牙冠中心的牙冠长度比经近、远中切角的长。

上颌中切牙冠根交界处的颈缘线从近中到远中呈半圆形，凸向根方。

唇面观，上颌中切牙的牙根呈圆锥状，根尖一般较钝，近中面和远中面规则。尽管个体差异很大（图6-9和图6-12为上颌中切牙各异的唇面），但牙根通常比牙冠长2~3 mm。

通过上颌中切牙牙冠和牙根的中心线几乎与该牙冠根的近中缘平行。

二、舌面

上颌中切牙的舌面形态刚好与唇面相反（图6-3）。牙冠的唇面通常是光滑的，舌面则有突起和凹陷。颈缘线是相似的，但舌侧的颈缘线下方有一个平滑的突起，这个突起称为**舌隆突**（cingulum）（图6-1）。

近中面和远中面与舌隆突在**边缘嵴**（marginal ridges）融合，在舌隆突下方有一个浅凹，这个浅凹称为**舌窝**（lingual fossa）。在舌窝的轮廓线上，舌切缘略高起，与近中和远中边缘嵴齐平，构成了上颌中切牙切嵴的舌侧部分。

舌窝由近中边缘嵴、远中边缘嵴、切嵴的舌侧缘和舌隆突相连组成。上颌中切牙舌面通常有一条从舌隆突延伸至舌窝的发育沟。

与唇面相比，上颌中切牙牙冠和牙根的舌面较小，从唇面向舌面明显缩窄。牙根颈部的横截面为圆三角形，三角形的一边为唇侧，近中边和远中边指向舌侧，该三角形的近中边比远中边长（图13-8C中样本3、4、5和6）。

三、近中面

上颌中切牙的近中面有着切牙的共同特点。牙冠呈楔形或三角形，三角形的底部位于颈部，顶点在切嵴（图4-16A、图6-4和图6-10）。

近中面观，上颌中切牙通过牙体中心的线经过牙冠和牙根，将牙根的根尖以及牙冠的切嵴一分为二。牙冠切嵴和牙根的中心在一条线上，这是上颌中切牙和上颌侧切牙的特征。近中面观或远中面观，穿过牙冠和牙根中心的直线一般位于切缘的唇侧，在上颌切牙上有时可见切嵴位于中心线的舌侧（图6-12样本1）。

上颌中切牙唇舌侧轮廓线的外形高点位于靠近颈缘线冠方的颈嵴附近，此处唇舌径最宽。

近中面观，上颌中切牙颈嵴部位的唇舌向突度约为0.5 mm（图6-4）。

牙冠近中面的唇侧轮廓线从颈曲度顶点到切嵴略突，舌侧轮廓线在颈曲度顶点到舌隆突之间较突，继而到近中边缘嵴处变凹，在切嵴舌侧缘和切缘处又略突起。

上颌中切牙近中面釉牙骨质界处的颈缘线明显向切端凸起，其CEJ曲度比上颌中切牙的远中面及其他牙更明显。CEJ曲度在一定程度上的变化取决于牙冠的长度和唇舌径。上颌中切牙冠长平均为10.5～11 mm，CEJ曲度为3～4 mm（图5-26）。

近中面观，牙根呈圆锥形，根尖通常为圆形。

四、远中面

远中面的形态与近中面的形态相似（图6-5）。远中面观，牙冠的切1/3稍厚。由于唇面向远中舌侧倾斜，从远中面可以看到更多唇面，产生了从远中观察牙冠较厚的错觉。通常大多数牙齿的根尖略微弯曲以适应弯曲的牙弓，上颌中切牙也不例外。

上颌中切牙远中面CEJ的曲度远小于近中面，大多数牙齿都有此特点。

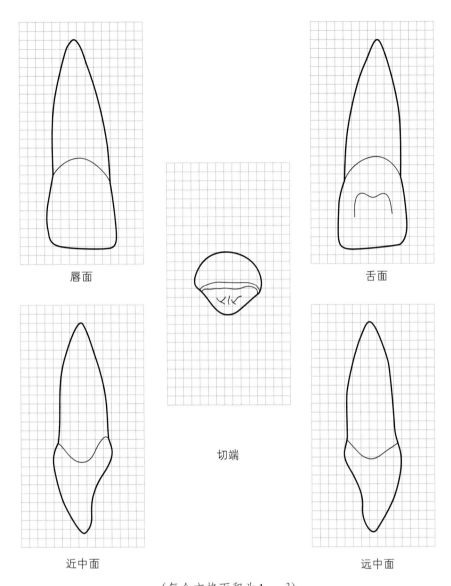

唇面

舌面

切端

近中面

远中面

（每个方格面积为1 mm²）

图6-7　右侧上颌中切牙5个面的轮廓

五、切端

上颌中切牙切端位于牙根的中心线上（图6-6和图6-11）。切面观，牙冠完全覆盖了牙根，所以牙根不可见；牙冠的唇面比舌面平坦，尤其是在切1/3。尽管唇面弧度较平，但牙冠唇面在颈部突起。

从切端可以清楚地看到切缘以及切嵴的舌侧斜面。

上颌中切牙舌隆突构成了上颌中切牙舌面的颈部，舌侧轮廓线从切端逐渐向舌隆突倾斜过渡。

切面观，上颌中切牙近中唇线角和远中唇线角突出。这些线角与远中边缘嵴和近中边缘嵴边界处的近中舌线角和远中舌线角进行比较，唇侧线角处牙冠的近远中径大于舌侧线角处牙冠的近远中径。

上颌中切牙的牙冠从切端看比从近中面或远中面看更大。在近远中的接触区有相对宽大的表面。仔细比较可以发现牙冠的唇舌径略大于近远中径的2/3。简单的检查无法发现这个细节。

中切牙的切端轮廓线在近中和远中比较均一。舌侧部分显示出一些变化，近中切角到舌隆突中心的距离比远中切角到舌隆突中心的距离要长。切面观，牙冠的外形与前面提到的根颈部横截面的三角形相符合。

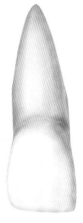

唇面

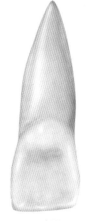

舌面

切端

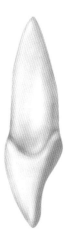

近中面

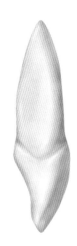

远中面

图6-8 右侧上颌中切牙

表6-1 上颌中切牙

开始钙化	3~4个月
牙釉质发育完成	4~5岁
萌出	7~8岁
牙根发育完成	10岁

测量表

推荐雕刻尺寸	牙冠的切颈径（冠长）	牙根的长度（根长）	牙冠的近远中径（冠宽）	牙冠颈部的近远中径（颈宽）	牙冠的唇舌径（冠厚）	牙冠颈部的唇舌径（颈厚）	近中颈缘线的曲度	远中颈缘线的曲度
mm	10.5	13.0	8.5	7.0	7.0	6.0	3.5	2.5

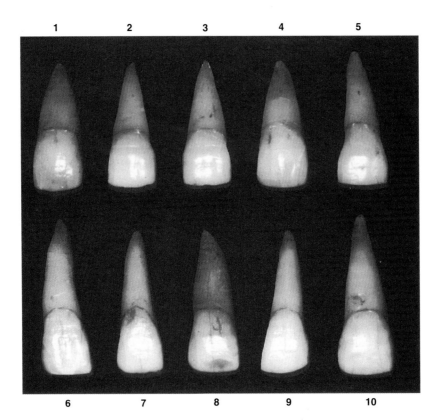

图6-9　10例典型的上颌中切牙唇面

请访问 http://pincode.yiaiwang.com，查看动画3和4

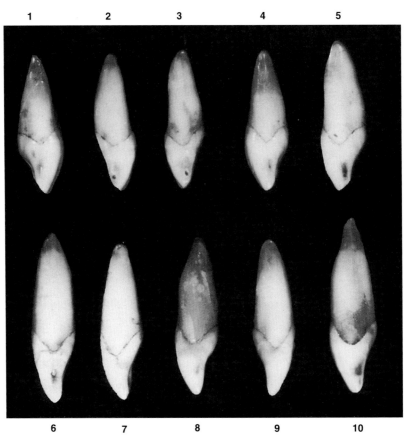

图6-10　10例典型的上颌中切牙近中面

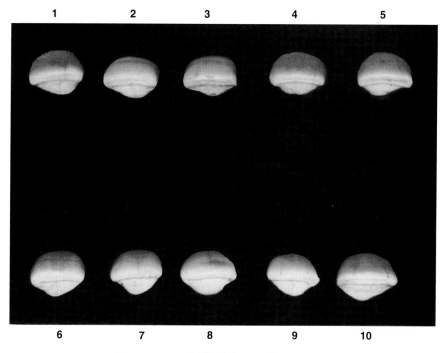

图6-11 10例典型的上颌中切牙切端

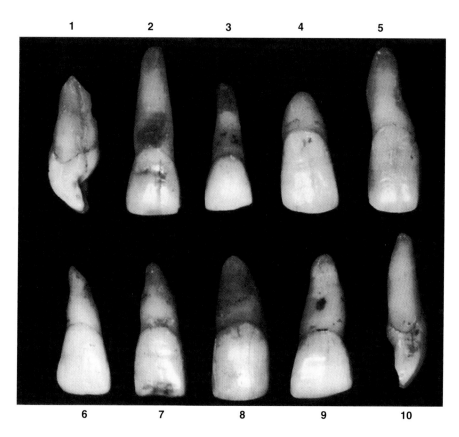

1.牙冠切端过度舌倾,有贯穿牙冠和牙根的发育(腭侧)沟;2.牙根过长;3.过小牙;4.牙冠过长,牙根过短;5.牙齿形态畸形,牙冠过长,颈部宽;6.牙根短,呈锥形;7.牙根短,呈锥形;8.牙冠的颈部和接触区一样宽,长冠短根;9.牙根弯曲度异常;10.冠根唇舌径窄。

图6-12 10例变异的上颌中切牙

第二节　上颌侧切牙

图6-13至图6-21展示了上颌侧切牙的各面。上颌侧切牙在功能上是上颌中切牙的补充，其牙冠相似。上颌侧切牙除牙根较长外，其他尺寸都较小（表6-2）。因为它在形态上与上颌中切牙相似，所以在描述中将其直接与上颌中切牙进行比较。

上颌侧切牙与上颌中切牙的发育不同，变异较大，仅次于第三磨牙。如果形态明显异常，则被认为是发育异常。

常见的情况是上颌侧切牙具有异常的尖锐形态，这种牙齿被称为**锥形**（peg-shaped）侧切牙（图6-21中样本7和8）。有些人的上颌侧切牙缺失[7]，这时上颌中切牙远中与尖牙邻接。上颌切牙存在腭龈沟可能是局部牙周病的诱发因素（图 6-21 中样本 3）[8]，腭龈沟也被称为**腭根沟**（palatoradicular groove）[9]。

另一种畸形情况是上颌侧切牙有一个大而尖的结节成为舌隆突的一部分；有的深发育沟在牙根舌侧向下延伸，在舌隆突上形成深的褶皱；有的表现为牙根扭曲、牙冠变形等（图6-21）。

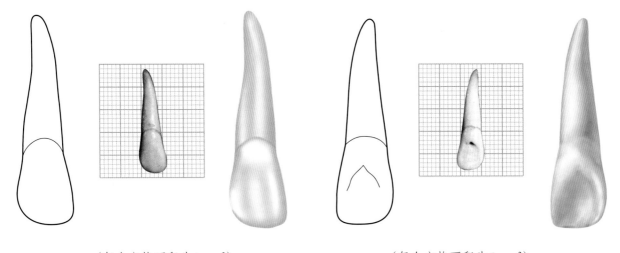

（每个方格面积为 1 mm²）

图6-13　右侧上颌侧切牙唇面　　　　　　　　**图6-14　右侧上颌侧切牙舌面**

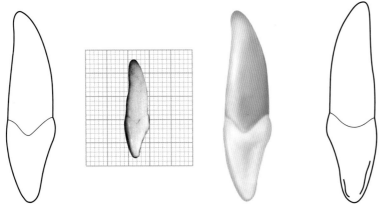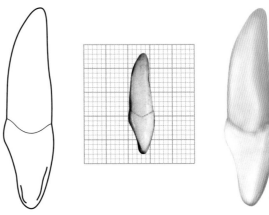

（每个方格面积为 1 mm²）

图6-15　右侧上颌侧切牙近中面　　　　　　**图6-16　右侧上颌侧切牙远中面**

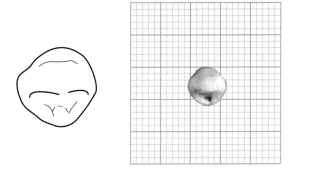

（每个方格面积为 1 mm²）

图6-17 右侧上颌侧切牙切端

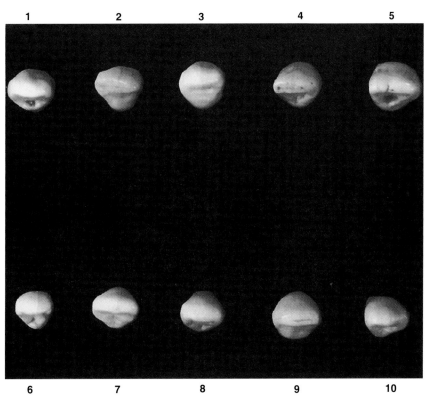

图6-18 10例典型的上颌侧切牙的切端

一、唇面

上颌侧切牙的唇面与上颌中切牙的唇面相似，但唇面的曲度更大，有圆形的切嵴、圆钝的近中切角和远中切角（图6-13和图6-19）。上颌侧切牙牙冠在各个面都较小，但是它的比例通常与上颌中切牙一致。

唇面观，上颌侧切牙的近中缘与上颌中切牙的近中缘相似，近中切角更圆。近中缘的外形高点位于中1/3和切1/3的交界处。有些上颌侧切牙牙冠呈方形，近中切角与上颌中切牙一样锐（图6-19中样本4和5）。上颌侧切牙的远中缘与上颌中切牙的远中缘有所不同，远中缘更圆钝，其外形高点更靠近颈部，一般在中1/3的中间，有的上颌侧切牙的远中轮廓线从颈部到切嵴为半圆形（图6-19中样本3和7）。

除了方形和扁平形态，上颌侧切牙牙冠的唇面比上颌中切牙的唇面更突。

上颌侧切牙的近远中径相对较窄，通常比上颌中切牙的近远中径小约2 mm。尽管牙根通常和上颌中切牙一样长或稍长，其牙冠比上颌中切牙的牙冠短2～3 mm。

一般来说，上颌侧切牙根长与冠长的比例大于上颌中切牙根长与冠长的比例，牙根的长度通常约为牙冠长度的1.5倍。

牙根从颈缘线开始逐渐均匀地变小，约到根尖1/3处，开始向远中弯曲。尽管其典型特征是根尖弯向远中，但有些牙根是直的（图6-19中样本4、7和9），有些牙根弯向近中。如前所述，上颌侧切牙的牙冠形态差异较大，牙根的形态更有特征性。

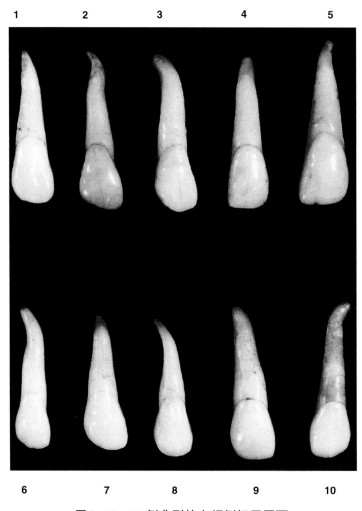

图6-19　10例典型的上颌侧切牙唇面

请访问 http://pincode.yiaiwang.com，查看动画3和4

二、舌面

舌面观，近中边缘嵴和远中边缘嵴较明显，舌隆突更突出，通常从舌窝发出的深发育沟与舌隆突连接（图6-14）。切舌嵴明显，舌窝比上颌中切牙深且窄。与上颌中切牙相似，牙齿从唇侧向舌侧变小。通常在舌隆突的远中有深的发育沟，可延伸至牙根的中段或全长。这些深的发育沟通常会发生牙釉质缺陷（图6-21中样本3和4）。

三、近中面

上颌侧切牙的近中面类似缩小的上颌中切牙，只是牙根看起来更长（图6-15和图6-20）。牙冠较短，牙根相对较长，牙冠唇舌径比上颌中切牙牙冠唇舌径小约1 mm。

上颌侧切牙颈缘线明显凸向切嵴，这是由于牙冠尺寸较小，其实际的曲度比上颌中切牙的曲度要小。切嵴的发育使得切端部分显得比上颌中切牙厚。

近中面观，上颌侧切牙牙根为锥形，根尖圆钝。个体差异大，有时根尖较钝，而有的根尖尖锐。通常牙根近中面的唇侧轮廓较直，与上颌中切牙一样，穿过牙根中心的线往往会平分牙冠的切嵴。

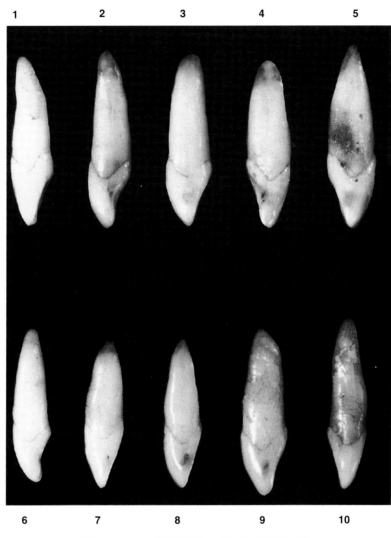

图6-20　10例典型的上颌侧切牙近中面

四、远中面

因牙冠牙根的相对位置，牙冠远中面的厚度大于近中面的厚度（图6-16）。远中颈缘线的颈曲度通常比近中颈缘线的颈曲度小约1 mm。在远中面常见牙冠远中的发育沟延伸至牙根的中段或全长。

五、切端

上颌侧切牙的切端与上颌中切牙的切端相似，有时与小的尖牙相似（图6-17和图6-18）。虽然上颌侧切牙在其他面与上颌中切牙类似，除了尺寸较小外，切端在外形上也与上颌中切牙相近（图6-18中样本5和样本9），但是舌隆突、切嵴较明显。此外，上颌侧切牙的唇舌径通常比近远中径大。如果具有上述变化，上颌侧切牙与小的尖牙极其相似（图6-18中样本3和样本10）。

请访问 ttp://pincode.yiaiwang.com，查看动画3和4

切面观，所有的上颌侧切牙都比上颌中切牙唇、舌侧凸度更大。

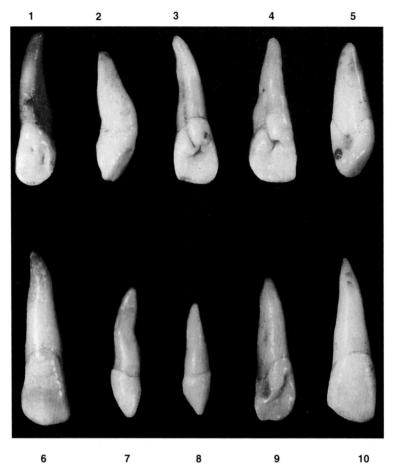

1.冠部和根部有异常的弯曲；2.形态畸形；3.有深的发育（腭侧）沟，注意舌窝的点隙；4.与样本3相同，舌窝的点隙与远中沟相连；5.牙冠接触区上方有深的凹陷；6.过大牙但形态良好；7.单尖，畸形根，称为锥形侧切牙；8.与样本7相同，只是牙根是直的；9.与样本5相同，舌窝有深的点隙；10.体积较大，与上颌中切牙相似。

图6-21 10例变异的上颌侧切牙

表6-1 上颌侧切牙

开始钙化	10～12个月
牙釉质发育完成	4～5岁
萌出	8～9岁
牙根发育完成	11岁

测量表								
推荐雕刻尺寸	牙冠的切颈径（冠长）	牙根的长度（根长）	牙冠的近远中径（冠宽）	牙冠颈部的近远中径（颈宽）	牙冠的唇舌径（冠厚）	牙冠颈部的唇舌径（颈厚）	近中颈缘线的曲度	远中颈缘线的曲度
mm	9.0	13.0	6.5	5.0	6.0	5.0	3.0	2.0

【预测试问题答案】

1	2	3	4	5
B	D	B	D	B

【参考文献】

1.Ash M M: Wheeler's atlas of tooth form, Philadelphia, 1984, Saunders.

2. Carbonell V M: Variations in frequency of shovel-shaped incisors in different populations. In Brothwell D R, editor: Dental anthropology, vol. 5. London, 1963, Pergamon Press.

3.Dahlberg A A, Mikkelson O: The shovel-shaped character in the teeth of the Pima Indians. Am J Phys Anthropol 5: 234, 1947.

4.Hrdlicka A: Shovel-shaped teeth, Am J Phys Anthropol 3: 429, 1920.

5.Garn S M, et al.: Sexual dimorphism in the buccolingual tooth diameter, J Dent Res 45: 1819, 1966.

6.Harris E F, Hicks J D: A radiographic assessment of enamel thickness in human maxillary lateral incisors, Arch Oral Biol 43: 825, 1998.

7.Meskin L H, Gorlin R J: Agenesis and peg-shaped permanent maxillary lateral incisors, J Dent Res 42: 1576, 1963.

8. Lee K W, et al.: Plato-gingival grooves in maxillary incisors: a possible predisposing factor to localized periodontal disease, Br Dent J 124: 14, 1968.

9.Kogon S L: The prevalence, location, and conformation of palatoradicular grooves in maxillary incisors, J Periodontol 57: 231, 1986.

10. Dahlberg A A, Mikkelson O: The shovel-shaped character in the teeth of the Pima Indians. Am J Phys Anthropol 5: 234, 1947.

11.Hrdlicka A: Shovel-shaped teeth, Am J Phys Anthropol 3: 429, 1920.

12.Garn S M, et al.: Sexual dimorphism in the buccolingual tooth diameter, J Dent Res 45: 1819, 1966.

13. Harris E F, Hicks J D: A radiographic assessment of enamel thickness in human maxillary lateral incisors, Arch Oral Biol 43: 825, 1998.

14.Meskin L H, Gorlin R J: Agenesis and peg-shaped permanent maxillary lateral incisors, J Dent Res 42: 1576, 1963.

15. Lee K W, et al.: Plato-gingival grooves in maxillary incisors: a possible predisposing factor to localized periodontal disease, Br Dent J 124: 14, 1968.

16. Kogon S L: The prevalence, location, and conformation of palato-radicular grooves in maxillary incisors, J Periodontol 57: 231, 1986.

第 7 章

下颌切牙

【学习目的】

1. 正确理解并读出文中黑体部分的中英文术语；

2. 正确标记下颌中切牙和下颌侧切牙的解剖标志；

3. 看懂下颌中切牙和下颌侧切牙的网格示意图，并正确绘制每个牙齿各面的外形轮廓（注意：准确掌握牙齿形态是一项基本功，可以通过牙齿绘画、蜡牙雕刻或者石膏牙雕刻进行练习）；

4. 了解各类牙齿常见的解剖学变异；

5. 列出下颌中切牙和下颌侧切牙之间的异同。

【预测试问题】

1. 下颌中切牙近远中邻面的接触区位于牙冠的哪一部分？

    A. 切 1/3   B. 中 1/3   C. 颈 1/3   D. 远中 1/3

2. 切面观，下颌中切牙的切缘与唇舌向上的牙冠等分线是什么关系？

    A. 偏向唇侧   B. 偏向舌侧

    C. 平直，几乎成直角   D. 在牙冠等分线的舌侧

3. 下颌侧切牙牙冠钙化始于什么年龄？

    A. 3～4 个月   B. 10～11 个月   C. 1～2 岁   D. 2～3 岁

4. 下列描述正确的是：（1）下颌切牙在正常磨耗后，切端唇倾；（2）上颌切牙在正常磨耗后，切端舌倾

    A.（1）和（2）都正确   B.（1）正确，（2）错误

    C.（1）错误，（2）正确   D.（1）和（2）都错误

5. 下颌侧切牙牙冠的切颈径最接近下列哪一项？

    A. 7.5 mm   B. 8.5 mm   C. 9.5 mm   D. 10.5 mm

    下颌切牙有 4 颗。下颌**中切牙**（central incisors）位于下颌中央的中线两侧，左、右各一，其近中面相接触。下颌**侧切牙**（lateral incisors）位于下颌中切牙的远中。下颌侧切牙的近中面与下颌中切牙接触、远中面与尖牙接触。

    下颌切牙的近远中径明显小于全口其他恒牙的近远中径。下颌中切牙的近远中径小于下颌侧切牙的近远中径，这与上颌切牙相反。

    下颌切牙外形相似，牙冠表面光滑，发育沟不明显。如果咬合正常，下颌切牙在萌出后不久，

切缘结节因磨耗而消失，切嵴会变得较平坦（比较图7-9中的样本7和样本8）。下颌中切牙和下颌侧切牙的接触区在近远中面靠近切嵴处，几乎在同一水平线上，这一点也不同于上颌切牙。下颌切牙的形态一致性高，很少出现畸形或异常（图7-12）[1, 2]。

　　下颌切牙的解剖形态不同于上颌切牙。下颌切牙的切缘不向近远中向倾斜；下颌切牙的唇面向舌侧倾斜，所以切嵴偏向牙根平分线的舌侧。如果咬合正常，下颌切牙的切缘结节通过磨耗而消失，形成**唇侧倾斜面**（labial inclination）。而上颌切牙的切嵴磨耗面位于舌侧。下颌切牙和上颌切牙的切端磨耗面相互平行，在切割运动中相互配合。

第一节　下颌中切牙

　　图7-1至图7-12展示了下颌中切牙的各面。一般而言，下颌中切牙是牙弓中最小的牙齿（图7-1）。下颌中切牙牙冠的近远中径稍宽于上颌中切牙牙冠近远中径的1/2；但唇舌径仅比上颌中切牙唇舌径小约1 mm，这与下颌切牙的唇舌向需要承担较大的咀嚼应力有关。

　　下颌中切牙牙根的唇舌径宽，但近远中径非常狭窄，与牙冠的狭窄保持一致。牙根的长度大于或等于上颌中切牙牙根的长度。

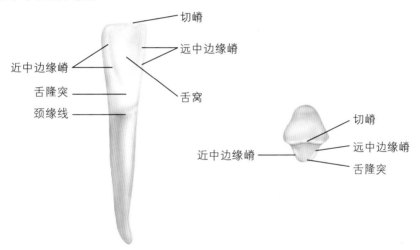

图7-1　右侧下颌中切牙舌面和切端

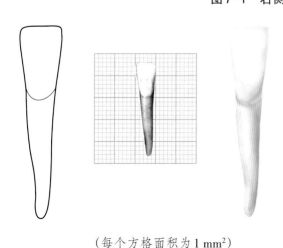

（每个方格面积为1 mm²）
图7-2　右侧下颌中切牙唇面

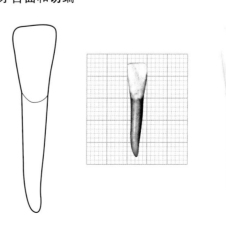

（每个方格面积为1 mm²）
图7-3　右侧下颌中切牙舌面

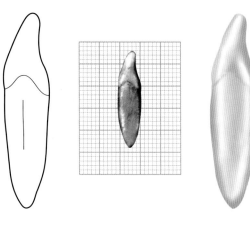

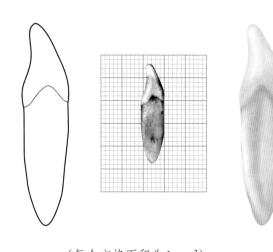

（每个方格面积为1 mm²）

图7-4 右侧下颌中切牙近中面

（每个方格面积为1 mm²）

图7-5 右侧下颌中切牙远中面

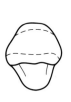

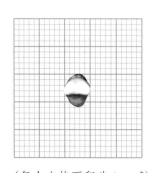

（每个方格面积为1 mm²）

图7-6 右侧下颌中切牙切端

一、唇面

下颌中切牙的唇面是规则的，从相对锐利的近远中切角到根尖部均匀变窄（图7-7至图7-9）。牙冠切嵴平直，与牙体长轴约成直角。通常牙冠的近远中缘从切角到接触区呈直线，接触区位于牙冠切1/3和中1/3交界处偏切端。牙冠的近远中径从接触区到颈部逐渐缩窄。

与牙冠的近中缘、远中缘一样，下颌中切牙牙根的近中缘和远中缘从牙颈部到根尖较直。牙根根尖1/3的末端呈锥形，大多数情况下根尖偏向远中，但有时根尖较直（图7-9中样本2和样本10）。

下颌中切牙牙冠的唇面通常是光滑的，切1/3平坦，牙冠中1/3较突，从颈部开始到牙根逐渐缩窄。

除了刚萌出的牙齿外，下颌中切牙几乎没有发育线的痕迹。下颌中切牙根部的唇面是规则凸起的。

二、舌面

下颌中切牙牙冠舌面光滑，边缘嵴不明显，在切1/3近、远中边缘嵴之间有一个浅凹（图7-1、图7-3、图7-7和图7-8）。部分下颌中切牙靠近切端处近、远中边缘嵴较明显（图7-11中样本2和样本8），此时舌窝也比较明显。

下颌中切牙舌面从切1/3到颈1/3，由平坦变得凸出。

下颌中切牙舌面的颈1/3处没有明显的舌隆突。除下颌侧切牙外，下颌中切牙是口腔内发育线和发育沟最少的牙齿。下颌切牙的外形轮廓和各个面是规则且对称的。

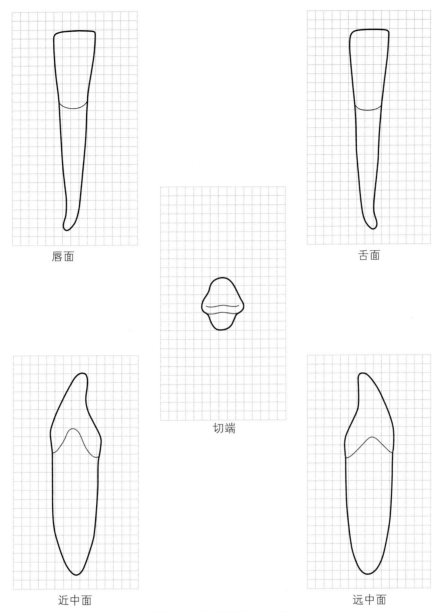

唇面　　　　　　　　　　　　　　　　　舌面

切端

近中面　　　　　　　　　　　　　　　远中面

（每个方格面积为 1 mm²）

图7-7　右侧下颌中切牙5个面的轮廓

三、近中面

　　下颌中切牙颈缘线上方的唇舌向曲度比上颌中切牙颈缘线上方的唇舌向曲度小（图7-4、图7-7、图7-8和图7-10）。

　　近中面观，下颌中切牙牙冠唇缘在颈缘之上是平直的，唇缘从颈部迅速向切嵴倾斜。下颌中切牙牙冠舌缘较直倾向唇侧，在舌隆突处较光滑凸起；平直的舌缘在牙冠的中1/3处较凹，向上延伸与狭窄的切嵴的圆形轮廓线相连。切嵴呈圆形或被磨平，其中心通常位于牙根中心的舌侧。

　　下颌中切牙颈缘线代表釉牙骨质界，近中面颈曲度明显，颈缘线凸向切端，颈曲度大约是牙冠长度的1/3。

　　下颌中切牙牙根的近中缘与颈缘线处的牙冠轮廓线一样平直，所以有时牙根颈1/3和牙根中1/3处的直径几乎相同；根径在根中1/3处开始变小，在根尖1/3处迅速变细，形成圆钝或稍尖的根尖。

　　下颌中切牙牙冠的近中面切1/3处光滑凸起，中1/3接近接触区处逐渐变宽变平，在接近颈缘线处会出现凹陷（图7-10中样本5、样本8和样本10）。牙根近中面在颈缘线以下是平坦的。大多数下颌中切牙牙根的近中面存在长形凹陷，长形凹陷一般在根中1/3和根尖1/3的交界处最明显（图7-10中样本3和样本9）。

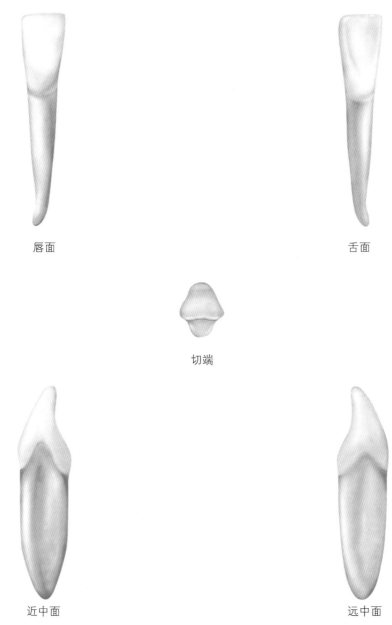

唇面　　　　　舌面

切端

近中面　　　　　远中面

图7-8　右侧下颌中切牙

四、远中面

下颌中切牙颈缘线位于釉牙骨质界，远中面的颈缘线凸向切端，凸度比近中面短约1 mm（图7-5、图7-7和图7-8）。

下颌中切牙牙冠和牙根的远中面与近中面相似。牙根远中面的长形凹陷较近中面更深、更清晰。

五、切端

下颌中切牙的切端左右对称（图7-1、图7-6、图7-7、图7-8和图7-11）。牙冠的近中部分与远中部分几乎相同。

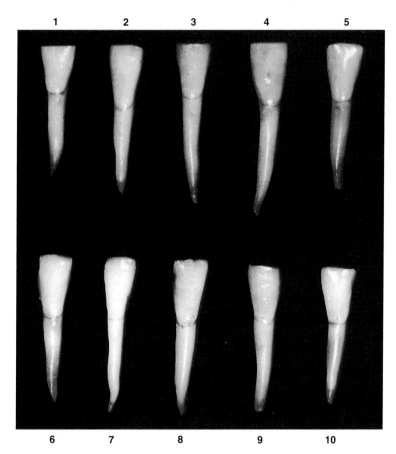

图7-9　10例典型的下颌中切牙唇面

请访问 http://pincode.yiaiwang.com，查看动画3和4

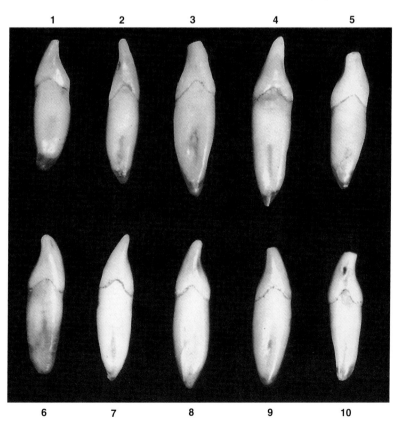

图7-10　10例典型的下颌中切牙近中面

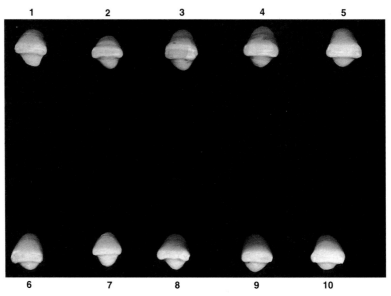

图7-11　10例典型的下颌中切牙切端

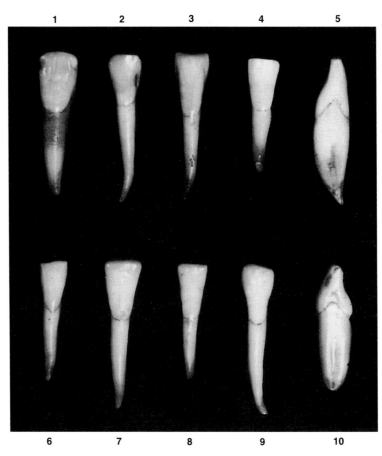

1.牙冠和牙根的近远中径较宽;牙冠切1/3处的牙釉质畸形;2.牙冠在切1/3处宽,牙冠短,牙根较长;3.牙冠中1/3处的轮廓异常,颈部狭窄;4.牙冠形态良好,牙根短;5.牙冠颈1/3处无唇向曲度,根尖处唇向曲度明显;6.形态良好的过小牙;7.接触区在切端,牙冠和牙根较长;8.牙冠长而窄,牙根短;9.颈1/3处的牙冠近远中宽度与牙根宽度相同,牙冠和牙根较长;10.牙冠和牙根的唇舌向很宽,在牙冠颈1/3处,颈缘线上方的曲度大于平均曲度。

图7-12　10例变异的下颌中切牙

下颌中切牙切缘与牙冠唇舌向的等分线几乎成直角，这是下颌中切牙的特征，可用于区分下颌中切牙和下颌侧切牙。下颌中切牙牙冠的唇舌径大于近远中径。

下颌中切牙牙冠唇面的近远中径比舌面的近远中径大。在颈1/3处，牙冠唇面比舌面宽，舌面的颈1/3处是光滑的舌隆突。

下颌中切牙牙冠唇面切1/3虽然比颈1/3宽而平，但略倾向于外凸，而牙冠舌面切1/3倾向于内凹。

沿着牙体长轴从切端观察下颌中切牙，可以看到更多的是唇面。

表7-1 下颌中切牙

开始钙化	3～4个月
牙釉质发育完成	4～5岁
萌出	6～7岁
牙根发育完成	9岁

测量表							
推荐雕刻尺寸	牙冠的切颈径(冠长)	牙根的长度(根长)	牙冠的近远中径(冠宽)	牙冠颈部的近远中径(颈宽)	牙冠的唇舌径(冠厚)	牙冠颈部的唇舌径(颈厚)	近中颈缘线的曲度	远中颈缘线的曲度
mm	9.5	12.5	5.0	3.5	6.0	5.3	3.0	2.0

第二节　下颌侧切牙

图7-13至图7-21展示了下颌侧切牙的各面。下颌侧切牙是中线左侧或右侧的第二颗下颌牙齿。它与下颌中切牙非常相似，因此只需简单地描述下颌侧切牙的各个牙面。在描述中直接与下颌中切牙进行比较，并指出其区别。两颗切牙共同在牙弓中发挥作用，因此，它们的功能相似。下颌侧切牙极少出现唇舌向双根，但其单根内常常有两个根管[3]。

下颌侧切牙略大于下颌中切牙，总的来说，它的形态与下颌中切牙的形态非常相似（表7-2）。图7-21展示了10个不常见的变异标本[4]。

一、唇面和舌面

唇、舌面观，下颌侧切牙牙冠的远中部分在近远中径上增加了大约1 mm（图7-13和图7-14），但也有例外（图7-19中样本3和样本6）。蒙古人种下颌切牙的舌面有时会出现一条切颈向的短而深的裂沟，此处好发龋齿。

二、近中面和远中面

下颌侧切牙牙冠的近中缘通常比远中缘长，因此平直的切嵴自近中向远中倾斜（图7-19中样本1）。远中接触区比近中接触区更接近颈部，以便与下颌尖牙的近中接触区更好地接触。

除大小不同外，下颌中切牙和下颌侧切牙的近远中面无明显差异（图7-15、图7-16和图7-20），甚至近中面和远中面颈缘线的曲度也相似。不同的是，下颌侧切牙远中面的颈缘线正上方有一较深的凹陷。

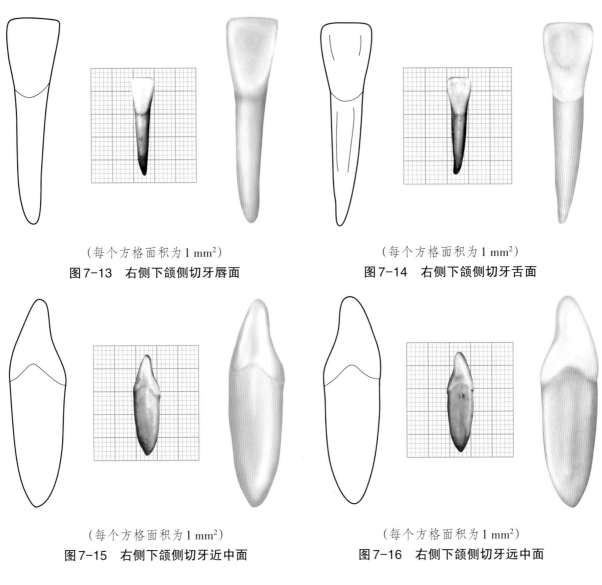

（每个方格面积为 1 mm²）

图7-13 右侧下颌侧切牙唇面

（每个方格面积为 1 mm²）

图7-14 右侧下颌侧切牙舌面

（每个方格面积为 1 mm²）

图7-15 右侧下颌侧切牙近中面

（每个方格面积为 1 mm²）

图7-16 右侧下颌侧切牙远中面

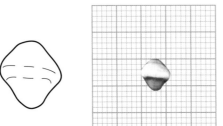

（每个方格面积为 1 mm²）

图7-17 右侧下颌侧切牙切面

　　虽然下颌侧切牙的牙冠比下颌中切牙的牙冠略长（通常不到 1 mm），但牙根可能要长得多。因此，在大多数情况下，这颗牙齿在所有维度上都稍大一些。下颌侧切牙与下颌中切牙牙根的形态相似，包括近中面、远中面上的长形凹陷。

三、切端

　　下颌侧切牙切端的特征通常可以用来识别该牙。与下颌中切牙不同，下颌侧切牙的切嵴与冠根唇舌向的中心线不垂直。下颌侧切牙的切嵴与下颌牙弓的弧度一致，从而导致下颌侧切牙的牙冠看起来相比于根部略扭转（图7-17和图7-18）。虽然下颌中切牙和下颌侧切牙的切嵴不在一条线上，但它们的牙根长轴在唇舌向基本平行。

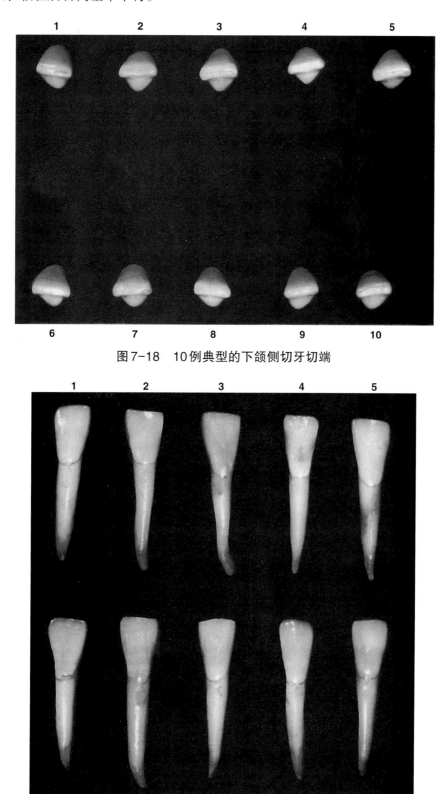

图7-18 10例典型的下颌侧切牙切端

图7-19 10例典型的下颌侧切牙唇面

请访问 http://pincode.yiaiwang.com，查看动画3和4

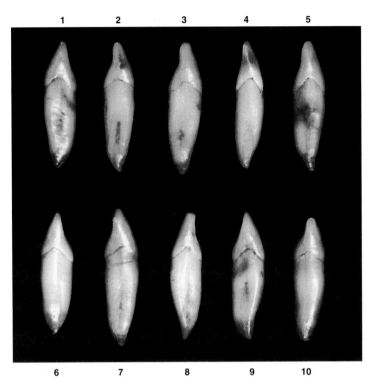

图7-20　10例典型的下颌侧切牙近中面

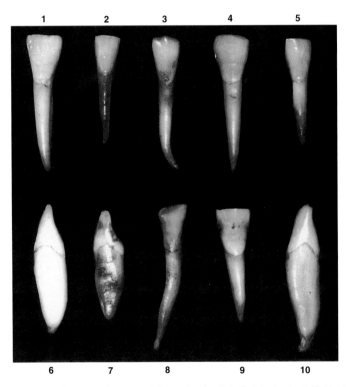

1.牙齿非常大,颈部比牙冠窄;2.标本形态良好,但比平均尺寸小;3.牙根极长,根尖1/3极弯,切嵴近中和中间的切缘结节完整;4.牙冠的近远中径过大,接触区在切颈向过宽;5.过小牙;6.切嵴薄,牙冠颈1/3处曲度小或无曲度;7.切嵴在牙根中心的唇侧,牙根圆,牙根上方舌隆突的曲度大于平均值;8.畸形的牙冠和牙根,牙根极长;9.牙冠很宽,牙根短;10.牙冠颈1/3处有轻微弯曲,过大牙,根尖畸形。

图7-21　10例变异的下颌侧切牙

表7-2 下颌侧切牙

开始钙化			3~4个月					
牙釉质发育完成			4~5岁					
萌出			7~8岁					
牙根发育完成			10岁					

测量表								
推荐雕刻尺寸	牙冠的切颈径(冠长)	牙根的长度(根长)	牙冠的近远中径(冠宽)	牙冠颈部的近远中径(颈宽)	牙冠的唇舌径(冠厚)	牙冠颈部的唇舌径(颈厚)	近中颈缘线的曲度	远中颈缘线的曲度
mm	9.5	14.0	5.5	4.0	6.5	5.8	3.0	2.0

【预测试问题答案】

1	2	3	4	5
A	C	A	A	C

【参考文献】

1.Carlsen O: Dental morphology, Copenhagen, 1987, Munksgaard.

2.Pindborg J J: Pathology of the dental tissues, Philadelphia, 1970, Saunders.

3.Woelfel J B, Scheid RC: Dental anatomy: its relevance to dentistry, ed 5, Baltimore, 1997, Williams & Wilkins.

4.Hanihara K: Racial characteristics in the dentition, J Dent Res 46: 293, 1967.

第8章

尖 牙

【学习目标】

1. 正确理解并读出文中黑体部分的中英文术语；

2. 正确标记上、下颌尖牙的解剖标志；

3. 看懂上、下颌尖牙的网格示意图，并正确绘制每个牙齿各面的外形轮廓（注意：准确掌握牙齿形态是一项基本功，可以通过牙齿绘画、蜡牙雕刻或者石膏牙雕刻进行练习）；

4. 了解各类牙齿常见的解剖学变异；

5. 列出上、下颌尖牙之间的异同。

【预测试问题】

1. 下颌恒尖牙的钙化大约在什么年龄开始？

    A. 2～3个月   B. 4～5个月   C. 2～3岁   D. 4～5岁

2. 上颌尖牙的近中接触区位于牙冠的什么位置？

    A. 切 1/3   B. 中 1/3

    C. 切 1/3 和中 1/3 的交界处   D. 中 1/3 和颈 1/3 的交界处

3. 以下哪个牙齿最有可能出现分叉根？

    A. 下颌中切牙   B. 上颌中切牙   C. 下颌尖牙   D. 上颌尖牙

4. 上颌尖牙的哪个牙尖嵴更长？

    A. 近中牙尖嵴   B. 远中牙尖嵴

    C. 近中牙尖嵴和远中牙尖嵴长度相等   D. 上颌尖牙没有牙尖嵴

5. 下颌尖牙的根长最接近以下哪个数值？

    A. 14 mm   B. 16 mm   C. 18 mm   D. 20 mm

位于口角附近的上颌尖牙与下颌尖牙形态、功能相似，是从中线向左、右两侧的第三颗牙齿。它们通常是口内最稳固且最长的牙齿[1]，其牙冠通常和上颌中切牙的牙冠一样长，其牙根比其他牙齿的牙根都长。尖牙唇侧正中的生长叶发育成坚固、形态良好的牙尖。尖牙牙冠和牙根的多数牙面都是明显凸起的。尖牙的形状和位置有助于通过"尖牙引导"将牙齿引导到牙尖交错位[2]。

尖牙有一个牙尖，其在口腔中的位置，以及可以提供额外支抗的长、粗壮而且发达的牙根，使其具有与食肉动物牙齿相似的特征。正是因为与肉食动物负责撕咬的牙齿形态相似，尖牙常常又称**"犬牙"**（canine）。

　　由于牙冠和牙根的唇舌向厚度以及颌骨牙槽突的支撑，上、下颌尖牙是口腔中最稳固的牙齿。尖牙牙冠的形态有利于牙齿清洁。这种自我清洁的特性，加上颌骨的有效支撑，尖牙通常是最后一颗脱落的牙齿，甚至终身存留。尖牙既是天然牙弓的重要组成单位，又可以在修复过程中为缺失牙提供良好的支持和固位，因而非常重要。

　　上、下颌尖牙具有重要的特征：它们的位置和形态、对骨骼的支撑作用及其牙根唇侧的骨嵴**尖牙隆突**（canine eminence）都有助于面容的维持，尤其是口角处正常的面部表情。尖牙不论缺失多久，都会使恢复原有的面貌变得极其困难，甚至难以完成。因此，基于尖牙在咀嚼效率、口腔稳定性和维持面部表情等方面的作用，尖牙的重要性无可估量。

　　尖牙位于切牙和前磨牙之间，在功能上承前启后，也因此尖牙牙冠的形态特点与切牙和前磨牙都有相似之处。

第一节　上颌尖牙

　　图8-1至图8-12展示了上颌尖牙的各面。除了形成牙尖外，上颌尖牙唇面或舌面的轮廓线是连续的曲线或弧线。尖牙牙尖有一个近中牙尖嵴和一个远中牙尖嵴。

　　上颌尖牙牙冠的近中部分与上颌侧切牙接触、远中部分与上颌第一前磨牙接触。因此，上颌尖牙的接触区在切颈方向上处于不同的水平。

　　唇面观，上颌尖牙牙冠的近中部分类似切牙的一部分，而远中部分则类似前磨牙的一部分。该牙齿是牙弓中从前牙向后牙变化的过渡牙。

　　上颌尖牙的唇舌径较厚，切端在唇舌向上比上颌中切牙或侧切牙的厚，以对抗咬合时作用在牙齿上的力。

　　上颌尖牙牙冠的唇舌径比上颌中切牙的唇舌径约大1 mm（表8-1），近远中径约小1 mm。

　　上颌尖牙的舌隆突比上颌中切牙的舌隆突发育得好。

　　除下颌尖牙外，上颌尖牙的牙根通常是所有牙根中最长的，下颌尖牙的牙根有时与上颌尖牙的牙根一样长。上颌尖牙牙根的唇舌径较厚，近中面和远中面有长形凹陷，这些都有助于维持上颌尖牙在上颌骨中的稳定。图8-12展示了一些不常见的上颌尖牙变异类型。

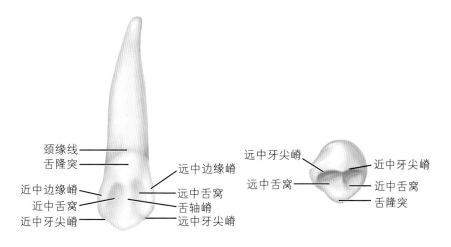

图8-1　右侧上颌尖牙的舌面和切端

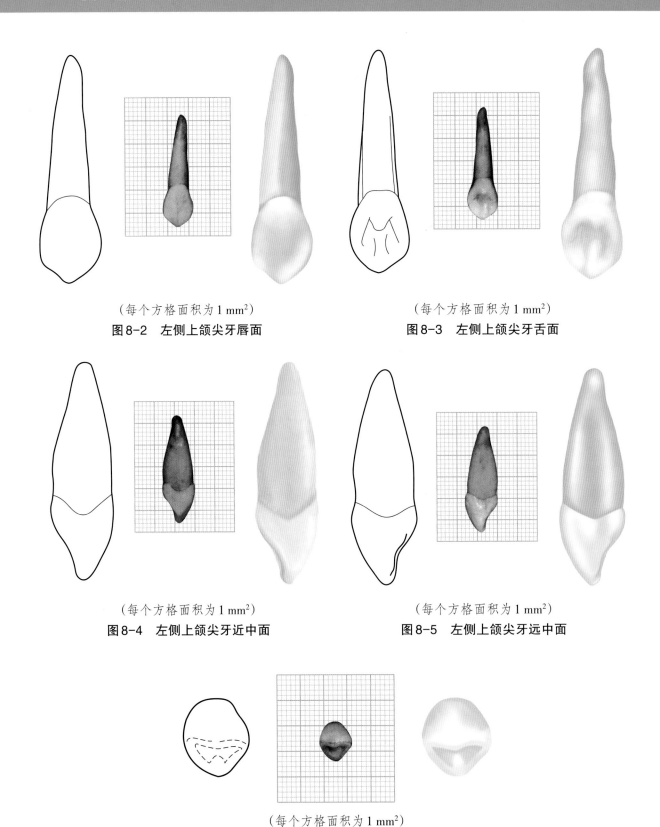

（每个方格面积为 1 mm²）

图8-2　左侧上颌尖牙唇面

（每个方格面积为 1 mm²）

图8-3　左侧上颌尖牙舌面

（每个方格面积为 1 mm²）

图8-4　左侧上颌尖牙近中面

（每个方格面积为 1 mm²）

图8-5　左侧上颌尖牙远中面

（每个方格面积为 1 mm²）

图8-6　左侧上颌尖牙切端

一、唇面

唇面观，上颌尖牙牙冠和牙根的近远中径比上颌中切牙的牙冠和牙根的近远中径窄，在大多数人中相差约 1 mm。颈缘线在唇面呈弧形，凸向根部（图8-2和图8-7至图8-9）。

上颌尖牙牙冠的近中缘从颈部呈弧形凸向近中接触区的中心；唇面观，牙冠在接触区上方略微

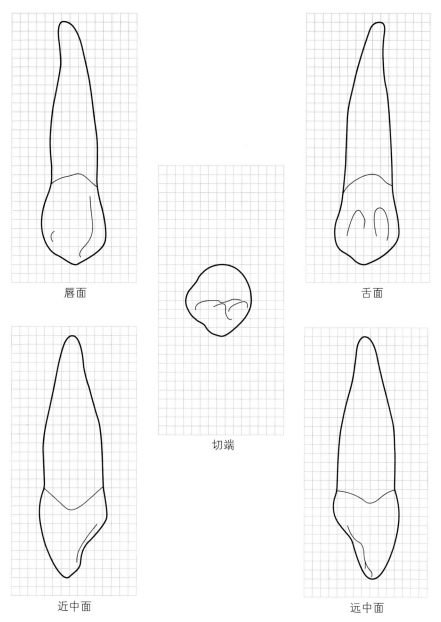

唇面

舌面

切端

近中面

远中面

（每个方格面积为1 mm²）

图8-7 右侧上颌尖牙5个面的轮廓

凹陷。近中接触区的中心大约位于牙冠的切1/3与中1/3交界处。

上颌尖牙牙冠的远中缘通常在颈缘线和远中接触区之间呈凹弧形。上颌尖牙的远中接触区通常位于牙冠的中1/3处，应注意上颌尖牙近、远中接触区在不同的水平位置（图5-7B和C）。

除非牙冠磨耗不均匀，否则尖牙牙尖与牙根中心在同一条线上。牙尖有一个近中斜缘和一个远中斜缘，近中斜缘较短。在磨耗发生之前，上颌尖牙的近中斜缘和远中斜缘都略有凹陷（图8-9中样本5和样本6），这些凹陷是发育的痕迹。

除了用于分开三个唇面生长叶的近中斜缘和远中斜缘的浅凹陷，上颌尖牙牙冠的唇面光滑，没有明显的发育线。唇侧正中的生长叶比其他生长叶大，最终在牙冠唇面中央形成一个切颈向的轴嵴，该嵴是牙冠中部一条从牙尖顶伸至颈缘线的曲线，向近中倾斜。除釉质发育线不明显外，唇轴嵴近中的所有区域都呈凸面。尽管靠近唇轴嵴的所有区域都向外凸起，但在唇轴嵴的远中（见下文切端的描述），牙冠的颈1/3处有凹陷的趋势（图8-11中样本7～9）。

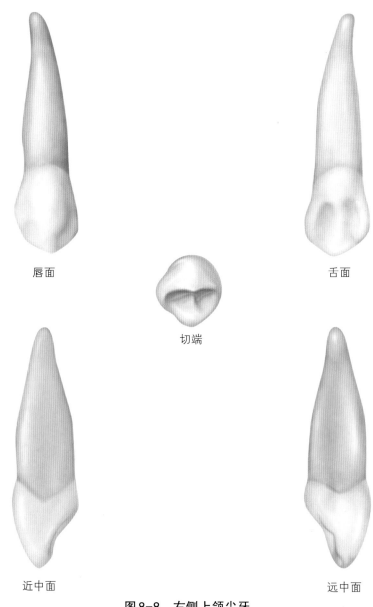

图 8-8　右侧上颌尖牙

表 8-1　上颌尖牙

开始钙化	4~6 个月
牙釉质发育完成	6~7 岁
萌出	11~12 岁
牙根发育完成	13~15 岁

测量表								
推荐雕刻尺寸	牙冠的切颈径（冠长）	牙根的长度（根长）	牙冠的近远中径（冠宽）	牙冠颈部的近远中径（颈宽）	牙冠的唇舌径（冠厚）	牙冠颈部的唇舌径（颈厚）	近中颈缘线的曲度	远中颈缘线的曲度
mm	10.0	17.0	7.5	5.5	8.0	7.0	2.5	1.5

　　唇面观，上颌尖牙的牙根比牙冠长；牙根呈圆锥形，根尖圆钝，根尖 1/3 弯曲明显，弯向近中或远中，多数弯向远中（图 8-9 中样本 1 和样本 6）。牙根的唇面是光滑的凸面。

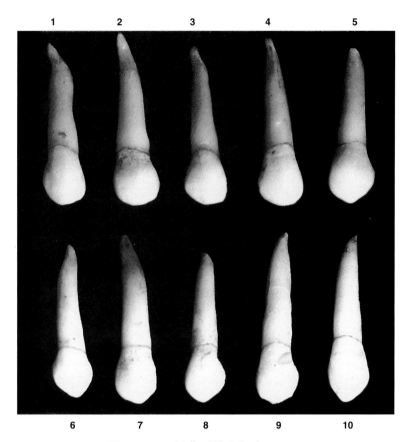

图8-9 10例典型的上颌尖牙唇面

请访问 http://pincode.yiaiwang.com，查看动画3和4

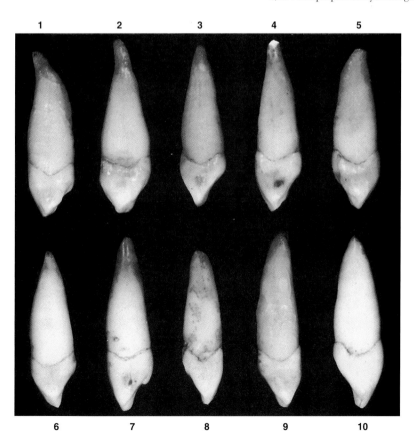

图8-10 10例典型的上颌尖牙近中面

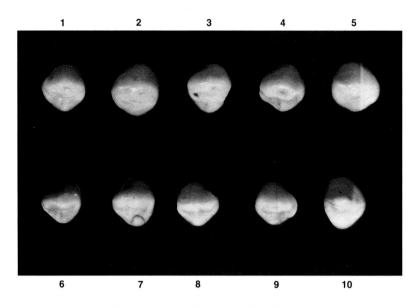

图8-11　10例典型的上颌尖牙切端

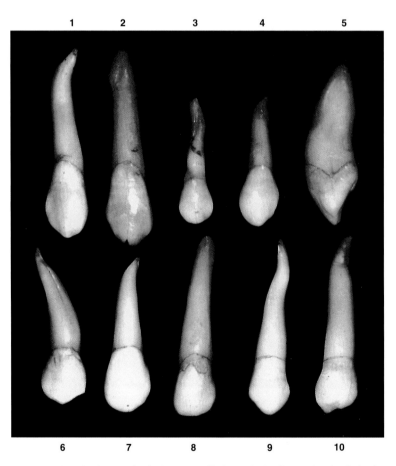

　　1.冠很长,根尖1/3弯曲明显;2.整个牙齿异常长,根尖过度膨大;3.冠极短,根小且畸形;4.牙冠的近远中径在接触区最大,相比之下,颈缘处的宽度较窄,根相对于冠长较短;5.冠唇舌径过大,根的曲度异常;6.牙齿畸形;7.冠大,根短;8.根过度发达,根尖粗;9.根曲度异常,根过长;10.冠形态不良,根极长。

图8-12　10例变异的上颌尖牙

二、舌面

上颌尖牙牙冠和牙根的舌面都比唇面窄。舌侧颈缘线和唇侧颈缘线的曲度略有不同，舌侧颈缘线的曲度更小，其中有一小段可能平直（图8-3、图8-7和图8-8）。

上颌尖牙舌隆突很大，在某些情况下舌隆突很尖，像一个小牙尖（图8-10中样本7）。这种类型的尖牙，在舌隆突以下的牙冠舌面和发育明显的边缘嵴之间有明显的嵴状结构。虽然在这些嵴之间有凹陷，但很少出现深的发育沟。

偶尔可以看到一条发育良好的舌轴嵴从牙尖延伸到舌隆突附近，在舌轴嵴和边缘嵴之间有明显的浅凹陷，分别称为**近中舌窝和远中舌窝（mesial and distal lingual fossae）**（图8-1和图8-8）。

有些情况下，上颌尖牙牙冠的舌面很光滑，几乎看不到舌窝或嵴状结构，但通常能看到舌面中央的浅凹以及较厚的边缘嵴和明显的舌隆突。光滑的舌隆突、边缘嵴和牙尖嵴通常汇合在一起，发育沟不明显。

上颌尖牙牙根的舌面也比唇面窄，从舌侧可以看到牙根的大部分近中面和远中面。大多数牙根的近中面、远中面存在长形凹陷，贯穿牙根的大部分。上颌尖牙牙根的舌侧比较窄，但从颈缘到根尖光滑且凸起（图8-3）。

三、近中面

上颌尖牙近中面的外形轮廓与其作为前牙的功能相关，上颌尖牙的体积和唇舌径通常比其他前牙的体积和唇舌径大（图8-4、图8-7、图8-8和图8-10）。

上颌尖牙牙冠的近中面为楔形，颈1/3最宽，楔形的顶点位于牙尖。

上颌尖牙颈缘线以下的牙冠唇面和舌面的曲度在一定程度上与上颌中切牙和侧切牙的曲度相似。由于尖牙唇侧正中生长叶和舌侧生长叶更发达，该曲线的顶点更偏牙尖方向（图8-10中样本5和样本10）。许多上颌尖牙牙冠唇面的颈1/3处较平坦，近中面观呈一条直线，这种形态与磨耗是否有关值得思考（图8-10中样本1和样本2）。

在牙冠颈1/3处以下，唇面的外形轮廓呈一条从颈1/3伸向牙尖的微凸起的曲线，该曲线通常在接近牙尖处变直。

近中面观，与上颌中切牙相比，上颌尖牙从颈缘线到牙尖的整个唇面轮廓凸度更大。

近中面观，牙冠舌侧的外形轮廓可以描述为在舌隆突处凸起的曲线，在牙冠中1/3处曲线变直，在切1/3处再次变凸（图8-10中样本10）。

近中面观，在釉牙骨质界处，颈缘线平均向牙尖弯曲约2.5 mm。牙根的外形轮廓是圆锥形，根尖逐渐变细或变钝。牙根的根尖1/3可能向唇侧弯曲。牙根的唇侧轮廓线几乎是垂直的，舌侧轮廓线大多出现弯曲（图8-10中样本4和样本9）。

上颌尖牙牙尖相对于牙根长轴的位置不同于上颌中切牙和侧切牙。上颌尖牙牙尖的平分线在牙根平分线的唇侧。上颌中切牙和上颌侧切牙牙根的平分线也平分切嵴。图8-4和图8-5中的样本没有表现出这种差异，但图8-10中的大多数样本都显示出了这一点。

上颌尖牙牙冠的近中面除了接触区上方的一小块区域外，其余都为凸面，接触区和颈缘线之间是平坦的凹面。

上颌尖牙牙根的近中面较宽，有时可见浅的长形凹陷，这种粗壮的牙根上的长形凹陷，有助于牙齿在牙槽骨中的稳定，可以防止旋转和移位。

四、远中面

上颌尖牙的远中面与近中面的形态类似，主要区别是：颈缘线向牙尖嵴的弯曲度较小；边缘嵴较明显，轮廓线更不规则；接触区上方的凹陷明显；牙根远中面的长形凹陷更明显（图8-5、图8-7和图8-8）。

五、切端

切面观，可以清楚地看到上颌尖牙近远中径和唇舌径的比例大小（图8-6至图8-8和图8-11），一般情况下，上颌尖牙的唇舌径大于近远中径，甚至唇舌径远大于近远中径（图8-11中样本10），有时二者大致相等（图8-11中样本8）。

切面观，如果牙齿摆放合适，使根的长轴正好与视线平齐，则牙尖的尖端在牙冠唇舌向中心的唇侧，在牙冠近远中向中心的近中侧。

如果将牙齿从牙尖的中心处唇舌向分开，可以观察到牙根被均匀地一分为二，近中部分牙冠的近远中径比远中部分牙冠的近远中径小（请注意图8-11样本9中牙釉质断裂线所显示的比例）。但是，近中牙冠唇舌向体积较大。上颌尖牙牙冠给人的印象是整个远中牙冠被拉伸，以便与第一前磨牙接触。

切面观，唇侧正中的生长叶在唇面隆起非常明显，在牙冠颈1/3处达到最大的凸度，在中1/3处和切1/3处变得更宽、更平。

舌隆突构成了牙冠舌侧的颈1/3。切面观，舌隆突的轮廓线是一条比唇侧轮廓线更短的弧线，这种特征与牙根唇面和舌面的相对近远中宽度相对应。

沿近远中方向平分牙尖和牙尖嵴可以画出一条直线，该直线同时还平分近远中邻接区域。这一事实强调了上颌尖牙和侧切牙之间的密切关系，因为它们在这一特征上彼此相似（比较图8-11中样本7和图6-18中样本1）。如第6章所述，上颌侧切牙有两种：一种从切面观像尖牙；另一种像中切牙。后者占多数。通常与尖牙相似的侧切牙唇舌径相对较宽，而与中切牙相似的侧切牙唇舌径较窄。

第二节　下颌尖牙

图8-13至图8-24描述了下颌尖牙的各面。由于上颌尖牙和下颌尖牙的形态非常相似，所以在描述下颌尖牙时，我们直接将其与上颌尖牙进行比较。

下颌尖牙牙冠的近远中径比上颌尖牙的近远中径小，也可能与上颌尖牙的近远中径一样，甚至某些情况下比上颌尖牙的近远中径宽0.5～1 mm（表8-2）。下颌尖牙的牙根通常比上颌尖牙的牙根稍短，也可能一样长。下颌尖牙牙冠和牙根的唇舌径通常要比上颌尖牙牙冠和牙根的唇舌径小约1 mm。

下颌尖牙牙冠舌面较光滑，舌隆突及边缘嵴的体积较小。下颌尖牙牙冠的舌面与下颌侧切牙的舌面相似。

下颌尖牙牙尖的发育不如上颌尖牙，牙尖嵴在唇舌向较薄。近中面观或远中面观，牙尖与牙根的中心通常在一条线上，但有时牙尖位于这条线的舌侧，同下颌切牙。

下颌尖牙形态的一种变异是分叉根。这种变异并不少见（图8-24中样本1、样本2、样本5和样本6以及图8-25）。

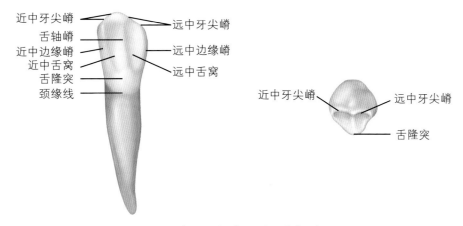

图8-13 右侧下颌尖牙舌面和切端

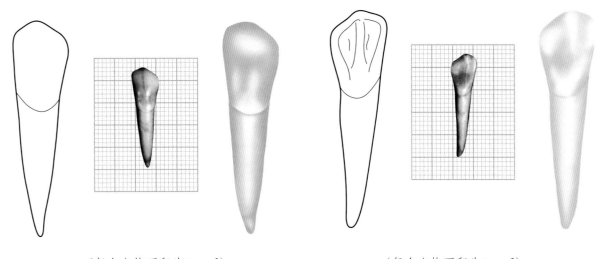

（每个方格面积为1 mm²）

图8-14 左侧下颌尖牙唇面

（每个方格面积为1 mm²）

图8-15 左侧下颌尖牙舌面

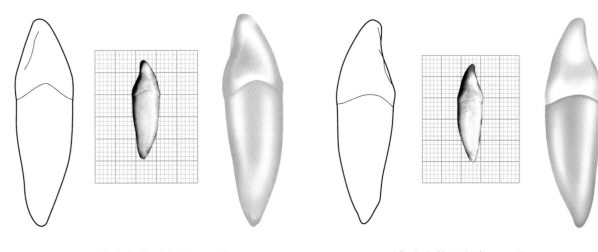

（每个方格面积为1 mm²）

图8-16 左侧下颌尖牙近中面

（每个方格面积为1 mm²）

图8-17 左侧下颌尖牙远中面

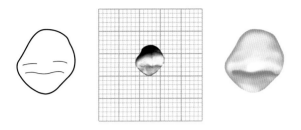

（每个方格面积为 1 mm²）

图8-18　左侧下颌尖牙切端

一、唇面

唇面观，下颌尖牙的近远中径比上颌尖牙的近远中径小约 1 mm，比任何一个下颌切牙的近远中径都宽，例如，比下颌侧切牙宽约 1 mm（图8-14和图8-19至图8-21）。

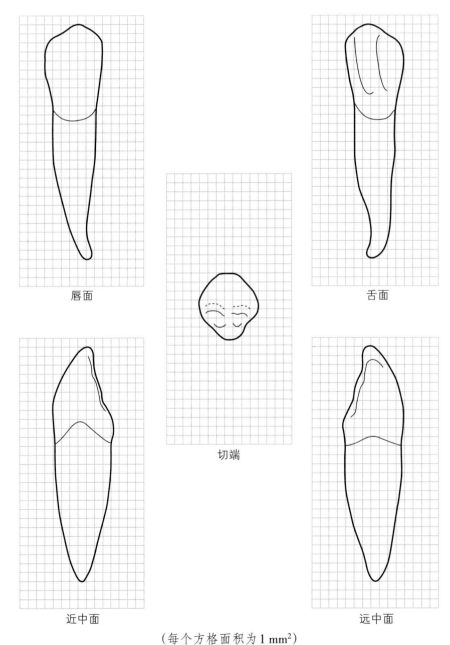

（每个方格面积为 1 mm²）

图8-19　右侧下颌尖牙5个面的轮廓

唇面观，上、下颌尖牙的主要区别：

（1）下颌尖牙的牙冠显得更长，它们有时确实很长，但牙冠近远中径更小和邻接区域位置更高会使牙冠显得更长。

（2）下颌尖牙牙冠的近中缘与牙根的近中缘几乎呈一条直线，近中接触区靠近近中切角。

（3）当牙尖嵴未磨耗时，牙尖尖端与牙根中心在一条线上。近中牙尖嵴较短。

（4）下颌尖牙的远中接触区比上颌尖牙更靠近切端，但未达到近中接触区的高度。

（5）唇面颈缘线的顶端呈半圆形弯曲。

（6）大多下颌尖牙的牙根根尖向远中弯曲，上颌尖牙的牙冠与牙根更可能在一条线上。

（7）下颌尖牙的牙根平均比上颌尖牙的牙根短1 mm或2 mm，其根尖更尖锐。根弯曲很少见，当出现根端弯曲时，通常是向近中弯曲（图8-21中样本1～4）。

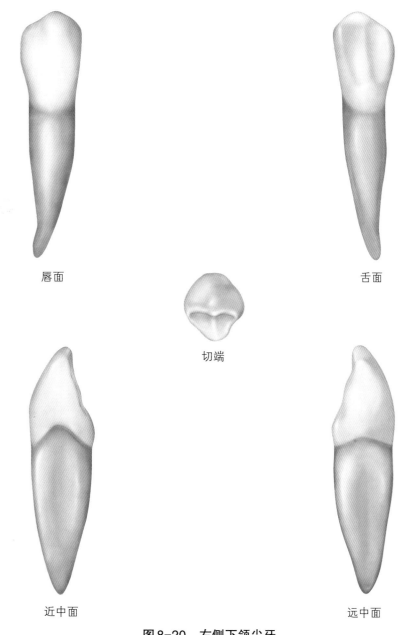

唇面　　　　　　　　　　　　　　　　　　　舌面

切端

近中面　　　　　　　　　　　　　　　　　　远中面

图8-20　右侧下颌尖牙

二、舌面

与上颌尖牙相比，下颌尖牙牙冠的舌面较平，类似下颌切牙的舌面（图8-13、图8-15、图8-19和图8-20）；舌隆突光滑，体积小；边缘嵴和舌轴嵴不明显；除了靠近牙尖处的舌轴嵴较突出，整个舌面光滑整齐。

下颌尖牙牙根的舌面比上颌尖牙牙根的舌面窄，下颌尖牙牙根舌面的宽度约为其唇侧宽度的一半左右。

三、近中面

近中面观，下颌尖牙牙冠唇侧的弯曲度较小，颈缘线正上方几乎无曲度。颈部的曲度通常小于0.5 mm。牙冠的舌侧轮廓线与上颌尖牙的舌侧轮廓线弯曲方向相同，但弯曲度不同（图8-16、图8-19、图8-20和图8-22）。

舌隆突不明显，牙冠的切缘部分在唇舌向上较薄，这使得牙尖看起来更尖细，牙尖嵴更细长。牙尖尖端更靠近牙根中心线，在某些情况下牙尖舌侧的位置与下颌切牙切嵴的位置相当。

与上颌尖牙的颈缘线相比，下颌尖牙的颈缘线向切端的弯曲度更大。

近中面观，上、下颌尖牙的根部非常相似，但下颌尖牙的根尖更细。下颌尖牙牙根近中面的长形凹陷更深、更明显。

四、远中面

上、下颌尖牙的远中面形态基本相同（图8-17、图8-19和图8-20）。

五、切端

切面观，上、下颌尖牙的牙冠外形相似（图8-13、图8-18至图8-20和图8-23），主要区别点如下：

（1）下颌尖牙的近远中径小于唇舌径，但下颌尖牙近中面的轮廓线弯曲度更小；

（2）下颌尖牙的牙尖顶和近中牙尖嵴更偏向舌侧，远中牙尖嵴和接触区也明显偏向舌侧。值得注意的是，上颌尖牙的牙尖嵴与接触区的近远中向延伸线更接近于一条直线。

表8-2 下颌尖牙

开始钙化	4～5个月
牙釉质发育完成	6～7岁
萌出	9～10岁
牙根发育完成	12～14岁

测量表							
推荐雕刻尺寸	牙冠的切颈径（冠长）	牙根的长度（根长）	牙冠的近远中径（冠宽）	牙冠颈部的近远中径（颈宽）	牙冠的唇舌径（冠厚）	牙冠颈部的唇舌径（颈厚）	近中颈缘线的曲度	远中颈缘线的曲度
mm	11.0	16.0	7.0	5.5	7.5	7.0	2.5	1.0

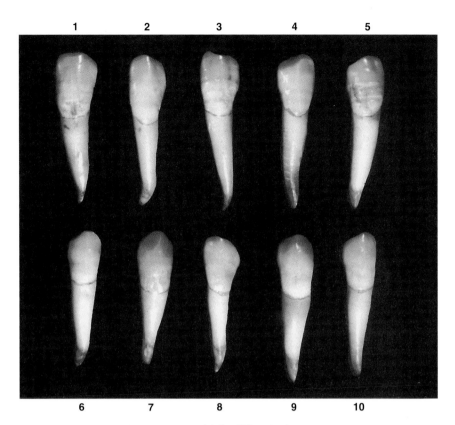

图8-21　10例典型的下颌尖牙唇面

请访问 http://pincode.yiaiwang.com，查看动画3和4

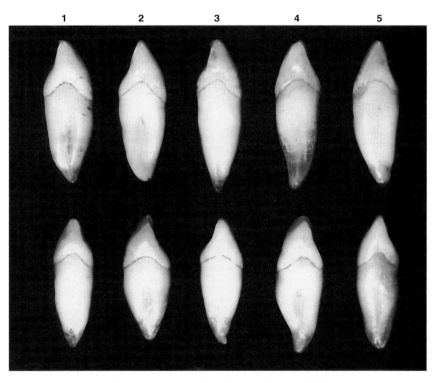

图8-22　10例典型的下颌尖牙近中面

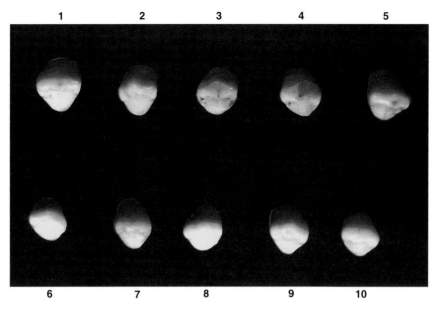

图8-23　10例典型的下颌尖牙切端

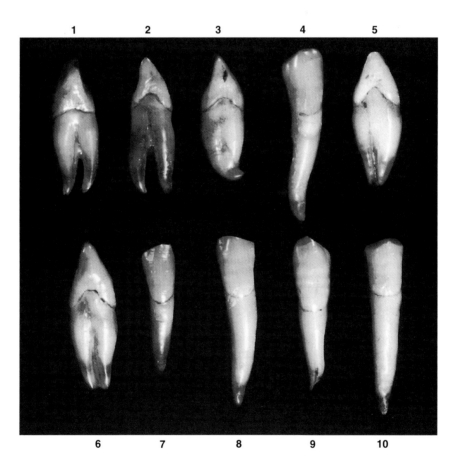

　　1.牙冠结构良好,双根,一个唇侧根和一个舌侧根;2.与标本1相同,根较长;3.牙冠结构良好,根部结构不良;4.根长大于平均值,弯曲度较大;5.深发育沟,平分牙根;6.与标本5相同;7.牙冠形态似下颌侧切牙,根短;8.根特别长,从颈1/3处开始向近中弯曲;9.牙冠长,轮廓不规则,根短,根尖结构不良;10.牙冠的近中缘、远中缘直,颈部宽,根较长。

图8-24　10例变异的下颌尖牙

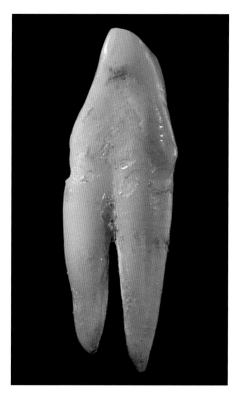

图8-25　左侧下颌尖牙的近中面可看到明显的根分叉

【预测试问题答案】

1	2	3	4	5
B	C	C	B	B

【参考文献】

1.Kraus B S: Dental anatomy and occlusion, Baltimore, 1969, Williams & Wilkins.

2.Ash M M, Ramfjord S P: Occlusion, ed 4, Philadelphia, 1995, Saunders.

第 *9* 章
上颌前磨牙

【学习目的】

1. 正确理解并读出文中黑体部分的中英文术语；

2. 正确标记上颌第一前磨牙和上颌第二前磨牙的解剖标志；

3. 理解上颌第一前磨牙和上颌第二前磨牙的网格示意图，并能够正确绘制每颗牙齿各面的外形轮廓（注意：准确掌握牙齿形态是一项基本功，可以通过牙齿绘画、蜡牙雕刻或者石膏牙雕刻进行练习）；

4. 了解各种类型牙齿常见的解剖学变异；

5. 列出上颌第一前磨牙和上颌第二前磨牙之间的异同。

【预测试问题】

1. 上颌第一前磨牙的描述：（1）颊尖的近中斜缘比远中斜缘更直且更短；（2）颊尖偏近中将牙冠的颊面一分为二。

    A.（1）和（2）均正确　　　　　　　　B.（1）正确，（2）错误

    C.（1）错误，（2）正确　　　　　　　　D.（1）和（2）均错误

2. 如果上颌前磨牙有两个牙根，下列哪项是正确的？

    A.一个颊根，一个舌根　　　　　　　　B.一个近中根，一个远中根

    C.通常是融合根　　　　　　　　　　　D.不会出现两个牙根

3. 上颌第一前磨牙的解剖标志中，哪个牙面存在发育凹陷？

    A.颊面　　　　　　B.舌面　　　　　　C.近中面　　　　　　D.远中面

4. 上颌第二前磨牙的牙根有多长？

    A.14 mm　　　　　B.15 mm　　　　　C.16 mm　　　　　D.17 mm

5. 上颌第二前磨牙从几岁开始萌出？

    A.7～8岁　　　　　B.8～9岁　　　　　C.9～10岁　　　　　D.10～12岁

上颌前磨牙位于上颌尖牙的后方、上颌磨牙的前方，左、右各2颗，共4颗。

前磨牙因其在恒牙列中位于磨牙的前方而得名。在动物学上，前磨牙是乳磨牙的继替恒牙。以前，常常将前磨牙称为"**双尖牙（bicuspid）**"，寓意有两个牙尖，由于人类的下颌前磨牙可能会有1～3个牙尖的变化，而且在食肉动物中前磨牙的形态差异较大，因此，**前磨牙（premolar）**这一术语更符合对该牙的描述。

上颌前磨牙与前牙相同，均由4个生长叶发育而来。不同的是前牙的舌叶形成切牙和尖牙的舌隆突，而前磨牙的舌叶则形成舌尖。前磨牙的中颊叶，与尖牙的中唇叶相对应，发育良好，从颊面观与尖牙相似。上颌第一前磨牙的颊尖长而锐利，具有协助尖牙撕裂食物的功能，下颌第一前磨牙也以同样的方式辅助着尖牙。

第二前磨牙的牙尖不如第一前磨牙的牙尖锋利。但在咬合时，牙尖与对颌牙接触，使得它们能高效地行使研磨功能，该功能与磨牙相似，但前磨牙的研磨效率比磨牙低。

上颌前磨牙与上颌尖牙相比，牙冠和牙根都短；而上颌前磨牙与上颌磨牙相比，牙根的长度相似，牙冠稍长。

由于前磨牙的牙尖是颊舌向发育的，边缘嵴较接近水平，因此边缘嵴被认为是𬌗面的一部分，而不像切牙和尖牙的边缘嵴被视为舌面的一部分。

前磨牙有两个牙根：一个颊根；一个舌根。

第一节　上颌第一前磨牙

图9-1到图9-16展示了上颌第一前磨牙的各面。上颌第一前磨牙有两个牙尖：一个颊尖和一个舌尖。两个牙尖都有清晰的轮廓。颊尖通常比舌尖长约1 mm，牙冠约呈立方形，颊面线角突出。

上颌第一前磨牙牙冠比上颌尖牙牙冠短1.5～2 mm（表9-1）。颊面观，上颌第一前磨牙颊侧形同尖牙，但近、远中接触区在同一水平且牙根较短。如果颊尖形态没有因磨耗而改变，则颊尖的近中斜缘长于远中斜缘，而上颌尖牙则正好相反。通常，上颌第一前磨牙的近远中径窄于尖牙的近远中径。

多数上颌第一前磨牙有两个牙根（图9-10）及两个根管，当只有一个牙根时，也常见双根管。

上颌第一前磨牙具有所有后牙共有的一些特征。简而言之，后牙与前牙相比有如下特征：

1.颊舌径大于近远中径；

2.接触面更宽；

3.近远中接触面更接近同一水平；

4.近远中颈曲度更小；

5.𬌗颈径小于前牙。

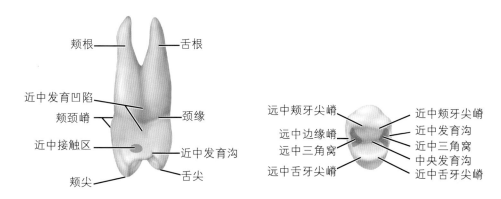

图9-1　右侧上颌第一前磨牙的近中面和𬌗面

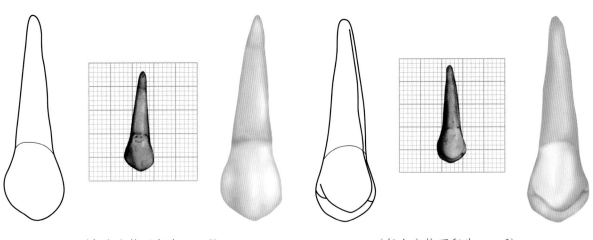

（每个方格面积为 1 mm²）　　　　　　　（每个方格面积为 1 mm²）

图 9-2　左侧上颌第一前磨牙颊面　　　　图 9-3　左侧上颌第一前磨牙舌面

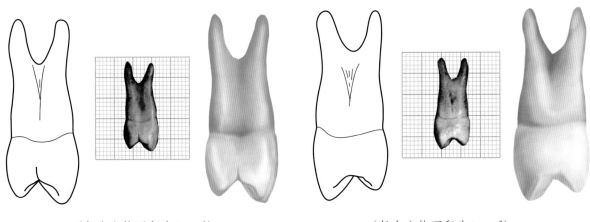

（每个方格面积为 1 mm²）　　　　　　　（每个方格面积为 1 mm²）

图 9-4　左侧上颌第一前磨牙近中面　　　图 9-5　左侧上颌第一前磨牙远中面

一、颊面

颊面观，上颌第一前磨牙牙冠大致呈梯形（图 4-16C）。牙冠颈部凸度较小。颊侧颈缘线最凸点靠近牙根的颊侧中心（图 9-2、图 9-7 到图 9-9）。

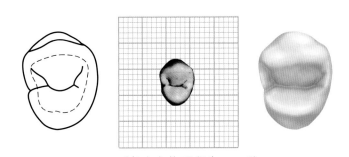

（每个方格面积为 1 mm²）

图 9-6　左侧上颌第一前磨牙殆面

上颌第一前磨牙牙冠近中缘颈部稍凹、近中接触区稍宽，其外形高点大致位于颊尖到颈缘连线的中点处。

上颌第一前磨牙颊尖的近中斜缘长而直、远中斜缘短且弯，因而颊尖顶偏远中。颊尖的近中斜缘有时也会有凹陷，在某个点出现小缺口（图9-9中的样本7、样本9和样本10）。

上颌第一前磨牙牙冠颈缘以下的远中外形比近中直，有时也可有弧度。远中接触区比近中接触区更突。虽然当牙体长轴垂直时，上颌第一前磨牙的远中接触区的外形高点更接近殆方，但与前牙相比，上颌第一前磨牙的近中接触区、远中接触区更趋近于同一水平。

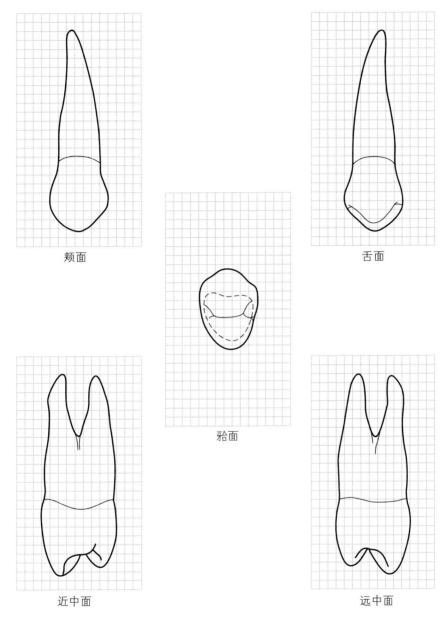

颊面

舌面

殆面

近中面

远中面

（每个方格面积为 1 mm²）

图9-7　右侧上颌第一前磨牙5个面的轮廓

上颌第一前磨牙牙冠的颈宽比冠宽小约2 mm。

上颌第一前磨牙的颊尖长而尖，与尖牙相似，近中接触区、远中接触区趋于同一水平。

上颌第一前磨牙牙冠的颊面稍突，意味着中颊叶发育旺盛，颊尖顶端伸向牙颈的纵行隆起称为**颊轴嵴**（buccal ridge）。

在上颌第一前磨牙颊轴嵴的近远中方向靠近殆方中三分之一处，通常会看到明显的发育沟，这是中颊叶与近远中颊侧生长叶之间的分界线。尽管上颌第一前磨牙近远中颊侧生长叶的发育程度较中颊叶差，但它们仍然明显突出，并在牙冠上突显了近颊和远颊线角。

虽然上颌第一前磨牙和上颌尖牙牙根的颊部轮廓相似，但其根长比上颌尖牙牙根短3~4 mm。

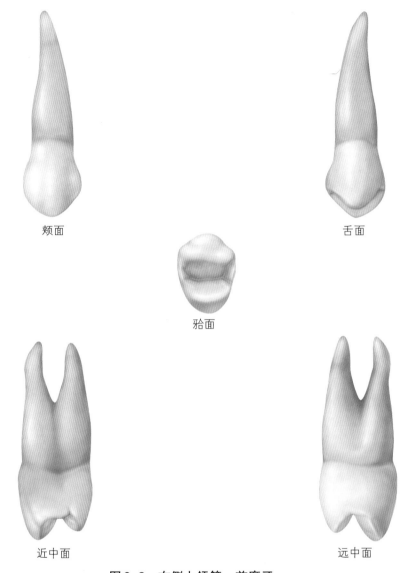

颊面　　　　　　　　　　　　　　　舌面

殆面

近中面　　　　　　　　　　　　　　远中面

图9-8　右侧上颌第一前磨牙

二、舌面

舌面观，上颌第一前磨牙舌面的外形与颊面外形相反（图9-3、图9-7和图9-8）。

上颌第一前磨牙舌面的近远中径明显短于颊面的近远中径，舌尖较颊尖窄小。舌面为光滑弧面，舌尖的近中斜缘与远中斜缘交角接近90°。

上颌第一前磨牙牙冠舌面呈球状突起，从舌尖顶端至颈部的釉质隆起称为**舌轴嵴**（lingual ridge）。

上颌第一前磨牙牙冠舌侧的近远中边缘嵴稍突，与舌尖的近中斜面、远中斜面相连续，并在颈缘处与舌根的近远中面相交时变直。

上颌第一前磨牙舌面外形高点偏向根方，舌侧的颈缘线规则，向根部略有弯曲。由于牙冠的舌面比颊面窄，从舌面不同角度观察，可以看到部分牙冠和牙根的近中面、远中面。

因为舌尖短于颊尖，所以从舌面可以看到两个牙尖及各自的近远中斜面。

舌根的舌面光滑连续，双根上颌第一前磨牙的舌根根尖往往比颊根根尖圆钝。

三、近中面

上颌第一前磨牙牙冠的近中面略似梯形（图9-1、图9-4、图9-7、图9-8和图9-10）。在不规则的四边形当中，靠近颈缘的边缘最长，靠近殆方的边缘最短（图4-16E）。

与所有上颌后牙相同，上颌第一前磨牙牙尖完全在根干的范围内（根干见图11-3和图11-8）。也就是说，所有的上颌后牙颊舌尖间的距离小于牙根颈部的颊舌径。

大多数的上颌第一前磨牙有两个牙根：一个颊根和一个舌根。

近中面颈缘的轮廓可以是规则的（图9-10中样本1），也可以是不规则的（图9-10中样本4）。一般来说，第一前磨牙的近中颈曲度小于前牙的近中颈曲度（平均约1 mm），但与后牙的近中颈曲度相似。

近中面观，牙冠的颊部轮廓在颈缘以下向外弯曲。外形高点通常位于颈1/3和中1/3交界处，也可能位于颈1/3以内（图9-10中样本1和样本10）。当有两个牙根时，颊尖正对于牙根中心的位置。

近中面观，牙冠的舌侧轮廓是一条平滑的弧线，从颈缘线开始，到舌尖结束。这个弧度的顶点通常位于牙冠的中1/3处。也可能位于牙冠的颈1/3处（图9-10中样本2和样本9）。

多数情况下，舌尖与舌根在一条直线上。近中面观，上颌第一前磨牙的牙尖长而尖，舌尖比颊尖短约1 mm（图9-10中的样本1、样本4、样本10），近中边缘嵴大约在殆1/3与中1/3的交界处。

在牙冠的近中面，上颌第一前磨牙的典型特征表现为近中面颈部的凹陷，并且有**近中沟**（mesial developmental depression）（图9-1）从殆面跨过近中边缘嵴至近中面的殆1/3处。近中沟有时会延伸至颈缘处，与根部的发育凹陷相接，终止于根分叉。在单根的上颌第一前磨牙中，近中面凹陷可能没有那么深，但通常也存在，而上颌第二前磨牙没有此特征（图9-11中样本A和B）。

上颌第一前磨牙的另一个典型特征是近中面沟连接殆面的中央沟在近中边缘嵴的釉质表面有一条清晰的发育沟，即这条沟连接殆面的中央沟和近中面的近中面沟（图9-10中样本10）。

上颌第一前磨牙颊根的外形轮廓在颈缘以上较直，并向舌侧倾斜。颊根在根分叉上方颊向倾斜，其外形线可相对较直或从中1/3处向颊侧或舌侧弯曲。

舌根的舌侧轮廓在颈缘上方相对较直，从颈部至根尖不会有太大的弯曲度。舌根也可向颊侧或舌侧倾斜（图9-10中样本1、样本2和样本9）。

上颌第一前磨牙的根干较长，约占根长的一半。上颌第一前磨牙如果有两个牙根，根分叉起始的近中端较远中端更近殆面。

除了根干部有深的发育沟之外，其牙根的近中面从颊侧至舌侧平滑圆突。如果上颌第一前磨牙只有一个牙根，根面也会有明显的纵沟凹陷，这时牙根的根尖部就比较圆钝（图9-10中样本4和样本5）。

四、远中面

远中面观（图9-5、图9-7和图9-8），上颌第一前磨牙牙冠和牙根的解剖结构与近中面的解剖结构相似但有以下不同：

1.除远中面接触区的颈部和远中面中心的颊部有一个小的、扁平的弧形外，牙冠远中面所有点都是凸的；

2.远中面颈曲度小于近中面颈曲度，通常呈一条从颊侧至舌侧的直线；

3. 横跨牙冠远中边缘嵴的发育沟较浅；

4. 在远中面，根干在颈缘处较扁平，没有明显的发育沟迹象；

5. 与近中面相同，牙根在根尖1/3处分叉且没有发育沟。

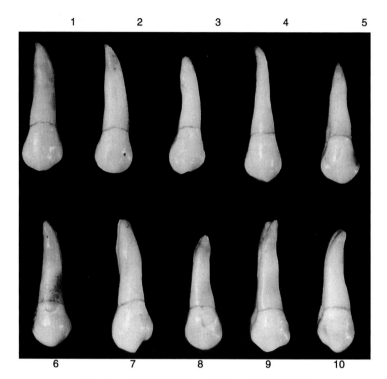

图9-9　10例典型的上颌第一前磨牙颊面

请访问 http://pincode.yiaiwang.com，查看动画3和4

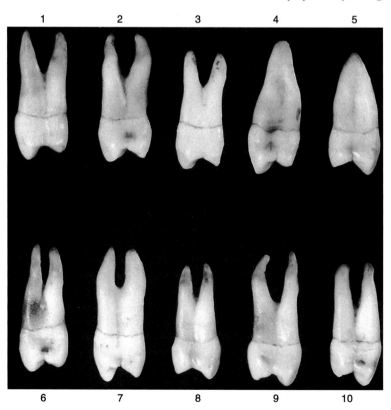

图9-10　10例典型的上颌第一前磨牙近中面

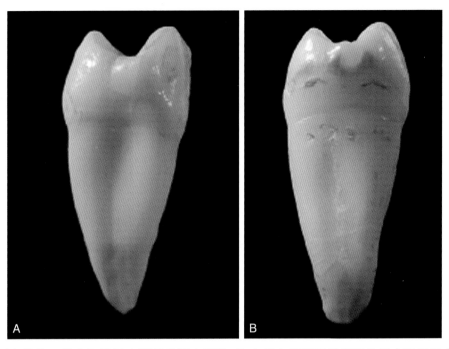

A.右侧上颌第一前磨牙的近中面可见近中面沟；B.右侧上颌第二前磨牙的近中面无近中面沟

图9-11　右侧上颌第一前磨牙与第二前磨牙的近中面

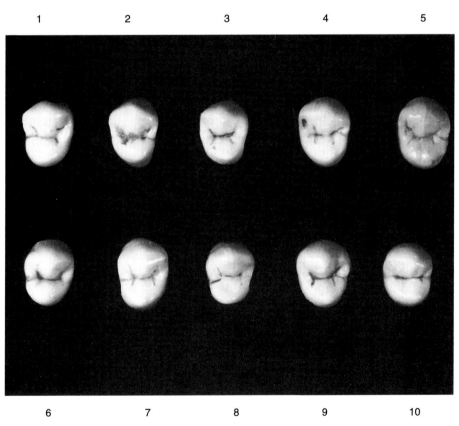

图9-12　10例典型的上颌第一前磨牙拾面

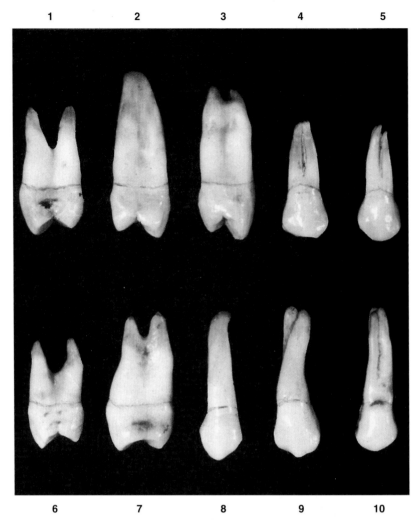

1.殆面窄且短；2.牙根较长；3.殆面狭窄，近中根面沟较浅；4.牙根较短且
两个颊根融合；5.牙根较短且两颊根分叉；6.牙根较短且颊舌根间隔较大；
7.颊舌径较大；8.牙根较长，接触区靠近殆方；9.颊根较弯；10.三根融合。

图9-13　10例变异的上颌第一前磨牙

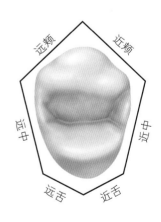

图9-14　上颌第一前磨牙殆面类似于一个六边形

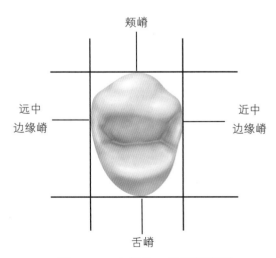

图9-15　上颌第一前磨牙殆面

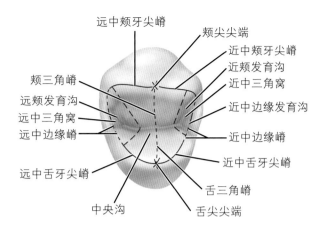

远中颊牙尖嵴
颊尖尖端
近中颊牙尖嵴
近颊发育沟
颊三角嵴
近中三角窝
远颊发育沟
近中边缘发育沟
远中三角窝
近中边缘嵴
远中边缘嵴
近中舌牙尖嵴
远中舌牙尖嵴
舌三角嵴
中央沟
舌尖尖端

图9-16 上颌第一前磨牙𬌗面

表9-1 上颌第一前磨牙

开始钙化	18～21个月
牙釉质发育完成	5～6岁
萌出	10～11岁
牙根发育完成	12～13岁

				测量表				
推荐雕刻尺寸	牙冠的𬌗颈径(冠长)	牙根的长度(根长)	牙冠的近远中径(冠宽)	牙冠颈部的近远中径(颈宽)	牙冠的颊舌径(冠厚)	牙冠颈部的颊舌径(颈厚)	近中颈缘线的曲度	远中颈缘线的曲度
mm	8.5	14.0	7.0	5.0	9.0	8.0	1.0	0.0

五、𬌗面

上颌第一前磨牙的𬌗面大致呈不规则的六边形（图9-7、图9-8、图9-12和图9-14）。这六个边为：颊尖的近中牙尖嵴、远中牙尖嵴；舌尖的近中牙尖嵴、远中牙尖嵴；近中边缘嵴、远中边缘嵴。颊尖的近中牙尖嵴、远中牙尖嵴大致相等，近中边缘嵴短于远中边缘嵴，舌尖的近中牙尖嵴短于远中牙尖嵴（图9-14）。

远中接触区的外形高点比近中接触区的外形高点更偏颊侧，颊轴嵴的外形高点比舌轴嵴的外形高点更偏远中。这些曲度的顶点代表了颊舌嵴以及近、远中接触区的最高点。

牙冠具有以下特征（图9-15）：

1. 颊嵴（图9-15A）到近中边缘嵴的距离（图9-15C）略长于颊嵴到远中边缘嵴的距离（图9-15D）；

2. 近中边缘嵴至舌嵴的距离远小于远中边缘嵴至舌嵴的距离；

3. 牙冠的颊面比舌面宽；

4. 牙冠的颊舌径远大于近远中径。

上颌第一前磨牙的𬌗面由牙尖嵴和边缘嵴构成。近中颊尖和远中颊尖的牙尖嵴走形都偏向远颊方向，但远颊尖牙尖嵴更偏颊侧（图9-16）。

近颊牙尖嵴和近中边缘嵴形成的角度接近直角。远颊牙尖嵴与远中边缘嵴汇合形成的角度呈锐角。近、远中舌牙尖嵴与近、远中边缘嵴汇合呈弧形，从边缘嵴到舌尖汇聚成半圆弧形。

观察上颌第一前磨牙的咬合面，可见牙冠颊面大于舌面。从该牙近中面观察，颊尖较舌尖更接近根干中心。

上颌第一前磨牙的殆面相对光滑，多数情况下没有副沟。发育良好的**中央发育沟**（central developmental groove）位于殆面中央沟槽的底部，从远中边缘嵴的内侧延伸到近中边缘嵴，将殆面分成颊、舌两部分，并与近中发育沟相连。近中沟跨过近中边缘嵴延伸至牙冠的近中面（图9-1和图9-4）。两条侧支发育沟在近中和远中边缘嵴的内侧与中央沟相连，被称为**近颊发育沟**（mesiobuccal developmental groove）和**远颊发育沟**（distobuccal developmental groove），发育沟汇合的凹陷称为**近中点隙**（mesial developmental pits）和**远中点隙**（distal developmental pits）。

在近中边缘嵴的远中容纳着近颊发育沟的三角形凹陷，这个凹陷被称为**近中三角窝**（mesial triangular fossa）。在殆面远中边缘嵴的近中有一凹陷，称为**远中三角窝**（distal triangular fossa）。

虽然上颌第一前磨牙大多数情况下没有太多的点隙，但可以看到光滑的发育沟从中央窝辐射出来，使殆面看起来并不平整。

颊尖三角嵴（buccal triangular ridge）突出，位于中央沟中心附近，与颊尖汇合。**舌尖三角嵴**（lingual triangular ridge）不突出，位于中央沟中心附近，与舌尖汇合。

颊尖比舌尖尖锐。

第二节 上颌第二前磨牙

图9-17至图9-25展示了上颌第二前磨牙的各面。上颌第二前磨牙在功能上是上颌第一前磨牙的补充，二者非常相似，所以在介绍第二前磨牙时主要关注了与第一前磨牙的差异变化。

上颌第二前磨牙牙冠小而圆突，轮廓不如上颌第一前磨牙明显，通常只有一个根。上颌第二前磨牙较上颌第一前磨牙小，且体积差异较大（表9-2）。上颌第二前磨牙牙冠的殆颈径和近远中径一般明显小于上颌第一前磨牙牙冠的殆颈径和近远中径，但某些情况下也会有变异。上颌第二前磨牙的牙根一般与上颌第一前磨牙的牙根长度相同或较长。图9-25展示了10个罕见变异的牙齿标本。

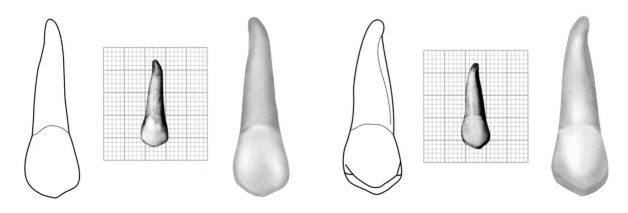

（每个方格面积为1 mm²）　　　　　　（每个方格面积为1 mm²）

图9-17　左侧上颌第二前磨牙颊面　　　图9-18　左侧上颌第二前磨牙舌面

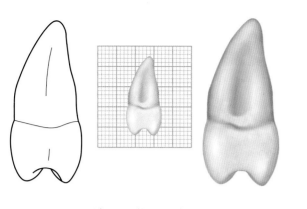

（每个方格面积为1 mm²）

图9-19　左侧上颌第二前磨牙近中面

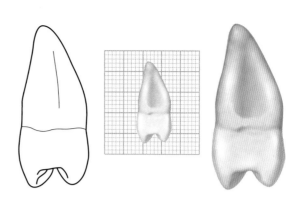

（每个方格面积为1 mm²）

图9-20　左侧上颌第二前磨牙远中面

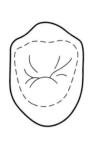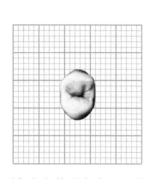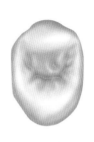

（每个方格面积为1 mm²）

图9-21　左侧上颌第二前磨牙𬌗面

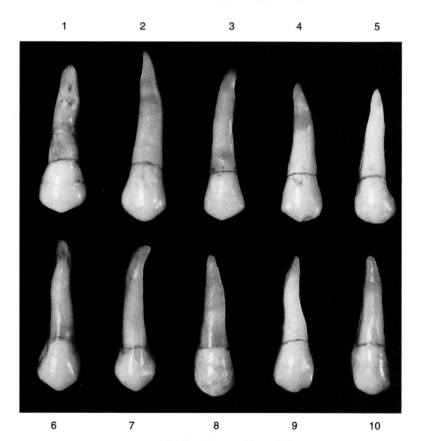

图9-22　10例典型的上颌第二前磨牙颊面

请访问 http://pincode.yiaiwang.com，查看动画3和4

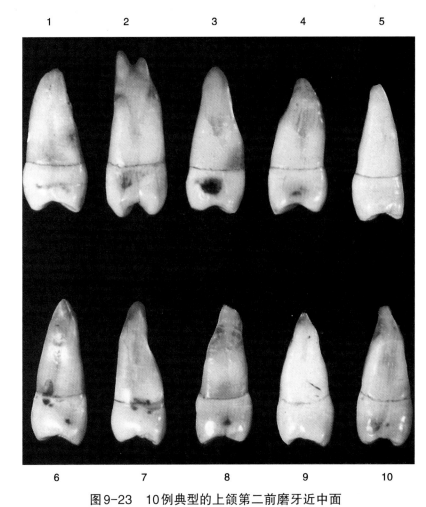

图9-23　10例典型的上颌第二前磨牙近中面

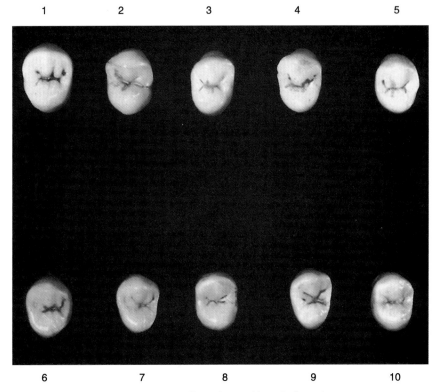

图9-24　10例典型的上颌第二前磨牙殆面

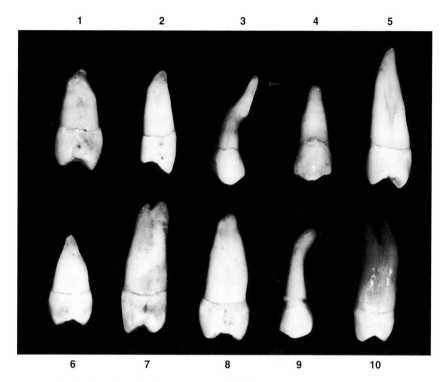

1.牙根畸形;2.殆面较宽,牙冠舌面较平直;3.牙根畸形;4.牙冠的近远中径较宽,牙根较短;5.牙根极长;6.牙根较短,根尖部较尖;7.牙根极长,在根尖部分叉;8.冠部颊舌径较宽,颈部1/3弯曲;9.牙根畸形,在根尖1/3处弯曲度较大;10.牙根极长,在根尖1/3处分叉。

图9-25　10例变异的上颌第二前磨牙

一、颊面

颊面观,上颌第二前磨牙的颊尖较上颌第一前磨牙短且钝(图9-17)。上颌第二前磨牙颊尖的近中牙尖嵴比远中牙尖嵴短,这一点与第一前磨牙正好相反。

在多数情况下,第二前磨牙的牙冠和牙根在颈部较厚,有时也有例外(图9-22中样本5、样本6、样本7、样本9)。上颌第二前磨牙牙冠的颊嵴没有上颌第一前磨牙牙冠的颊嵴突出。

二、舌面

上颌第二前磨牙舌尖较长,舌侧牙冠较长,其他与上颌第一前磨牙相似(图9-18)。

三、近中面

对比图9-4和图9-19可以发现上颌第一前磨牙和上颌第二前磨牙近中面的牙尖长度差异,上颌第二前磨牙的牙尖较短,颊尖和舌尖的长度几乎相等。

与上颌第一前磨牙相比,上颌第二前磨牙牙冠近中面和近中边缘嵴没有近中面沟。上颌第二前磨牙牙冠较圆突。单个锥形根上会有一条浅的纵行沟。

四、远中面

上颌第二前磨牙牙根远中面的纵行沟比近中面略深,牙根远中面的这一特征与上颌第一前磨牙相反。了解这些凹陷的位置有助于牙周器械的使用，例如龈下刮治和根面平整时。

五、殆面

殆面观，上颌第二前磨牙牙冠的外形更圆钝（图9-21和9-24），有时也有例外。上颌第二前磨牙的中央发育沟更短、更不规则，并从中央沟向外发散出多条副沟，这些副沟是终止于牙釉质中的浅凹陷，也可延伸到牙尖嵴。

上颌第二前磨牙的殆面凹凸不平。

表9-2　上颌第二前磨牙

开始钙化	24～27个月
牙釉质发育完成	6～7岁
萌出	10～12岁
牙根发育完成	12～14岁

	测量表							
推荐雕刻尺寸	牙冠的殆颈径(冠长)	牙根的长度(根长)	牙冠的近远中径(冠宽)	牙冠颈部的近远中径(颈宽)	牙冠的颊舌径(冠厚)	牙冠颈部的颊舌径(颈厚)	近中颈缘线的曲度	远中颈缘线的曲度
mm	8.5	14.0	7.0	5.0	9.0	8.0	1.0	0.0

【预测试问题答案】

1	2	3	4	5
D	A	C	A	D

【参考书目】

Bath-Balogh M, Fehrenbach M J: Dental embryology, histology, and anatomy, Philadelphia, 1997, Saunders.

Carlsen O: Dental morphology, Copenhagen, 1987, Munksgaard.

Carlsen O, Hansen H: Some radicular structures observed in human premolars, Tandlaegebladet 74: 137, 1970.

Sowter J B: Dental laboratory technology: dental anatomy, Chapel Hill: University of North Carolina, 1972.

Woefel J B, Scheid R C: Dental anatomy: its relevance to dentistry, ed 5, Baltimore, 1997, Williams & Wilkins.

第10章
下颌前磨牙

【学习目的】

1.正确理解并读出文中黑体部分的中英文术语；

2.列出下颌第一前磨牙、第二前磨牙的解剖标志；

3.理解下颌第一前磨牙和下颌第二前磨牙的网格示意图，并能够正确绘制每个牙齿各面的外形轮廓（注意：准确掌握牙齿形态是一项基本功，可以通过牙齿绘画、蜡牙雕刻或者石膏牙雕刻进行练习）；

4.了解各种类型牙齿常见的解剖学变异；

5.列出下颌第一前磨牙和下颌第二前磨牙之间的异同。

【预测试问题】

1.以下哪颗牙齿最有可能出现三个牙尖？

    A.上颌第二前磨牙   B.下颌第二前磨牙

    C.下颌第一前磨牙   D.上颌第一前磨牙

2.下颌第一前磨牙的根长最有可能是多少？

    A. 14 mm   B. 15 mm   C. 16 mm   D. 17 mm

3.从下颌第一前磨牙的舌面看，以下哪个特征常见？

    A.舌叶发育良好   B.舌尖稍高   C.根面较宽   D.近中舌沟

4.从近中面比较下颌第一前磨牙和第二前磨牙时，关于第二前磨牙，以下哪项是错误的？

    A.牙冠和牙根的颊舌径较宽   B.几乎看不到𬌗面

    C.牙根更长   D.颊尖更长，在根干中心上方

5.在有三个牙尖的下颌前磨牙中，牙尖从大到小的顺序是？

    A.颊尖，近舌尖，远舌尖   B.近舌尖，颊尖，远舌尖

    C.颊尖，远舌尖，近舌尖   D.所有牙尖大致相同

下颌前磨牙有4颗，左、右侧各2颗，位于下颌尖牙的后方和下颌磨牙的前方。

类似上颌前磨牙，下颌第一前磨牙由4个生长叶发育而成。下颌第二前磨牙多数情况下由5个生长叶发育而来，包括3个颊叶和2个舌叶。

下颌第一前磨牙有一个发育良好的**颊尖**（buccal cusp），大而尖锐。舌尖短小且无功能，在有些样本中其外形不如上颌尖牙的舌隆突明显（图10-10中样本3和样本8以及图10-12中样本4和样

本7）。多数情况下，下颌第二前磨牙有3个发育良好的牙尖：1个较大的颊尖和2个较小的舌尖。因而不能直接用"双尖牙"（bicuspid）表示，这术语意味着只有两个正常的牙尖。

下颌第一前磨牙有尖牙的许多特征，其锐利的颊尖是唯一与上颌牙咬合的部分，并和下颌尖牙共同发挥作用。此外，下颌第二前磨牙也有很多磨牙的特征，由于下颌第二前磨牙舌尖发育良好，牙尖嵴较高，使其与对颌牙协同作用产生更有效的咬合。下颌第二前磨牙的功能是辅助下颌第一前磨牙。

下颌第一前磨牙是2个下颌前磨牙中较小的一个，然而在上颌前磨牙中则是相反的。

第一节　下颌第一前磨牙

图10-1至图10-12展示了下颌第一前磨牙的各面。下颌第一前磨牙是下颌从中线开始的第四颗牙齿，也是下颌的第一颗后牙，位于尖牙和第二前磨牙之间，与下颌尖牙相似的特征如下：

1.颊尖长而尖，是唯一的功能尖；

2.颊舌径与尖牙基本一致；

3.牙冠明显向舌侧倾斜；

4.颊尖的近中牙尖嵴短于远中牙尖嵴；

5.殆面观与尖牙相似（图10-6和图8-18）。

与下颌第二前磨牙相似的特征如下：

1.除牙尖较长外，颊面牙冠、牙根轮廓与第二前磨牙相似；

2.近中、远中的邻面接触区位于同一水平；

3.近中面、远中面的颈曲度基本相同；

4.下颌第一前磨牙有2～3个牙尖。

虽然下颌第一前磨牙的牙根稍短于下颌第二前磨牙的牙根，但与下颌尖牙相比，下颌第一前磨牙的牙根长度与下颌第二前磨牙的牙根长度相近（表10-1）。

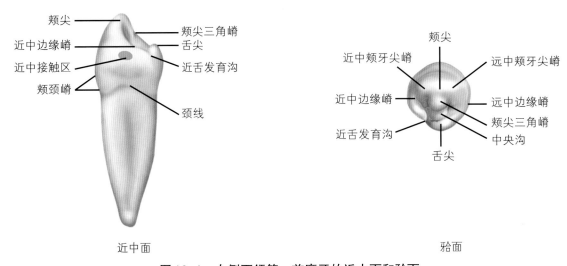

近中面　　　　　　　　　　　　　　　殆面

图10-1　右侧下颌第一前磨牙的近中面和殆面

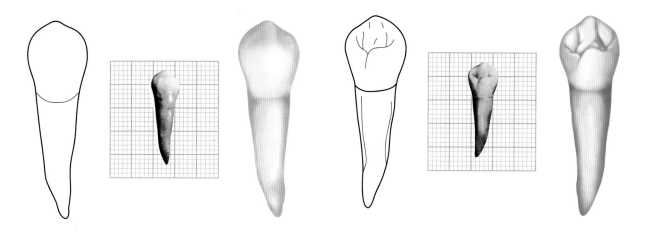

图中所示样本牙根向近中弯曲,多数情况下下颌前磨牙和下颌尖牙有牙根向远中弯曲的趋势。

（每个方格面积为 1 mm²）

图 10-2　右侧下颌第一前磨牙的颊面

（每个方格面积为 1 mm²）

图 10-3　右侧下颌第一前磨牙舌面

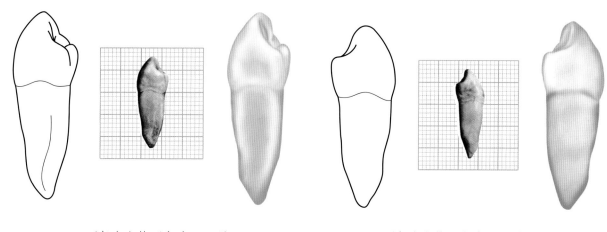

（每个方格面积为 1 mm²）

图 10-4　右侧下颌第一前磨牙近中面

（每个方格面积为 1 mm²）

图 10-5　右侧下颌第一前磨牙远中面

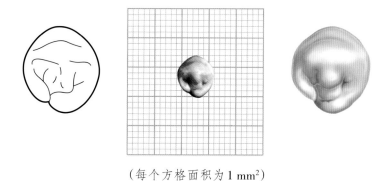

（每个方格面积为 1 mm²）

图 10-6　右侧下颌第一前磨牙𬌗面

一、颊面

颊面观,下颌第一前磨牙牙冠的形状基本对称（图10-2、图10-7和图10-9）,中颊叶发育良好,形成大而尖的颊尖,颊尖近中牙尖嵴比远中牙尖嵴短。近、远中接触区较宽,接近同一水平,位于𬌗

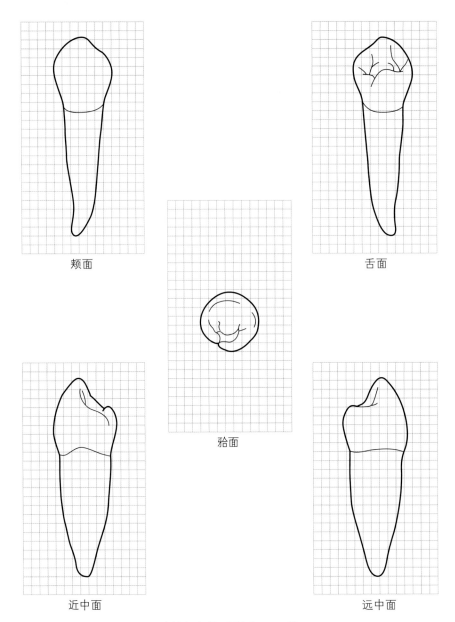

颊面

舌面

𬌗面

近中面

远中面

（每个方格面积为1 mm²）

图10-7　右侧下颌第一前磨牙五个面的轮廓

颈部中1/3偏𬌗缘处。牙冠从接触区至颈缘收缩变窄，颈缘的近远中距离小于接触区处的近远中距离。

　　颊面观，牙冠大致呈梯形（图4-16C），颈缘最短。

　　由于牙齿近中面和远中面的颈曲线轻微弯曲，所以牙冠在颊侧颈曲线的曲度很小。

　　牙冠的近中缘较直或在颈缘处略有凹陷。近中接触区位于牙冠中1/3处略偏𬌗方。颊尖的近中斜缘稍凹，有时可因磨损破坏牙齿原有的外形而消失。

　　下颌第一前磨牙颊尖尖锐，且大多数情况下稍偏近中（图10-9中样本3、样本7、样本8和样本9），多数下颌尖牙也具有该特征。

　　牙冠的远中缘在颈缘处略有凹陷，远中接触区较近中接触区宽，其颈曲度较近中颈曲度大。

　　该牙颊面外形与尖牙相似，但牙根比下颌尖牙牙根短3～4 mm。在颈1/3处和中1/3处牙冠的颊面突度比上颌前磨牙牙冠的颊面突度大。

　　下颌第一前磨牙的中颊叶发育突出，从颈缘到牙尖顶有一明显的**颊轴嵴**（buccal ridge），其两

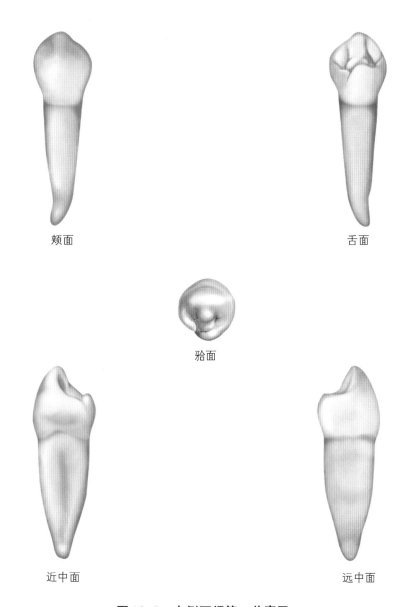

颊面 舌面

𬌗面

近中面 远中面

图10-8 右侧下颌第一前磨牙

侧可见发育沟（图10-9中样本2、样本3、样本8和样本10）。

总体而言，牙冠颊面釉质光滑，发育沟、发育线较少，若存在发育线，则可在颈部看见细小的釉质横纹。

二、舌面

下颌第一前磨牙的牙冠舌面较窄，舌面的近远中径小于颊面的近远中径，舌尖较短小（图10-3、图10-7和图10-8）。与尖牙相似，其牙冠的主要部分也由中颊叶发育而成（图10-11）。

牙冠和牙根向舌侧明显缩窄，因此从舌面可以看到大部近中面和远中面。

𬌗面向舌侧倾斜较大，舌尖较短，因此，从舌面可以看到该牙的大部分𬌗面。牙冠舌面颈部较窄且突，接触区和边缘嵴隆起明显。

尽管舌侧牙尖小且发育不足（有时更像发育良好的舌侧隆突），但仍有牙尖形态。舌尖与𬌗面的颊尖三角嵴相连，𬌗面近中窝与远中窝位于颊尖三角嵴的两侧（图10-1）。

在近中颊叶和舌叶之间的**近中舌沟**（mesiolingual developmental groove）是下颌第一前磨牙最明显的识别特征之一。

整个牙根从颈部到尖端均匀变细，舌面比颊面窄。舌面观，该牙牙根可见其类似一条狭窄、光滑且突出的嵴，也可以看到牙根的大部分近中面、远中面及近中的发育沟和发育凹陷。

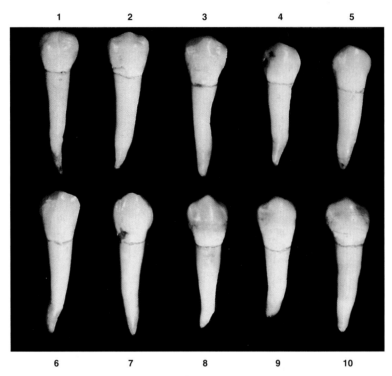

图10-9　10例典型的下颌第一前磨牙颊面

请访问 http://pincode.yiaiwang.com，查看动画3和4

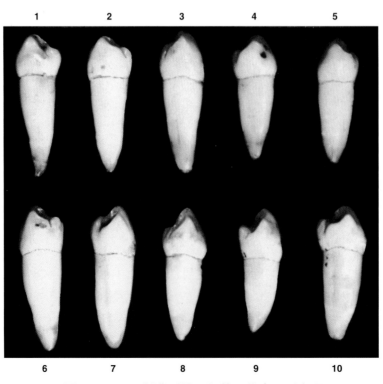

图10-10　10例典型的下颌第一前磨牙近中面

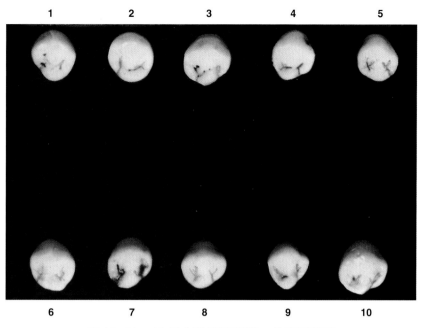

图 10-11　10例典型的下颌第一前磨牙牙合面

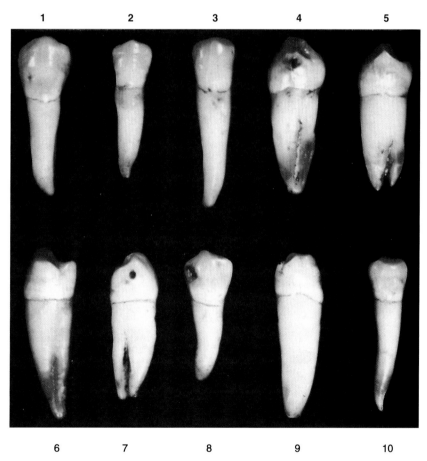

1.牙冠较大;2.冠根较小;3.牙冠的近中缘和远中缘较直,颈近远中径较宽,牙根较长;4.牙冠舌部形态发育异常,牙根近中发育沟深;5.根部分叉;6.舌尖长,舌面突度小,牙根较长;7.无舌尖,有根分叉;8.牙根发育不足;9.牙冠发育不足,牙根较长;10.牙根长且弯,牙冠过小。

图 10-12　10例变异的下颌第一前磨牙

表10-1　下颌第一前磨牙

开始钙化	21～24个月
牙釉质发育完成	5～6岁
萌出	10～12岁
牙根发育完成	12～13岁

测量表							
推荐雕刻尺寸	牙冠的殆颈径（冠长）	牙根的长度（根长）	牙冠的近远中径（冠宽）	牙冠颈部的近远中径（颈宽）	牙冠的唇舌径（冠厚）	牙冠颈部的唇舌径（颈厚）	近中颈缘线的曲度	远中颈缘线的曲度
mm	8.5	14.0	7.0	5.0	7.5	6.5	1.0	0.0

三、近中面

近中面（图10-4、图10-7、图10-8和图10-10）或远中面观，下颌第一前磨牙具有下颌后牙的基本特征。牙冠轮廓大致为四边形（图4-16E），颊尖位于牙根中心的上方，牙冠和牙根均向舌侧倾斜。舌尖与牙根的舌侧边缘大致在一条线上，这一点与其他上颌后牙的颊尖和舌尖均位于根干区域内不同。

近中面观，颊尖位于牙根中心（图10-4）。有时颊尖顶端可稍偏颊侧，与所有下颌后牙颊尖的位置相对应。

牙冠从颈缘到颊尖突度明显，外形高点位于牙冠的中1/3处，这与所有下颌后牙颊侧的特点相一致。

牙冠的舌面突度小于颊面突度，颊侧外形高点位于颊侧中1/3处，舌侧外形高点位于舌侧中1/3处。舌侧颈缘到舌尖的距离约为颊侧颈缘到颊尖距离的2/3。

近中面观，近颊叶发育良好，形成了近中接触区和近中边缘嵴，舌尖的近中边缘嵴在靠近颈缘处倾斜度明显，在近颊叶和舌叶间常会出现一个近中舌沟。

在近中面可以看到牙冠的部分殆面与颊尖三角嵴的近中部分，颊尖三角嵴与近中边缘嵴相互平行，但颊尖三角嵴在近中边缘嵴上方。同时也可看到颊尖三角嵴和舌尖三角嵴汇聚形成的沟位于近舌沟的上方。

近中面颈线较规则，最凸点位于颊舌向中心，近中面颈曲度约为1 mm。

除近舌沟外，牙冠近中面较光滑。近中面接触区明显突起，其下方向颈缘缩窄明显，近中接触区与颈缘之间的距离较短。

牙根自颈部向根尖逐渐变细，根尖方向与颊尖方向一致，牙根舌侧外形线较直，颊侧外形线较弯曲。

牙根近中面颊侧至根部中心较平滑，舌侧则向根部中心明显收缩，在这一区域多见较浅的发育沟，在根尖1/3及根分叉处有时可见较深的发育沟（图10-12中样本5和样本7）。

四、远中面

下颌第一前磨牙的远中面与近中面稍有不同（图10-5、样本10-7和样本10-8）。牙冠的远中面大部分平滑凸起。远中边缘嵴与舌尖三角嵴相融合，其上没有发育沟，坡度也没有近中边缘嵴那样极端。

颈缘线与远中接触区之间有一颊舌向延伸的线性凹陷。远中接触区比近中接触区宽，其中心位于颊舌最凸点连线中点及颊尖顶与颈缘连线的中点处。

虽然所有后牙的远中颈曲弧度一般较小，但下颌第一前磨牙的远中颈曲度与近中颈曲度基本相同。

牙根远中面比近中面突，根中部有一浅形凹陷，其内罕见深发育沟。

远中面观，牙根从颊侧至舌侧逐渐倾斜。

五、殆面

许多牙齿标本展示出该牙的殆面形态多样，下颌前磨牙比上颌前磨牙在殆面有更多的形态变化（图10-6、图10-7、图10-8和图10-11）。

殆面观，下颌第一前磨牙的外形大致呈菱形，与下颌尖牙相似（图10-11中样本1、样本3、样本4、样本7到样本10）。其中一些牙的殆面呈圆形，与下颌第二前磨牙相似（图10-11中样本2）；另一些则与第二前磨牙的常见轮廓类似（图10-11中样本5和样本6）。殆面观，所有下颌第一前磨牙（不论类型）都有如下特征：

1. 中颊叶构成牙冠的主要部分；

2. 颊轴嵴突出；

3. 近颊边缘嵴和远颊边缘嵴线角突出；

4. 近、远中接触面相对较宽，二者中远中接触区更宽；

5. 整个殆面自近、远中接触区开始向舌侧收缩明显，这种结构使得由颊尖三角嵴、边缘嵴和舌叶所代表的牙冠部分呈三角形，三角形的底在颊牙尖嵴处，三角形的顶点在舌尖处；

6. 边缘嵴发育良好；

7. 舌尖较小；

8. 颊尖三角嵴较大，舌尖三角嵴较小。

殆面有两个凹陷，与其他后牙一样有一个**近中窝**（mesial fossae）和一个**远中窝**（distal fossae），形状不规则。

下颌第一前磨牙最常见的解剖特征为近舌发育沟和发育凹陷，近舌发育沟使牙冠向近中面聚拢，并形成一个较小的与下颌尖牙接触的近中接触区。牙冠的远中面稍突，远中接触区比近中接触区宽（图5-7D、图5-10B和图5-17D）。

近中窝的形状趋近于线形，内有**近中发育沟**（mesial developmental groove）。当它经过近舌面时，就形成了近舌发育沟。多数情况下，远中窝呈圆形，由远颊牙尖嵴、远中边缘嵴、颊尖三角嵴和远舌牙尖嵴所围成。

远中窝可能包含一个呈新月形的远中发育沟（图10-11中样本2），可有一个远中发育点隙，并辐射出许多副沟（图10-11中样本10），还可包含一个近远中向延伸的线形沟，其排列类似典型的三角窝（图10-11中样本4、样本5和样本6）。

因该牙牙体长轴偏舌侧，所以从殆面可以看到大部分颊面和少部分的舌面。

第二节　下颌第二前磨牙

图10-13至图10-21展示了下颌第二前磨牙的各面。下颌第二前磨牙与下颌第一前磨牙的大致轮廓及近远中径相似，但体积稍大些。其颊尖没有下颌第一前磨牙的颊尖突出（表10-2）。该牙有两种常见的形状：第一种是三尖型，较常见，从殆面看棱角明显（图10-17）；第二种是双尖型，从殆面看更圆钝（图10-20中样本1、样本2、样本7和样本10）。

这两种类型除殆面外，其他牙面的轮廓和总体外观均相似。

下颌第二前磨牙的牙根较之下颌第一前磨牙的牙根大且长，多为单根。有些离体牙样本中在根部的颊侧面可见一条较深的发育沟（图10-18中样本3和样本6），但通常下颌第二前磨牙牙根的根面较平坦。图10-21展示了10个变异的牙齿标本。

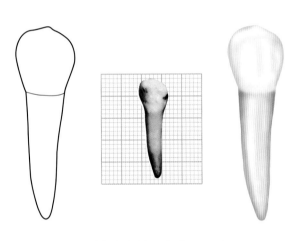

（每个方格面积为1 mm²）

图10-13　左侧下颌第二前磨牙颊面

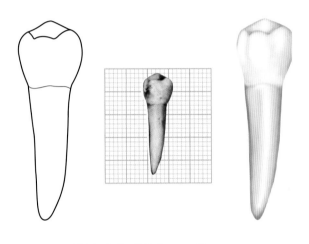

（每个方格面积为1 mm²）

图10-14　左侧下颌第二前磨牙舌面

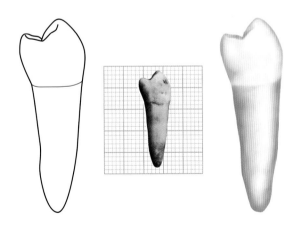

（每个方格面积为1 mm²）

图10-15　左侧下颌第二前磨牙近中面

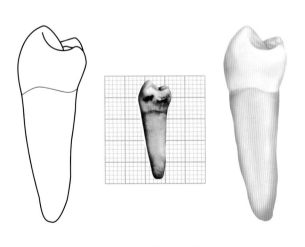

（每个方格面积为1 mm²）

图10-16　左侧下颌第二前磨牙远中面

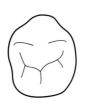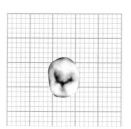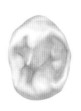

（每个方格面积为 1 mm²）

图 10-17　左侧下颌第二前磨牙𬌗面

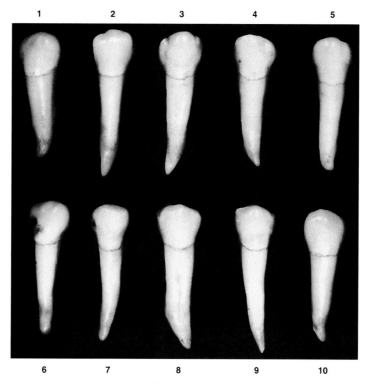

图 10-18　10例典型的下颌第二前磨牙颊面

请访问 http://pincode.yiaiwang.com，查看动画3和4

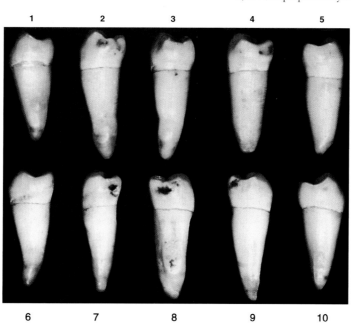

图 10-19　10例典型的下颌第二前磨牙近中面

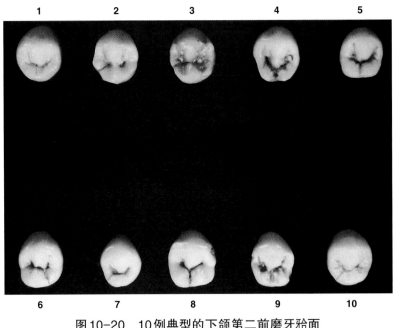

图10-20　10例典型的下颌第二前磨牙殆面

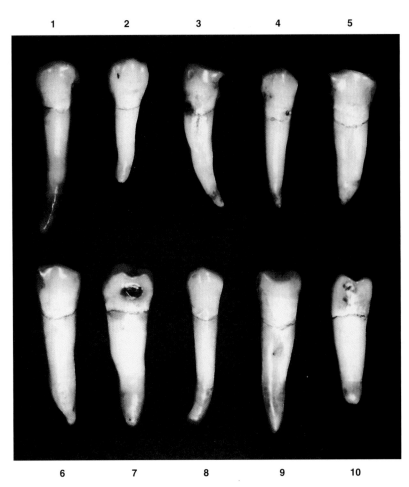

　　1.牙根较长;2.牙根发育不足;3.畸形根,颊面发育沟;4.接触区域较高且狭窄;5.牙冠过大,牙根的发育沟在颊面;6.根部较大;7.根部畸形,长度过长;8.牙根长而根尖圆钝,根尖部弯曲度较大;9.冠根过大,牙根的发育沟在颊面;10.牙冠颊舌径较窄,颊侧和舌侧弯曲度极小。

图10-21　10例变异的下颌第二前磨牙

表10-2 下颌第二前磨牙

开始钙化	27～36个月
牙釉质发育完成	6～7岁
萌出	11～12岁
牙根发育完成	13～14岁

				测量表				
推荐雕刻尺寸	牙冠的殆颈径(冠长)	牙根的长度(根长)	牙冠的近远中径(冠宽)	牙冠颈部的近远中径(颈宽)	牙冠的颊舌径(冠厚)	牙冠颈部的颊舌径(颈厚)	近中颈缘线的曲度	远中颈缘线的曲度
mm	8.0	14.5	7.0	5.0	8.0	7.0	1.0	0.0

下面将下颌第二前磨牙除殆面外的牙面与下颌第一前磨牙进行比较。

一、颊面

颊面观，下颌第二前磨牙的颊尖较下颌第一前磨牙的颊尖短，牙尖圆钝（图10-13和图10-18）。近、远中接触区均较宽，更靠近殆方。

下颌第二前磨牙牙根的近远中径比第一前磨牙牙根的近远中径宽，根尖较圆钝，其余特征与下颌第一前磨牙相似。

二、舌面

舌面观，下颌第二前磨牙的牙冠与下颌第一前磨牙的牙冠有明显的差异（图10-14）。其差异如下：

1.与下颌第一前磨牙相比，下颌第二前磨牙舌叶发育程度较好，所以舌尖（视类型而定）更长；

2.舌面与颊面一样宽或稍宽于颊面，由于舌尖没有颊尖长，所以在舌面可以看到部分颊尖的舌侧面；

3.在三尖型中，舌部发育较完全，有近中舌尖和远中舌尖，在大多数情况下，近中舌尖和远中舌尖较大且长，在两舌尖之间有一条延伸至舌面较短的发育沟（舌沟），发育沟通常居中（图10-20中样本8）。

在双尖型中，舌尖也较发达。双尖型中无舌沟，但在远中舌侧面有一个发育凹陷（图10-20中样本2和样本3）。

下颌第二前磨牙的牙冠舌面光滑圆突，在收缩的颈部上方呈球状。

下颌第二前磨牙牙根舌面较第一前磨牙宽，舌面聚拢的程度较小，但与第一前磨牙一样，牙根舌面较颊面窄。

下颌第二前磨牙牙冠颊舌等宽或舌面稍宽于颊面，所以从舌侧看到的近中面和远中面的范围要比下颌第一前磨牙少。

下颌第二前磨牙牙根的舌侧大部分是一个光滑的突面。一般情况下，下颌第二前磨牙比下颌第一前磨牙大。

三、近中面

第二前磨牙与第一前磨牙的不同之处在于（图10-15和图10-19）：

1.牙冠和牙根的颊舌径较宽；

2.下颌第二前磨牙颊尖不在根干的中心，比较短小；

3.舌叶发育较好；

4.下颌第二前磨牙的边缘嵴与牙体长轴成直角；

5.可见较少的殆面；

6.冠部无近舌发育沟；

7.牙根较长，多数情况下近中面略有突起（图10-19样本6、样本7和样本8）；

8.根尖通常比较圆钝。

四、远中面

下颌第二前磨牙的远中面与近中面相似。所有后牙的牙冠都向牙根长轴的远中倾斜，因此当离体牙样本被垂直摆放时，与近中面相比，从远中可以看到更多的殆面。这是所有后牙（下颌和上颌）都具有的特征（图10-16）。对所有后牙来说，殆面与牙长轴所成的交角是一个重要观察指标，在牙齿形态、牙齿排列以及殆学的研究中都需重点把握。

五、殆面

殆面通常有两种形态：两尖型和三尖型（图10-17和10-20），无论哪种类型，颊尖都没有变化。

当三尖型的三个牙尖发育完全时，殆面呈方形（图10-20中样本8）。双尖型的殆面一般呈卵圆形（图10-20中样本3）。

三尖型（图10-20中样本8）可见三个大小不同的牙尖：颊尖最大；近中舌尖次之；远中舌尖最小。

每个牙尖都有发育良好的三角嵴，牙尖三角嵴之间有较深的发育沟，汇聚于殆面**中央点隙**（central pit）处，形成"Y"形。中央点隙位于颊牙尖嵴与舌侧边缘嵴的中间，以及近、远中边缘嵴的中心偏远中处。

近中发育沟始于中央点隙，沿近颊方向延伸，止于近中边缘嵴远中的**近中三角窝**（mesial triangular fossa）。远中发育沟沿远颊方向延伸，略短于近中沟，止于远中三角窝。舌侧发育沟在两个舌尖之间向舌侧延伸，止于牙冠的舌面。近中舌尖大于远中舌尖，所以舌面发育沟位于牙冠中间偏远中。

殆面多见发育沟和放射状延伸出的副沟和凹陷。有的牙齿发育沟会跨过一个或两个边缘嵴，这种类型的牙点角清晰，发育沟通常较深（图10-20中样本8具有代表性，在图10-20中样本4、样本5、样本6和样本9中可以看到该变化）

殆面观，下颌第二前磨牙的双尖型（图10-20中样本3）明显不同于三尖型（图10-20中样本1、样本2、样本7和样本10可看到该变化）。

双尖型的殆面特点如下：

1.牙冠殆面呈椭圆形；

2.近、远中舌面有一定的聚合度，但在三尖型中这种情况不多见；

3.近舌线角和远舌线角圆钝；

4.舌尖发育良好并正对颊尖。

殆面上的**中央发育沟**（central developmental groove）沿近远中方向延伸且较直（图10-20中样本3），通常呈新月形（图10-20中样本1、样本7和样本10）。中央沟止于殆面的近远中窝，并从中央沟及其终点放射状延伸出副沟和裂隙。中央窝及其周围的釉质表面非常不规则，与牙尖嵴、边缘嵴和横嵴形成鲜明对比。

一些牙齿标本中显示近中窝和远中窝中存在**近、远中发育点隙**（mesial and distal developmental pits），而不是一条不间断的中央沟（图10-20中样本2）。

【预测试问题答案】

1	2	3	4	5
B	A	D	D	A

【参考书目】

Carlsen O：Human lower premolars：macro-morphologic observations on the ontogenesis of the root complex，Scand J Dent Res 78:5，1970.

Kraus B，Purr M L：Lower first premolar：a definition of discrete morphologic traits，J Dent Res 32:554，1953.

Ludwig P J：The mandibular second premolars：morphologic variation and inheritance，J Dent Res 36:263，1957.

Osborn J R，editor：Dental anatomy and embryology，Oxford，1981，Black-well Scientific Publications.

Renner R P：An introduction to dental anatomy and esthetics，Chicago，1985，Quintessence.

Schumacher G H：Odontographie：Eine Oberflächenenanatomie der Zähne，Leipzig，1983，J M Barth.

第 *11* 章
上颌磨牙

【学习目的】

1. 正确理解并读出文中黑体部分的中英文术语；

2. 正确标记上颌第一磨牙、上颌第二磨牙和上颌第三磨牙的解剖标志；

3. 看懂上颌第一磨牙、上颌第二磨牙和上颌第三磨牙的网格示意图，并正确绘制每个牙齿各面的外形轮廓（注意：准确掌握牙齿形态是一项基本功，可以通过牙齿绘画、蜡牙雕刻或者石膏牙雕刻进行练习）；

4. 了解各类牙齿常见的解剖学变异；

5. 列出上颌第一磨牙、上颌第二磨牙和上颌第三磨牙之间的异同。

【预测试问题】

1. 下列哪个牙尖是上颌第一磨牙最大且结构发育最好的牙尖？

    A. 近中颊尖   B. 近中舌尖   C. 远中舌尖   D. 远中颊尖

2. 上颌第一磨牙钙化起始于什么年龄？

    A. 出生时   B. 6月龄   C. 1岁   D. 2岁

3. 上颌第二磨牙钙化起始于什么年龄？

    A. 出生时   B. 1.5岁   C. 2.5岁   D. 3.5岁

4. 下列哪颗牙齿的牙根最不可能出现一个大的锥形融合根？

    A. 上颌第一磨牙   B. 上颌第二磨牙

    C. 上颌第三磨牙   D. 上述牙齿发生融合根的概率相同

5. 上颌第一磨牙斜嵴是由哪些结构组成的？

    A. 近中颊尖三角嵴与远中舌尖三角嵴   B. 近中舌尖三角嵴与远中颊尖三角嵴

    C. 近中颊尖远中牙尖嵴与远中舌尖三角嵴   D. 近中舌尖远中牙尖嵴与远中颊尖三角嵴

    上颌磨牙与前面讲过的牙齿差别很大。上颌磨牙的主要功能是协助下颌磨牙咀嚼和磨碎食物。上颌磨牙是上颌牙列中体积最大的牙齿，在颌骨中最稳固。尽管磨牙的牙冠可能会比前磨牙的牙冠短，但其牙冠各个面的宽度都比前磨牙宽度大。上颌磨牙的牙根可能没有前磨牙的单根或分叉牙根长，但上颌磨牙牙根粗大，由三根组成，三根之间分叉较大，有利于牙的稳固。

    一般而言，上颌磨牙牙冠体积较大，有4个发育良好的牙尖（2个颊尖和2个舌尖）和3个牙根（2个颊根和1个舌根）。在上颌磨牙的三根中舌根最粗大。所有的上颌磨牙形态均比较接近，个体发育差异会在后续讲解各个磨牙时分别介绍。

　　在详细讲解上颌第一磨牙之前，首先介绍一下上、下颌第一磨牙的共同特征。

　　第一磨牙一般在6岁左右萌出，下颌磨牙先于上颌磨牙萌出。第一磨牙与第二乳磨牙相邻，在第二乳磨牙的远中萌出，因此第一磨牙不替换任何乳牙。当第一磨牙萌出时，所有的乳牙都仍然在口腔内发挥作用。由于颌面部骨骼向下、向前生长发育，通常在6岁时，颌骨发育已经为第一磨牙的萌出提供了充足的空间。

　　第一磨牙一般位于成人颌骨前、后径的中央，由于其所处的位置以及萌出在口腔内环境变化中的关键意义，第一磨牙被视为牙列的支柱。后续章节会介绍牙齿的排列、咬合以及颞下颌关节等知识，大家在学习了这些知识之后，会全面认识到第一磨牙在牙列中的重要作用。下颌磨牙将在第十二章介绍。

第一节　上颌第一磨牙

　　图11-1至图11-18展示了上颌第一磨牙的各面形态。上颌第一磨牙的颊舌径大于近远中径，通常颊舌径比近远中径大约1 mm（表11-1），当然该数值也存在个体差异（图11-17中样本1、样本5、样本7和样本9）。殆面观，颊舌径与近远中径测量值稍有不同。尽管上颌第一磨牙的牙冠高度相对较短，但其牙冠近远中径及颊舌径均较大，所以殆面宽大。

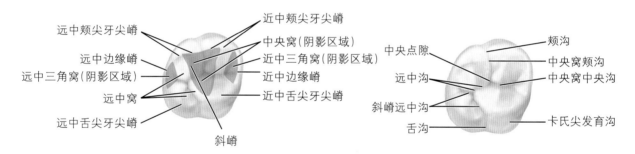

图11-1　右侧上颌第一磨牙殆面　　　　图11-2　右侧上颌第一磨牙殆面发育沟

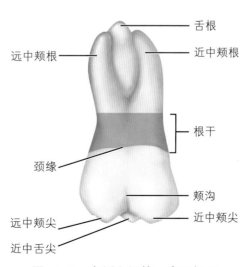

图11-3　右侧上颌第一磨牙颊面

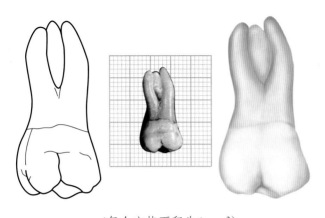

（每个方格面积为 1 mm²）

图 11-4　右侧上颌第一磨牙颊面

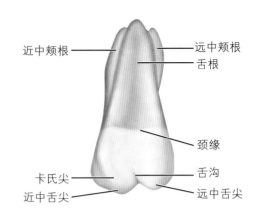

图 11-5　右侧上颌第一磨牙舌面

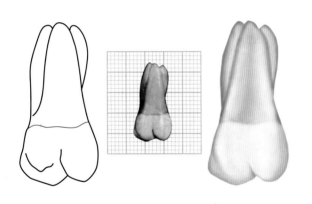

（每个方格面积为 1 mm²）

图 11-6　右侧上颌第一磨牙舌面

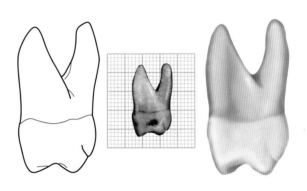

（每个方格面积为 1 mm²）

图 11-7　右侧上颌第一磨牙近中面

　　上颌第一磨牙通常是上颌牙列中体积最大的牙齿。它有 4 个发育良好的功能尖，分别为近中颊尖、远中颊尖、近中舌尖和远中舌尖，还有 1 个实际作用不大的额外牙尖，又称**卡氏尖**，或**卡氏结节**（Cusp or tubercle of Carabelli）。该额外牙尖可以表现为发育良好的第五牙尖，也可以弱化为在舌面近中的窝沟点隙，其具体特征因人类种群而异。

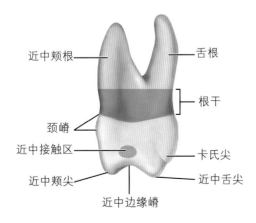

图 11-8　右侧上颌第一磨牙近中面

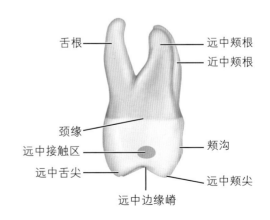

图 11-9　右侧上颌第一磨牙远中面

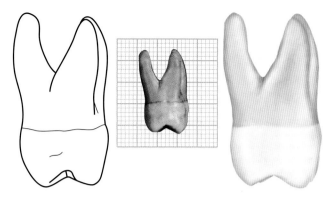

（每个方格面积为 1 mm²）

图11-10　右侧上颌第一磨牙远中面

图11-11中阴影区域代表远中舌叶，上颌第一磨牙该生长发育叶最大，上颌第二磨牙及上颌第三磨牙该生长发育叶依次变小。外形大体呈三角形，较为平坦，代表上颌磨牙初始三角尖。

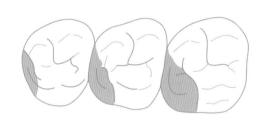

图11-11　上颌磨牙初始三角尖

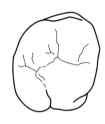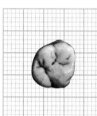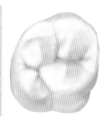

图11-12　右侧上颌第一磨牙𬌗面

上颌第一磨牙各牙尖中近中舌尖最大，卡氏尖一般位于近中舌尖的舌侧，两牙尖之间通常会有一条发育沟穿过，该发育沟有时也可因牙齿磨耗而消失。卡氏尖可以用于辨别上颌第一磨牙。

上颌第一磨牙的三个**牙根（Roots）**分别为近中颊根、远中颊根和舌根。三个牙根发育良好，牙根之间分叉较大，有利于牙齿的稳固。舌根是三根中最大者，呈圆锥形，表面光滑。近中颊根较舌根短，但其颊舌径宽，且弯曲（横断面观察），所以比舌根更能对抗扭转。远中颊根是三根中最小的牙根，光滑圆钝。

上颌第一磨牙的形态变异极少，图11-18展示了10例变异的上颌第一磨牙。

一、颊面

上颌第一磨牙的颊面略似梯形，颈缘与𬌗缘代表梯形上、下两边（图11-4、图11-13、图11-14和图11-15），𬌗缘大于颈缘（图4-16-D）。

当垂直于颊沟方向观察上颌第一磨牙颊面时，由于牙冠的远颊线角呈钝角（见𬌗面介绍），可以同时看到牙冠的远中面以及部分近中颊尖、远中颊尖、近中舌尖和远中舌尖。

上颌第一磨牙的近中颊尖宽于远中颊尖，近中颊尖的近中斜面与远中斜面相交呈钝角，远中颊尖的近中斜面与远中斜面相交大约呈直角，因此远中颊尖比近中颊尖尖锐。远中颊尖一般与近中颊尖等高，或高于近中颊尖（图11-15中样本4、样本6～9）。

上颌第一磨牙两个颊尖之间的颊沟基本平分颊面。颊沟冠根向走行，方向基本与远中颊根长轴平行。颊沟止于颊面𬌗颈径近1/2的位置。颊沟较浅，自𬌗缘向颊沟止点逐渐变浅，直至消失。在颊沟两侧表现为釉质凹陷，向近中及远中延展。

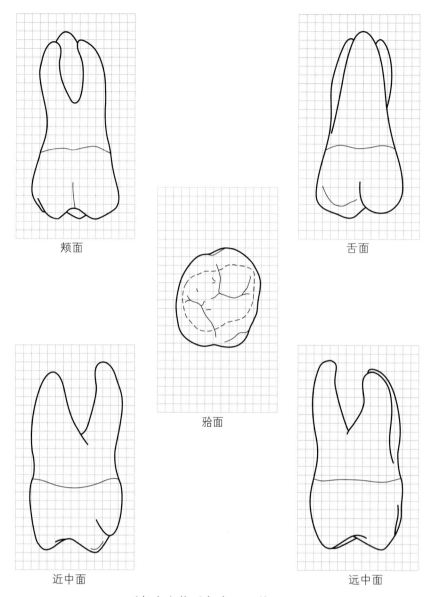

颊面

舌面

殆面

近中面

远中面

（每个方格面积为 1 mm²）

图 11-13　右侧上颌第一磨牙5个面的轮廓

上颌第一磨牙颊面的颈缘较直，但不如其他牙齿平滑规则。其外形突向牙根方向。

颊面观，上颌第一磨牙的近中缘近似一条直线，偏向下方及近中方向，在到达近中面外形高点时向殆方弯曲，形成接触区。近中面外形高点大约位于颈缘至近中颊尖顶点距离的2/3处。近中缘从外形高点开始继续向下及远中延伸，逐渐与近中颊尖的近中斜面融合。

上颌第一磨牙的远中缘突起，远中面呈椭球形。远中面的外形高点大约位于颈缘至牙尖顶点距离的1/2处。远中接触区位于牙冠中1/3的中央。

颊面观，远中面的颈1/3平坦或凹陷。

颊面观，上颌第一磨牙全部三个牙根的长轴均向远中倾斜。颊根从根分叉到根尖的中间位置才开始呈现弯曲趋势，近中颊根从根中1/3开始弯向远中，其长轴一般垂直于颈缘。远中颊根较直，其长轴与颈缘呈锐角，在根中1/3开始向近中弯曲。

上颌第一磨牙两个颊根的分叉点大致位于颈缘上约4 mm处。与乳磨牙相比，所有恒磨牙的牙根分叉点都距颈缘更远。

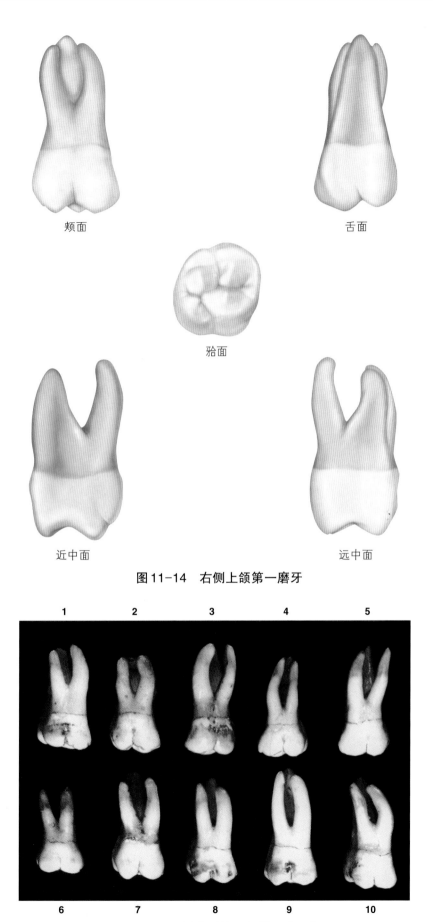

颊面　　　　　　　　　　　　舌面

𬌗面

近中面　　　　　　　　　　　远中面

图 11-14　右侧上颌第一磨牙

图 11-15　10例典型的上颌第一磨牙颊面

请访问 http://pincode.yiaiwang.com，查看动画3和4

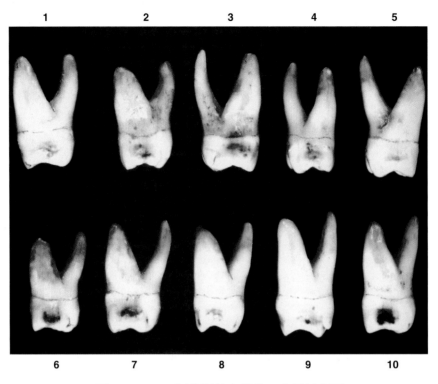

图 11-16　10 例典型的上颌第一磨牙近中面

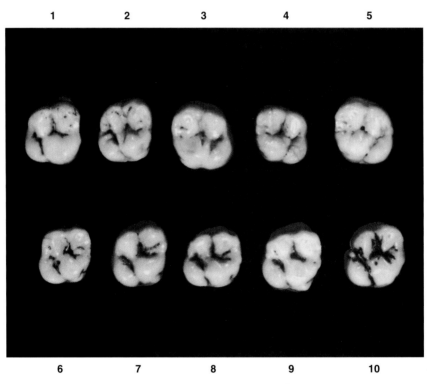

图 11-17　10 例典型的上颌第一磨牙殆面

上颌第一磨牙根干的颊侧有一条深发育沟，起于根分叉，向下延伸，逐渐变浅，到达颈缘时成一条浅凹，有时该浅凹会延伸至颈部牙釉质上。

磨牙的牙根源于牙冠基底的单根，在发育过程中上颌磨牙自此分出 3 个牙根，而下颌磨牙自此分出 2 个牙根。磨牙牙根分叉之前的基底部称为**根干**（Root trunk）（图 11-3 和图 11-8）。

在评估牙根长度及牙体长轴方向时，我们需要将根干与各牙根视为一个整体。上颌第一磨牙的3个牙根中通常舌根最长，2个颊根长度基本相同，二者相差可能仅1 mm。

颊面观，上颌第一磨牙牙冠的近远中径大于牙根的近远中径。

一般情况下，上颌第一磨牙牙根长度是牙冠长度的2倍。

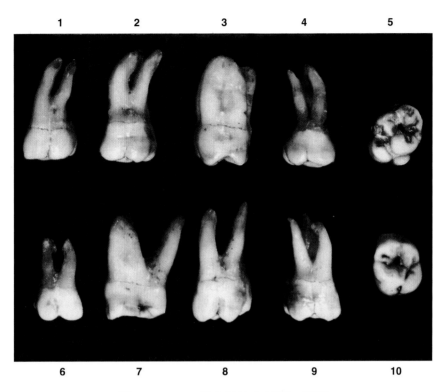

图11-18 10例变异的上颌第一磨牙

1.颊根不规则弯曲；2.牙根过长且非常弯曲；3.舌根与远中颊根融合；4.根干近远中向缩窄；5.牙冠过于斜方形，第五牙尖发育过大；6.牙齿发育良好但过小；7.颊舌径过大；8.牙根过长，尤其是远中颊根，颊尖近远中向缩窄；9.牙冠发育良好，但牙根发育较差；10.牙冠舌侧发育良好，颊侧发育不足。

表11-1 上颌第一磨牙

开始钙化	出生时
牙釉质发育完成	3～4岁
萌出	6岁
牙根发育完成	9～10岁

测量表							
推荐雕刻尺寸	牙冠的殆颈径（冠长）	牙根的长度（根长）	牙冠的近远中径（冠宽）	牙冠颈部的近远中径（颈宽）	牙冠的颊舌径（冠厚）	牙冠颈部的颊舌径（颈厚）	近中颈缘线的曲度	远中颈缘线的曲度
mm	7.5	颊根=12 舌根=13	10.0	8.0	11.0	10.0	1.0	0.0

二、舌面

上颌第一磨牙的舌面外形与颊面外形大致相反（图11-5、图11-6、图11-13和图11-14）。

上颌第一磨牙近中面与远中面外形差异非常明显。由于远中舌尖圆滑，牙冠远中缘平滑，与牙齿曲面相连，形成的弧度接近半圆形。舌沟向近中和颈部扩展，与远中舌尖外形线相连，终止于牙冠舌面大约中间的位置。在舌沟终点到舌根舌面中央之间颈缘处有一浅凹陷，向舌根根尖方向扩展，在根中1/3处消失。

上颌第一磨牙舌尖是唯一可以从舌面观察到的牙尖。近中舌尖较大，在殆面磨耗之前是最高的牙尖，其近远中径占据牙冠近远中径的3/5，远中舌尖占据剩下的2/5。牙冠近中缘与近中舌尖近中斜面相交的角度近似90°。近中舌尖的近中及远中斜面相交呈钝角。

上颌第一磨牙远中舌尖呈球面体且光滑。

上颌第一磨牙舌沟大致起始于舌面近远中向的中央，穿过两个牙尖急弯向远中，扩展至咬合面。

上颌第一磨牙卡氏尖位于近中舌尖的近中舌面，殆面有不规则发育沟，起始于牙冠近中舌缘角凹陷，向殆面延展，朝向近中舌尖，之后与舌沟终点相交呈钝角，在舌沟终点处消失。如果卡氏尖发育良好，其牙尖角度较尖锐，不如近中舌尖圆钝，卡氏尖的牙尖嵴大约位于近中舌尖牙尖嵴的龈方2 mm（图11-5）。

舌面观，上颌第一磨牙所有3个牙根，其中舌根最为醒目。根干的舌侧部分与牙冠舌侧颈部区域相连，舌根呈圆锥形，根尖圆钝。

舌面观，上颌第一磨牙近中颊根的整个近中缘以及部分根尖，也可以观察上颌第一磨牙远中颊根的远中缘或根中1/3及根尖。

三、近中面

上颌第一磨牙近中面观，可以观察到牙冠颊舌径较宽，可以观察到牙冠颊侧与舌侧颈1/3的颈缘线，可以观察到牙冠颊舌径向最大之处以及颊舌向牙尖顶点之间的距离（图11-7、图11-8、图11-13、图11-14和图11-16）。

上颌第一磨牙牙冠颊侧外形线从颊侧颈缘开始，向颊侧突起，外形高点位于牙冠颈1/3处，最凸处突起约0.5 mm（图11-13）。之后在朝向曲线顶点方向呈浅凹陷（图11-3、图11-4）。随后外形线变得稍有突起，在近中颊尖朝向下内方，终止于牙尖顶点。牙尖顶点投影落于牙根基底外形线内。

当我们将上颌第一磨牙摆放于特定位置，使得视线垂直近中接触区时，只能观察到近中颊尖、近中舌尖和第五牙尖。远中颊根被近中颊根遮挡。

上颌第一磨牙牙冠舌侧外形线凸向舌侧，与颊侧外展弧度接近。外形高点位于牙冠中1/3处，而不是像颊面那样位于牙冠颈1/3处。

如果上颌第一磨牙第五牙尖发育良好，舌侧外形线向内凹陷可显示该尖。如果该牙尖发育不足，舌侧外形线自外形高点至近中舌尖呈光滑曲线。牙尖顶点投影于牙根基底外形线中央，而不是像近中颊尖投影于顶点处。近中舌尖与舌根长轴投影在一条线上。

近中边缘嵴与近中颊牙尖嵴和近中舌牙尖嵴相交，形态不规则。外形线凸向根方达牙冠1/5处。曲面中点位于颊舌侧牙冠中央。

上颌第一磨牙牙冠颈缘不规则，凸向𬌗方，但通常在任何一点波动均不超过1 mm。曲度最大处位于接触区正上方。

上颌第一磨牙近中接触区距离边缘嵴较颈缘近，大约位于牙冠中1/3与𬌗1/3交界处（图11-8）。位于牙冠颊舌向中心偏颊侧，在上颌第一磨牙近中接触区之上通常有一浅凹陷，可能会延伸至根干近中颈1/3处。

上颌第一磨牙近中颊根近中面宽、广、扁、平，表面局部经常有光滑凹槽。牙根的颊侧外形线向上、向外扩展，止于圆钝的根尖。该根扩展的最大范围通常投影于牙冠颊侧。该根从根尖到根分叉区舌侧外形线相对较直。

上颌第一磨牙颊侧根分叉水平接近颈缘，自根分叉向𬌗方及舌侧扩展的平滑凹陷至近中舌缘角正上方颈缘处。

近中面观，上颌第一磨牙舌根较近中颊根长但较近中颊根窄，呈"香蕉状"，向舌方延展。在其根中1/3及根尖1/3舌侧凸起，颊侧凹陷。舌根投影于牙冠最大范围之外。尽管舌根根尖圆钝，但与近中颊根相比，根尖更为尖锐。

四、远中面

上颌第一磨牙远中面外形线大致与近中面外形线相似（图11-9、图11-10、图11-13和图11-14），可见一些特定的变异。

由于上颌第一磨牙的牙冠颊面自近中至远中向舌侧倾斜，从远中面可以观察到大部分颊面，牙冠近中面颊舌径大于牙冠远中面颊舌径。

上颌第一磨牙远中边缘嵴明显向颈部突起，因此从远中面可以观察到牙冠𬌗面远中部分的三角嵴。

上颌第一磨牙从颊侧向舌侧的𬌗缘近乎直线，偶尔会向根尖方向弯曲0.5 mm左右。

上颌第一磨牙牙冠远中面通常突出，表面光滑圆钝。

上颌第一磨牙远中颊根与其他牙根相比，基部较窄。远中面观，该牙根外形线由远中颊尖颊侧开始，向内凹陷，之后沿颊侧转向外，呈凸面弧度达圆钝的根尖。在根分叉至颈缘之间无明显凹陷，反而有突起趋势。

上颌第一磨牙的远中面根分叉区比颊侧及近中面根分叉区更接近根尖，从颈缘至根分叉距离大约为5 mm或更多。

五、𬌗面

𬌗面观，上颌第一磨牙呈斜方形，其𬌗面外形线由4个主要牙尖的牙尖嵴和两条边缘嵴围成（图11-1、图11-2、图11-12、图11-13、图11-14和图11-17）。

上颌第一磨牙牙冠近中颊舌径大于远中颊舌径，近中到颊沟和舌沟的距离大于远中到上述发育沟的距离，同时牙冠从舌侧到近远中接触区的测量值大于颊侧到接触区的测量值，因此，上颌第一磨牙牙冠近中明显宽于远中，舌侧明显宽于颊侧。

上颌第一磨牙4个主牙尖发育良好，近中舌尖是最大的牙尖，之后按大小依次排序为近中颊尖、远中颊尖、远中舌尖。第五牙尖作为最小的牙尖，出现在近中舌尖的舌面，接近近中舌轴角处。第五牙尖可能不明显，甚至整个牙尖缺如，不过在该处，一直可见发育痕迹。上颌磨牙𬌗面特征可以总结如下：从发育学角度来说，只有3个主牙尖可以被认定为初始牙尖，即近中舌尖和2个颊尖。远中舌尖在所有上颌磨牙中很常见，其他额外牙尖，例如上颌第一磨牙的卡氏尖，被认定为继发牙尖。

上颌第一磨牙牙尖的三角形排列在上颌磨牙根干外形也有反映（图13-13）。上颌第二磨牙和上颌第三磨牙的远中舌尖逐渐变小，作为主牙尖经常消失（图11-11），因此，三个重要牙尖的三角形排列被称为**上颌磨牙初始牙尖三角**（maxillary molar primary cusp triangle），通过连接上述牙尖，近中边缘嵴、殆面斜嵴形成的该特征性三角形态在所有上颌磨牙中都非常典型。

上颌第一磨牙的**殆面**（occlusal surface），在尖嵴和边缘嵴内，下面就其形态学特征进行描述。

上颌第一磨牙殆面有两个主窝和两个小窝，主窝为**中央窝**（central fossa），大约呈三角形，位于斜嵴的近中，还有**远中窝**（distal fossa），大约呈线形，位于斜嵴的远中。

上颌第一磨牙殆面两个小窝分别为位于近中边缘嵴远中的**近中三角窝**（mesial triangular fossa）以及位于远中边缘嵴近中的**远中三角窝**（distal triangular fossa）（图11-1）。

上颌第一磨牙**斜嵴**（oblique ridge）是斜行穿过殆面的嵴，由远中颊尖三角嵴和近中舌尖三角嵴组成，该嵴在殆面中央高度降低，与殆面边缘嵴高度一致。该嵴有时有发育沟穿过，使得两个主窝部分相连。

上颌第一磨牙**近中边缘嵴**（mesial marginal ridge）和**远中边缘嵴**（distal marginal ridge）形态不规则，与近中主尖与远中主尖的近中牙尖嵴和远中牙尖嵴汇合。

上颌第一磨牙殆面中央窝是一个凹陷区域，由近中颊尖的远中斜面、远中颊尖的近中斜面以及近中颊尖和近中舌尖的两个三角嵴组成。中央窝内有沟槽相通。其中最为明显的为发育沟。此外，中央窝还有副沟、不相连通的短沟，还有中央发育点隙。磨耗的牙齿标本可能只能看见发育沟或副沟。

上颌第一磨牙在中央窝的中央，中央发育点隙有发育沟放射状延展，各发育沟之间呈钝角。该发育点隙位于殆面大约中央区域，被尖嵴和边缘嵴围绕（图11-1）。从该发育点隙起始，**颊沟**（buccal developmental groove）由中央窝颊侧凹陷的底部向颊侧放射状延展，到达两颊尖之间的颊面。

上颌第一磨牙同样从中央发育点隙开始，**中央沟**（central developmental groove）向近中方向延展，与颊沟呈钝角，止于近中三角窝的底部。在此处，它与短的副沟相连。上述副沟可作为中央沟的分支，偶尔会有数条副沟与牙冠近中边缘嵴相交。

上颌第一磨牙近中三角窝外形线不是很明显，但它基本呈三角形，基底位于近中边缘嵴，尖端位于中央沟与额外沟相交处。

上颌第一磨牙有一条额外沟从中央窝的中央点隙放射状延展，与颊沟及中央沟相交呈钝角。由于该发育沟非常短，经常在到达斜嵴之前消失。但是，如果到达斜嵴与斜嵴相交，有时会与中央窝和远中窝的发育沟相交，称为**斜嵴横沟**（transverse groove of the oblique ridge）（图11-17中样本3、样本4和样本5）。

上颌第一磨牙的远中窝大致呈线形，位于斜嵴远中。在其最深处，有一条不规则发育沟穿过，该发育沟称为远中斜沟。它与舌沟在近中舌尖和远中舌尖尖嵴相交处相连。上述两条发育沟同样斜向到达舌沟终止，位于牙冠舌侧大约中央处、舌根正下方（图11-5，舌沟）。如果第五牙尖很明显，在其终点附近会有一条发育沟与舌沟相连。任何组成第五牙尖的发育沟都被称为**第五牙尖沟**（fifth cusp groove）。

上颌第一磨牙远中斜沟大多数时候显示为多条副沟，通常会有两个终端分支出现，形成远中边缘嵴近中三角凹陷的两面。该两面与远中边缘嵴的近中斜面一起形成远中三角窝。远中边缘嵴的远中外形线有轻微凹陷。

上颌第一磨牙船面观远中舌尖光滑圆钝，其远中边缘嵴的远中凹陷与舌沟共同组成一条椭圆弧线。

上颌第一磨牙远中舌尖的舌侧外形线与第五牙尖的舌侧外形线平直，除非第五牙尖特别大时，第五牙尖的舌侧外形更凸向舌侧（图11-17中样本9）。与近中舌尖相比，远中舌尖的牙尖嵴通常更偏向舌侧。

第二节　上颌第二磨牙

上颌第二磨牙的各面形态如图11-19至图11-27所示。上颌第二磨牙协助第一磨牙发挥作用。上颌第二磨牙与上颌第一磨牙形态相似，因此在描述该牙时，会将其形态、结构和发育与第一磨牙做直接对比。

一般而言，上颌第二磨牙的牙根与第一磨牙的牙根长度相等，甚至更长（表11-2）。

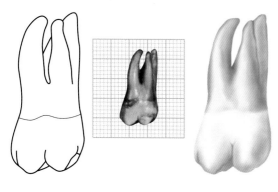

（每个方格面积为1 mm²）

图11-19　左侧上颌第二磨牙颊面

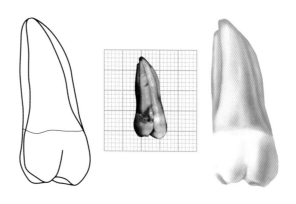

（每个方格面积为1 mm²）

图11-20　左侧上颌第二磨牙舌面

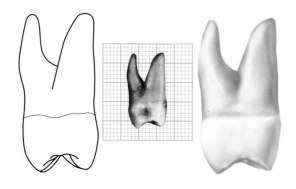

（每个方格面积为1 mm²）

图11-21　左侧上颌第二磨牙近中面

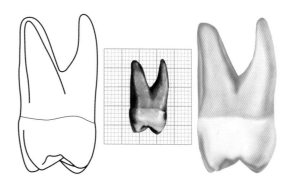

（每个方格面积为1 mm²）

图11-22　左侧上颌第二磨牙远中面

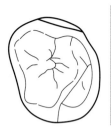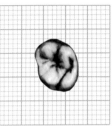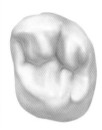

（每个方格面积为 1 mm²）

图 11-23　左侧上颌第二磨牙殆面

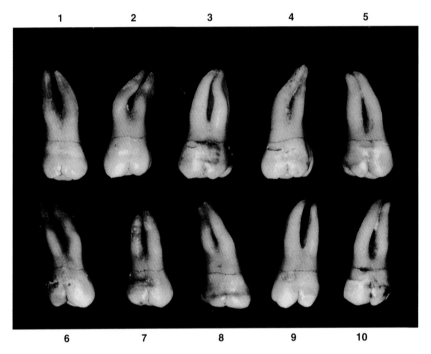

图 11-24　10 例典型的上颌第二磨牙颊面

请访问 http://pincode.yiaiwang.com，查看动画 3 和 4

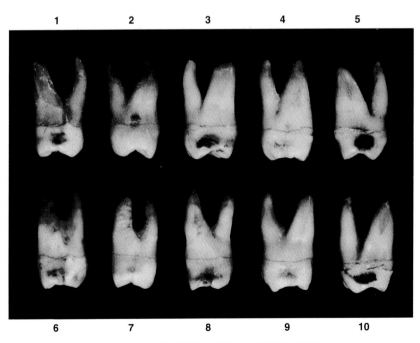

图 11-25　10 例典型的上颌第二磨牙近中面

上颌第二磨牙的远中颊尖与上颌第一磨牙的远中颊尖相比，体积较小，发育较差。远中舌尖更小，无明显的第五牙尖。

上颌第二磨牙的牙冠𬌗颈径比第一磨牙的牙冠𬌗颈径短0.5 mm左右，但是颊舌径基本相同。𬌗面观，上颌第二磨牙有两种类型：第一种类型𬌗面形态与上颌第一磨牙相似，但由于舌面更小，斜方形形态更为突出。该类型最常见。第二种类型与典型的上颌第三磨牙外形更相似，远中舌尖发育不良，导致其他三个牙尖占据主导地位，这就导致呈现典型的心形外观（图11-26中样本1和样本7）。图11-27展示了10例变异的上颌第二磨牙标本。

一、颊面

颊面观，上颌第二磨牙的牙冠与上颌第一磨牙相比，𬌗颈径更短，近远中径更窄（图11-19和图11-24）。远中颊尖较小，所以可以观察到部分远中边缘嵴和部分远中舌尖。

上颌第二磨牙的颊根长度基本相同，两颊根更接近平行，与上颌第一磨牙颊根相比，更向远中倾斜，所以，远中颊根根尖投影于牙冠远中边缘的远中。

上颌第二磨牙的近中颊根的根尖与牙冠颊沟投影在一条线上，而上颌第一磨牙的近中颊根的根尖与近中颊尖的牙尖投影在一条线上。

二、舌面

上颌第二磨牙与上颌第一磨牙不同之处，除了之前提到的那些，还有如下几点：

1.上颌第二磨牙远中舌尖更小；

2.上颌第二磨牙远中颊尖可能可以从近中舌尖与远中舌尖之间观察到；

3.上颌第二磨牙没有第五牙尖；

4.上颌第二磨牙舌根的根尖与远中舌尖尖端投影在一条线上，而上颌第一磨牙舌根的根尖与舌沟投影在一条线上（图11-20）。

三、近中面

上颌第二磨牙的颊舌径与上颌第一磨牙的颊舌径基本一样，但是牙冠长度较小（图11-21和图11-25）。牙根颊舌向外展小，投影于颊舌向牙冠外形线范围内。

四、远中面

由于上颌第二磨牙的远中颊尖比上颌第一磨牙的远中颊尖小，可以从该面观察到大部分近中颊尖（图11-22）。从该面看不到近中舌尖。舌根的根尖与远中舌尖投影在一条线上。

五、𬌗面

上颌第二磨牙𬌗面常呈斜方形。与上颌第一磨牙相比，其斜方形的锐角较小、钝角较大（图11-23和图11-26）。颊舌径基本相同，但近远中径大约短1 mm。上颌第二磨牙的近中颊尖、近中舌尖与上颌第一磨牙的近中颊尖、近中舌尖近似，发育良好。但是远中颊尖和远中舌尖短小，且发育不良。

通常，上颌第二磨牙牙冠远中颊舌径比近中颊舌径小，因此，与上颌第一磨牙相比，上颌第二磨牙远中聚拢度更大。上颌第二磨牙𬌗面比上颌第一磨牙经常能看到更多的发育沟和点隙。

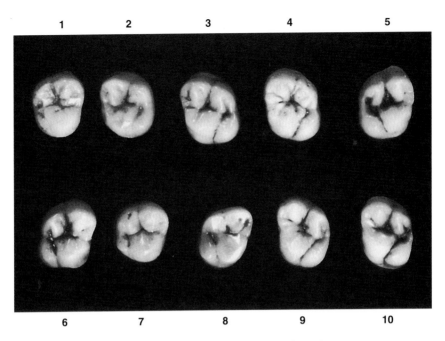

图11-26   10例典型的上颌第二磨牙殆面

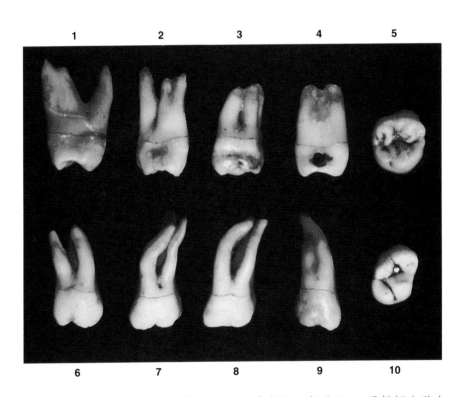

1.牙根像上颌第一磨牙一样外展；2.近中颊根双根分叉；3.牙根短小融合；
4.近中颊根和舌根完全融合；5.牙冠与第三磨牙牙冠外形接近；6.牙根短小，但像
第一磨牙一样外展；7.牙根超长且异常弯曲；8.类似标本(7)的另一种变异；9.牙
根很长且融合；10.牙冠外形斜方形更为明显。

图11-27   10例变异的上颌第二磨牙

表11-2　上颌第二磨牙

开始钙化	2.5岁
牙釉质发育完全	7～8岁
萌出	12～13岁
牙根发育完全	14～16岁

测量表							
推荐雕刻尺寸	牙冠的殆颈径（冠长）	牙根的长度（根长）	牙冠的近远中径（冠宽）	牙冠颈部的近远中径（颈宽）	牙冠的颊舌径（冠厚）	牙冠颈部的颊舌径（颈厚）	近中颈缘线的曲度	远中颈缘线的曲度
mm	7.0	颊根=11 舌根=12	9.0	7.0	11.0	10.0	1.0	0.0

第三节　上颌第三磨牙

　　图11-28至图11-36展示了上颌第三磨牙的各面。上颌第三磨牙常发育异常，在大小、形态以及位置等方面变异很大（表11-3）。上颌第三磨牙协助上颌第二磨牙发挥作用，基本特征相似，但发育不足。上颌第三磨牙一般牙冠更小，牙根更短，有融合为弯曲单根的趋势。

　　上颌第三磨牙的主要特征，殆面观，呈心形，远中舌尖小，且大多发育不良，甚至可能完全缺失。

　　与口腔内其他牙齿相比，上颌第三磨牙和下颌第三磨牙变异很大，有时完全不像其邻牙，图11-36展示了一些变异的上颌第三磨牙。

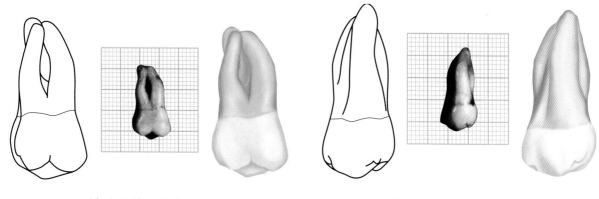

（每个方格面积为1 mm²）
图11-28　上颌第三磨牙颊面

（每个方格面积为1 mm²）
图11-29　上颌第三磨牙舌面

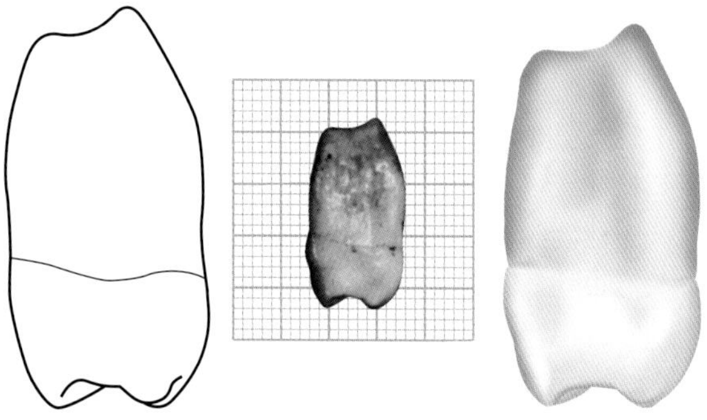

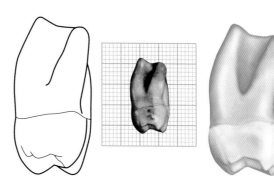

（每个方格面积为1 mm²）
图11-30　上颌第三磨牙近中面

（每个方格面积为1 mm²）
图11-31　上颌第三磨牙远中面

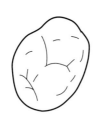
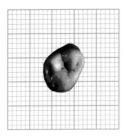
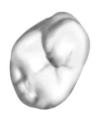

（每个方格面积为 1 mm²）

图 11-32　上颌第三磨牙拾面

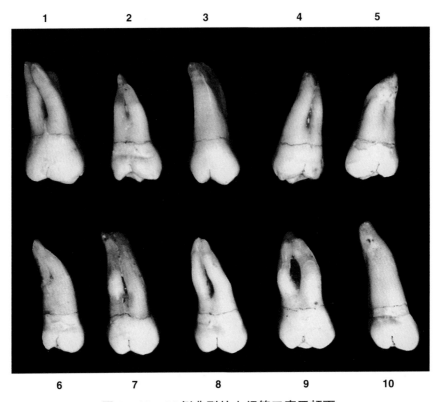

图 11-33　10例典型的上颌第三磨牙颊面

在描述上颌第三磨牙正常形态特征时，一般会与上颌第二磨牙进行对比。

一、颊面

颊面观，上颌第三磨牙与上颌第二磨牙相比，牙冠的拾颈径更短，近远中径更窄（图 11-28 和图 11-33）。牙根常融合，作为一个大单根行使功能。颈尖径更短。融合根的根尖呈锥形，牙根向远中倾斜明显，使得融合根的根尖投影相对牙冠中央较偏远中。

二、舌面

舌面观，与上颌第二磨牙相比，上颌第三磨牙只能看到一个大舌尖，无舌面沟（图 11-29）。多数情况下，第三磨牙远中舌尖及舌沟发育不良（图 11-35 中样本 2）。

三、近中面

近中面观，上颌第三磨牙融合牙根的锥度以及根分叉通常位于根尖1/3，是其主要特征，图 11-

30没有显示出分叉根（图11-34中样本1～3）。牙根与牙冠长度相比较短，牙冠与牙根都倾向于发育不良，外形不规则。

四、远中面

远中面观，可以观察到上颌第三磨牙大部分牙冠颊面（图11-31）。与上颌第二磨牙相比，从该面可以看到更多殆面部分，这是由于该牙殆面与牙根长轴相交的角度更锐。从颈缘到边缘嵴的测量值更短。

五、殆面

典型的上颌第三磨牙殆面呈心形（图11-32和图11-35）。舌尖较大且发育良好，远中舌尖经常缺如，导致从近中接触区到远中接触区牙齿呈现半圆形外形。该类型牙齿可见三个功能牙尖，分别为两个颊尖、一个舌尖。

上颌第三磨牙的殆面除非磨耗严重，通常有很多副沟。

上颌第三磨牙可能会有4个明显的牙尖，这种类型牙齿的牙冠可能像上颌第二磨牙一样呈斜方形，会有一条明显的斜嵴、一个中央窝和一个远中窝以及一条舌沟。在大多数情况下，上颌第三磨牙与第二磨牙相比，牙冠向舌侧会聚大于颊侧，从而导致其失去斜方形外形，但也有特殊情况（比较图11-35中样本1和样本3）。

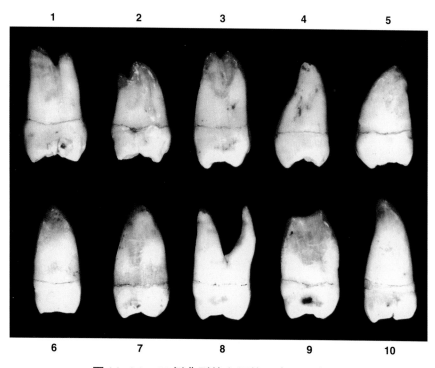

图11-34　10例典型的上颌第三磨牙近中面

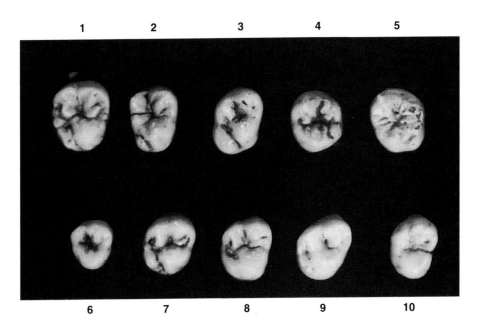

图11-35　10例典型的上颌第三磨牙殆面

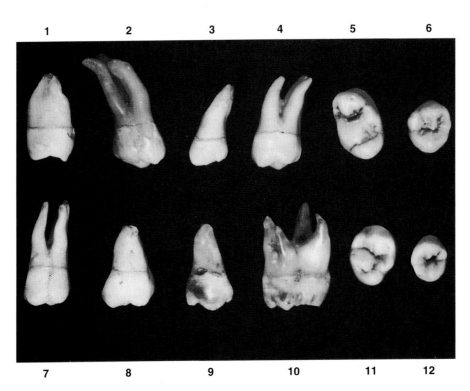

1.牙根短小融合;2.牙根超长且向远中严重倾斜;3.牙根完全融合且向远中严重倾斜;4.三个牙根完全分开,牙冠在颈部较宽;5.牙冠斜方形外形突出,且发育沟位置异常;6.近中颊尖发育过度;7.牙冠颈部较宽,牙根直立;8.牙冠较大,牙根发育不足;9.牙齿特征完全不典型;10.牙齿过大,四个牙根完全分开;11.五个发育良好的牙尖,形态异常;12.牙齿过小,牙尖形态异常。

图11-36　12例变异的上颌第三磨牙

表11-3 上颌第三磨牙

开始钙化	7～9岁
牙釉质发育完全	12～16岁
萌出	17～21岁
牙根发育完全	18～25岁

测量表							
推荐雕刻尺寸	牙冠的殆颈径（冠长）	牙根的长度（根长）	牙冠的近远中径（冠宽）	牙冠颈部的近远中径（颈宽）	牙冠的颊舌径（冠厚）	牙冠颈部的颊舌径（颈厚）	近中颈缘线的曲度	远中颈缘线的曲度
mm	6.5	11.0	8.5	6.5	10.0	9.5	1.0	0.0

【预测试问题答案】

1	2	3	4	5
B	A	C	A	B

【参考书目】

Alexandersen V: Mandibular third molar: the root complex. II. Morphogenetic considerations, Tandlægebladet 66(53), 1985.

Ash M M: Wheeler's atlas of tooth form, ed 5, Philadelphia, 1984, Saunders. Black G V: Descriptive anatomy of the human teeth, ed 4, Philadelphia, 1897, S.S. White Dental Manufacturing.

Carabelli G: Anatomie des Mundes, Vienna, 1842, Braumuller and Seidel. Carbonell V M: The tubercle of Carabelli in the Kish dentition. Mesopotamia, 3000 BC, J Dent Res 39:124, 1960.

Carlsen O: Dental morphology, Copenhagen, 1987, Munksgaard. Diamond M: Dental anatomy, New York, 1929, Macmillan.

Hopewell-Smith A: An introduction to dental anatomy and physiology, Philadelphia, 1913, Lea & Febiger.

Kraus B S: Carabelli's anomaly of the maxillary molar teeth, Am J Hum Genet 3:348, 1951.

Kraus B S, Jordan R E, Abrams L: Dental anatomy and occlusion, Baltimore, 1969, Williams & Wilkins.

Tomes C S: A manual of dental anatomy, London, 1894, Churchill. Woelfel J B, Scheid RC: Dental anatomy: its relevance to dentistry, Baltimore, 1997, Williams & Wilkins.

第12章
下颌磨牙

【学习目的】

1. 正确理解并读出文中黑体部分的中英文术语；

2. 正确标记下颌第一磨牙、下颌第二磨牙和下颌第三磨牙的解剖标志；

3. 看懂下颌第一磨牙、下颌第二磨牙和下颌第三磨牙的网格示意图，并正确绘制每个牙齿各面的外形轮廓（注意：准确掌握牙齿形态是一项基本功，可以通过牙齿绘画、蜡牙雕刻或者石膏牙雕刻进行练习）；

4. 了解各种类型牙齿常见的解剖学变异；

5. 列出下颌第一磨牙、下颌第二磨牙和下颌第三磨牙之间的异同。

【预测试问题】

1. 下颌第一磨牙钙化起始于什么年龄？

    A. 出生时   B. 6～9月龄   C. 1岁   D. 2岁

2. 𬌗面观，下颌第二磨牙的哪个牙尖最大？

    A. 近中颊尖   B. 近中舌尖   C. 远中舌尖   D. 上述牙尖一样大

3. （1）近中面观，所有下颌后牙均呈斜方形。（2）所有下颌后牙的牙冠相对于牙根长轴均向颊侧倾斜。

    A.（1）和（2）均正确   B.（1）正确，（2）错误

    C.（1）错误，（2）正确   D.（1）和（2）均错误

4. 下颌第二磨牙钙化起始于什么年龄？

    A. 出生时   B. 6～9月龄   C. 1岁   D. 2～3岁

5. （1）下颌牙弓通常没有足够的空间容纳下颌第三磨牙萌出。（2）由此导致下颌第三磨牙阻生，可合并下颌第二磨牙远中根吸收以及牙槽骨吸收。

    A.（1）和（2）均正确   B.（1）正确，（2）错误

    C.（1）错误，（2）正确   D.（1）和（2）均错误

下颌磨牙是下颌牙列中最大的牙齿，左、右两侧各3颗：下颌第一磨牙、下颌第二磨牙和下颌第三磨牙。它们功能相近，但彼此之间也存在差异，例如牙尖数目和大小、𬌗面形态、牙根的长度和位置等。

下颌磨牙牙冠外形相似，且一般都有两个牙根：近中根和远中根。下颌第三磨牙和有些第二磨

牙可能存在牙根融合。所有下颌磨牙牙冠均略似四边形，近远中径大于颊舌径。在所有牙齿中上颌磨牙牙冠的颊舌径最大。

下颌磨牙是下颌在咀嚼运动中主要发挥功能作用的牙齿，它们的体积以及所处的位置决定了它们是最大、最粗壮的下颌牙齿。

磨牙牙冠𬌗颈径比前牙的牙冠𬌗颈径短，但牙冠颊舌径及近远中径均较大。磨牙牙根较短，但其多根的形态以及根分叉上方粗大的根干使得磨牙非常稳固。

通常，下颌磨牙近远中径之和等于或略大于自下颌第二前磨牙至下颌中切牙的各牙齿的近远中径之和。

下颌磨牙牙冠的近远中径大于颊舌径，而上颌磨牙正好相反。

第一节 下颌第一磨牙

图 12-1 至图 12-17 展示了下颌第一磨牙的各面形态。下颌第一磨牙是体积最大的下颌牙齿。下颌第一磨牙有 5 个发育良好的牙尖：2 个颊尖、2 个舌尖和 1 个远中尖（图 12-1）。下颌第一磨牙有 2 个发育良好的牙根：近中根和远中根。2 个牙根的颊舌径均较大，且根分叉较大。

下颌第一磨牙的近远中径较颊舌径宽约 1 mm（表 12-1），尽管牙冠𬌗颈径相对较短，但是由于牙冠近远中径及颊舌径较大，下颌第一磨牙的𬌗面仍较为宽大。

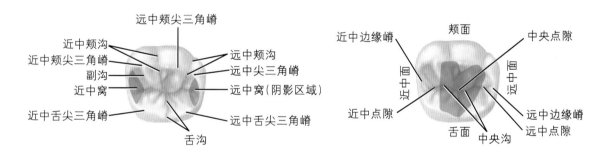

图 12-1　右侧下颌第一磨牙𬌗面　　　　　图 12-2　右侧下颌第一磨牙𬌗面

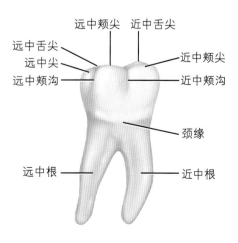

图 12-3　右侧下颌第一磨牙颊面

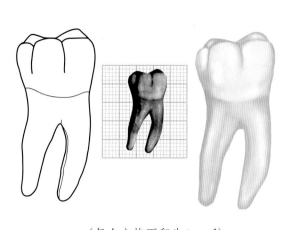

（每个方格面积为1 mm²）

图12-4　右侧下颌第一磨牙颊面

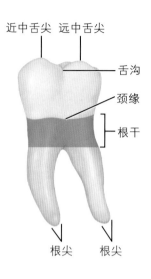

图12-5　右侧下颌第一磨牙舌面

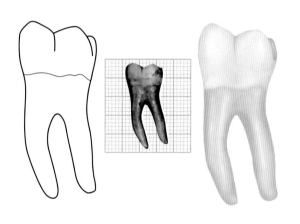

（每个方格面积为1 mm²）

图12-6　右侧下颌第一磨牙舌面

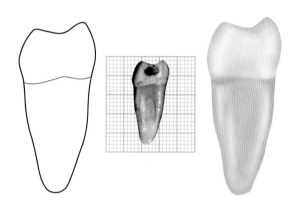

（每个方格面积为1 mm²）

图12-7　右侧下颌第一磨牙近中面

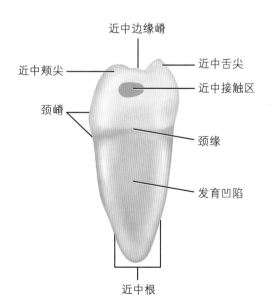

图12-8　右侧下颌第一磨牙近中面

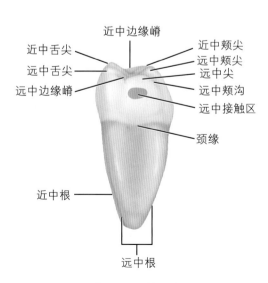

图12-9　右侧下颌第一磨牙远中面

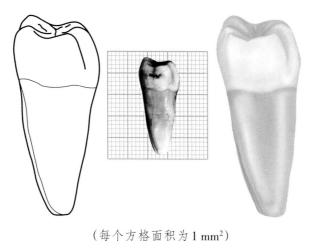

（每个方格面积为 1 mm²）

图12-10　右侧下颌第一磨牙远中面

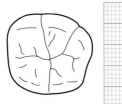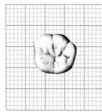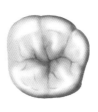

（每个方格面积为 1 mm²）

图12-11　右侧下颌第一磨牙𬌗面

　　下颌第一磨牙的近中根粗大且根尖向远中弯曲。远中根圆钝，颈部粗大，根尖也偏向远中，加上近中根、远中根根面的发育凹陷，可以为其提供充足的支持（图13-22）。牙根的形态及其在下颌所处的位置有助于牙齿稳定地发挥作用。

一、颊面

　　颊面观，下颌第一磨牙牙冠略似梯形，𬌗缘与颈缘构成梯形的上、下两边，𬌗缘长于颈缘（图12-3、图12-4、图12-12、图12-13和图12-14）。

　　下颌第一磨牙垂直放置时，从颊面可以看到全部5个牙尖：位于颊面的2个颊尖和远中尖的颊侧部分；位于舌面的2个舌尖。由于舌尖高于其他牙尖，所以从颊面可以看到舌尖。

　　下颌第一磨牙牙冠可见两条发育沟，分别为**近中颊沟**（mesiobuccal developmental groove）和**远中颊沟**（distobuccal developmental groove）。近中颊沟是近中颊生长叶与远中颊生长叶的交界，远中颊沟则是远中颊生长叶与远中生长叶的交界（图12-2、图12-3）。

　　下颌第一磨牙近中颊尖、远中颊尖以及远中尖相对低平，3个牙尖的牙尖三角嵴均比其他牙齿的牙尖坡度小。远中尖最小，位于颊面与远中面交界处。

　　颊尖低平是所有下颌磨牙的典型特征。所有下颌第一磨牙标本中，颊尖均有不同程度的磨耗，导致颊牙尖嵴基本磨平。没有发生磨耗之时，颊尖与远中尖坡度相近。

　　下颌第一磨牙近中颊尖通常是颊侧三个牙尖中近远中径最大的，该尖短而圆钝。远中颊尖与近中颊尖宽度接近，但其牙尖嵴较陡。近中颊尖与远中颊尖构成下颌第一磨牙牙冠颊面的绝大部分，远中尖仅占据颊面很小的一部分。远中尖的大部分位于牙冠远中，协助构成邻面的远中接触区。远中尖的三角嵴较近中颊尖和远中颊尖更为尖锐。

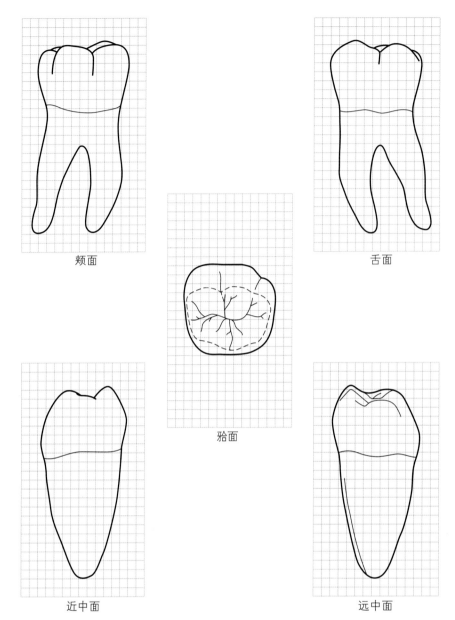

颊面

舌面

殆面

近中面

远中面

（每个方格面积为1 mm²）

图12-12　右侧下颌第一磨牙5个面的轮廓

上述三个牙尖之间有近中颊沟及远中颊沟作为分界线。近中颊沟较短，末端终止于殆颈向中央处，该发育沟较颊侧根分叉略偏近中。远中颊沟终止于牙冠颈1/3处，位于远颊线角附近，朝向殆方或近中，与远中根长轴平行。

下颌第一磨牙的颊侧颈缘线相对规则，略凸向根分叉。

颊面观，下颌第一磨牙近中缘的外形高点一般位于颈1/3处，参与构成近中接触区。远中缘相对较直，参与构成远中接触区，同时作为远中尖的远中缘。

下颌第一磨牙牙冠近远中径最大处位于接触区，颈缘处近远中径较接触区短约1.5～2 mm。

下颌第一磨牙牙冠颊面较平坦，发育沟位于牙尖之间。约在发育沟终点水平牙冠中1/3处，有一条发育凹陷，起始于颊面近远中向颈嵴处（图12-14中样本6和样本8）。该颈嵴可见一平缓凹陷，朝向颈部，与颈缘距离颊侧根分叉位置接近。

下颌第一磨牙牙根绝大多数情况下发育良好且稳定，较少发生变异。

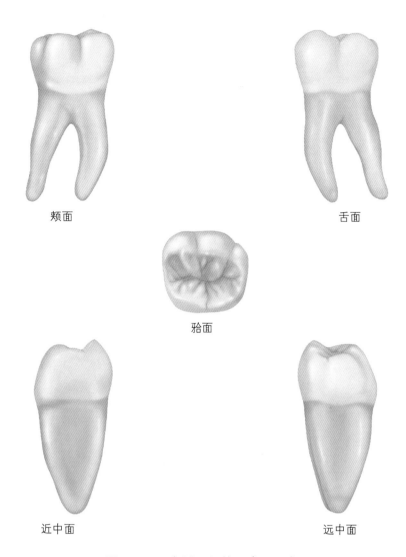

颊面　　　　　　　　　　　　　　　　　舌面

𬌗面

近中面　　　　　　　　　　　　　　　　远中面

图12-13　右侧下颌第一磨牙五个面

将下颌第一磨牙放置于近中颊沟直接可见的位置时，可以观察到根干的部分远中面。另外，由于近中根的舌侧向远中倾斜，所以也可以观察到近中根的部分远中区域。有时可以观察到牙根及根干的颊侧区域。

下颌第一磨牙近中根自颈缘至根中1/3处向近中弯曲，之后向远中弯曲直到根尖，该点刚好投影于近中颊尖正下方。近中根近中缘的外形高点位于牙冠颈部近中。近中根远中缘自根干的根分叉处至根尖向内凹陷。

下颌第一磨牙远中根较近中根略直，从牙颈部至根尖区牙根长轴朝向远中方向，在根尖1/3处有时可向近中或向远中弯曲（图12-14中样本1和样本8）。远中根的根尖通常比近中根的根尖更为尖锐，投影于牙冠远中接触区的下方或远中。近中根与远中根的长度也存在一些变异（图12-14）。

下颌第一磨牙两个根颊侧近远中径宽于舌侧近远中径，两个根的近中面及远中面均有发育凹陷，使得相应位置的近远中径减小。牙根在舌侧稍有增厚。上述特征保证了下颌第一磨牙的稳定支持，并可以防止旋转（图13-22）。

下颌第一磨牙两个牙根的根分叉区大约位于颈缘下3 mm。在颊侧根干有一条深发育凹陷，起始于根分叉，向颈部扩展，逐渐变浅，直到接近或达到颈缘处。该发育凹陷较为平滑，没有形成发育沟或发生卷叠情况。

二、舌面

舌面观，可见下颌第一磨牙三个牙尖：两个舌尖和远中尖的舌侧部分（图12-5、图12-6、图12-12和图12-13）。两个舌尖较尖锐，牙尖嵴较高并完全遮挡住两个颊尖。近中舌尖顶点比远中舌尖稍高。远中舌尖与近中舌尖的近远中径宽度基本相同。两个舌尖的近中舌尖三角嵴与远中舌尖三角嵴倾斜角度相似。上述牙尖三角嵴与牙尖顶点之间的交角大约为100°。

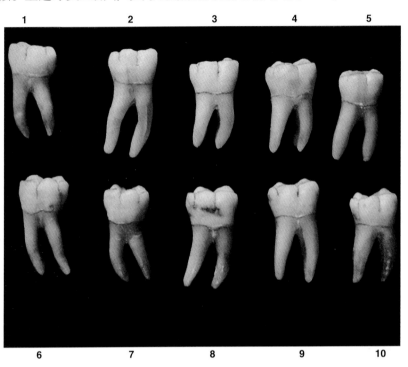

图12-14　10例典型的下颌第一磨牙颊面

请访问 http://pincode.yiaiwang.com，查看动画3和4

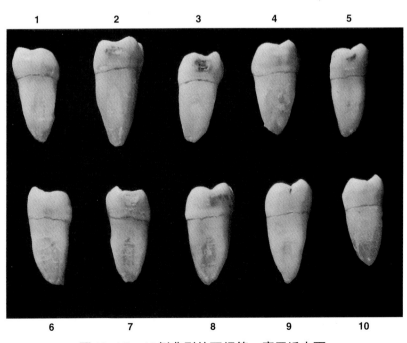

图12-15　10例典型的下颌第一磨牙近中面

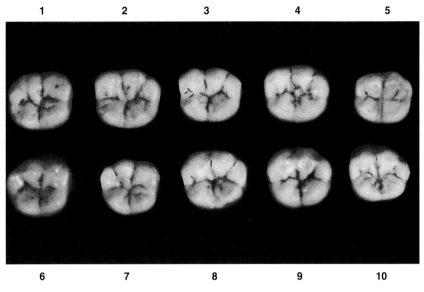

图12-16　10例典型的下颌第一磨牙殆面

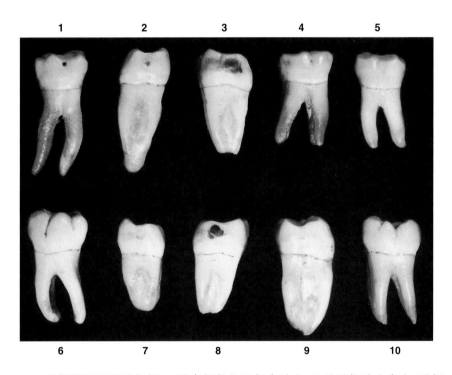

1.牙根很长而牙冠较短；2.近中根较长且根尖融合；3.牙冠颊舌向宽大，牙根短小；4.牙根短小；5.牙冠无颊面沟；6.冠根发育不良；7.牙根短小；8.牙根短小而牙冠颊舌向宽大；9.冠根颊舌向宽大；10.近中舌尖附近出现额外牙尖。

图12-17　10例变异的下颌第一磨牙

　　下颌第一磨牙**舌沟**（lingual developmental groove）作为两个舌尖的分界线自牙冠舌面向下略有延伸。有些下颌第一磨牙在舌侧无舌沟，仅有一个舌侧凹陷到达牙尖三角嵴。近中舌尖的远中舌尖三角嵴与远中舌尖的近中舌尖三角嵴之间交角较舌尖顶点三角嵴交角更为圆钝。

　　下颌第一磨牙牙冠近中缘自颈缘向边缘嵴弯曲。近中接触区的外形高点比远中接触区的外形高点略高。

　　下颌第一磨牙牙冠远中缘自颈缘至远中接触区之下较直，该区域呈现出的突起也是远中尖的远中缘。远中舌尖的远中舌尖三角嵴与远中边缘嵴相交，从舌面看像是一条发育沟。有时该处可见一条浅沟（图12-10）。由于近中面与远中面向舌侧汇聚，牙冠及牙根根干的部分近中面与远中面可见。

下颌第一磨牙舌侧颈缘线不规则，在根分叉正上方急弯向根分叉一侧。

下颌第一磨牙牙冠舌面光滑，各舌侧生长发育叶呈球形。舌沟位于牙冠舌面中央，表面凹陷，自舌沟止点向下，牙冠表面变得非常平坦，直至到达颈缘处。

表12-1　下颌第一磨牙

开始钙化	出生时
牙釉质发育完成	2.5～3岁
萌出	6～7岁
牙根发育完成	9～10岁

测量表							
推荐雕刻尺寸	牙冠的殆颈径(冠长)	牙根的长度(根长)	牙冠的近远中径(冠宽)	牙冠颈部的近远中径(颈宽)	牙冠的颊舌径(冠厚)	牙冠颈部的颊舌径(颈厚)	近中颈缘线的曲度	远中颈缘线的曲度
mm	7.5	14.0	11.0	9.0	10.5	9.0	1.0	0.0

下颌第一磨牙牙根的舌面观与颊面观稍有不同。从舌侧测量结果大约比从颊侧测量结果长1 mm，且看起来更加明显（图12-6、图12-7）。这是由于该侧牙尖三角嵴与颈缘线位于较高水平（大约高1 mm），导致从根分叉处到颈缘线的距离增加约1 mm。另外，根干近远中径在舌侧较颊侧短，因此，细长的舌侧外形与增加的长度导致舌面观牙根看起来比它们实际更长（图12-9）。

下颌第一磨牙舌侧根分叉起始于颈缘下大约4 mm。在该起始点有一条深的发育凹陷，之后逐渐变浅，直至到达颈缘时彻底消失。

该根干的根分叉处发育沟基本上与牙冠上的舌沟投影于一条线上。

三、近中面

当下颌第一磨牙从近中面观察时，仅有两个牙尖和一个牙根可见：近中颊尖、近中舌尖以及近中根（图12-7、图12-8、图12-12、图12-13、图12-15）。

下颌第一磨牙牙冠近中面的颊舌径大于牙冠远中面的颊舌径，近中根的颊舌径也大于远中根的颊舌径。因此，由于牙齿近中面冠根颊舌径更大，近中尖更高，从该角度看不到牙齿的远中部分。

正如之前提到的，所有下颌后牙近中面观，牙冠外形线均显示牙冠与牙根之间呈现典型的倾斜关系。近中面观或远中面观，牙冠呈长斜方形，整个牙冠相对于牙根长轴向舌侧倾斜。而上颌后牙的牙冠咬合面中央则位于牙尖之间，整个牙冠与牙根长轴一致（图4-16E和F）。

关于下颌第一磨牙与下颌第二前磨牙近中面观的外形轮廓差异比较，非常有趣（第十章）。下颌第一磨牙的特征如下：

1. 下颌第一磨牙牙冠较下颌第二前磨牙短0.1～1 mm；

2. 下颌第一磨牙的牙根与下颌第二前磨牙的牙根相比，通常更短一些；

3. 下颌第一磨牙牙冠与牙根的颊舌径较下颌第二前磨牙牙冠与牙根的颊舌径大2 mm或更多；

4.下颌第一磨牙的舌尖比颊尖高（下颌第二前磨牙则反之）。

除了上述差异，下颌第一磨牙与下颌第二前磨牙均有相同的功能形态，但是下颌第一磨牙舌侧功能更强。由于下颌第一磨牙的牙根颊舌径比下颌第二前磨牙的牙根颊舌径更大，下颌第一磨牙的颊尖不像下颌第二前磨牙那样投影于牙根长轴中央，舌尖投影于牙根舌缘以内。

近中面观，下颌第一磨牙牙冠颊面外形在颈缘上方突起。在磨耗导致颊尖变短之前，该突起位于牙冠颊面颈1/3，构成**颊颈嵴**（buccal cervical ridge）（图12-8）。该嵴在有些第一磨牙更为显著（图12-15）。当下颌第一磨牙位于下颌牙弓正常位置时，下颌前磨牙的颊颈嵴通常不会比其他牙齿的颊颈嵴更为突出（图12-7和图12-15中样本1和样本2）。

在颊颈嵴上方，有些下颌第一磨牙牙齿的颊面外形线可能稍有凹陷（图12-15中1和2），或者在到达近中颊尖之前弧度变小甚至平坦。近中颊尖投影于近中根颊1/3正上方。

下颌第一磨牙牙冠的舌缘较直，朝向舌侧，从颈缘开始，在中1/3处与舌面相连，舌面曲度自该点至近中舌尖顶点之间最为显著。舌侧外形高点位于牙冠中1/3的中央。近中舌尖的顶点投影于近中舌根的舌1/3正上方。

下颌第一磨牙近中边缘嵴与近中颊尖和近中舌尖的三角嵴汇合。近中边缘嵴位于上述牙尖顶点水平以下约1 mm处。

下颌第一磨牙近中面的颈缘线相当不规则，在牙冠近中面中央上方1 mm处略凸向𬌗面（图12-15中样本1、样本4、样本9和样本10）。颊舌向颈缘相对较直（图12-15中样本3、样本6和样本8）。

在所有的牙齿标本中，当牙齿垂直放置时，下颌第一磨牙舌侧颈缘线通常高于颊侧颈缘线约1 mm，有时差异可能会更大。当下颌第一磨牙位于下颌牙弓正常位置时，牙齿向舌侧倾斜，颊舌侧颈缘几乎水平。

下颌第一磨牙牙冠表面近中舌和近中颊发育叶的近中缘是突起且光滑的。近中根中央上方的颈缘上有一个扁平或稍凹的区域。该区域位于接触区正下方，与牙根颈部中央的凹陷相连。该接触区几乎位于牙冠近中面的颊舌向中央处，并位于边缘嵴嵴顶下方自边缘嵴至颈缘约1/3处（图12-7中牙齿标本着色的接触区）。在接触磨耗发生之前，接触区较窄，图12-4）。

下颌第一磨牙近中根的颊侧缘直接自颈缘向下向颊侧到达根颈与根中1/3交汇处。从该点有一平缓曲线向舌侧抵达根尖，投影于近中颊尖的正下方。

下颌第一磨牙近中根的舌侧缘向颊侧倾斜，虽然自颈缘至根中与根尖1/3交汇处近似直线。从该点曲线急向颊侧弯曲抵达尖锐的根尖顶点。在有些近中根根尖有短分叉的牙齿标本上，根尖1/3舌侧缘稍有弯曲（图12-15中样本2和样本10）。

下颌第一磨牙近中根的近中面在颊面与舌面交界处凸起，自颈缘至根尖全长存在一宽大的凹陷。如果牙齿标本在强光照射下，从根尖方可见近中根的远中部分，牙根的远中外形与近中外形相同，近远中凹陷叠加，牙根变得非常窄细。牙根形态看起来像是两个狭窄的单根融合在一起，中间有薄而硬的组织相连。

下颌第一磨牙远中根的近中面光滑，没有长形凹陷。

四、远中面

由于下颌第一磨牙的牙冠与牙根的远中面外形轮廓与近中面外形轮廓大体相似，所以不再重复描述远中面轮廓形态。然而，当从三维立体角度观察时，远中面观可以看到更多的牙齿结构，因为牙冠远中面比近中面短，而且牙冠的颊面和舌面向远端聚拢（图12-10、图12-12和图12-13）。颊面比舌面向远端聚拢更为明显。远中根颊舌向比近中根窄。

如果将下颌第一磨牙牙齿标本牙冠远中面置于视野正前方，可以看到大部分殆面，此外，也可以看到5个牙尖的某些部分。这一点与下颌第二前磨牙显著不同，是该牙牙冠相对于牙体长轴向远中倾斜造成的。牙冠远中面长度的微小变异导致从远中面可能观察不到殆面（图12-9和图12-10）。

远中面观，下颌第一磨牙远中尖位于颊舌向中央偏颊侧，远中接触区位于远中缘上。

下颌第一磨牙远中接触区位于远中尖的远中尖三角嵴正下方，在颈缘上方，稍高于近中接触区。

下颌第一磨牙远中边缘嵴较短，由远中尖的远中牙尖嵴和远中舌尖的远中牙尖嵴组成。这些牙尖嵴向颈部急剧倾斜，以钝角相交。通常在该点可见一条发育沟或凹陷穿过边缘嵴。该点投影于远中根的舌1/3之上，而不是像近中面那样投影于近中边缘嵴的中央。

下颌第一磨牙远中接触区投影于远中根中央的上方，位于远中边缘嵴中央的颊侧。

下颌第一磨牙牙冠的远中尖及远中舌尖的远中面突起。接触磨耗可以在远中尖的远中面接触点处产生一块平坦的区域。在颈缘正上方，釉质表面是平坦的，它与根干远中的平坦表面相连。

下颌第一磨牙远中面颈缘线通常向颊舌向直线延伸，也可以是不规则的，恰好在远中接触区下方向根部倾斜（图12-10）。

下颌第一磨牙远中颊沟的末端近远中面在牙冠的远颊线角颈部形成凹陷。牙冠的远中面以一定的角度向远中延伸到根干上（图12-4）。接触区下方光滑、平坦的表面直到达到远中根根尖1/3处仍保持相对稳定。有时，该处可见一长形凹陷。远中根的根尖1/3比近中根根尖更圆，逐渐变细成为更尖锐的根尖。

远中面观，有时也可以看到下颌第一磨牙近中根的舌缘。

五、殆面

殆面观，下颌第一磨牙呈六边形（图12-2）。牙冠近远中径较颊舌径长1mm或更多，这种趋势与上颌第一磨牙正好相反。

下颌第一磨牙牙冠近中面颊舌径大于远中面颊舌径。此外，在接触区牙冠颊舌径（包括两个颊尖和远中尖）也大于2个舌尖的近远中径。换句话说，牙冠自接触区向舌侧汇聚。个别样本中可能存在差异（图12-16中样本1和样本4）。

值得注意的是，殆面观，下颌第一磨牙各牙尖发育程度不同（图12-1、图12-2、图12-11至图12-13和图12-16）。近中颊尖比2个舌尖略大，2个舌尖的大小几乎相等。远中颊尖比上述3个牙尖中任何1个都小，而远中尖在大多数情况下都是最小的。

与其他部位相比，下颌第一磨牙的远中颊尖与远中尖的形态变异更明显（图12-16中样本1、样本7和样本10）。

当从殆面沿牙体长轴方向观察时，可以看到下颌第一磨牙大部分颊面和一小部分舌面，而近中边缘嵴与远中边缘嵴以下区域均不可见。

所有的下颌磨牙，包括下颌第一磨牙，外形线基本都呈四边形。在大多数情况下，下颌第一磨牙有一个功能性的远中尖——虽然它比其他牙尖小。偶尔可见下颌第一磨牙有4个牙尖，更常见的是第一磨牙远中颊尖与远中尖融合，二者之间仅有很微弱的发育沟或没有任何发育沟的痕迹（图

12-16中样本1和图12-17中样本4和样本5）。从发育角度来看，所有的下颌磨牙都有4个主要的牙尖，而上颌磨牙只有3个主要的牙尖（图11-11）。

下颌第一磨牙的殆面有1个大的中央窝和2个小窝（近中三角窝和远中三角窝）。中央窝（图12-2）大致呈圆形，位于颊尖与舌尖三角嵴之间的殆面中央，**近中三角窝**（mesial triangular fossa）紧邻近中边缘嵴，**远中三角窝**（distal triangular fossa）紧邻远中边缘嵴（图12-1）。

下颌第一磨牙殆面发育沟有**中央沟**（central developmental groove）、颊沟、远中颊沟和舌沟。此外，殆面还有许多副沟及点隙等，其中大多数副沟是牙尖三角嵴边界内各发育沟的细支。

下颌第一磨牙殆面中央窝由近中颊尖的远中斜面、远中颊尖的近中斜面与远中斜面、远中尖的近中斜面、近中舌尖的远中斜面以及远中舌尖的近中斜面围成（图12-2）。

下颌第一磨牙的所有发育沟都集中汇聚于中央窝的中央点隙。

下颌第一磨牙殆面近中三角窝是一个比中央窝小的凹陷，由近中颊尖的近中斜面、近中边缘嵴、近中舌尖的近中斜面围成。中央沟的近中部分终止于该窝。通常有颊侧副沟和舌侧副沟在近中边缘嵴边界内的近中凹陷处相连。有时有副沟由舌侧穿过近中边缘嵴到达接触区（图12-16中样本2、样本8、样本9和样本10）。

下颌第一磨牙远中三角窝在大多数情况下不如近中三角窝明显，由远中舌尖的远中斜面、远中边缘嵴和远中舌尖的远中斜面包绕构成。中央沟的另一个末端终止于该窝。颊侧和舌侧的副沟较为少见。中央沟的延伸经常穿过远中边缘嵴，从舌侧到达远中接触区。

下颌第一磨牙中央沟从中央窝的中央凹处开始，沿近中不规则行进，终至近中窝，经过中央凹处近中一段短距离，与近中颊沟相连。后者沿近中颊方向在沟底将近中颊尖和远中颊尖部分分开。在这些牙尖的牙尖三角嵴交界处，殆面近中颊沟与牙冠颊面近中颊沟汇合。殆面舌沟为一条不规则发育沟，在舌沟沟底沿舌侧方向至舌尖三角嵴交接处，与舌沟的舌侧延伸汇合。同样，从中央凹处开始，向远中舌向延伸，至与殆面的远中颊沟相连。从该点开始，中央沟向远中舌方向延伸，终止于远中窝。远中颊沟沿远中颊方向穿过中央沟，与牙冠颊面的颊侧延伸相连，与远中颊尖与远中尖的三角嵴交汇处汇合。

下颌第一磨牙中央沟大约位于牙冠颊舌向的中央，导致舌尖三角嵴比颊尖三角嵴长。

注意，下颌第一磨牙从殆面观，观察远中尖的相对位置和相对大小。它的远中部分与牙冠的远中接触区相连。

第二节　下颌第二磨牙

图12-18至图12-26展示了下颌第二磨牙的各面。下颌第二磨牙在功能上辅助下颌第一磨牙。下颌第二磨牙结构与下颌第一磨牙相比，在一些细节上有所不同。

通常情况下，下颌第二磨牙比下颌第一磨牙各面均小约1 mm（表12-2）。然而，也有例外发生。有时能看到下颌第二磨牙牙冠比第一磨牙牙冠稍大，并且虽然牙根的形态发育不足，但牙根长度可能更大。

下颌第二磨牙牙冠有4个发育良好的牙尖：2个颊尖和2个舌尖，大小几乎相等。远中尖或第五牙尖均不明显，但远中颊尖比下颌第一磨牙的远中颊尖大。

下颌第二磨牙有2个发育良好的牙根：近中根和远中根。两根的颊舌径均较大，但不如下颌第一磨牙的牙根宽大，也不如下颌第一磨牙的牙根外敞。

在描述下颌第二磨牙时，将直接与下颌第一磨牙进行比较。特殊变异见图12-26。

一、颊面

颊面观，下颌第二磨牙牙冠的骀颈径和近远中径均小于下颌第一磨牙牙冠的骀颈径和近远中径（图12-18）。下颌第二磨牙的牙冠与牙根总体长度趋向于更长一些，但也不尽然（图12-23中样本4、样本7和样本9）。

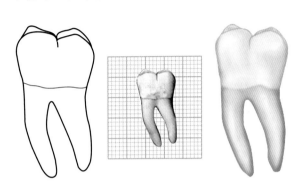

（每个方格面积为1 mm²）
图12-18 左侧下颌第二磨牙颊面

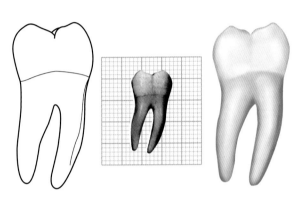

（每个方格面积为1 mm²）
图12-19 左侧下颌第二磨牙舌面

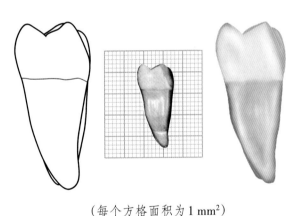

（每个方格面积为1 mm²）
图12-20 左侧下颌第二磨牙近中面

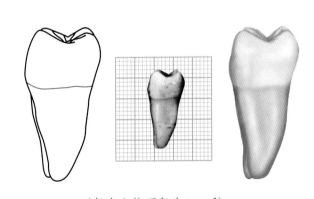

（每个方格面积为1 mm²）
图12-21 左侧下颌第二磨牙远中面

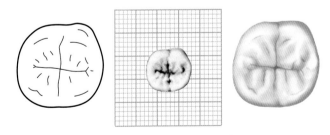

（每个方格面积为1 mm²）
图12-22 左侧下颌第二磨牙骀面

下颌第二磨牙颊面只有一条发育沟，即颊沟。颊沟作为近中颊尖和远中颊尖的分界线，基本位于颊面中央。

在许多下颌第二磨牙标本中，颊侧颈缘明显凸向根分叉（图12-23中样本1、样本2、样本3、样本5和样本9)。

多数情况下，下颌第二磨牙的牙根比下颌第一磨牙的牙根短。近中根和远中根通常靠得更近，而且长轴几乎平行。牙根可能像下颌第一磨牙一样伸展（图12-23中样本5），也可能全部或部分融合（图12-23中样本8和样本9）。

下颌第二磨牙的牙根相对于牙冠的咬合平面向远中倾斜，其长轴与咬合平面形成锐角，比下颌第一磨牙的角更为锐利。当我们比较所有的下颌磨牙时，可能会发现下颌第一磨牙的牙根与咬合平面呈一定角度，下颌第二磨牙的牙根与咬合平面角度更为锐利，而下颌第三磨牙的牙根与咬合平面角度最为锐利（图16-20）。

二、舌面

舌面观，下颌第二磨牙与下颌第一磨牙的具体差异如下（图12-19）：

1.下颌第二磨牙的牙冠和牙根向舌侧内收的幅度较小，因此，从舌面几乎看不到近中面或远中面；

2.下颌第二磨牙舌侧颈部的近远中径大于下颌第一磨牙舌侧颈部的近远中径；

3.舌面观，下颌第二磨牙的牙冠近中与远中接触区更为明显，二者的位置低于下颌第一磨牙的位置，尤其是远中接触区。

三、近中面

近中面观，下颌第二磨牙与下颌第一磨牙除了尺寸大小有些差异以外，区别不大（图12-20和图12-24）。

在大多数情况下，下颌第二磨牙牙冠颊侧颈嵴不太明显，且咬合面颊舌向可能更窄（图12-24中样本2、样本8和样本10）。

下颌第二磨牙颈缘平直且规则，弧度较小。

下颌第二磨牙近中根尖端稍尖。如果部分远中根可见，看到的是远中根的颊侧。而下颌第一磨牙当部分远中根从近中面可见时，看到的是远中根的舌侧。

四、远中面

远中面观，下颌第二磨牙与下颌第一磨牙形态相似，只是缺少远中尖和远中颊沟（图12-21）。远中接触区位于远中面颊舌向中央，与颈缘、边缘嵴等距离。

五、殆面

下颌第二磨牙的殆面与下颌第一磨牙的殆面相比显著不同（图12-22、图12-25）。这些变化具有典型特征。下颌第二磨牙没有远中尖，而远中颊生长叶发育明显，有时甚至比近中颊生长叶更明显。在殆面或颊面均未见明显的远中颊沟。颊沟、舌沟与中央沟以直角角度相交于殆面中央窝。这些发育沟形成一个十字，将牙冠的咬合面分成4个几乎相等的部分。

一般情况下，下颌第二磨牙殆面的牙尖斜面并不像下颌第一磨牙那样光滑，因为牙尖斜面上有许多从发育沟向外延伸的副沟，使之变得粗糙。

殆面观，下颌第二磨牙有以下特点：

1.多呈长方形（图12-25中样本7和样本9）；

2. 近中颊生长叶颈部突出明显（图12-25中样本1、样本3和样本6）；

3. 大多数下颌第二磨牙远中殆缘比近中殆缘弯曲，与近中面的正方形轮廓相比，远中殆面呈半圆形外形线；

4. 下颌第二磨牙远中颊尖的牙尖嵴较近中颊尖的牙尖嵴偏颊侧（图12-25中样本2、样本3、样本8、样本10和图12-22）。

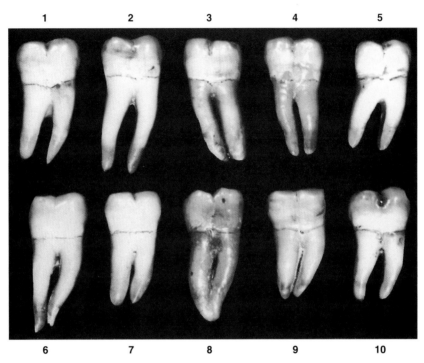

图12-23　10例典型的下颌第二磨牙颊面

请访问 http://pincode.yiaiwang.com，查看动画3和4

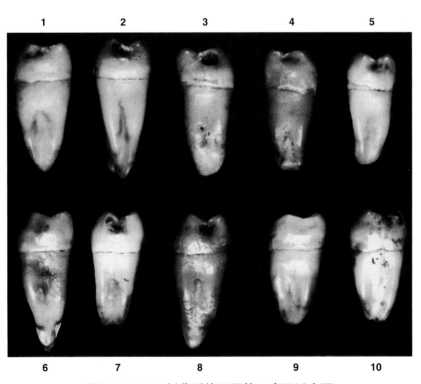

图12-24　10例典型的下颌第二磨牙近中面

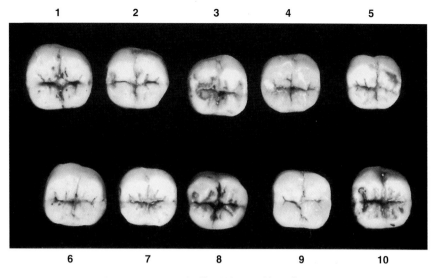

图12-25　10例典型的下颌第二磨牙拾面

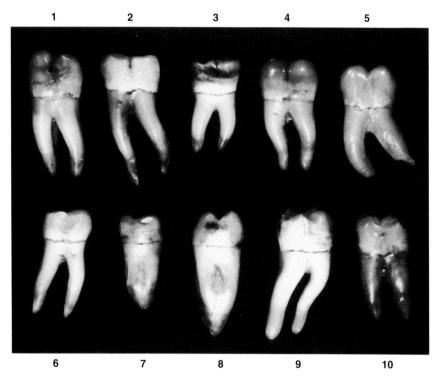

1.接触区近远中径与颈部近远中径几乎相等；2.牙根扭曲且超长；3.牙齿标本非常小，牙根短小；4.牙冠较大，而牙根较短；5.牙根整体粗大；6.牙冠短小而牙根特别长；7.近中面，颊侧和舌侧颈嵴不明显；8.牙根特别大，牙冠咬合面颊舌向缩窄；9.牙根畸形；10.牙冠颈部近远中径较宽，而牙根较短。

图12-26　10例变异的下颌第二磨牙

在人类学研究中，用于描述下颌磨牙咬合面的形态学分类是基于由格雷戈里和赫尔曼[1]和赫尔曼[2]提出的拓扑学。5-Y指的是具有5个牙尖的磨牙，从牙齿舌侧边缘观察时，点隙沟裂呈Y形。4-Y是指点隙沟裂类似5-Y的磨牙，但是只有4个牙尖。十5是指具有5个牙尖的磨牙，点隙沟裂呈"十"字交叉形。十4是指点隙沟裂类似十5的磨牙，但是只有4个牙尖。判断一颗牙齿是Y或者十类型的标准取决于下后尖与下次尖的接触关系。如果两牙尖发生接触，则形成类似于Y的点隙沟裂；如果没有发生接触，则形成类似十的点隙沟裂（图12-27）。下颌第一磨牙也存在7个牙尖变异，是在近中舌尖与远中舌尖之间出现第七牙尖。

表12-2　下颌第二磨牙

开始钙化	$2\frac{1}{2}$～3岁
牙釉质发育完全	7～8岁
萌出	11～13岁
牙根发育完全	14～15岁

测量表							
推荐雕刻尺寸	牙冠的拾颈径(冠长)	牙根的长度(根长)	牙冠的近远中径(冠宽)	牙冠颈部的近远中径(颈宽)	牙冠的颊舌径(冠厚)	牙冠颈部的颊舌径(颈厚)	近中颈缘线的曲度	远中颈缘线的曲度
mm	7.0	13.0	10.5	8.0	10.0	9.0	1.0	0.0

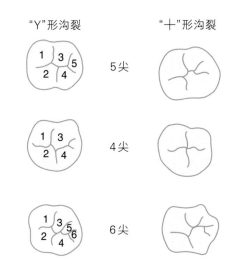

1. 下原尖；2. 下后尖；3. 下次尖；4. 下内尖；5. 下次小尖；6. 第六牙尖

图12-27　右下第二磨牙类型("Y"形和"十"形)

第三节　下颌第三磨牙

图12-27至图12-37展示了下颌第三磨牙的各面。

下颌第三磨牙在形态和位置上都因人而异。它在功能上作为下颌第二磨牙的补充，虽然经常发育不良，大部分牙冠发育不规则，牙根短小，或多或少存在一些畸形。但是，通常符合下颌磨牙的总体规划，与下颌第二磨牙在牙尖数目和咬合方面匹配得比下颌第一磨牙更好。偶尔，我们可以看到发育良好的下颌第三磨牙，在大小和发育上与下颌第一磨牙相当。

下颌第三磨牙常有5个或5个以上的牙尖，牙冠比第二磨牙的牙冠大（表12-3）。在这种情况下，由于下颌骨的牙槽突没有足够的空间容纳如此大的牙齿，其排列与咬合多不正常，咬合形式变异较大。

虽然下颌第三磨牙也有短小情况发生（图12-37中样本2），但大多数下颌第三磨牙都比正常的下颌磨牙大，尤其是牙冠部分。这些超大的第三磨牙的牙根可能很短，而且发育不良。

上颌第三磨牙的情况可能正好相反。大多数变异情况为牙齿过小。下颌第三磨牙是最可能发生完全或部分阻生的。缺乏容纳空间是导致阻生的主要原因。

如果上颌或下颌发生一侧第三磨牙先天缺失，那么另一侧很可能也会缺失。然而，上颌第三磨牙和下颌第三磨牙发育不全之间并没有明显的关联。下颌第三磨牙的部分萌出可能会导致第二磨牙远中发生牙周组织缺损，在某些情况下，第二磨牙远中根会发生吸收（图12-28）。当治疗第三磨牙时，应注意咬合面釉质厚度要比第一磨牙或第二磨牙的咬合面釉质厚度大。

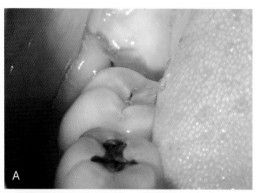

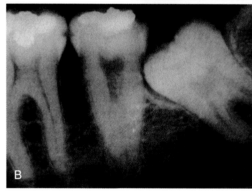
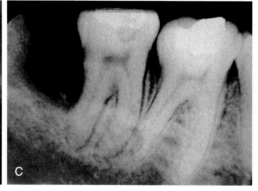

A.部分萌出的下颌第三磨牙；B.阻生的第三磨牙；C.拔除变异的第三磨牙后即刻可见的缺损。通常情况下，拔除部分阻生的第三磨牙后，第二磨牙的远中根面不会获得新附着，尤其是在拔除前根面已经暴露了一段时间之后。

图12-28　下颌第三磨牙阻生病例

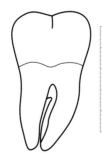
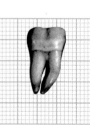
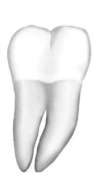
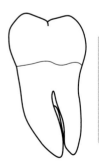
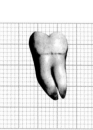
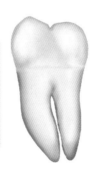

（每个方格面积为1 mm²）　　　　　　　　　（每个方格面积为1 mm²）

图12-29　下颌第三磨牙颊面　　　　　　**图12-30　下颌第三磨牙舌面**

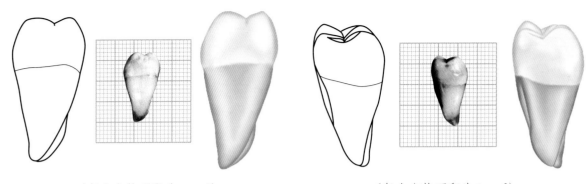

（每个方格面积为 1 mm²）　　　　　　　　（每个方格面积为 1 mm²）

图 12-31　下颌第三磨牙近中面　　　　　　图 12-32　下颌第三磨牙远中面

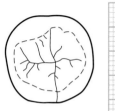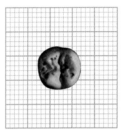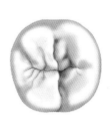

（每个方格面积为 1 mm²）

图 12-33　下颌第三磨牙殆面

一、颊面

颊面观，下颌第三磨牙在外形上与其他下颌磨牙有所不同。同时，它们又具有某些共同特征（图 12-29 和图 12-34）。

颊面观，下颌第三磨牙牙冠的外形线与所有下颌磨牙的外形线相同。近远中接触区比颈部更宽，颊尖短而圆，近远中外形高点位于颈缘至牙尖尖端距离的一半上方。第三磨牙如果排列比较整齐，与其他牙齿咬合关系良好，一般呈四尖型，从该面仅能看到两个颊尖（图 12-34 中样本 1、样本 4、样本 5、样本 8、样本 9 和样本 10）。

下颌第三磨牙一般有两个根：一个近中根；一个远中根。下颌第三磨牙牙根通常较下颌第一磨牙或第二磨牙的牙根短，发育一般较差，相对于牙冠咬合平面向远中倾斜角度更大。牙根可以是分开的，也可以全部或部分融合（图 12-34）。

二、舌面

舌面观与颊面观所见几乎相同。下颌第三磨牙发育良好时，除了大小和牙根的发育之外，形态与下颌第二磨牙相近（图 12-30）。

三、近中面

近中面观，下颌第三磨牙除了大小（图 12-31 和 12-35）之外，与下颌第二磨牙相似。当然，牙根较短，近中根从颈部到根尖锥度更细。近中根的根尖通常更尖。

四、远中面

远中面观，下颌第三磨牙解剖形态与下颌第二磨牙相似，但大小不同（图 12-32）。

牙冠过大的下颌第三磨牙颈缘之上外形更圆。远中根较小，与过大的牙冠相比，不论在长度与颊舌径方面，均显得更小。

五、殆面

当下颌第三磨牙发育良好并且排列及咬合关系良好时，下颌第三磨牙的咬合面与下颌第二磨牙非常相似（图12-36中样本2、样本3、样本4和样本6～样本9）。外形轮廓更圆，远中颊舌径更小（图12-33）。

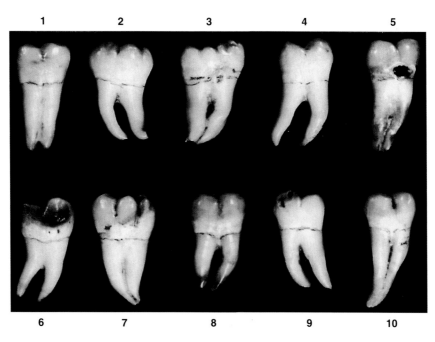

图12-34　10例典型的下颌第三磨牙颊面

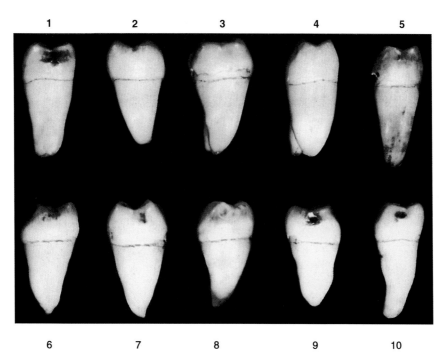

图12-35　10例典型的下颌第三磨牙近中面

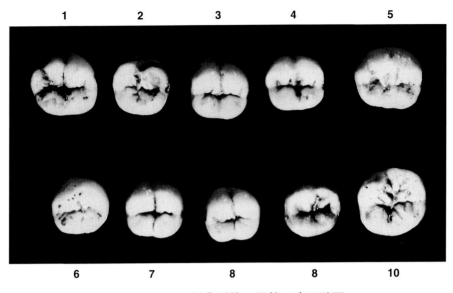

图12-36　10例典型的下颌第三磨牙殆面

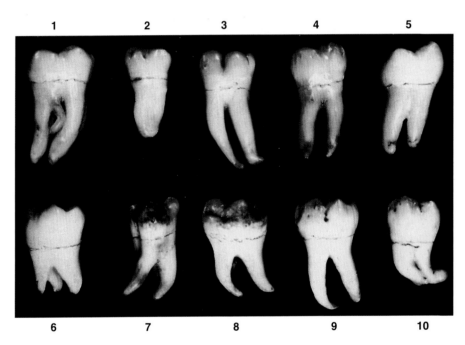

　　1.过大牙,舌侧额外牙根;2.短小牙,额外牙尖,融合根;3.牙冠与第一磨牙接近,但牙根细长;4.与第二磨牙非常接近;5.牙冠较大,牙根发育异常;6.牙冠多个牙尖,牙根短小;7.与典型功能外形完全不像;8.牙冠较大,牙根短小;9.牙冠与牙根均有畸形;10.牙冠殆颈向长,牙根融合且形态异常。

图12-37　10例变异的下颌第三磨牙

表 12-3　下颌第三磨牙

开始钙化	8~10岁
牙釉质发育完全	12~16岁
萌出	17~21岁
牙根发育完全	18~25岁

测量表							
推荐雕刻尺寸	牙冠的殆颈径(冠长)	牙根的长度(根长)	牙冠的近远中径(冠宽)	牙冠颈部的近远中径(颈宽)	牙冠的颊舌径(冠厚)	牙冠颈部的颊舌径(颈厚)	近中颈缘线的曲度	远中颈缘线的曲度
mm	7.0	11.0	10	7.5	9.5	9.0	1.0	0.0

【预测试问题答案】

1	2	3	4	5
A	D	B	D	A

【参考文献】

1. Gregory W K, Hellman M: The crown patterns of fossils and recent human molar teeth and their meaning, Nat Hist 26: 300, 1926.

2. Hellman M: Our third molar teeth: their eruption, presence and absence, Dent Cosmos 78: 750, 1936.

3. Gupta S K, Saxena P: Prevalence of cusp 7 in permanent mandibular first molars in an Indian population: a comparative study of variation in occlusal morphology, J Investigative Clin Dentist 4: 1-7, 2013.

【参考书目】

Alexandersen V, Carlsen O: Mandibular third molar: the root complex.2. Morphogenetic considerations, Tandlaegebladet 66(53), 1962.

Ash M M, et al.: A study of periodontal hazards of third molars, J Periodontol 33: 209, 1962.

Banks H V: Incidence of third molar development, Angle Orthod 4: 223, 1934.

Comas J: Manual of physical anthropology, Springfield, IL, 1960, Charles C.Thomas.

Garn S M, Arthur B L, Vicinus J H: Third molar polymorphism and its significance to dental caries, J Dent Res 42: 1344, 1963.

Goblirsch A N: A study of third molar teeth, J Am Dent Assoc 17: 1849, 1930.

Hellman M: Racial characters in the human dentition, Proc Am Philos Soc 67: 157, 1928.

Nanda R S: Agenesis of the third molar in man, Am J Orthod 40: 698, 1954.

第13章
髓腔和根管

【学习目的】

1.正确理解并读出文中黑体部分的中英文术语；

2.从各个角度识别和描述每颗恒牙的髓腔，包括髓室、髓角和根管；

3.比较不同牙齿髓腔的异同；

4.讨论恒牙列中冠折和根折可能的原因和位置；

5.绘出下颌神经管与下颌后牙根尖的位置关系图。

【预测试问题】

1.一般来说，牙髓组织的轮廓与牙齿的整体轮廓是一致的。

    A.是　　　　　　　　　B.否

2.下颌第一磨牙哪个牙根更有可能有两个根管？

    A.近中　　　　　B.远中　　　　　C.都没有两个根管　　　D.都有两个根管

3.青少年上颌中切牙髓室的横剖面是什么形状？

    A.圆形　　　　　B.椭圆形　　　　　C.三角形　　　　　D.方形

4.上颌第一前磨牙颈部的横剖面是什么形状？

    A.椭圆形　　　　B.三角形　　　　　C.矩形　　　　　D.肾形

5.如果上颌第一磨牙近颊根有第二根管（MB2），它在近中根管的哪边？

    A.近中　　　　　B.远中　　　　　C.颊侧　　　　　D.舌侧

    在通过牙齿切片观察髓腔和根管的细节之前，我们首先介绍髓腔和根管的术语和基本特征，接着简要介绍髓腔和根管的影像学表现，之后简要介绍冠根折，最后介绍牙齿与下颌神经管的关系。

    解剖学家用**髓室**（pulp chamber）、**髓腔**（pulp cavity）及**冠方牙髓**（coronal pulp）等术语表示填充牙髓组织的牙冠部分；而填充牙髓组织的根方部分称为**根管**（pulp canal and root canal）、**根髓**（root pulp and radicular pulp）等，具体名称的应用与学者习惯有关。这两组与"冠"和"根"有关的术语可以当作相同的意思来使用，但在不同的语境下也可能存在差异。

第一节　牙髓、髓室和根管

包含牙髓的牙冠和牙根被解剖性地分为**髓室**（pulp chamber）和根管、**髓管**（root canal, pulp canal）（图 13-1）。为了了解髓腔的复杂性，我们需要学习每一种代表性牙齿的纵向和横向剖面。

牙髓是牙齿内包含的软组织，它占据牙齿内腔（即髓室和根管）。一般来说，牙髓组织的轮廓与牙齿的整体轮廓是一致的（例如，髓室的轮廓对应牙冠的形态，根管的轮廓对应牙根的形态）。

牙髓组织源于间充质，具有形成功能、营养功能、感觉功能和防御功能等多种功能。牙髓最初的功能是在牙本质发育期间形成牙本质。牙髓

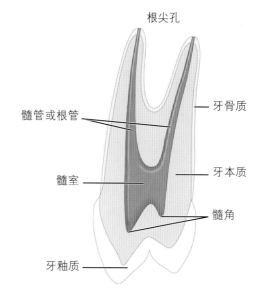

图 13-1　上颌前磨牙的颊舌面观

内的复杂感觉系统控制着牙髓内的血液流动，并感受疼痛。修复性牙本质或继发性牙本质（骨样牙本质）的形成代表着对任何形式刺激（如机械、热、化学或细菌等刺激）的防御反应。反应性牙本质通常局限于牙髓刺激区域。此时，要将反应性变化（对损伤的反应）与纯粹的衰老变化区分开来可能是困难的，甚至是不可能的。

一、影像学表现

在诊断和治疗牙髓疾病时，常使用X射线影像或数字放射影像将三维的髓腔和根管的形态特征转变为二维X射线影像。因此，从唇 / 颊方向拍摄的牙齿X射线片可以显示牙齿硬组织的唇 / 颊舌向视图以及牙髓和根管的透射间隙（图 13-2）。纵切面的近远中视角通常只能偶然见到（如在X射线片上错位、旋转的牙齿）。因此，近远中视角髓腔的放射学解剖还不清楚。髓室和根管的X射线片将在之后详细讨论。

二、髓腔大小

髓腔大小取决于牙齿的年龄和创伤史。只要牙髓有活力，继发性牙本质就会在牙齿的整个生命周期中不断形成，这是一个正常的过程。继发性牙本质的形成是不均匀的，因为靠近髓室顶和髓室底的成牙本质细胞会比靠近髓室壁的成牙本质细胞产生更多的继发性牙本质[1]。由于青少年的髓腔要比成人的髓腔大得多（图 13-3A 和 B），因此，在进行大量牙体组织（尤其是年轻个体）的磨除前，需要特别谨慎。

各种各样严重的创伤会诱发不同类型牙本质的形成。龋蚀、磨损、磨耗以及手术等刺激可以诱发修复性牙本质的形成。因为髓腔的空间有限，这种保护性反应最终可能是有害的。如果钙化是局部现象且状况严重，强烈建议在任何修复治疗前进行牙髓电活力测试。当需要进行复杂修复治疗的牙齿出现严重钙化时，应考虑选择性牙髓治疗。

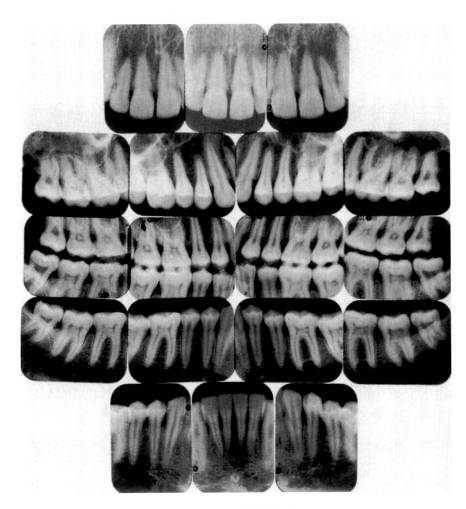

图13-2　牙齿影像学检查

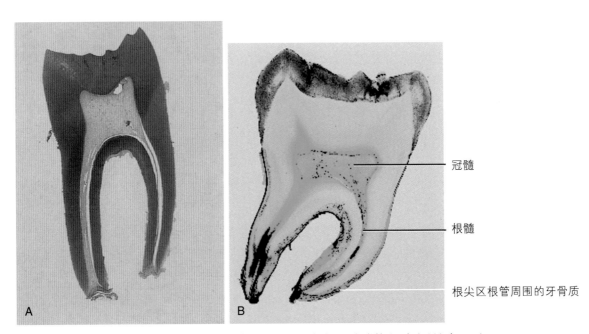

A.年轻牙髓腔较大(放大后×8);B.老年牙髓腔体积减小(放大×8)

图13-3　不同年龄下颌第一恒磨牙髓腔比较

A:Berkovitz B K B, Holland G R, Moxham B J. Oral anatomy, histology, and embryology[M]. 3rd ed. St Louis: Mosby, 2002;

B:Avery J K, Chiego D J. Essentials of oral histology and embryology[M]. 3rd ed. St Louis: Mosby, 2006.

三、根尖孔

髓腔内部的神经血管束，通过根尖孔进入牙体（图13-1）。牙根开始发育时，根尖孔实际上比髓腔更大（图13-4样本1），但在牙根形成完成后，根尖孔开始变得狭窄（图13-4样本2～5）。

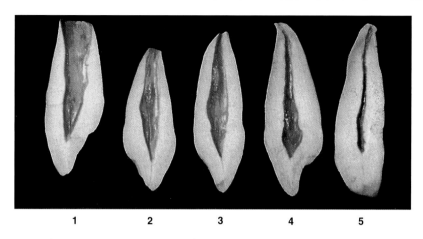

唇舌切面显示了牙齿不同的发育阶段。1.牙冠完整，牙根部分发育完成，髓腔粗大，根尖孔敞开；2.除根尖孔尚未缩窄外，牙齿几乎完整；3.年轻恒牙有较大的髓腔和完整的根尖；4.典型的成熟尖牙，表现为根尖孔狭窄；5.老年恒牙，有狭窄的髓腔和根管(这个标本因磨耗而失去了原来的牙冠结构)。

图13-4　上颌尖牙

任何一颗牙齿都可能有多个根尖孔。如果开口足够大，通向主根管的通道称为**侧支根管**（supplementary or lateral canal）（图13-5）。如果根管分成多个细小的通道，由于其复杂性，被称为delta根管系统（图13-6）。

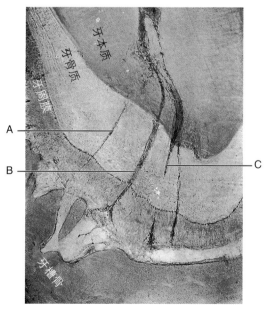

牙本质内存在3个根管，其中1个根管在牙骨质牙本质交界处分叉(C)，因此这颗牙齿的牙骨质表面共有4个小根管开口。

图13-5　根尖切片显示多个根管(A～C)

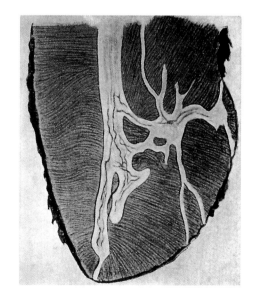

图13-6　主根管和delta根管系统

(Riethmuller R H. The filling of root canals with Prinz'paraffin compound[J]. Dent Cosmos, 1914, 56: 490.

四、髓室与根管的分界

釉牙骨质界并不完全处于髓室与根管的分界处（图13-1）。CEJ主要通过探查（图2-15）（也可以通过X射线片上牙釉质和牙骨质密度的差异）来分辨。牙釉质覆盖在构成髓室的牙本质外表面，而牙骨质则覆盖在构成整个根管腔的牙本质外表面。对于多根牙而言，髓室与根管的划分比较简单，牙根内的髓腔是根管，其余的髓腔是髓室。显微镜下，髓室内牙髓细胞比根管内牙髓细胞多。成牙本质细胞在髓室内呈立方体形，越靠近根尖越扁平。从髓室到根管的过渡在显微镜下并没有明显的界限，在宏观上也没有明显的界限。

五、髓角

髓室顶部的突出或延长部分与牙冠上的牙尖或发育叶相对应。这些突起的牙髓组织被称为**髓角（pulp horns）**（图13-7）。牙尖或发育叶的突出与髓角的发育相对应。如果年轻个体的牙尖或发育叶很突出，那么对应的髓角也会同样突出（图13-8B样本6）。随着时间的推移，这些突出组织由于继发性牙本质的形成会逐渐变平（图13-8B样本1）。

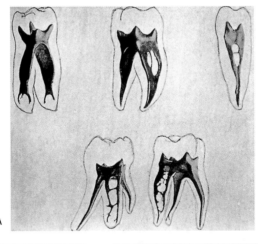

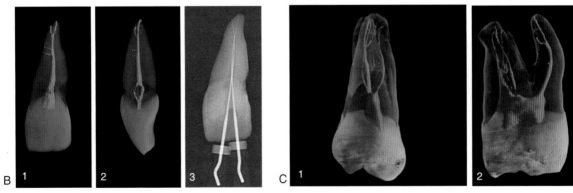

A.磨牙和前磨牙髓腔。B.牙齿解剖的显微CT断层扫描(36 μm分辨率)。1.#9牙的临床视图显示两个副根管和一个根尖分叉；2.牙齿近远中视图；3.工作长度X射线片,锉放置在两个根管内。C.显微CT断层扫描显示出更复杂的牙体解剖结构(36 μm分辨率)。1.#3牙的临床视图显示了更精细的近颊根根管和远颊根根管,所有三个根都有额外的解剖结构；2.牙齿近远中视图。

图13-7　髓角

（A：Riethmuller R H. The filling of root canals with Prinz′paraffin compound［J］. Dent Cosmos, 1914, 56: 490;

B and C：Cohen S，Hargreaves K M. Pathways of the pulp［M］. 9th ed. St Louis: Mosby, 2006.）

六、临床应用

牙医的主要职能之一是预防、阻断和治疗牙齿的疾病。在临床上，医生需要了解髓腔的位置和大小，以防止对牙髓造成不必要的影响。此外，医生还需要了解下颌神经管的位置。

根管治疗也需要对髓腔有全面的了解。预备牙齿时，若无法定位所有的根管，则可能发生底穿，也可能导致牙齿被拔除。因此，从事牙髓治疗的医生必须知道髓室的大小和位置，以及根和根管的预期数量。同样，临床医生必须意识到不同种族或同一种族内个体的差异。在一些研究中发现了额外根管和C形根管的存在[3]。

虽然有一些证据表明根据牙冠的形状可以判断额外根管的存在，但放射检查不可能发现所有根管。尽管如此，临床医生必须在根管治疗过程中发现额外根管的内部征象。只有对恒牙的髓腔有透彻的了解，预防、阻断和治疗牙齿疾病才可能取得更大的成功。

第二节 上颌牙齿髓腔

一、上颌中切牙

（一）唇舌剖面（图13-8A）

上颌中切牙髓腔与冠和根的大体轮廓一致。在冠方，髓腔非常狭窄。如果产生了大量的继发性或反应性牙本质，这部分髓腔可能部分或完全闭塞（图13-8A样本3）。在牙齿的颈部，髓腔的唇舌径最大。

在牙颈部以下，根管向根尖方向逐渐缩窄，直至形成牙根尖处的根尖孔（根尖缩窄）。根尖孔通常位于牙根的最顶端，但也可能稍偏唇侧（图13-8A样本3～5）或舌侧（图13-8A样本1和样本6）。由于根尖孔偏移属于普遍现象，有学者建议X射线片上根管充填物的范围应该在根尖的1 mm以内。然而，随着根管长度测量仪的使用，临床医生可以更有把握地严密充填根尖部分，同时避免超充。

（二）近远中剖面（图13-8B）

上颌中切牙髓室的近远中径大于唇舌径。髓腔与牙齿外表面形态基本一致，因此如果上颌中切牙的切缘没有明显的切缘结节（图1-10B），那么髓室内部就不会出现髓角或明显的突出的区域（图13-8B样本5和样本6）。髓腔向根方逐渐均匀缩窄，直到根尖孔。根尖孔的位置通常接近根尖顶点，但有些根尖孔明显偏离根尖（图13-8B样本6）。

（三）颈部和根中部横剖面（图13-8样本C和D）

上颌中切牙髓腔在牙颈部最宽，髓腔一般在牙根的牙本质中央（图13-8C样本1～5）。颈部横剖面观，年轻恒牙的髓腔大致为三角形（图13-8C样本5）。随着继发性牙本质和反应性牙本质的形成，髓室逐渐变成圆形或新月形（图13-8C样本3、样本4和样本6）。牙根在牙颈部横剖面的形状通常是圆三角形（图13-8C样本5和样本6），但也有一些呈矩形或有棱的圆角状（图13-8C样本1～4）。牙根和根管在根中部比在牙颈部更圆（图13-8D样本1～6）。根中部横剖面的解剖结构与牙颈部的解剖结构基本相同，只是在所有维度上都更小。

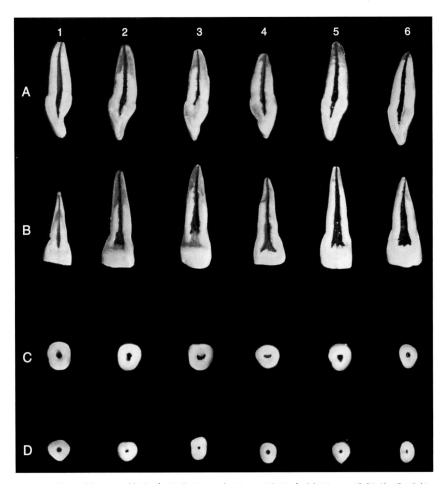

A.唇舌剖面,X射线片不能显示此面;B.近远中剖面;C.牙根的牙颈部横剖面;D.根中部横剖面

图13-8　6例上颌中切牙自然标本的切片

二、上颌侧切牙

（一）唇舌剖面（图13-9A）

上颌侧切牙的解剖结构与上颌中切牙的解剖结构相似。上颌侧切牙的髓腔形态一般与牙冠和牙根的轮廓相似。髓角通常很突出，髓室在冠方较窄，在牙颈部变宽（图13-9A样本1～3和样本5）。部分髓腔颈部为扩大的牙齿，其根管会随着根尖的收缩而逐渐变细（图13-9A样本4和样本6）。唇舌向观，多数上颌侧切牙的根尖孔位于根尖顶处（图13-9A样本1、样本4和样本6），一部分根尖孔位于牙根根尖的唇侧（图13-9A样本2和样本3）或舌侧（图13-9A样本5）。

（二）近远中剖面（图13-9B）

上颌侧切牙髓腔形态与牙齿的外部轮廓一致。唇面观，上颌侧切牙的牙髓突出部分或髓角较钝。髓腔和根管逐渐向根尖变细，在根尖区往往向远中弯曲（图13-9B样本1～4和样本6）。

（三）牙颈部和根中部横剖面（图13-9C和D）

上颌侧切牙牙颈部横剖面显示髓腔位于根的中心。牙根形态变化很大（第6章对侧切牙的讨论）。上颌侧切牙横剖面呈三角形、椭圆形或圆形（图13-9C样本1～6）。髓腔形态通常遵循牙根外形，但继发性牙本质可能使髓腔显著缩窄（图13-9D样本4和样本6）。

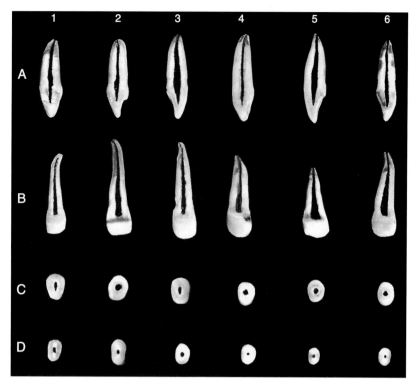

A.唇舌剖面,X射线片不能显示此面;B.近远中剖面;C.牙根的牙颈部横剖面;D.根中部横剖面

图13-9 6例上颌侧切牙自然标本的切片

三、上颌尖牙

（一）唇舌剖面（图13-10A和D）

上颌尖牙的唇舌径是口腔内所有牙齿中最大的。由于髓腔形态与牙齿的外形轮廓一致，这颗牙齿的髓室可能也是所有前牙中最大的。

上颌尖牙冠方髓腔与牙冠的形态一致。如果牙尖突出，则会有一个长而窄的髓腔突出（髓角）。髓室和近切端1/3至1/2的根管可能非常宽，至靠近根尖区时根管突然收窄，然后逐渐向根尖变细（图13-10A样本4~6和样本8；D样本16~18）。在其他情况下，根管可能从髓室向根尖均匀变细（图13-10A样本9；D样本10、样本11、样本13和样本14）。

一些尖牙的根尖存在严重的弯曲（图13-10A样本3和样本7）。根尖孔可能在根尖顶（图13-10A样本2和样本5~8；D样本11、样本17和样本18）或在根尖唇侧（图13-10A样本1、样本3和样本4；D样本12~16）。

（二）近远中剖面（图13-10B和E）

上颌尖牙的髓腔在近远中向非常窄，根管的大小和缩窄程度与中切牙和侧切牙非常相似，但尖牙较切牙有更长的牙根。髓腔从切端向根尖孔逐渐变细，可能存在根尖向近中或远中弯曲的情况（图13-10B样本1、样本4、样本6和样本8；E样本14、样本17和样本18）。根尖孔可能开口于根尖顶（图13-10B样本1、样本3~5、样本7和样本9；E样本10、样本11、样本13、样本14、样本17和样本18）或向近中或远中偏移（图13-10B样本2、样本6、样本8；E样本12、样本15和样本16）。

（三）牙颈部横剖面（图13-10C）

颈部横剖面观，牙根和髓腔的形态呈卵圆形（图13-10C样本6、样本7和样本9）、三角形（图

13-10C样本8）或椭圆形（图13-10C样本1～5）。髓室和根管都位于牙中央（图13-10C样本1、样本3、样本4和样本9）。

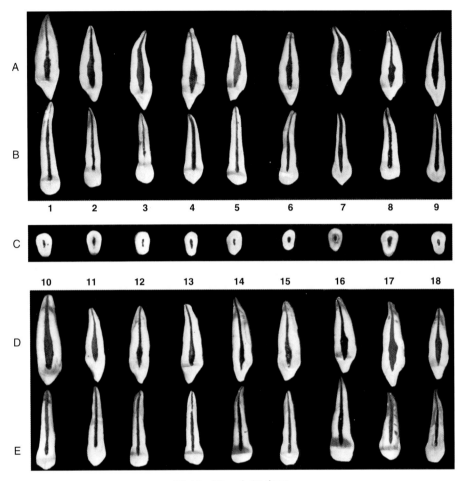

图13-10　上颌尖牙

A.唇舌剖面,暴露髓腔的近中或远中(X射线片不能显示此面);B.近远中剖面,暴露髓腔的唇面或舌面;C.釉牙骨质界处的颈部剖面,暴露髓室(这些是根管口,在髓室底可见);D.唇舌剖面,暴露髓腔的近中或远中;E.近远中剖面,暴露髓腔的唇面或舌面。

四、上颌第一前磨牙

（一）颊舌剖面（图13-11A和D）

上颌第一前磨牙可能有2个发育良好的牙根（图13-11A样本1、样本2、样本9；D样本10和样本14）、2个未完全分离的牙根（图13-11A样本3、样本5、样本7和样本8；D样本11～13和样本15～17）或一个宽根（图13-11A样本4和样本6；D样本18）。大多数上颌第一前磨牙有2个根管（图13-11A和D），小部分上颌第一前磨牙可能有3个根管，这些根管在X射线片上几乎看不出来。

由于上颌第一前磨牙的颊尖通常比舌尖发育得更好，因此其颊侧髓角通常较舌侧髓角高。磨耗过多的牙尖髓角可能会变钝（图13-11A样本1、样本5和样本6；D样本11）。上颌第一前磨牙髓室底低于牙颈部。根分叉越小的牙齿，其髓室的高度越大（图13-11A样本4；D样本18）。具有部分根分叉的牙齿髓室高度较大（图13-11A样本8；D样本10），具有2个独立根管的牙齿通常髓室高度较小（图13-11A样本1、样本2和样本9；D样本11和样本14）。髓室（不包括髓角）的形状趋于正方形（图13-11A样本1和样本8；D样本10、样本12、样本13、样本14和样本18）或矩形（图13-11A样本2~7；D样本11、样本15~17）。

根尖孔通常位于根尖顶处（图13-11A样本1、样本4、样本6、样本7、样本8；B样本12、样本13、样本15~18），有时偏向颊侧或舌侧（图13-11A样本2）或二者结合处（图13-11A样本3、样本5、样本9；B样本10、样本11和样本14）。

（二）近远中剖面（图13-11B和E）

近远中剖面观，髓角较钝，髓室无法与根管区分开。髓室从咬合面向根尖孔逐渐缩窄。如果有两个根管存在，由于牙本质和牙槽骨的增加和髓腔体积的减少，根尖部阻射性影像会增加。

大多数情况下，根尖孔出现在根尖顶（图13-11B样本1、样本2、样本3和样本6~9；E样本10和样本12~18），也有一些可能出现在根尖的近中或远中（图13-11B样本4和样本5；E样本11）。

（三）牙颈部横剖面（图13-11C）

牙颈部横剖面观，上颌第一前磨牙的髓腔呈肾形（图13-11C）。近中面发育沟是上颌第一前磨牙的典型结构，上颌第一前磨牙的髓腔在近中面发育沟处常常向内凹陷（图13-11C样本2、样本3、样本5、样本6和样本9），或者其髓腔形态与牙根的外形相一致（图13-11C样本1、样本4、样本7和样本8）。上颌第一前磨牙常具有两个独立的根管（图13-11C样本7），三根型上颌第一前磨牙有三个独立的根管（图13-11C样本3）。

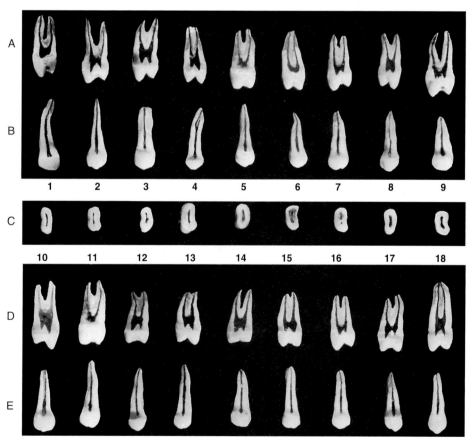

A.颊舌剖面,暴露髓腔的近中或远中(X射线片不能显示此面);B.近远中剖面,暴露髓腔的颊面或舌面;C.釉牙骨质界处的颈部剖面,暴露髓室(这些是根管口,在髓室底可见);D.颊舌剖面,暴露髓腔的近中或远中;E.近远中剖面,暴露髓腔的颊面或舌面。

图13-11 上颌第一前磨牙

五、上颌第二前磨牙

（一）颊舌剖面（图13-12A和D）

大部分上颌第二前磨牙只有一个根和一个根管，但也可能有两个根和两个根管，还可能是单根双管型。

髓腔可见发育良好的髓角（图13-12A样本1、样本2、样本6、样本7和样本8；D样本10、样本11、样本12、样本14、样本16和样本17），也可能不存在髓角或髓角较钝（图13-12A样本3、样本4、样本5和样本9；D样本13、样本15和样本18）。单根管的上颌第二前磨牙髓室和根管的颊舌径较宽。由于髓腔上半部分颊舌径较宽，髓室和根管之间无明显界限。在牙齿的根尖1/3或1/2，髓腔突然缩窄，并自此向根尖逐渐缩小（图13-12A样本1、样本2、样本4、样本6和样本8；D样本11、样本12、样本13和样本18）。有些上颌第二前磨牙在根尖1/3处有牙本质岛，这种情况临床医生往往把这些牙齿当作两个根管对待（图13-12A样本5；D样本15和样本17）。其他上颌第二前磨牙在根尖1/3分叉（图13-12D样本10、样本15和样本16）。还应该注意的是，在CEJ的水平上，存在着颊舌髓角（图13-12A样本2；D样本12和样本18），另一些牙齿在此水平上表现为髓腔收缩（图13-12D样本10）。根尖孔通常出现于根尖顶处（图13-12A样本1、样本2、样本5、样本6和样本8；D样本11、样本12和样本14~18），有时会出现在牙根的颊面（图13-13A样本4；D样本13），也可能出现在舌侧（图13-12A样本7和样本9），或颊舌两侧和根尖（图13-12A样本3；D样本10和样本15）。

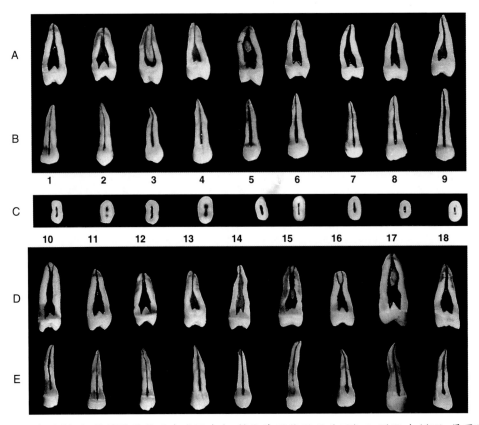

A.颊舌剖面,暴露髓腔的近中或远中(X射线片不能显示此面);B.近远中剖面,暴露髓腔的颊面或舌面;C.釉牙骨质界处的颈部剖面,暴露髓室(这些是根管口,在髓室底可见);D.唇舌剖面,暴露髓腔的近中或远中;E.近远中剖面,暴露髓腔的颊面或舌面。

图13-12 上颌第二前磨牙

（二）近远中剖面（图 13-12B 和 E）

上颌第二前磨牙的髓腔近远中剖面与上颌第一前磨牙的形态颇似。髓角钝，髓腔近远中径较窄，根尖孔可能在根尖顶（图 13-12A 样本 2、样本 6 和样本 9；D 样本 10 和样本 13），也可能稍偏（图 13-12B 样本 1、样本 3、样本 4、样本 5、样本 7 和样本 8；E 样本 11、样本 12 和样本 14～18）。

（三）牙颈部横剖面（图 13-12C）

上颌第二前磨牙的颈部剖面通常为椭圆形（图 13-12C 样本 2 和样本 4～9），有些牙齿的横剖面为肾形（图 13-12C 样本 1 和样本 3）。髓腔位于牙根中心，横剖面可能呈现中间狭窄（图 13-12C 样本 1、样本 4、样本 6 和样本 9）、颊舌完全分离（图 13-12C 样本 2）和椭圆形髓腔形态（图 13-12C 样本 3、样本 5、样本 7 和样本 8）。

六、上颌第一磨牙

（一）颊舌剖面（图 13-13A 和 D）

在图 13-13 中上颌第一磨牙的颊舌剖面可见近颊根和腭根的髓腔。由于近颊根的复杂性，因此选择这些根来展示髓腔的解剖结构。远颊根更直、更小，形态变化更少。由于根管系统的复杂性，许多上颌第一磨牙的牙髓是不可能完全去除的（图 13-7）。

上颌第一磨牙通常有 3 个根和 3 个根管。腭根通常是最大的，其次是近颊根和远颊根。近颊根通常在颊舌径很宽，并有一个副根管，这个副根管被称为 MB2，是该牙齿所有根管中最小的一个。

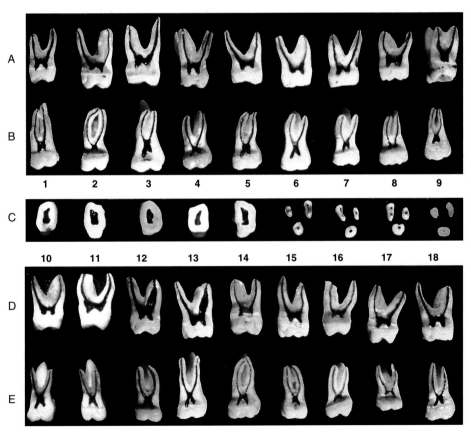

A.颊舌剖面,暴露髓腔的近中或远中(X射线片不能显示此面);B.近远中剖面,
暴露髓腔的颊面或舌面;C.颈缘处5个剖面,根中处4个剖面;D.颊舌剖面,暴露髓腔
近中或远中;E.近远中剖面,露出髓腔的颊面或舌面。

图 13-13　上颌第一磨牙

上颌第一磨牙髓角常突出（图13-13A样本1、样本4～8；D样本10～13、样本15～18）。从牙齿的近中面看，髓腔似长方形（不包括髓角）。腭根根管通常最大（图13-13A样本1、样本2、样本3、样本5、样本6；D样本10、样本15、样本17和样本18）。近颊根管通常比较细小（图13-13A样本2和样本6；D样本10、样本14和样本17），但一些存在于较宽的近颊根内的近颊根管可能很宽大（图13-13A样本9；D样本12和样本13）。

当根管口偏向一侧时，提示存在MB2（图13-13A样本2、样本6和样本8；D样本10、样本11、样本13、样本14、样本15、样本17和样本18）。

有较宽牙根的近颊根管在根中部最宽，向根尖处逐渐缩窄。大多数牙齿的腭侧根管和近颊根管向根尖区逐渐缩窄，止于根尖顶或接近根尖顶处。腭根的根尖孔可能位于根尖顶（图13-13A样本1和样本4～9；D样本11～17），或根尖稍偏舌侧（图13-13A样本2；D样本10）或偏颊侧（图13-13A样本3；D样本18）。

近颊根管的根尖孔可能位于根尖顶（图13-13A样本2～5和样本7～9；D样本10、样本12、样本13、样本17、样本18）、根尖顶的颊侧（图13-13A样本1和样本6；D样本14和样本15）或舌侧（图13-13D样本16）。

（二）近远中剖面（图13-13B和E）

上颌第一磨牙的近远中剖面可见远颊根，这在之前的提及颊舌剖面是不可见的。近颊根的根管比远颊根更弯曲（图13-13B样本1～8；E样本12、样本14和样本15）。部分颊根比较直（图13-13E样本10、样本11和样本13）。

近远中剖面观，近颊髓角比远颊髓角大（图13-13B样本1和样本3～9；E样本10～13和样本15～18）。有些牙的髓角大小相同（图13-13B样本2；E样本14）。颊面观，髓腔是正方形的（如果不包括髓角）。根管的分界在近远中剖面更为明显。颊面观或舌面观，根管看起来要小得多，根尖孔通常位于根尖顶（图13-13B样本1～7和样本9；E样本11、样本14、样本16和样本18）；也可能偏近中（图13-13E样本10和样本17，仅近中根）或远中（图13-13B样本8；E样本12和样本13，仅远中根）。

（三）牙颈部横剖面（图13-13C）

上颌第一磨牙颈部外形为菱形（图13-13C样本1～5）。近颊角为锐角，远颊角为钝角，舌侧角近于直角。上颌第一磨牙根管口与髓室底有以下关系：

上颌第一磨牙腭侧根管位于腭侧中央，远颊根管位于靠近髓腔横剖面的钝角处；近颊根管位于远颊根管的近中颊侧，即髓腔横剖面锐角的顶点处。如果有MB2，它将位于近中颊侧根管的舌侧。上颌第一磨牙的开髓洞形呈三角形，近颊根管与腭侧根管之间的连线为三角形的底，离腭根稍近的远颊根管是三角形的顶点。如果近颊存在副根管MB2，它将位于近中颊侧根管和腭侧根管之间的这条假想线上（图13-13C样本7～9），甚至可以位于这条假象线的近中（图13-13C样本8）。

（四）根中部剖面（图13-13C）

由于有些磨牙在一个根内有不止一个根管（图13-13C样本6～9），所以在磨牙描述中增加了根中部截面。腭根通常是最大的根，呈圆形。远颊根呈椭圆形至圆形，但比腭根小得多。近颊根是一个细长的卵圆形或肾形的根，在根分叉处存在凹陷。腭根和远颊根的根管呈椭圆形，而近颊根管为长圆形（图13-13C样本6和9）、椭圆形（图13-13C样本7）或圆形（图13-13C样本8和9）。如果继发性牙本质很多，则可能很难定位并利用器械进行预备（图13-13C样本9）。如果要完成根管治疗，就需要对髓腔和根管的解剖结构有全面的了解。

七、上颌第二磨牙

（一）颊舌剖面（图13-14A和D）

上颌第二磨牙的颊根比上颌第一磨牙的颊根更直、更接近。尽管上颌第二磨牙牙根融合的趋势大于上颌第一磨牙牙根融合的趋势，但上颌第二磨牙的牙根通常是分离的。上颌第二磨牙通常有3个根和3个根管。

上颌第二磨牙的近颊根不像上颌第一磨牙的近颊根那么复杂。上颌第二磨牙不存在近颊根管很宽的倾向。尽管并不像上颌第一磨牙那样常见，但上颌第二磨牙近中颊根仍然存在2个根管的情况（图13-14A样本5和样本7）。

上颌第二磨牙髓角发育良好（图13-14A样本1~3、样本5、样本8、样本9；D样本10~18）或几乎没有（图13-14A样本4、样本6、样本7）。髓腔看起来呈矩形（不包括髓角）。根管从根管口至根尖孔逐渐移行变细。

与上颌第一磨牙的近颊根管相比，上颌第二磨牙的近颊根管并没有特别大的趋势。腭根的根尖孔经常位于根尖顶（图13-14A样本1~3和样本5~8；D样本11、样本13、样本14、样本16、样本17和样本18），但也可能在顶端偏舌侧（图13-14A样本4和样本9；D样本15）或颊侧（图13-14D样本10和样本12）。

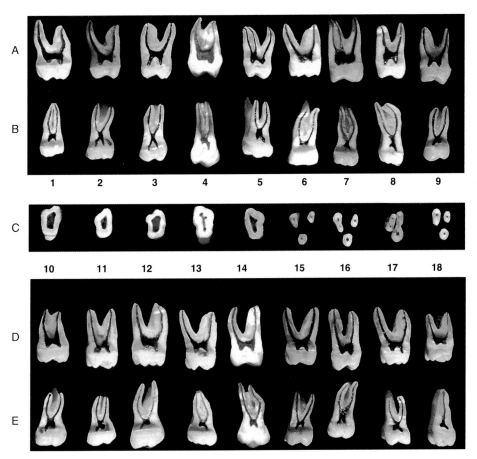

A.颊舌剖面,暴露髓腔的近中或远中(X射线片不能显示此面);B.近远中剖面,暴露髓腔的颊面或舌面;C.颈缘处5个剖面,根中处4个剖面;D.颊舌剖面,暴露髓腔近中或远中;E.近远中剖面,露出髓腔的颊面或舌面。

图13-14　上颌第二磨牙

(二)近远中剖面（图13-14B和E）

上颌第二磨牙的近远中剖面与上颌第一磨牙的近远中剖面相似。上颌第二磨牙的颊根间距离没有上颌第一磨牙的颊根间距离大，颊根的融合倾向更大。

髓角通常发育良好（图13-14B样本1~5、样本8和样本9；E样本10~15和样本17），有些牙齿的髓角明显变钝或消失（图13-14B样本6和样本7；E样本18）。近颊髓角常较远颊髓角大（图13-14B样本1、样本4、样本5、样本8和样本9；E样本10、样本12、样本13、样本15、样本17和样本18）。

近远中面的髓腔明显较颊舌面小。颊面观，髓腔呈正方形（不包括髓角）。根管从髓室向根尖方逐渐缩窄。近颊根管比远颊根管具有更大的弯曲倾向。根尖孔大部分位于在根尖顶（图13-14B样本1、样本2和样本4~9；E样本10~16和样本18）。

(三)颈部横剖面（图13-14C）

上颌第二磨牙的颈部横剖面显示出比上颌第一磨牙更为极端的轮廓形态。与上颌第一磨牙相比，近颊角更尖锐，远颊角更钝，髓腔的轮廓形态反映了这些差异。

近颊根管口位于髓腔较远的颊部和近中部（图13-14C样本4和样本5），远颊根管更接近近颊根和腭根的中点（图13-14C样本4）。腭侧根管位于牙根的舌面。

因为牙根有接近或融合的趋势，上颌第二磨牙的根管口较上颌第一磨牙的根管口更靠近（图13-14C样本4）。在颈部横剖面中，三角形的髓室底清晰可见。

(四)根中部横剖面（图13-14C）

上颌第二磨牙的腭根是3个根管中为最粗大的一根（图13-14C样本7和样本8）。近颊根有较大的颊舌径，但近远中径较狭窄。远颊根管最为细小。

远颊根和腭根为圆形或椭圆形。近颊根常为圆钝的矩形，如果只有一个根管，则根管与牙根外形一致，根管中间较窄，看上去像2个根管（图13-14C样本7）。如果有2个独立的根管，则根管通常呈圆形（图13-14C样本8）。

八、上颌第三磨牙

上颌第三磨牙是所有上颌牙齿中解剖结构变异最多的。由于上颌第三磨牙具有极大的变异性，因此本书不对其髓腔形态进行细致的描述。本书提供了纵剖面和横剖面的样本，显示的方式与所有其他上颌牙齿一样，用以比较上颌第三磨牙和其他上颌磨牙（图13-15）。当上颌第三磨牙与上颌其他磨牙在发育和萌出方面进行比较时，第三磨牙明显小于其他磨牙，牙冠通常是三角形或圆形而不是四边形。根较短，弯曲程度较高，根融合倾向较大，常表现为单根（图13-15A样本8；B样本3、样本5和样本8；D样本10和样本12；E样本11~14和样本16）。由于上颌第三磨牙比第一磨牙晚发育8~9年，与较早萌出的第一磨牙和第二磨牙相比，髓腔内继发性牙本质较少，因而器械进入根管更为容易。然而，由于根管畸形的发生率较高，根管治疗过程可能非常困难。

由于并没有充分认识到第三磨牙在日后可能的用处，人们普遍忽略第三磨牙。因为可以在以后的修复过程中提供适当的支持，这些牙齿应当被很好地管理和维护。

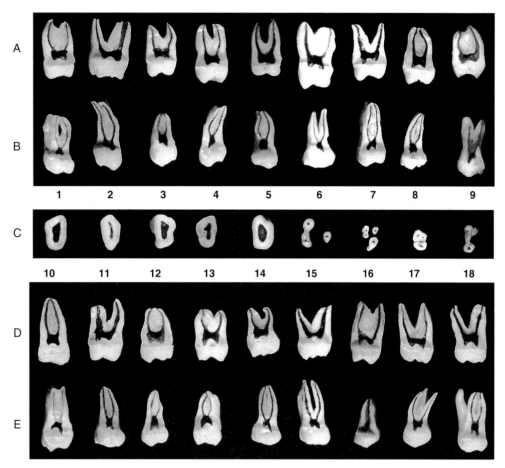

A.颊舌剖面,暴露髓腔的近中或远中(X射线片不能显示此面);B.近远中剖面,暴露髓腔的颊面或舌面;C.颈缘处5个剖面,根中处4个剖面;D.颊舌剖面,暴露髓腔近中或远中;E.近远中剖面,暴露髓腔的颊面或舌面。

图13-15 上颌第三磨牙

第三节 下颌牙齿髓腔

一、下颌中切牙

(一) 唇舌剖面 (图13-16A和D)

下颌中切牙为全口最小的牙齿,其唇舌径较大。下颌中切牙通常只有一个根管,也可见两个根管,但两个根管的情况并不常见。髓角发育良好(图13-16A样本1~6和样本8;D样本10~18)。当磨耗发生时,反应性牙本质产生,使得牙髓组织远离原始位置(图13-16A样本9)。髓腔可能很大(图13-16A样本1、样本2、样本4、样本6、样本8;D样本10、样本11、样本13和样本17),也可能呈中等大小(图13-16A样本3、样本5、样本7和样本9;D样本12、样本14和样本15),或是非常小(图13-16D样本16、样本18)。

下颌中切牙根管可逐渐移行变细(图13-16A样本2、样本3和样本7;D样本10、样本11、样本14、样本16和样本18)或在根尖3~4 mm处突然缩窄(图13-16A样本1、样本4、样本5、样本6和样本8;D样本12、样本13、样本15和样本17)。

下颌中切牙根尖孔可能位于根尖顶(图13-16A样本1、样本4、样本6、样本7和样本9;D样本11、样本12、样本15、样本16、样本18),也可能位于根的唇面(图13-16A样本2、样本3、样本5、样本8;D样本10、样本13、样本14和样本17)。

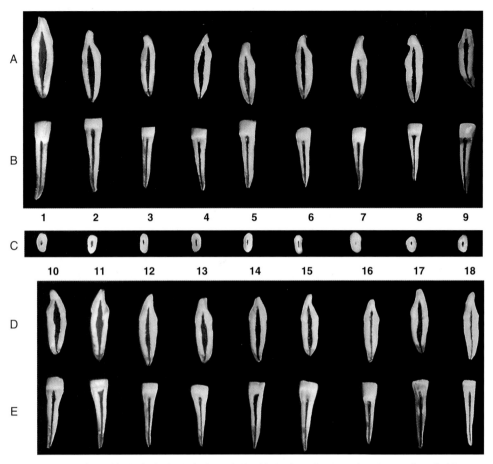

A.唇舌剖面,暴露髓腔的近中或远中(X射线片不能显示此面);B.近远中剖面,暴露髓腔的唇面或舌面;C.釉牙骨质界处的颈部剖面,暴露髓室(这些是根管口,在髓室底可见);D.唇舌剖面,暴露髓腔的近中或远中;E.近远中剖面,暴露髓腔的唇面或舌面。

图13-16 下颌中切牙(第一切牙)

(二)近远中剖面(图13-16B和E)

下颌中切牙近远中剖面髓腔狭窄。尽管根管狭窄,但由于髓腔的唇舌径较大,一般可以使用小号根管锉来疏通这些根管。然而,继发性牙本质或反应性牙本质可能会影响牙髓治疗(图13-16D样本16和样本18;E样本13和样本18)。

下颌中切牙髓角通常突出但单一。根管也显得很窄,从髓室到根尖逐渐移行变细。根尖孔位于根尖顶(图13-16B样本2、样本5、样本8;E样本12、样本14、样本16和样本17)或根尖顶的近中或远中(图13-16B样本1、样本3、样本4、样本6、样本7、样本9;E样本10、样本11、样本13、样本15和样本18)。

(三)颈部横剖面(图13-16C)

颈部横剖面观,可见牙根的比例,近远中径小,唇舌径很大。外形多变,可能为圆形、卵圆形或椭圆形。牙根越接近圆形,根管越接近圆形(图13-16C)。下颌中切牙可能有两个独立的根管,或者牙本质岛使它看起来好像存在2个根管(图13-17)。

二、下颌侧切牙

（一）唇舌剖面（图13-18A和D）

下颌侧切牙在各个方向上大小均稍大于下颌中切牙，髓腔也较大。下颌侧切牙的形态、功能与下颌中切牙的形态、功能相同。

下颌侧切牙髓角突出，髓室变异较大。髓室可以很大（图13-18A样本2、样本4、样本5、样本8和样本9；D样本10、样本11、样本16、样本17和样本18），或是中等大小（图13-18A样本1、样本3、样本6和样本7；D样本13）；也可以很小（图13-18D样本14和样本15）。根管向根尖方向逐渐缩窄（图13-18A样本1、样本2、样本4、样本6、样本7和样本9；D样本12、样本14和样本17）或在根管的根尖3~4 mm处突然缩窄（图13-18A样本3、样本5和样本8；D样本10~13）。根尖孔可能出现在根尖顶（图13-18A样本1~6、样本8和样本9；D样本12~15、样本17和样本18）或根尖顶的颊侧或舌侧（图13-18A样本7；D样本10、样本11和样本16）。

（二）近远中剖面（图13-18B和E）

髓腔和根管呈一个细长的空腔。下颌侧切牙与下颌中切牙相似，但下颌侧切牙可能看起来更宽，牙髓尺寸更大。髓角突出，髓腔和根管逐渐缩窄。根尖孔可能开口于根尖顶（图13-18A样本1、样本2、样本3、样本6和样本9；D样本12~15、样本17和样本18）或根尖顶的近中或远中（图13-18A样本5、样本7和样本8；D样本10、样本11和样本16）。

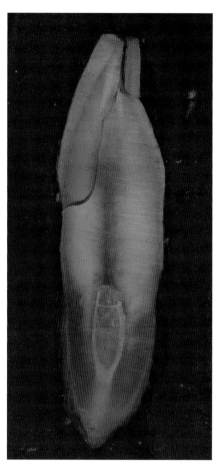

图13-17　双根管的下颌中切牙

（三）颈部横剖面（图13-18C）

下颌侧切牙的颈部横剖面显示根管位于牙根中央。几个剖面的比较显示牙根略大于下颌中切牙。牙根在形态上有很大差异，牙根呈卵圆形或椭圆形。外形较大的下颌侧切牙颈部横剖面类似于下颌尖牙的颈部横剖面（图13-18C样本2、样本3和样本4）。下颌侧切牙根管形态与牙根形态一致，一些有根面沟（图13-18C样本6）。

三、下颌尖牙

（一）唇舌剖面（图13-19A和D）

下颌尖牙的髓腔在大小和形态上与上颌尖牙相似。下颌尖牙稍短，但也存在相反的情况。在下颌尖牙中发现2个根管或至少2个根管的情况并不少见。在任何具有极宽的唇舌径和极窄的近远中径的下颌尖牙中均可见牙本质岛。由于X射线片很难检测到2个根管，临床治疗过程需排除双根管的情况。下颌尖牙的髓腔根据切片检查的位置而有所不同（图8-24样本1、样本2、样本5和样本6）。

除非有大量磨耗，下颌尖牙髓角突出（图13-19A样本1和样本3），髓室非常宽大（图13-19A样本1、样本3、样本4、样本5和样本7；D样本10、样本12、样本14、样本15、样本17和样本18），但也可能比较小（图13-19A样本2、样本6和样本9；D样本11、样本13和样本16）。

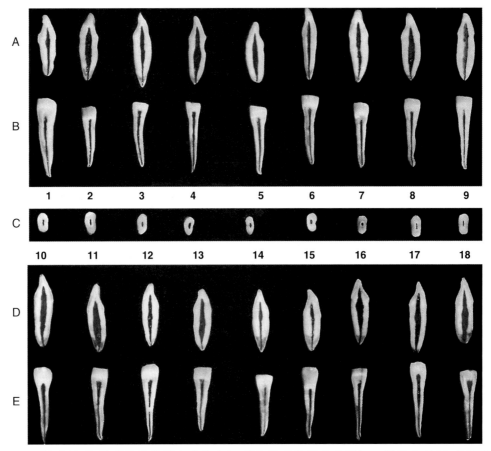

A.唇舌剖面,暴露髓腔的近中或远中(X射线片不能显示此面);B.近远中剖面,暴露髓腔的唇面或舌面;C.釉牙骨质界处的颈部剖面,暴露髓室(这些是根管口,在髓室底可见);D.唇舌剖面,暴露髓腔的近中或远中;E.近远中剖面,暴露髓腔的唇面或舌面。

图13-18 下颌侧切牙(第二切牙)

　　一些下颌尖牙从髓室移行至根管时表现为髓腔突然缩窄(图13-19A样本8;D样本13)。另一些下颌尖牙根管在根尖区域突然缩窄(图13-19A样本1～6;D样本11、样本12和样本18),之后,根管逐渐变细直至根尖。如果根管没有突然缩窄,则出现向根尖孔逐渐移行变细的根管。

　　根尖孔通常开口于根尖顶(图13-19A样本3、样本5、样本7和样本9;D样本10、样本12、样本14～16),或是根尖顶稍偏颊侧(图13-19A样本1、样本2、样本6和样本8;D样本11、样本13和样本17),或舌侧(图13-19D样本18)。

　　(二)近远中剖面(图13-19B和E)

　　下颌尖牙的近远中剖面与上颌尖牙的近远中剖面非常相似。近远中剖面显示下颌尖牙近远中径极小。近远中剖面观同时也显示了牙根根尖部分的弯曲程度。根管的弯曲可能偏近中方向(图13-19E样本17)。下颌尖牙髓角通常比较突出,但在本图中较钝。髓腔和根管向根尖呈连续平缓的锥形,根尖孔开口于根尖顶(图13-19B样本1～4;E样本10、样本11、样本13、样本15和样本17)或根尖顶稍近中或远中(图13-19B样本5～7;E样本12、样本14和样本18)。

　　(三)颈部横剖面(图13-19C)

　　下颌尖牙的颈部横剖面在大小和形状上有很大的差异(图13-19C样本1～9)。牙根可以是椭圆形(图13-19C样本1、样本4、样本7和样本8)、矩形(图13-19C样本2、样本5、样本6和样本9)或三角形(图13-19C样本3)。根管的大小和形状也是多变的。髓腔的剖面形态与根部的剖面形态非常相似。

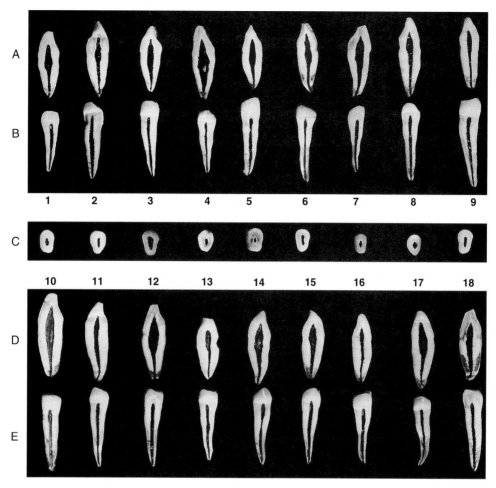

A.唇舌剖面,暴露髓腔的近中或远中(X射线片不能显示此面);B.近远中剖面,暴露髓腔的唇面或舌面;C.釉牙骨质界处的颈部剖面,暴露髓室(这些是根管口,在髓室底可见);D.唇舌剖面,暴露髓腔的近中或远中;E.近远中剖面,暴露髓腔的唇面或舌面。

图13-19　下颌尖牙

四、下颌第一前磨牙

(一)颊舌剖面(图13-20A和D)

下颌第一前磨牙类似一个小的下颌尖牙并多了一个额外的小牙尖。髓腔和下颌尖牙相似。下颌第一前磨牙大多数只有1个根管,但也可能出现2个或3个根管(图13-20A样本9;D样本18)。

部分下颌第一前磨牙颊尖髓角突出(图13-20A样本1、样本2、样本4和样本6~9;D样本10~18)。舌尖髓角可能突出但也可能较小(图13-20D样本15~17)、退化(图13-20A样本1、样本4和样本6~9;D样本10~12)、或完全缺失(图13-20A样本2、样本3和样本5;D样本14和样本18)。

下颌第一前磨髓腔通常很大。髓腔可能向根尖逐渐缩窄(图13-20A样本2、样本3、样本5和样本6;D样本12和样本13),也可能在根管出现时突然缩窄(图13-20A样本1、样本4和样本7;D样本11、样本17和样本18),或者在根尖区域突然缩窄(图13-20A样本2和样本8;D样本10、样本14、样本15和样本16)。

下颌第一前磨牙根尖孔通常位于根尖顶(图13-20A样本2、样本3、样本5、样本6、样本7和样本9;D样本10~13和样本18)、根尖顶稍偏向颊侧(图13-20A样本8;D样本14~16)或舌侧(图13-20A样本1和样本4;D样本17)。

（二）近远中剖面（图13-20B、E）

下颌第一前磨牙髓角突出，越靠近殆面越细小（图13-20B样本6和样本9；E样本12和样本18）。髓室和根管逐渐缩窄至根尖孔。

下颌第一前磨牙根尖孔可能位于根尖顶（图13-20B样本3、样本5、样本8和样本9；E样本11、样本14、样本17和样本18）或根尖顶偏颊侧或舌侧（图13-20B样本1、样本2、样本4、样本6和样本7；E样本10、样本12、样本13、样本15和样本16）。

（三）颈部横剖面（图13-20C）

下颌第一前磨牙冠和根的大小变化很大，髓腔也成比例地变化。牙根可能是椭圆形（图13-20C样本2、样本6和样本9）、长方形（图13-20C样本1、样本3和样本4）或三角形（图13-20C样本5、样本7和样本8）。

根据根的形态，下颌第一前磨牙髓腔可以呈圆形（图13-20C样本5）、椭圆形（图13-20C样本1、样本3、样本4、样本6、样本8和样本9）或三角形（图13-20C样本7）。如果在低于根分叉水平有2个独立的根管，则可见到2个或3个圆形而不是带状的根管。

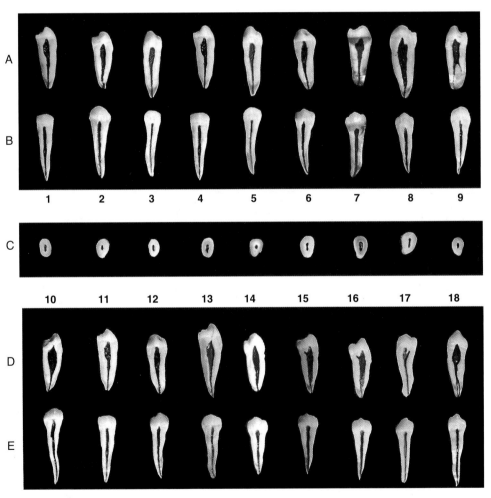

A.唇舌剖面,暴露髓腔的近中或远中(X射线片不能显示此面);B.近远中剖面,暴露髓腔的唇面或舌面;C.釉牙骨质结合处的颈部剖面,暴露髓室(这些是根管口,在髓室底可见);D.唇舌剖面,暴露髓腔的近中或远中;E.近远中剖面,暴露髓腔的唇面或舌面。

图13-20　下颌第一前磨牙

五、下颌第二前磨牙

（一）颊舌剖面（图13-21A和D）

下颌第二前磨牙的冠和根均大于下颌第一前磨牙的冠和根。下颌第二前磨牙髓腔的尺寸增加了，但格外宽的髓腔尺寸仅局限在冠部和根管的上部。下颌第一前磨牙和第二前磨牙的另一个区别是，第二前磨牙的髓角往往更突出，舌侧髓角也更常见。

大部分下颌第二前磨牙髓角突出（图13-21A样本1、样本2、样本3、样本7和样本9；D样本10、样本13、样本16和样本17），但舌侧髓角可能退化（图13-21A样本4～6；D样本11、样本12、样本14、样本15和样本16）或不存在（图13-21A样本8）。

下颌第二前磨牙髓腔通常很大并突然缩窄（图13-21A样本1、样本2、样本4、样本5、样本7和样本8；D样本11、样本13、样本14、样本16和样本18）或逐渐向根管移行（图13-21A样本1、样本3、样本6和样本9；D样本10、样本12、样本15和样本17）。

下颌第二前磨牙根尖孔可能开口于根尖顶处（图13-21A样本1～6、样本8和样本9；D样本10～14、样本16和样本17）或根尖顶的颊侧或舌侧（图13-21A样本7；D样本15和样本18）。

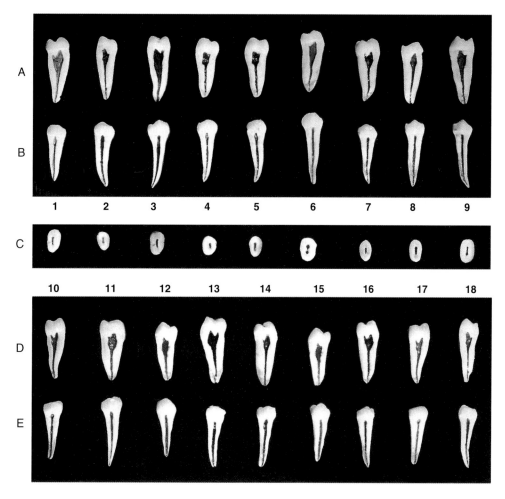

A.唇舌剖面,暴露髓腔的近中或远中(X射线片不能显示此面);B.近远中剖面,暴露髓腔的唇面或舌面;C.釉牙骨质结合处的颈部剖面,暴露髓室(这些是根管口,在髓室底可见);D.唇舌剖面,暴露髓腔的近中或远中;E.近远中剖面,暴露髓腔的唇面或舌面。

图13-21　下颌第二前磨牙

（二）近远中剖面（图 13-21B 和 E）

除了整体尺寸略大之外，下颌第二前磨牙与下颌第一前磨牙非常相似。通常情况下，下颌前磨牙与下颌尖牙的近远中剖面也很相似。下颌第二前磨牙通常只有一个根和根管，并向远中弯曲。

髓角突出，髓室和根管向根尖逐渐变细。在大多数情况下，根尖孔开口于根尖顶。

（三）颈部横剖面（图 13-21C）

颈部横剖面显示，下颌第二前磨牙牙根硬组织较多。牙根为矩形（图 13-21C 样本 1、样本 3、样本 6、样本 8 和样本 9）、椭圆形（图 13-21C 样本 4 和样本 7）或三角形（图 13-21C 样本 2 和样本 5）。

除非存在多个根管，下颌第二前磨牙髓腔形态和牙齿外形一致（图 13-21C 样本 6）。

六、下颌第一磨牙

（一）颊舌剖面（图 13-22A 和 D）

下颌第一磨牙的颊舌剖面可见较大的髓室，髓室移行至牙根（图 13-22A 样本 1 和样本 2；D 样本 16 和样本 18）。由于两根管的存在，近中根通常具有更复杂的根管系统。远中根通常只有一个大根管，两个根管的情况也较为常见，偶尔还会出现第四根管，这个根管有自己独立的根。

大多数下颌第一磨牙髓角突出（图 13-22A 样本 1、样本 2、样本 5、样本 6、样本 8 和样本 9；D 样

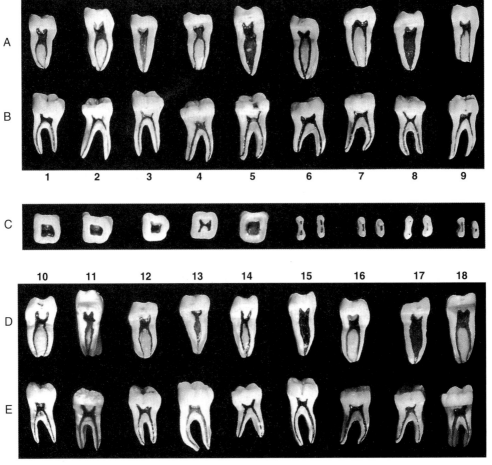

A. 颊舌剖面，暴露髓腔的近中或远中（X 射线片不能显示此面）；B. 近远中剖面，暴露髓腔的颊面或舌面；C. 颈缘处 5 个剖面，根中处 4 个剖面；D. 颊舌剖面，暴露髓腔近中或远中；E. 近远中剖面，暴露髓腔的颊面或舌面。

图 13-22 下颌第一磨牙

本10、样本11、样本12、样本14、样本15、样本17和样本18），也有些下颌第一磨牙的牙髓角相当小（图13-22A样本3、样本4和样本7；D样本13和样本16）。近中根的髓室形态从方形到矩形不等（不包括髓角）（图13-22A样本1、样本2、样本4、样本6、样本7和样本9；D样本10、样本11、样本12、样本14、样本16和样本18），除外单根管（图13-22A样本3和样本8；D样本13、样本15和样本17）。

无论1个根管或2个根管，下颌第一磨牙的近中根管都可能出现明显弯曲（图13-22A样本1和样本2；D样本16和样本18）、轻微弯曲（图13-22A样本4和样本6；D样本10、样本12和样本14）或相对较直的情况（图13-22A样本7和样本9）。这两个根管可能在根尖区相互融合，开口于共同的根尖孔（图13-22A样本1、样本2和样本6；D样本14），或分别拥有独立的根尖孔（图13-22A样本4、样本7和样本9；D样本10、样本12、样本16和样本18）。

根尖孔通常开口于较宽的近中根的根尖顶（图13-22A样本1、样本2、样本4、样本6、样本7和样本9；D样本10、样本14和样本16），但在某些根中，2个根管中有1个根尖孔位于根尖顶的侧方（图13-22D样本12和样本18）。近中根的直径通常很小，锥度也较小。

远中根通常有1个大的髓腔，颊舌径非常宽（图13-22A样本3、样本5和样本8；D样本15和样本17），也有一些远中根的髓腔较为狭窄（图13-22D样本11和样本13）。远中根通常有1个大的根管，颊舌径很宽，距离根尖几毫米处突然缩窄（图13-22A样本3、样本5和样本8；D样本17），根管最后几毫米的缩窄也并不总是存在（图13-22D样本15）。当远中根存在2个根管时，根管被牙本质岛部分或完全分开（图13-22D样本11）。单根管根尖孔通常位于根尖顶（图13-22A样本3和样本8；D样本13），但也可以稍偏向根尖顶的颊侧或舌侧（图13-22A样本5；D样本15和样本17）。

（二）近远中剖面（图13-22B和E）

和其他剖面一样，下颌第一磨牙的近远中剖面可见位于牙体中央的髓室和根管。

髓角变异较大，可能很突出（图13-22B样本8；E样本11、样本14和样本15）或是比较明显（图13-22B样本2、样本3、样本6和样本7；E样本12），也可能几乎没有（图13-22B样本4；E样本13和样本16），或是这些变化的组合（图13-22B样本1和样本9；E样本17和样本18）。

髓腔通常为矩形（不包括髓角），可能较大（图13-22B样本1、4~7和9；E样本10~18）或非常小（图13-22B样本2、样本3和样本8）。

近中根和根管通常相当弯曲（图13-22B样本1、样本3、样本4、样本5、样本7、样本8和样本9；E样本12、样本13、样本15、样本16和样本18）。也有些根管的弯曲程度较小（图13-22B样本6；E样本10、样本11、样本14和样本17），可看到大量的继发性牙本质或反应性牙本质。

根尖孔通常位于根尖顶（图13-22B样本1、样本5、样本7和样本8；E样本10、样本11、样本12、样本14、样本15和样本17），也可能位于根尖顶端的近中（图13-22B样本2、样本4、样本6和样本9；E样本16）或远中（图13-22B样本3）。

远中根通常比弯曲的近中根更直，且稍短（图13-22B样本1、样本3、样本6和样本8；E样本12、样本14和样本15）；但也可能两者长度相等（图13-22B样本2、样本4和样本7；E样本10、样本11、样本13、样本16、样本17和样本18），或者略长（图13-22B样本5和样本9）。远中根通常较近中根大（图13-22B样本2、样本4~7；E样本11、样本14、样本15、样本16和样本18），但从颊面看，根管的大小可能非常相似（图13-22B样本1、样本3、样本8和样本9；E样本10、样本12、样本13和样本17）。

远中根管通常会逐渐移行变细。根尖孔最常位于根尖顶的远中（图13-22B样本2、样本3、样本5、样本7和样本8；E样本13、1样本6和样本17）。在一些牙齿中，这种向远中的偏移非常明显

（图13-22B样本5和样本7；E样本13和样本17）。根尖孔偏向近中的情况也有（图13-22B样本6），但偏移的很少。远中根的根尖孔也经常位于根尖顶（图13-22B样本1；E样本10、样本11、样本12、样本14、样本15和样本18）。

（三）颈部横剖面（图13-22C样本1～5）

下颌第一磨牙的颈部横剖面一般为四边形。髓腔的轮廓一般与根的轮廓一致（图13-22C样本1、样本2和样本5）。但如果继发性牙本质或反应性牙本质使髓腔过度狭窄，则可能会出现颊侧（图13-22C样本3）和／或舌侧（图13-22C样本4）牙本质的突出物。

髓腔底部有2个通往近中根的漏斗形开口（1个颊侧和1个舌侧），而髓腔的远端通常只有1个较小的开口。

（四）根中部横剖面（图13-22C样本6～9）

下颌第一磨牙根中部剖面观可见根管结构，这与该牙齿的主要形态是一致的。

下颌第一磨牙近中根通常呈肾形，有2个独立的根管（图13-22C样本7和样本9），但"8"字形根也很常见（图13-22C样本6和样本8）。2个根管可能完全分开（图13-22C样本6和样本8），也可能汇合（图13-22C样本7和9），甚至可见3个根管。

下颌第一磨牙远中根通常较近中根圆（图13-22C样本7和样本9），但非常宽的远中根也很常见（图13-22C样本6和样本8）。圆的根通常只有1个根管，较宽的远中根通常有2个根管（图13-22C样本6和样本8）或是1个非常细的单根管；也可能具有牙本质岛（图13-22C样本8）。即使在只有1个根管的根中，远中根管的近中面也常出现发育性凹陷（图13-22C样本7和样本9）。

七、下颌第二磨牙

从解剖学角度看，下颌第二磨牙与下颌第一磨牙有许多相似之处（图13-23）。冠根比例与下颌第一磨牙的冠根比例非常相似。第二磨牙的根可能比第一磨牙的根更直，根分叉更小。根可能更短，但这些差异不能都表现在每一颗牙齿上。

（一）颊舌剖面（图13-23A和D）

下颌第二磨牙的颊舌剖面观可见髓腔和根管，比下颌第一磨牙更加复杂多变。

髓角通常相当突出（图13-23A样本1、样本3、样本5、样本6、样本8和样本9；D样本10、样本13、样本14、样本15、样本17和样本18），但一些髓角可能很小以至于不存在（图13-23A样本2、样本4和样本7；D样本11、样本12和样本16）。近中根的髓腔（图13-23A样本1、样本3、样本5、样本6和样本8；D样本12、样本13、样本14、样本16、样本17和样本18）由于2条根管的存在而被分割开来。髓室（不包括髓角）呈正方形（图13-23A样本1、样本3和样本8；D样本10、样本12、样本14、样本16、样本17和样本18）或矩形（图13-23A样本5和样本6；D样本13）。

近中根通常有2个根管，但也可能只有1个根管。近中的根管变异较大，根管可能较大（图13-23A样本1；D样本17和样本18），也可能中等大小（图13-23A样本3、样本5、样本6和样本8；D样本13）或较小（图13-23D样本12、样本14和样本16）。这些根管可能非常弯曲（图13-23A样本1；D样本13）、中度弯曲（图13-23A样本5和样本8；D样本12和样本16）、几乎不弯曲（图13-23D样本14和样本18）或是这些变异的组合（图13-23A样本3和样本6；D样本17）。大多数根管分别从近中根发出（图13-23A样本3、样本5、样本6和样本8；D样本12、样本13、样本14、样本16和样本18），也有一些在到达根尖前汇合，开口于共同的根尖孔（图13-23A样本1；D样本17）。

根尖孔通常位于根尖顶（图13-23A样本1、样本3和样本6；D样本12、样本17和样本18），但有些略偏根尖顶的颊侧或舌侧（图13-23A样本5和样本8；D样本14和样本16）。

由于存在极其大的根管，下颌第二磨牙髓腔和远中根管移行不明显（图13-23A样本2、样本4、样本7和样本9；D样本11和样本15）。远中根内通常有1个根管，但也可能有2个完全或部分分开的根管（图13-23D样本10）。

远中髓角可能存在，除非有2个根管（图13-23D样本10），否则远中髓角远不如近中髓角明显（图13-23A样本2、样本4、样本7和样本9；D样本11和样本15）。

近颊根管通常很大。从髓腔开始，根管逐渐变细，直至根尖缩窄（图13-23A样本2和样本7；D样本10和样本15），或在根管最后2~3 mm处突然狭窄（图13-23A样本4和样本9；D样本11）。根尖孔通常位于根尖顶（图13-23A样本1、样本4、样本7和样本9；D样本10、样本11和样本15）。

（二）近远中剖面（图13-23B和E）

下颌第二磨牙的近远中剖面与下颌第一磨牙的近远中剖面非常相似。然而，下颌第一磨牙的根往往更直，距离更近（分叉更小）。

髓角通常突出（图13-23B样本1、样本2、样本3、样本5、样本7、样本8和样本9；E样本10、样本11、样本13、样本15和样本18），但有些较小或缺失（图13-23B样本4和样本6；E样本12、样本14、样本16和样本17）。

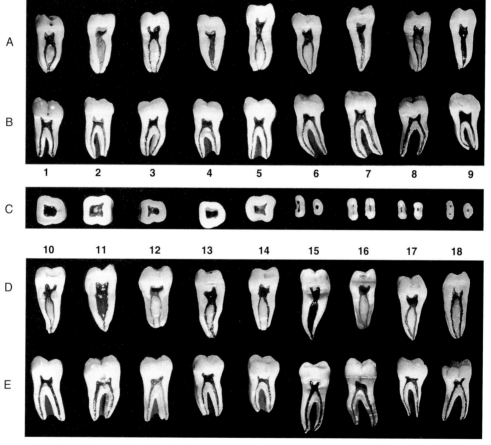

A.颊舌剖面,暴露髓腔的近中或远中(X射线片不能显示此面);B.近远中剖面,暴露髓腔的颊面或舌面;C.颈缘处5个剖面,根中处4个剖面;D.颊舌剖面,暴露髓腔近中或远中;E.近远中剖面,暴露髓腔的颊面或舌面。

图13-23　下颌第二磨牙

髓腔为长方形（不包括髓角）。髓腔的尺寸变异大，有的极大（图13-23B样本1、样本3、样本4、样本5、样本7和样本9；E样本13和样本16），有的极小（图13-23B样本2和样本8；E样本11、样本14、样本17和样本18）。

近中根管可能重度弯曲（图13-23B样本3、样本6、样本8和样本9；E样本11、样本14、样本16和样本17）、中度弯曲（图13-23B样本2、样本4和样本7；E样本10、样本13、样本15和样本18）或较直（图13-23B样本1和样本5；E样本12）。根管从髓腔开始逐渐变细，直至根尖缩窄。

近中根根尖孔通常位于根尖顶（图13-23B样本2、样本4～7和样本8；E样本11、样本12、样本13、样本15、样本17和样本18），但也可能位于根尖顶的近中（图13-23B样本3；E样本10、样本13和样本16）或远中（图13-23B样本9；E样本14）。

远中根管可能轻微弯曲（图13-23B样本1～5和样本7；E样本11、样本14和样本16）或较直（图13-23B样本4、样本6、样本8和样本9；E样本10、样本12、样本13、样本17和样本18）。远中根可能略短于近中根（图13-23B样本1、样本2、样本4和样本7）、等于近中根（图13-23B样本3、样本5、样本6；E样本10、样本13、样本14、样本16和样本17）或长于近中根（图13-23B样本8和样本9；E样本11、样本12、样本15和样本18）。

远中根管通常较近中根管粗大（图13-23B样本3、样本4和样本6～9；E样本11、样本13、样本15和样本16），但也可能与近中根管粗细一致（图13-23B样本1、样本2和样本5；E样本12、样本14和样本18）。远中根管向根尖逐渐缩窄。

远中根尖孔通常开口于根尖顶（图13-23B样本1～7；E样本10～13、样本16和样本18），但也可能位于根尖顶偏近中（图13-23B样本9）或远中（图13-23B样本8；E样本14、样本15和样本17）。

（三）颈部横剖面（图13-23C样本1～5）

下颌第二磨牙的颈部横剖面类似于下颌第一磨牙（图13-23C样本1～5），由于远中面观这颗牙的尺寸更小，因此下颌第二磨牙的颈部横剖面的外形轮廓呈三角形（而不像下颌第一磨牙那样呈四边形）。髓腔形态也趋向于三角形。髓室底可能有2个根管开口：1个位于近中；1个位于远中。如果远中根只有1个根管，此根管位于髓室底牙本质的中央。

（四）根中部横剖面（图13-23C样本6～9）

下颌磨牙的根中部剖面显示近中根的颊舌径非常宽大，而近远中径很狭窄（图13-23C样本6～9）。根中部剖面呈肾形（图13-23C样本6和样本7）或"8"字形（图13-23C样本8和样本9）。

根管可能是完全独立的（图13-23C样本9）或融合的（图13-23C样本6、样本7和样本8），这使得确定是否存在两个根管很困难（图13-23C样本8）。由于远中根的外形是卵圆形，所以远中根较近中根更圆（图13-23C样本6和样本9）；但也可见较宽的远中根（图13-23C样本7和8）。远中根内通常有1个根管，但也可见2个根管。

八、下颌第三磨牙

下颌第三磨牙的髓腔变异很大（图13-24）。髓腔形态与下颌第二磨牙最相似，但下颌第三磨牙牙冠相对牙根来说较大，牙根可能较短、弯曲，容易融合。

（一）颊舌剖面（图13-24A和D）

颊舌剖面观，下颌第三磨牙的髓腔变异较大。常存在双根三根管情况（图13-24B样本6和样本7），但双根双根管也可能出现（图13-24C样本8和样本9）。也可见单根单根管。由于下颌第三磨牙牙根较短，且根颈部至根尖迅速变细，对于修复通常没有太大价值。

大多数下颌第三磨牙有突出的髓角（图13-24A样本1、样本2和样本4~9；D样本10、样本11、样本12、样本14、样本15、样本17和样本18），也有细小到几乎不存在的髓角（图13-24A样本3；D样本13和样本16）。

大多数下颌第三磨牙的近中根（图13-24A样本2和样本9；D样本10、样本11、样本13和样本14）有一个方形髓室（不包括髓角）。近中根通常有两个根管（图13-24A样本2、样本5和样本9；D样本10、样本11和样本14），也可见一个近中根管（图13-24D样本14）。根管可能是非常弯曲的（图13-24A样本5和样本9；D样本10）或相对较直（图13-24A样本2；D样本11和样本13）。

根尖孔通常位于根尖顶（图13-24A样本1和样本5；D样本10、样本11和样本13），也可能位于根尖顶的颊侧（图13-24A样本9；D样本14）或舌侧。如果有两个根管，它们通常具有独立的根尖孔（图13-24A样本2和样本5；D样本10、样本11和样本13），但一些根管在根尖区汇合，共用一个根尖孔（图13-24A样本9）。

远中根有一个非常大的髓腔和根管，髓腔和根管界限不清（图13-24A样本1、样本3、样本4、样本6、样本7和样本8；D样本12和样本15~18）。根管非常粗大（图13-24A样本1、样本4、样本6和样本7；D样本12、样本15和样本18）并向根尖逐渐移行缩窄（图13-24A样本4、样本6和样本7；D样本16和样本18），或在最后几毫米突然缩窄（图13-24A样本1；D样本12、样本15和样本17）。

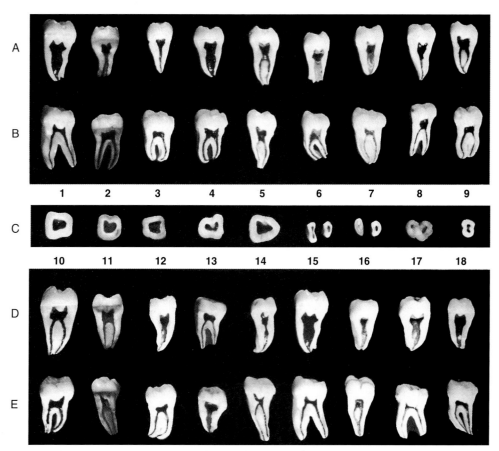

A.颊舌剖面,暴露髓腔的近中或远中(X射线片不能显示此面);B.近远中剖面,暴露髓腔的颊面或舌面;C.颈缘处5个剖面,根中处4个截剖面;D.颊舌剖面,暴露髓腔近中或远中;E.近远中剖面,暴露髓腔的颊面或舌面。

图13-24 下颌第三磨牙

髓腔为方形或矩形（不包括髓角）。髓室非常小（图13-24A样本3和样本8），在髓腔和根管交界处往往出现收缩，然后逐渐移行至根尖。

根尖孔通常位于根尖顶（图13-24A样本3、样本6、样本7和样本8；D样本16和样本17），也可能位于根尖顶的颊侧或舌侧（图13-24A样本1和样本4；D样本15和样本18）。

（二）近远中剖面（图13-24B和E）

下颌第三磨牙的髓角变化较大，髓角可能突出（图13-24B样本1和样本5；E样本10、样本11、样本12、样本14和样本15），也可能较微小（图13-24A样本4、样本6和样本7；D样本17）或几乎不可见（图13-24B样本2、样本3、样本8和样本9；E样本13、样本16和样本18）。

下颌第三磨牙颊面观，髓室通常为正方形或长方形（不包括髓角）（图13-24B样本1～4、样本7和样本9；E样本10、样本12、样本13、样本15、样本17和样本18），也可能是斜方形（图13-24B样本5；E样本14）。

近中根可能轻度弯曲（图13-24样本13，单根），也可能中度弯曲（图13-24B样本1、样本2、样本5、样本8和样本9；E样本11、样本15和样本17），或极度弯曲（图13-24B样本3、样本4、样本6和样本7；E样本10、样本12、样本14、样本16和样本18）。

近中根内的根管可能较大（图13-24B样本2和样本4；E样本10）或非常小（图13-24B样本1、样本3、样本5、样本8和样本9；E样本11、样本12和样本14～18）。根管通常会随着根尖的收缩而逐渐缩窄。根尖孔可能位于根尖顶处（图13-24B样本1、样本2、样本3、样本5、样本6、样本8和样本9；E样本11、样本12、样本14、样本17和样本18）、根尖顶的近中（图13-24B样本7）或远中（图13-24B样本4；E样本10和样本15）。

近中根的长度可以等于远中根的长度（图13-24B样本2、样本3和样本8；E样本10和样本11）、短于远中根的长度（图13-24B样本5和样本9；E样本18）或长于远中根的长度（图13-24B样本1、样本4、样本6和样本7；E样本12、样本14、样本15和样本17）。

远中根管可能比近中根管粗大（图13-24B样本2～5和样本9；E样本14和样本18），也可能和近中根管大小相同（图13-24B样本1、样本6、样本7和样本8；E样本10、样本11、样本12、样本15和样本17）。远中根管向根尖逐渐缩窄（图13-24B样本1～8；E样本10～18）。

根尖孔可能位于根尖顶处（图13-24B样本1～5、样本7和样本9；E样本10、样本11、样本12、样本15、样本17和样本18），也可以是在根尖顶近中（图13-24B样本8）或远中（图13-24B样本6；E样本14）。

有些牙齿只有1个根，有1个根管或2个根管。如果只有1个根管存在（图13-24E样本13），根管将非常大。如果第三磨牙是多根的，根管会小很多（图13-24E样本16）。

（三）颈部横剖面（图13-24C样本1～5）

颈部横剖面多变，可能是矩形（图13-24C样本1～4）或三角形（图13-24C样本5）。

（三）根中部横剖面（图13-24C样本6～9）

近中根存在时根管常呈椭圆形或"8"字形（图13-24C样本6和样本7），远中根根管为椭圆形（图13-24C样本6）或肾形（图13-24C样本7）。如果是融合根（图13-24C样本8）或只有一个根存在，根管通常更大，呈椭圆形。

第四节 髓室和根管

通过标准或数字化放射线照相显示髓室和根管形态，可以为临床医生提供更多的诊疗证据。所有的牙齿都应定期进行影像学检查和临床检查。在前一章已经提到，从解剖学角度了解关于髓室和根管可能的情况，对影像学检查很有帮助。图13-25中的X射线照片，A到I的X射线片显示正常的髓室和根管。它们通常是在牙科诊所里看到的，而不是经过精心挑选的各种牙齿的X射线片。

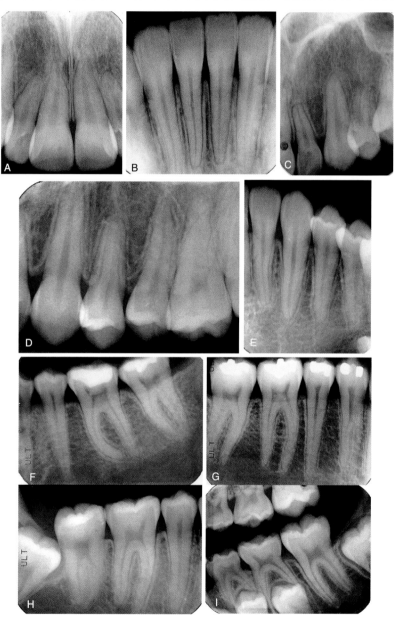

A.少年较大的髓室和根管。B.下颌切牙，正常根管。C.侧切牙和尖牙，正常髓室和根管，侧切牙牙根吸收。D.上颌尖牙和前磨牙，正常髓室和根管，正畸导致第一前磨牙牙根吸收。E.下颌侧切牙、尖牙和第一前磨牙正常的髓室和根管。F.下颌第二前磨牙和第一磨牙和第二磨牙，正常的髓室和根管。注意第一磨牙近中根的弯曲度。G.下颌磨牙和前磨牙正常的髓室和根管。H.下颌第二磨牙旁的第三磨牙埋伏。正常的髓室和根管。I.下颌第一第二乳磨牙因下颌前磨牙萌出而吸收。下颌第二磨牙正在萌出。

图13-25 髓室和根管

第五节　冠折和根折

　　牙折包括冠折、冠根折和根折，最常见的为冠折。一些折裂的牙齿只累及牙釉质；另一些牙齿可能牙釉质和牙本质都受影响。无论早期或晚期，无论是否伴有牙齿结构（如牙尖）的丧失，牙髓都有可能受到影响。创伤严重时，甚至可能丧失整个牙冠。临床医生应熟悉最可能发生隐裂或折裂的部位和形态。最有可能发生折裂的部位是发育沟（图13-26），通常与修复相关。

　　如图13-26所示，上颌第一前磨牙和下颌第一磨牙的牙尖折裂通常沿发育沟或应力线发生。这种折裂可能与磨牙症有关。下颌第一磨牙大面积修复体引起的远舌尖折裂，最终导致牙髓炎的情况并不少见（图13-27）。

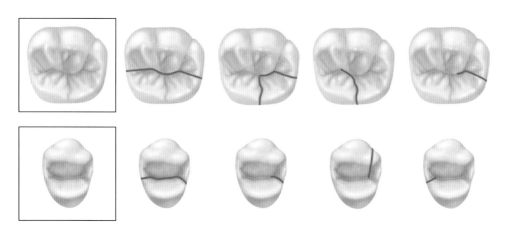

图 13-26　折裂线最常见于上颌第一前磨牙和下颌第一磨牙

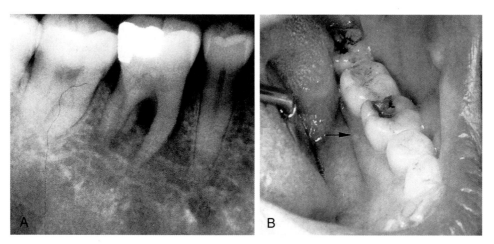

A.X射线片显示的根尖周围低密度影和B图中牙龈脓肿相关；B.与牙齿结构破坏及银汞合金修复有关的远舌尖折裂

图13-27　远舌尖折裂

（Ash M M, Ramjford S. Occlusion［M］. 4th ed. Philadelphia: Saunders, 1995.）

　　由根折导致的症状与其他牙齿问题比较类似。正因如此，尤其当根折不能在X射线片上显示时，诊断可能比较困难[4]（图13-28）。

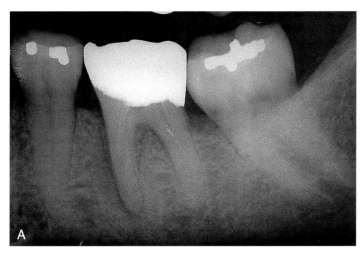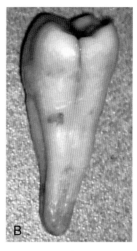

A.放射影像显示下颌磨牙近中根硬骨板缺失,但无根折迹象;B.冠和根远中面纵折

图13-28 根折

(A:Ash M M. Schienentherapie[M]. 2nd ed. Munich: Urban & Fischer, 1999;

B:Cohen S, Hargreaves K M. Pathways of the pulp[M]. 9th ed. St Louis: Mosby, 2006.)

根折可能从牙冠延伸至牙髓,或仅累及牙周韧带附近的牙根。发生水平向根折最有可能的原因是外部物理创伤、紧咬合或磨牙症。垂直根折可能是由磨牙症和紧咬引起的,也可能是根管内桩修复的结果。

第六节 下颌神经管与后牙牙根的关系

临床医师在做牙髓治疗、根尖周手术或植入物时关注下颌神经管和颏孔的位置。下颌神经在穿过下颌神经管时位于磨牙和前磨牙根尖的不同位置(图13-29A~D)。

图13-30是从下颌骨获得的数据:

1.颊侧皮质骨内外表面的距离;

2.从皮质骨内表面至根尖的距离;

3.下颌神经管至根尖的距离。

颊侧皮质骨的平均厚度为(图13-30B 1):前磨牙1.9±0.49 mm;第一磨牙2.38±0.57 mm;第二磨牙5.6±0.93 mm;第三磨牙2.34±1.0 mm。

颊侧皮质骨内表面至根尖的距离平均为(图13-30B 2):第二前磨牙3.78±1.04 mm;第一磨牙4.1±0.98 mm;第二磨牙7.1±1.4 mm;第三磨牙4.03±1.8 mm。

从下颌神经管至根尖孔垂直距离平均为(图13-30B 3):

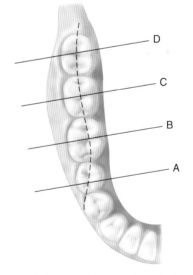

虚线表示下颌神经管的颊舌向位置。

图13-29 下颌神经管与第二前磨牙、第一磨牙、第二磨牙、第三磨牙位置关系的下颌骨示意图

第二前磨牙3.07±0.43 mm;第一磨牙4.03±0.31 mm;第二磨牙2.5±0.25 mm;第三磨牙1.96±0.27 mm。

关于下颌神经管与牙根根尖的颊舌定位关系:65%的情况下,下颌神经管和第二前磨牙根尖是垂直对齐的;71%的情况下,下颌神经管位于第一磨牙根尖稍偏舌侧;73%位于第二磨牙根尖,56%位于第三磨牙根尖。

此数据是基于每颗牙齿的纵轴并参考了不止一个根尖的位置。因此，下颌神经管相对于牙齿根尖的位置趋向于图13-29中的虚线。

颏孔相对于下颌前磨牙和第一磨牙的位置可以描述如下：颏孔位于第一前磨牙和第二前磨牙之间的概率为33%，与第二前磨牙位置一致的概率为11%，位于第二前磨牙远中的概率为56%。在垂直位置上，颏孔位于根尖冠方的占22%，位于根尖水平的占15%，位于根尖以下的占63%[5]。

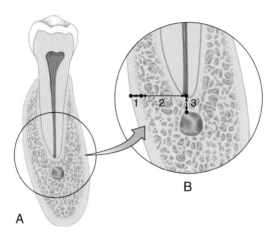

B.放大视图,如图所示采取三项测量。

图13-30　下颌骨横截面的图示

【预测试问题答案】

1	2	3	4	5
A	A	C	D	D

【参考文献】

1. Kronfeld R: Dental histology and comparative dental anatomy, Philadelphia, 1937, Lea & Febiger.

2. Riethmuller R H: The filling of root canals with Prinz' paraffin compound, Dent Cosmos 56: 490, 1914.

3. Ahmed H A, Abubakr N H, Yahia H A, Ibrahim Y E: Root and canal morphology of permanent mandibular molars in a Sudanese population, Int End J 40: 766-771, 2007.

4. Mullally B H, Ahmed M: Periodontal signs and symptoms associated with vertical root fracture, Dent Update 27: 356, 2000.

5. Ash J L, Ash C M: Mandibular canal and mental foramen: relation to posterior root apices, J Dent Res 1997.(Abstract).

【参考书目】

Acosta A S, et al.: Anatomy of the pulp chamber floor of the permanent maxillary first molar, J Endod 4: 214, 1978.

Barker B C, et al.: Anatomy of root canals: I. Permanent incisors, canines and premolars, Aust Dent J 18: 320, 1973.

Barker B C, et al.: Anatomy of root canals. II. Permanent maxillary molars, Aust Dent J 19: 46, 1974.

Barker, B. C., et al. Anatomy of root canals. III. Permanent mandibular molars. Aust Dent J 19: 408, 1974.

Burah J G, et al.: A study of the presence of accessory foramina and the topography of molar furcations, Oral Surg 38: 451, 1974.

Carlsen O, Andersen J: On the anatomy of the pulp chamber and root canals in human deciduous teeth, Tandlaegebladet 70: 93, 1966.

Carlsen O, Andersen J: Radix mesiolingualis and radix distolingualis in a collection of permanent maxillary molars, Acta Odontol Scand 58: 229, 2000.

Carlsen O, Andersen J: Radix paramolaris and distomolaris in Danish permanent maxillary molars, Acta Odontol Scand 57: 283, 1999.

Carns E J, Skidmore A E: Configurations and deviations of root canals of maxillary first premolars, Oral Surg 36: 880, 1973.

Gardner D G, et al.: Taurodontism, shovel-shaped incisors and the Kline-felter syndrome, Dent J 44: 372, 1980. 1978.

Harris, W E. Unusual root canal anatomy in the maxillary molar. J Endod 6, 573, 1980.

Hess W, Zurcher E: The anatomy of root canals, London, 1925, John Bale Sons and Danielsson.

Ibrahim S M, et al.: Pulp cavities of permanent teeth, Egypt Dent J 23: 83, 1977.

Kerekes K, et al.: Morphometric observations on the root canals of human molars, J Endod 3: 114, 1977.

Kirkham D B: The location and incidence of accessory pulp canals in periodontal pockets, J Am Dent Assoc 91: 353, 1975.

Mageean J F: The significance of root canal morphology in endodontics, J Br Endod Soc 6: 67, 1972.

Middletoti-Shaw J C: The teeth, the bony palate and the mandible in Bantu races of South Africa, London, 1931, John Bale Sons and Danielsson.

Okumura T: Anatomy of the root canals, J Am Dent Assoc 14: 632, 1927. Senyurek MS: Pulp cavities of molars in primates, Am J Phys Anthropol 25: 119, 1939.

Stone L H, et al.: Maxillary molars demonstrating more than one palatal root canal, Oral Surg 51: 649, 1981.

Sutalo J, et al.: Morphologic characteristics of root canals in upper and lower premolars, Acta Stomatol Croat 14: 23, 1980.

Tidmarsh B G: Micromorphology of pulp chambers in human molar teeth, Int Endod J 13: 69, 1980.

Vertucci F J, Williams R G: Furcation canals in the human mandibular first molar, Oral Surg 38: 308, 1974.

Vertucci F J, et al.: Root canal morphology of the human maxillary first premolar, Oral Surg 99: 194, 1979.

Vertucci F J, et al.: Root canal morphology of the human maxillary second premolar, Oral Surg 88: 456, 1974.

Warren E M: The relationship between crown size and the incidence of bifid root canals in mandibular incisor teeth, Oral Surg 52: 425, 1981.

第 *14* 章
颌面部骨、血管和神经

【学习目的】

1. 正确理解并读出文中黑体部分的中英文新术语；

2. 识别上颌骨和下颌骨的主要骨性标志；

3. 描述各恒牙牙槽窝的形态；

4. 列出每颗恒牙的动脉血供；

5. 列出颌骨和牙齿的神经支配。

【预测试问题】

1. 在髁突与喙突之间的下颌骨上缘被称为什么？

    A. 翼窝　　　　　　　B. 下颌乙状切迹　　　　　C. 冠状切迹　　　　　D. 颞下颌关节

2. 覆盖在上颌尖牙上的上颌骨嵴也被称为？

    A. 尖牙嵴　　　　　　B. 尖牙隆突　　　　　　　C. 尖牙隆起　　　　　D. 尖牙窝

3. 上颌骨后面下部有一圆形隆起，位于上颌第三磨牙根方。以下哪一项是这部分上颌骨的名称？

    A. 上颌骨腭突　　　B. 翼外板　　　　　　　　C. 上颌结节　　　　　D. 上颌骨颧突

4. 出生不久后，两侧下颌骨在中线处结合/融合，该嵴的名称是什么？

    A. 正中联合　　　　B. 颏结节　　　　　　　　C. 颏棘　　　　　　　D. 分支

5. 下颌小舌为下列哪个结构提供附着？

    A. 茎突下颌韧带　　B. 翼内肌　　　　　　　　C. 蝶下颌韧带　　　　D. 翼外肌

本书第二章讨论了牙列的发育过程，并简要地回顾了颅脑和咽颅的发育过程。因此，本章重点介绍牙槽骨以及颌面部骨结构。牙根的形态、大小和角度决定了颌骨中牙槽的形态，也影响到颌面部骨的形态。

上颌骨和下颌骨是支撑牙齿的骨性结构。上颌骨位于颜面中部，左、右各一，相互对称，在中线处融合。上颌骨包括一体和四突（颧突、额蝶突、牙槽突和腭突），与颅骨和其他颌面部骨（如额骨、鼻骨、筛骨、颧骨）由不动关节相连。两个上颌骨依次与头部的其他骨相连（图 14-1）。下颌骨，也称为下颚，与颅骨没有骨性结合，是颌面部骨中唯一能活动的骨，是一个可动关节（屈戌摩动关节）。下颌骨通过颞下颌关节与颞骨相连（图 15-6）。

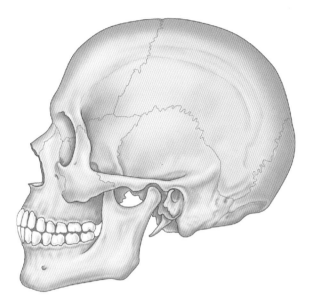

图14-1　恒牙列的成人颅骨

第一节　上颌骨

上颌骨构成了口腔颌面部骨的大部分。上颌骨形成了口腔顶的大部分，也就是硬腭的主要部分，并且协助形成了眼眶的底部、鼻腔的外侧壁和底部。同时，也容纳和支撑着16颗上颌恒牙。

上颌骨形态不规则，略呈立方体形，由一个体部和四个突起组成，四个突起分别为：颧突、额蝶突（鼻突）、腭突和牙槽突。上颌骨是中空的，该区域称为**上颌窦**（maxillary sinus），也被称为海默氏窦。从口腔医学专业角度看，除上述上颌骨的大体形态和突起外，还有一些非常重要的解剖标志，包括：切牙窝、尖牙窝、尖牙隆突、眶下孔、齿槽小孔、上颌结节、翼腭窝、切牙管。

一、外形特点

（一）上颌体

上颌体分为四面：前面（脸面）、后面（颞下面）、上面（眶面）、内面（鼻面）。

1.前面

前面，又称脸面（图14-2、图14-3），上界由眶下嵴（缘）将其与眶部分开。内界为鼻切迹，后界由上颌骨颧突前缘将其与后表面隔开，颧突前缘在上颌第一磨牙的根部正上方汇合成嵴。尖牙牙根对应处的嵴通常最明显，称为**尖牙隆突**（canine eminence）。在尖牙隆突的前方，上颌切牙之上有浅的凹陷，称为**切牙窝**（incisive fossa）。

在尖牙隆突的后方靠上有一个较深的窝，称为**尖牙窝**（canine fossa）。该尖牙窝的底部一部分是由突出的颧突形成的。眶下孔位于尖牙窝的上方以及眶下嵴（缘）的下方，向后上外方通入眶下管。尖牙窝一般位于前磨牙根尖的上方。

2.后面

后面，又称颞下面（图14-3、图14-4），上界为眶面后缘。下界及前界为颧突和颧牙槽嵴前表面，朝向后外，颧牙槽嵴从颧突的下缘延伸至上颌第一磨牙的牙槽骨。该表面相对凸出，并有向下的数个牙槽孔,为牙槽管的开口。两牙槽管与颧突下缘平齐,位于上颌第三磨牙的牙根远端。

后面的下部更为突出,位于上颌第三磨牙的牙根之上,称为**上颌结节**(maxillary tuberosity)。该结节中部为尖锐且不规则的边缘,与腭骨的锥体突或蝶骨的翼突外侧板相连接。上颌结节为翼内肌浅头的起点。

位于上颌结节之上的颞下面的一部分是翼上腭裂的前界。

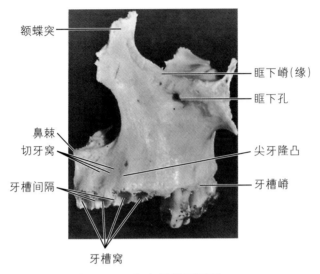

图14-2 左上颌骨正面观

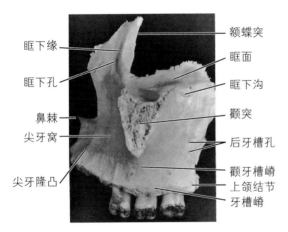

图14-3 左上颌骨前外侧面观

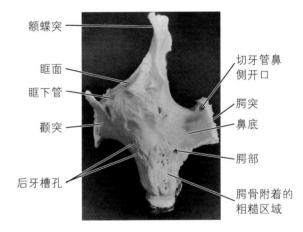

图14-4 左上颌骨后面观

3.眶面

眶面光滑,与颧骨眶面共同形成眶底。眶面与前面共同构成眶下缘或眶下嵴,眶下嵴向上延伸形成额蝶突的一部分。额蝶突后缘或边缘与眶下裂的下缘重合。

在眶面中部较薄边缘处有一切迹,形成泪沟。在泪沟后面,与泪骨短暂相接后与筛骨相连,最终与腭骨的眶突相连。其外侧区域与颧突基部相连。

眶下沟横穿眶面后部。眶下沟从后面的中心开始,向前延伸。该沟的前部被覆盖形成眶下管,前部以眶下孔开口于上颌体的前面眶下嵴的正下方。

如果暴露眶下管,可以看到上牙槽前管和上牙槽中管,有上牙槽前神经、血管和上牙槽中神经、血管穿行至前磨牙、尖牙和切牙区域。

4.鼻面

鼻面（图14-5、图14-6）内侧正对着鼻腔，下界为腭突的上面。前界为鼻切迹边缘。上界与额蝶突的内侧面相连。后界有泪沟在深处形成凹槽，与泪骨和下鼻甲骨相接形成导管。

在泪沟的后面，鼻面上缘对应着眶面内侧缘，在该区域，上颌骨与泪骨、筛骨的一小部分以及腭骨的眶突形成一个整体。

上颌骨的后缘与腭骨相连处有沟由上向下斜穿，与腭骨相连形成腭管。鼻面的后部和上部有一开口，大而不规则，通向上颌窦。该开口被筛骨钩突和下鼻甲部分覆盖。

在泪沟的前方，鼻面呈嵴状，以利于下鼻甲附着。其下形成下鼻道的外侧壁。在鼻面嵴部上方距离额蝶突内侧一小段距离，有光滑的中鼻道外侧壁。

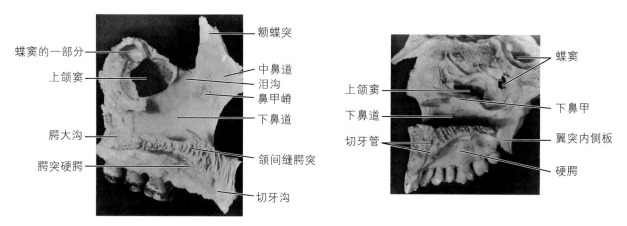

图14-5　左上颌骨内侧面观　　　　　图14-6　右上颌骨内侧面观

（二）四突

1.颧突

从上颌骨的侧面看，颧突大致呈锥状突起，顶端直接位于上颌第一磨牙牙根的下方。侧缘粗糙，呈海绵样，此处与颧骨分开（图14-1、图14-3）。

2.额蝶突

额蝶突（图14-2至图14-5）位于上颌体的上前方。

额蝶突一部分由眶下缘向内上延伸而成，与鼻骨相连。上缘与额骨相连。内侧面形成鼻腔外侧壁的一部分。前缘与鼻骨相连。

3.腭突

腭突（图14-2至图14-8）为水平骨板自上颌骨鼻面向内延伸而成。上面构成鼻底的主要部分。下面与左、右腭突共同构成远至上颌第二磨牙后方的硬腭，并于腭横缝处与腭骨水平部分（图14-7、图14-8）相接。

腭突下面粗糙，为容纳腭黏液腺而有多个凹坑，并有多个小孔，供血管和神经纤维通过。在腭突的后缘有纵行的沟或管，腭大神经和血管在沟内穿行，到达腭部软组织。腭突后缘在腭大孔处与腭骨连接处变得较薄。腭突从后缘开始向前逐渐变厚。腭突前缘与围绕前牙牙根的牙槽突汇合。

当观察上颌骨的内侧时，紧邻中切牙牙槽窝后边有一条光滑的沟，左、右两侧上颌骨连接在一起时，形成切牙管结构。在正中线处或者上颌骨连接的颌间缝处，有自舌侧至中切牙处的切牙管开口——切牙窝。切牙管内有鼻腭神经和血管从侧面进入切牙窝，即Stenson孔。偶尔会出现两个中线小孔，即Scarpi孔。

从切牙窝侧向延伸至侧切牙和尖牙牙槽窝之间的区域是上颌骨和前上颌骨之间结合部的残余。在大多数哺乳动物中，前上颌骨依然作为独立骨存在。

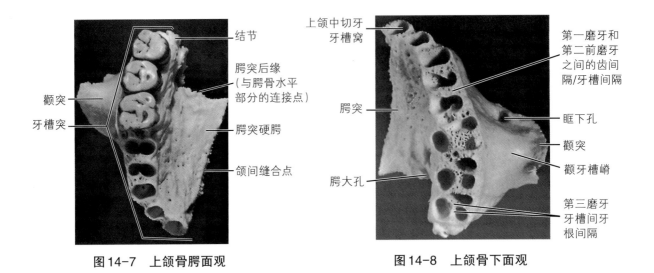

图14-7　上颌骨腭面观　　　　　　　图14-8　上颌骨下面观

4.牙槽突

牙槽突构成上颌骨的下部，为上颌骨包绕牙根周围的突起部分，为上颌牙齿提供骨性支持。牙槽突从上颌第三磨牙结节后侧向前延伸至中线，与对侧上颌骨的牙槽突相连（图14-7、图14-8）。牙槽突内侧与腭突融合、外侧与颧突融合（图14-8）。

直接观察去除牙齿之后的上颌骨牙槽窝时，发现牙槽突形态弯曲以契合牙弓。与对侧牙槽突相连形成牙槽骨弓，共同支撑上颌牙牙根。

牙槽突有唇颊面及舌面，以及所支持的牙齿牙根表面对应的嵴。牙槽突有内、外骨板，均为骨密质，内、外骨板间夹以骨松质。

牙槽突唇颊侧骨板较薄，远至上颌第一磨牙远中颊根均对应有嵴，使得牙槽窝位置清晰可见（图14-2）。大部分牙槽窝边缘尖锐菲薄。上颌第二磨牙和第三磨牙颊侧骨板较厚。一般来说，牙槽突舌侧骨板比唇颊侧骨板厚。此外，前牙周围的牙槽突较长，有时向后延伸至前磨牙。简而言之，它向下延伸覆盖舌侧牙根。

在前牙和前磨牙区域，牙槽窝深部舌侧骨板较厚，是牙槽突和腭突的融合造成的。覆盖在上颌第一磨牙舌侧牙槽窝上的骨板薄得像纸一样，上颌第二磨牙和第三磨牙的舌侧骨板也很薄。磨牙牙根上方的舌侧骨板构成腭大管的一部分（图14-8）。

牙槽突靠牙齿的存在来维持。当有部分牙齿发生脱落时，该部位的牙槽突会发生萎缩。如果所有的牙齿都脱落，牙槽突最终也会消失不见。

二、结构特点

（一）牙槽窝

牙槽窝由牙槽突的唇颊侧骨板和舌侧骨板以及连接唇颊侧骨板与舌侧骨板之间的骨间隔形成。牙槽窝的形态、大小、数目和深度与所容纳的牙根相适应（表1-1）。

最接近中线的是中切牙的牙槽窝［图14-9；图14-8（病例照片由Lawrence C.Zoller博士提供，

内华达州，拉斯维加斯）〕。外周规则而圆，牙槽窝内部横截面呈均匀变窄的三角形，尖端朝向舌侧。

侧切牙牙槽窝通常呈圆锥形或卵圆形，唇侧最宽。虽然通常比中切牙牙槽窝深，但其近远中比唇舌侧更窄，横截面也更小。有时根尖部弯曲（图14-8、图14-10）。

尖牙牙槽窝比中切牙和侧切牙的牙槽窝更大、更深。外周为规则的椭圆形轮廓，唇侧宽度大于舌侧。牙槽窝向远中延伸。近中扁平，远中有凹陷。尖牙隆起处牙槽骨非常脆弱，以至于尖牙根中三分之一唇面经常暴露（图14-2）。

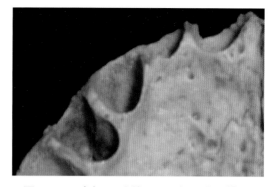

图14-9　中切牙、侧切牙和尖牙的牙槽窝

上颌第一前磨牙牙槽窝（图14-8、图14-10）的横切面呈肾形，牙槽窝被牙槽间隔分割，与该牙牙根发育沟相吻合。牙槽间隔将牙槽窝分为颊部和舌部。通常情况下，上颌第一前磨牙牙根有分叉，牙槽窝也会被分为颊窝和舌窝两部分。牙槽窝远中较平坦，颊舌侧较近远中宽（表1-1）。

上颌第二前磨牙的牙槽窝也呈肾形，但是曲度与上颌第一前磨牙牙槽窝的曲度相反。二者大小和深度几乎一样。由于上颌第二前磨牙的牙根倾斜，远中侧有清晰的发育沟，所以牙槽间隔位于牙槽窝远中。上颌第二前磨牙通常有一个宽而钝的牙根，但偶尔在根尖三分之一处分叉。

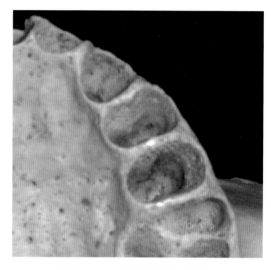

图14-10　前磨牙的牙槽窝

上颌第一磨牙牙槽窝（图14-8、图14-11）是由3个独立的、牙槽窝之间相隔很远的牙槽窝组成。舌侧牙槽窝最大，圆且规则，并且很深。舌侧牙槽窝向硬腭方向延伸，上方覆盖很薄的舌侧骨板。该牙槽窝的舌缘非常尖锐和脆弱，导致该部位经常出现牙槽骨萎缩。

上颌第一磨牙近中颊和远中颊的牙槽窝除颊侧骨板较薄外，无显著特征。周围骨板比舌侧牙槽窝的骨板厚。在检查干燥的标本时，有些地方经常能看到牙根裸露，未被骨板覆盖。

颊侧牙槽窝的外观与它们所支持的牙根形态相似。近中颊侧牙槽窝颊舌向宽，近中及远中骨壁扁平。远中颊侧牙槽窝更圆，呈锥形。

分隔三个牙槽窝的间隔（牙槽间隔）在根分叉对应区域较宽，该牙槽间隔距离牙槽窝边缘处逐渐变厚。牙槽间隔多孔，意味着此处血液供应丰富，包括分隔不同牙齿的牙槽间隔在内的所有牙槽间隔均有类似结构。

上颌第二磨牙的牙槽窝与上颌第一磨牙的牙槽窝相似。由于上颌第二磨牙牙根向外伸展不多，故牙槽窝之间距离较近，牙槽间隔较薄。

上颌第三磨牙的牙槽窝与第二磨牙的牙槽窝相似，只是各向均小一些。图14-11显示了一例罕见病例，上颌第三磨牙牙槽窝容纳了1颗有3个明确牙根的牙齿（上颌第一磨牙根颊侧骨板比上颌第二磨牙和第三磨牙牙根的颊侧骨板薄。第三磨牙牙槽窝很少像这个标本中看到的那样清晰地分开。图14-9至图14-11显示了许多有关上颌牙牙槽窝的重要部分。在图14-9中，前牙区颊侧骨板较薄，而在后牙，特别是磨牙区颊侧骨板较厚。图14-10中，牙根间牙槽间隔较厚，但有大量小管。图14-11牙槽窝尖端的松质骨明显地提供了大量的血液供应。前牙牙槽窝的外侧有一层光滑的皮质骨（在后牙牙槽窝该结构不太明显）。通常，会出现2个颊根或者3个牙根全部发生融合的现象。牙槽间隔随之改变。如果牙根融合，在牙根融合处深发育凹陷对应的牙槽窝处就会出现间隔嵴。一个隔膜嵴将会出现在以深发育槽为标志的根部融合点处。

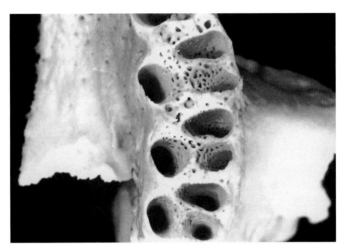

图14-11　磨牙区域的牙槽窝

（二）上颌窦

上颌窦位于上颌骨体内，呈锥体形。底部指向鼻腔。顶端向外侧延伸到上颌骨颧突的根部。侧面和上面被薄壁封闭，形成上颌体前外侧面、后外侧面以及眶面。上颌窦下壁覆盖着磨牙处的牙槽突，特别是上颌第一磨牙和第二磨牙，它们的根尖与上颌窦之间以一层薄薄的骨板相隔。有时，上颌窦会向前延伸至前磨牙。一些后牙的牙槽骨经常会延伸到上颌窦腔底上方，形成小丘。

不管牙槽骨是否不规则延伸到上颌窦，在没有病理条件的情况下，总是有一层骨板将牙根和窦底分开。在根尖和窦腔之间也有一层窦黏膜。

（三）上颌骨邻接结构

上颌骨与鼻骨、额骨、泪骨、筛骨相连，在颧骨上部及外侧，偶尔与蝶骨相连。在后侧和中间，与腭骨相连。在内侧，支撑着下鼻甲和犁骨，并与对侧的上颌骨相连。

第二节　下颌骨

图14-12至图14-23展示了下颌骨，图14-23中上边的图是一个5岁儿童的下颌骨。可以看到平滑的、圆形的弓状。下颌第二乳磨牙和下颌支之间有一定的空隙。中间的是大约70岁成年人的下颌骨，牙齿咬合面的磨耗和牙周骨组织的丧失。下边的图展示的是年龄大约为50岁的成年人，下颌骨发育良好，轮廓规则。舌侧收缩减小，延伸到第三磨牙区域，呈马蹄形，支撑着下颌牙列的牙齿。下颌骨可以活动，且与颅骨无骨连接。它是头部最重、最强壮的骨，作为口底的支架。下颌骨位于上颌骨和颧骨的下方，髁突位于颞骨的下颌窝。连接处为颞下颌关节。

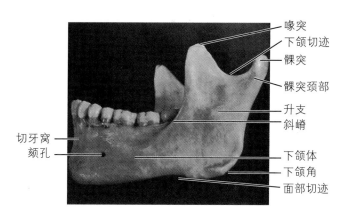

图 14-12　下颌骨外表面观

喙突
下颌切迹
髁突
髁突颈部
升支
斜嵴
下颌体
下颌角
面部切迹
切牙窝
颏孔

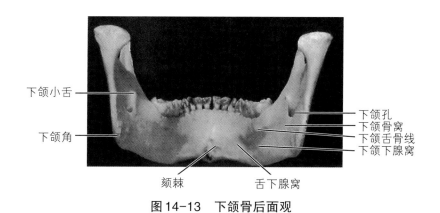

图 14-13　下颌骨后面观

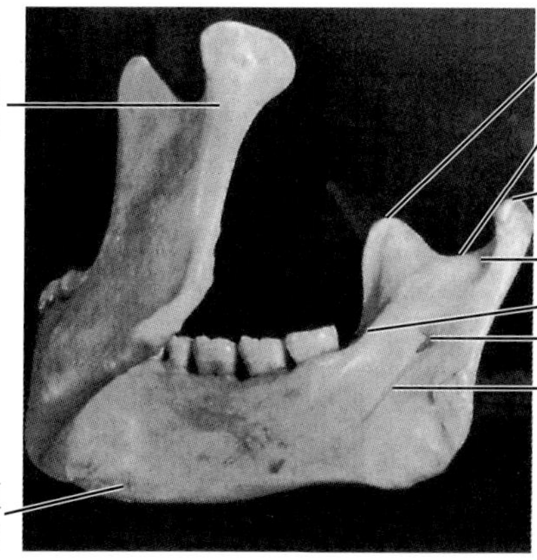

下颌小舌
下颌角
下颌孔
下颌骨窝
下颌舌骨线
下颌下腺窝
颏棘
舌下腺窝

髁突颈部
喙突
下颌切迹
髁突
关节翼肌窝
内斜嵴
下颌孔
下颌舌骨沟
二腹肌窝

图 14-14　下颌骨内侧面的后外侧观

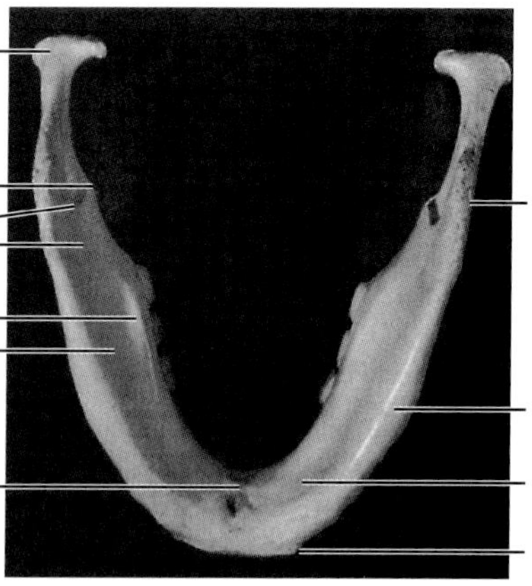

髁突
下颌小舌
下颌孔
下颌窝
下颌舌骨嵴
下颌下腺窝
颏棘
下颌角
下颌体下缘
舌下腺窝
颏结节

图 14-15　下颌骨仰观

　　下颌骨分为水平部和垂直部。水平部称为下颌体，垂直部称为下颌支。下颌体下缘与下颌支后缘相连接的转角称为下颌角。

　　下颌体由左、右两侧组成，在出生不久后即在中线处融合。融合处通常有一个微突的嵴，称为**正中联合（symphysis）**。下颌体有内、外两面，上、下两缘（牙槽突和下颌体下缘）。

　　在正中联合的左、右两侧，靠近下颌体下缘，左、右各有一隆起，称为**颏结节**（mental tubercles）。由正中联合和这两个颏结节构成的突起的三角形表面称为**颏隆突**（mental protuberance）（图 14-16）。

紧靠正中联合的后面，颏隆突的上面是一个浅凹陷，这个凹陷称为切牙窝。切牙窝位于中切牙和侧切牙的牙槽窝下面、尖牙前面。上覆于尖牙根部的下颌骨突出，称为下颌骨尖牙隆起。然而，该隆起消失于颏隆突和下颌体下缘前方。

侧面观，下颌体的外表面有许多重要的解剖结构。

（1）**斜嵴（oblique ridge，外斜线）**（X射线片上显示的斜线）斜行穿过下颌体的外表面，与颏结节相连，从颏结节经颏孔之下延伸至下颌支的前缘，在磨牙区域比较明显（图14-12）。

斜嵴在向上延伸的过程中变细成为下颌支的前缘，止于**喙突（coronoid process）**的顶点。喙突是构成下颌支上缘的两个突起之一。表面平坦光滑，尖端粗糙，有颞肌附着。

（2）**髁突（condyle or condyloid process）**位于下颌支后缘且形态多变，分为上部、关节部和下部（或颈部）。髁突关节部侧面观像一个圆形的旋钮，后面观髁状突更宽，轮廓为椭圆形（比较图14-12和图14-13）。

髁突形态突起，当下颌骨与颅骨连接时，髁突与颞骨下颌窝吻合，并与位于两者之间的关节间软骨和组织附着形成颞下颌关节（图15-2）。

髁突的颈部是一个紧接在关节表面下的狭窄部分。前部扁平有凹陷，称为**关节翼肌窝（pterygoid fovea）**。髁突和喙突之间有一光滑的半圆形切迹，这个切迹称为**下颌切迹（mandibular notch）**，形成了髁突和喙突之间下颌支锋利的上缘（图14-14）。下颌支的后缘光滑圆润，自髁突颈部延伸至下颌角，呈凹形，下颌支的后缘与下颌体的下缘在此相接。下颌角的边缘粗糙，是咬肌（图15-18）和颞下颌关节韧带（图15-7）的附着点。

（3）**颏孔（mental foramen）**：下颌体外侧的一个重要标志是颏孔。需要注意的是，下颌管前端的开口是向上、向后和向外侧的。当牙齿处于正确位置时，颏孔通常位于下颌体上、下缘的中间位置，通常位于下颌第二前磨牙的下方，略低于牙根尖端。颏孔的位置不是固定不变的，可能在下颌第一前磨牙和第二前磨牙之间。当牙齿脱落和牙槽骨萎缩后，颏孔位置相对上移，可能出现在牙槽嵴顶。儿童在第一恒磨牙萌出之前，颏孔通常位于下颌第一乳磨牙的正下方，距离下颌体下缘更近。

有趣的是，当从下颌第一磨牙的正对面观察下颌骨时，下颌第三磨牙的远中大部分隐藏在下颌支的前面。当从正前方观察下颌骨时，正对着中线，下颌第二磨牙和第三磨牙位于下颌支前缘舌侧5～7 mm（比较图14-12和14-16）。

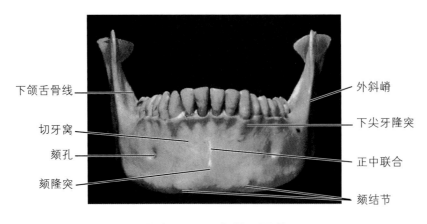

左侧标注（从上到下）：下颌舌骨线、切牙窝、颏孔、颏隆突

右侧标注（从上到下）：外斜嵴、下尖牙隆突、正中联合、颏结节

图14-16 下颌骨正面观

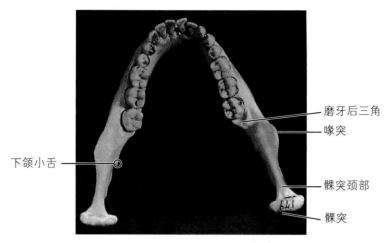

图14-17　下颌骨上面观

（图中标注）磨牙后三角、喙突、髁突颈部、髁突、下颌小舌

一、下颌体内表面

从后面观察下颌骨，可以发现中线处有一轻微垂直的凹陷，即为下颌骨的左、右两部分的结合线。近中线处有上、下两对突起，分别称为**上颏棘**（superior mental spines）和**下颏棘**（inferior mental spines）（图14-15和14-34C）。下颌体的内表面被一个明确的嵴分为两部分，该嵴为**下颌舌骨线**（mylohyoid line）。它的位置与外表面上的斜嵴相对应。下颌舌骨线起始于接近颏棘的最低点，向后向上，逐渐突出，直到到达下颌支的前部，之后变得平滑并逐渐消失（图14-14、图14-34C）。

下颌舌骨线为下颌舌骨肌的起点，形成了口底的中心部分。紧靠中线后方，在下颌舌骨嵴前部上方，可以看到一个平滑的凹陷，这个凹陷称为**舌下腺窝**（sublingual fossa）。舌下腺位于此区域。

二腹肌窝（digastric fossa）是一个小的、粗糙的卵圆形凹陷，正中联合两侧均有，紧贴着下颌舌骨线，并延伸到下颌体下缘。在靠近下颌体中心，下颌舌骨线和下颌体下缘之间，有一个光滑的长椭圆形凹陷，这个凹陷称为**下颌下腺窝**（submandibular fossa）。下颌下腺窝延伸至下颌支的内表面与翼外肌相连。下颌下腺位于下颌下腺窝内。

下颌孔（mandibular foramen）位于下颌切迹和下颌角之间的下颌支的内表面，位于内斜线和下颌支后缘之间。下颌管起始于此，水平向下向前延伸。

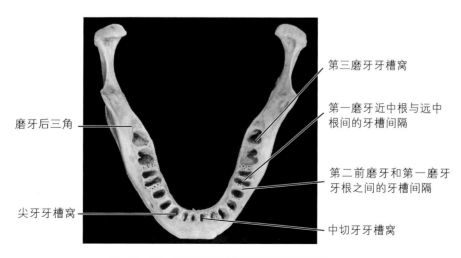

图14-18　下颌骨牙槽突显示的牙槽窝

（图中标注）磨牙后三角、第三磨牙牙槽窝、第一磨牙近中根与远中根间的牙槽间隔、第二前磨牙和第一磨牙牙根之间的牙槽间隔、尖牙牙槽窝、中切牙牙槽窝

下颌孔的前缘由**下颌小舌**（lingula）或**下颌棘**（mandibular spine）形成，**蝶下颌韧带**（sphenomandibular ligament）附着于此。下颌孔的下方有一向前下的沟，这个沟称为**下颌舌骨沟**（mylohyoid groove）。在下颌舌骨沟的后面，靠近下颌角的位置，骨面粗糙，称为翼肌粗隆，为翼内肌的附着处。

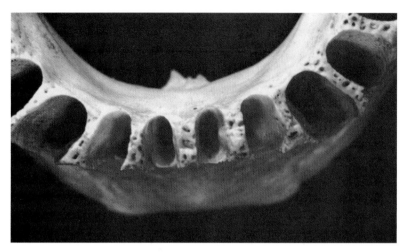

图14-19　下颌三个独立的牙槽窝（图14-19至图14-21）

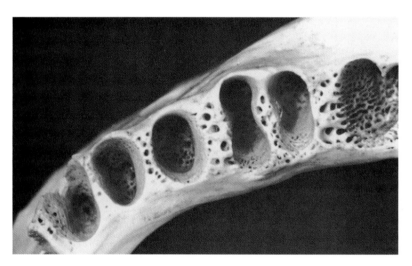

图14-20　下颌尖牙、第一前磨牙和第二前磨牙以及下颌第一磨牙牙槽窝的清晰视图

二、下颌牙槽突

下颌牙槽突的边缘勾勒出下颌牙齿的牙槽窝形态，在前牙根部周围很薄，在后牙磨牙根部的地方较厚。牙槽突包括下颌体的上缘，与上颌牙槽突相比，显著区别是下颌牙槽突很少有小孔通向骨松质，并且唇侧骨板不像上颌牙槽突的唇侧骨板那样薄，而是与舌侧骨板一样厚。虽然前牙（包括尖牙）区的骨板很薄，并且在牙根颈部部分完全缺失，但覆盖牙根的骨质紧密。

下颌体下缘外形圆钝，是下颌骨骨质最致密处（图14-15）。

当从下颌第一磨牙牙槽窝的上方向下看下颌骨时（图14-18），可以看到尽管牙槽窝边界前面比后面薄，但下颌体整体厚度均匀。后牙牙槽窝向舌侧倾斜，以适应下颌牙齿舌倾。前牙的牙槽窝是朝向唇侧倾斜的。因此，当从牙槽突上方向下看下颌体时，在前牙的舌侧看到的骨板比在后牙的舌侧看到的多。相反，从后面看，牙齿的颊侧骨板比舌侧骨板看到的多。因此，牙弓的轮廓与骨弓的轮廓并不一致。牙弓的后部比下颌弓窄。

下颌第二磨牙和第三磨牙牙槽窝的舌侧骨壁在靠近牙槽窝底部位置相对较薄，虽然周围的骨板比较厚且非常致密。如果拿起一个去掉下颌第三磨牙的下颌骨标本，对着光线看，牙槽窝底部的骨板非常薄，光线可以穿透。骨板厚薄与下颌舌骨嵴下的下颌下腺窝一致（图14-24，图14-15，图14-22A、B）。

下颌第二磨牙和第三磨牙的颊侧骨板更厚，被外斜嵴加固。在下颌第三磨牙后面，有一个三角形浅窝，称为**磨牙后三角（retromolar triangle）**（图14-17）。磨牙后三角上的皮质骨板不像周围的骨板那么致密，覆盖其上的薄皮质骨板更疏松。

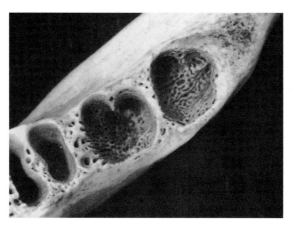

图14-21 下颌第一磨牙、第二磨牙和第三磨牙的牙槽窝

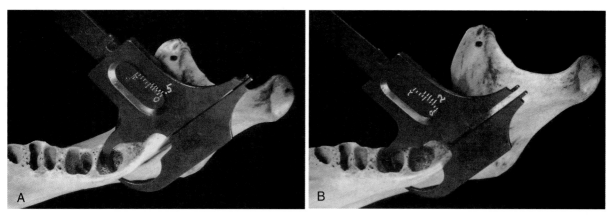

A.下颌第三磨牙下颌舌骨嵴正下方第三磨牙牙根尖端的覆盖骨板厚度为0.5 mm；B.下颌第二磨牙牙槽窝最深处的覆盖骨板厚度为2 mm。

图14-22 覆盖在下颌第二磨牙、第三磨牙牙根舌侧骨板的相对厚度

三、下颌牙槽窝

中线左右的第一个牙槽窝是中切牙的牙槽窝。牙槽窝经常向舌侧或唇侧倾斜，并露出一部分牙根。这种排列使牙槽间隔分开两侧下颌中切牙的牙槽窝。中切牙的牙槽窝在近中面是扁平的，通常在远中面有些凹陷，以容纳牙根上的发育沟（图14-18和图14-19）。

下颌第二切牙（second incisor）或侧切牙（lateral incisor）的牙槽窝与中切牙的牙槽窝相似。

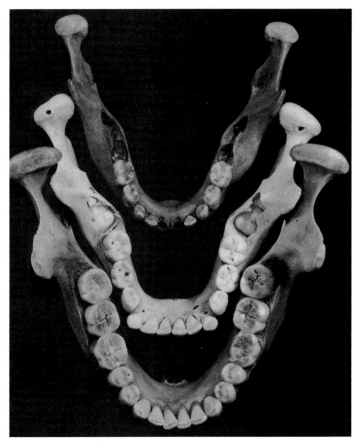

图 14-23　不同年龄段下颌骨大小和形态的比较

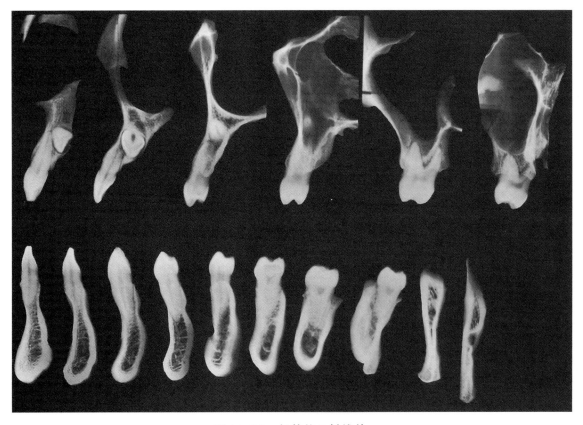

图 14-24　矢状位 X 射线片

通常有以下变化：牙槽窝更大、更深，以容纳更大、更长的牙根，牙槽窝边缘不会向下延伸至舌面，但在唇侧可能会向下延伸更多，暴露出更多的侧切牙的牙根。牙槽间隔在牙齿之间延伸的高度和在中切牙之间的一样高。

下颌**尖牙的牙槽窝**（canine alveolus）很大，呈椭圆形，深到可以容纳下颌尖牙牙根。舌侧骨板比下颌中切牙或侧切牙牙槽窝的舌侧骨板更强壮、更厚实，虽然唇侧骨板可能在边缘变薄，并在唇侧暴露很多的尖牙牙根。牙槽窝的唇侧外形比舌侧外形宽，并且牙槽窝的近中壁和远中壁不规则，以容纳尖牙牙根近中面和远中面的发育沟。

下颌第一前磨牙和第二前磨牙的**牙槽窝**（alveoli）轮廓相似，光滑圆润，但颊舌向大于近远中向，第二前磨牙的牙槽窝通常比第一前磨牙的牙槽窝大。牙槽窝的颊侧骨板相对较薄，但舌侧骨板较厚；此处牙槽间隔比前牙之间的牙槽间隔厚。尽管轮廓一致，尖牙和第一前磨牙之间的牙槽间隔相对较薄。第一前磨牙和第二前磨牙之间的牙槽间隔厚度几乎是前者的2倍。

下颌第二前磨牙牙槽窝和下颌第一磨牙（图14-18和图14-20）牙槽窝之间的牙槽间隔厚度是下颌第一前磨牙和第二前磨牙之间牙槽间隔厚度的2倍。第一磨牙的牙槽窝被牙根间的牙槽间隔分开，该牙槽间隔坚固而规则。近中牙根的牙槽窝呈肾形，颊舌向比近远中向宽，并在中央收缩以容纳第一磨牙近中牙根近中面和远中面的发育沟。第一磨牙远中牙根的牙槽窝呈均匀椭圆形，没有缩窄，与该牙根的圆形轮廓一致。下颌第一磨牙牙槽窝与第二磨牙牙槽窝之间的牙槽间隔尽管多孔，但其近中壁较厚。

下颌**第二磨牙牙槽窝**（second molar alveolus）可分为两个牙槽窝，第一磨牙也是如此。然而，通常发现在靠近牙槽窝边缘附近有一个小室，但在较深的部分可分为两个小室。中隔棘位于牙根发育沟足够深的位置，或者在根部完全分开时出现牙槽间隔。第二磨牙牙槽窝和第三磨牙牙槽窝之间的牙槽间隔在近中远端不如前面的两颗牙牙槽间隔厚。

下颌**第三磨牙牙槽窝**（third molar alveolus）的轮廓通常不规则（图14-21），需要特别注意的特征包括：下颌第三磨牙牙槽窝远端的磨牙后三角间隙，可见薄而穿孔的表面，以及牙槽窝内以及牙槽间隔的松质骨，该结构保证充足的血液供应。通常，牙槽窝的远中壁比近中壁狭窄得多。它可能有牙槽间隔或隔膜棘以适应牙根的不规则性。

临床上，可使用计算机断层扫描技术对牙齿及其支持结构进行观察，阐明各牙齿之间的关系或皮质骨和松质骨之间的关系。已有颅骨的垂直剖面标本被制作出来以说明它们的关系，如图14-24所示。颊舌向X射线片显示了牙齿附着的程度、个体牙齿之间的相互比较以及皮质骨和松质骨的差异（图14-25至图14-32），如上颌尖牙阻生、上颌第三磨牙缺失（另见图13-29、图13-30）。

图14-25至图14-32是上颌牙齿和下颌牙齿轴向关系截面的一些经典图。这些图显示了牙齿及牙槽窝的长轴方向（表16-1、图16-20）。此外，切面的X射线片清晰地显示了牙齿和支持结构的相对密度，并显示了不同牙齿上每一个部分和位置的骨骼轮廓和相对厚度。

图14-25至图14-32记录了上、下牙的轴向关系，唇侧和舌侧牙槽骨板的相对厚度，松质骨的特征、相对密度，以及牙齿与其他重要结构的关系（比较相邻部分的外部轮廓和内部架构的变化）。除图14-28，本系列的各部分均取自同一具尸体的左侧。切片前制作了石膏模型。切片在石膏中重新组装，并在X射线照相时保持精确的关系。

正如口内根尖片所示，图14-33-1和图14-33-2显示了上颌骨和下颌骨的一些骨性标志。牙齿表面和牙-颌面骨结构对于诊断和治疗方面的判断通常很重要（图14-34）。

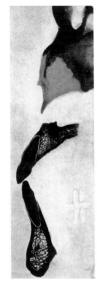
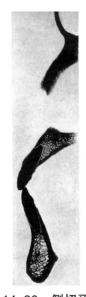
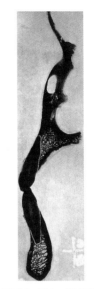

图14-25　中切牙区　　　图14-26　侧切牙区　　　图14-27　尖牙区

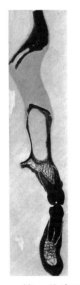
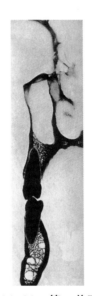
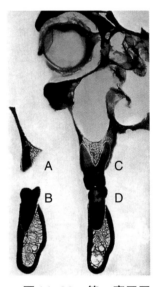

图14-28　第一前磨牙区　图14-29　第二前磨牙区　　图14-30　第一磨牙区

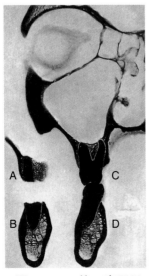
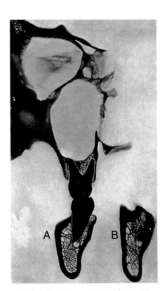

图14-31　第二磨牙区　　　　　　图14-32　第三磨牙区

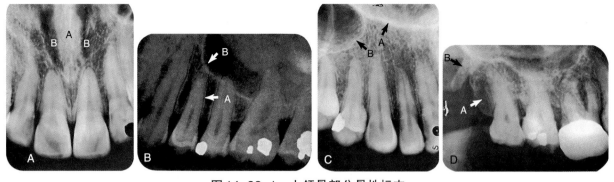

图 14-33-1 上颌骨部分骨性标志

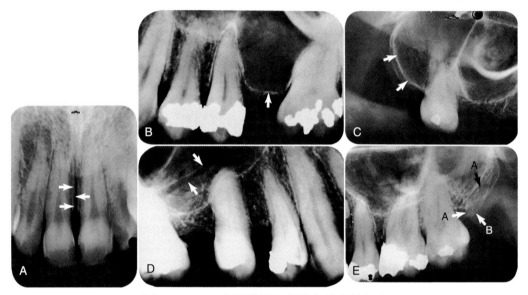

图 14-33-2 上颌骨及下颌骨部分骨性标志

第三节 牙齿的动脉血供

牙齿及其支持组织的动脉血供和神经支配来自中枢系统的末梢。本书仅介绍牙齿解剖学以及与牙齿直接相关部分的解剖结构，因此只涉及牙齿及其支持组织的末端血管。

一、颌内动脉

颌骨和牙齿的动脉供应来自颌内动脉（亦称**上颌动脉**）（maxillary artery），系**颈外动脉**（external carotid artery）的一个分支（图 14-35）。颌内动脉的分支**下牙槽动脉**（inferior alveolar artery）和**上牙槽动脉**（superior alveolar arteries）为牙齿提供动脉血供（图 14-35）。

（一）下牙槽动脉

下牙槽动脉从上颌动脉的内侧延续至下颌支。在蝶下颌韧带的保护下，发出下颌**舌骨支**（mylohyoid branch），经下颌骨的下颌舌骨沟并沿其内侧继续延伸至下颌舌骨线下。在下颌舌骨支发出以后，立即进入下颌孔并继续向下向前穿过下颌管，向前磨牙和磨牙发出分支。在颏孔附近，分为**颏支**（mental branch）和**切牙支**（incisive branch）。颏支出颏孔至颏部，供应颏部组织，并与**下唇动脉**（inferior labial arteries）和**颏下动脉**（submental arteries）相吻合。切牙支经尖牙及

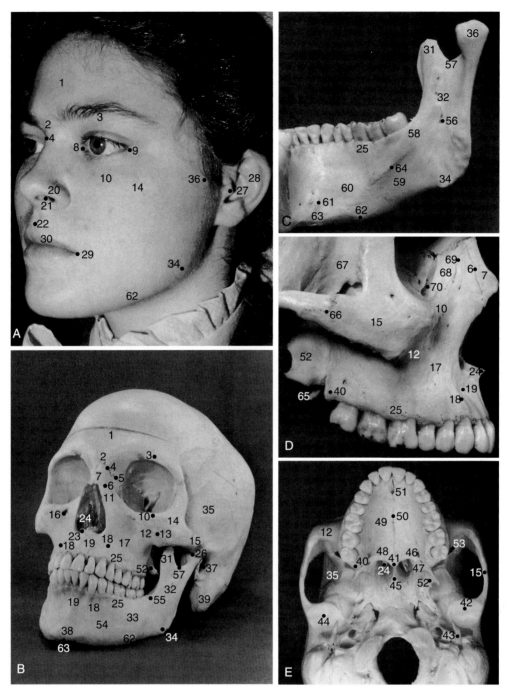

1.额骨(前额);2.眉间;3.眶上嵴(眉上嵴);4.额鼻缝(鼻梁);5.上颌骨额缝;6.上颌骨缝;7.鼻骨;8.内眦;9.外眦;10.眶下嵴;11.上颌骨额蝶突;12.上颌骨颧突;13.颧颌缝;14.颧骨(颧骨);15.颧弓;16.眶下孔;17.尖牙窝;18.尖牙隆起;19.切牙窝;20.鼻翼;21.鼻孔;22.人中;23.前鼻棘;24.下鼻甲;25.牙槽突;26.颞下颌关节;27.耳屏;28.耳郭;29.唇连合;30.唇红缘;31.下颌喙突;32.下颌支;33.下颌体;34.下颌角;35.颞下窝;36.髁突;37.外耳道;38.颏突;39.颞骨乳突;40.上颌结节;41.后鼻骨棘;42.关节结节;43.颞骨茎突;44.下颌窝;45.犁骨;46.腭大孔;47.腭小孔;48.腭骨;49.上颌腭突;50.腭中缝;51.切牙孔;52.蝶骨翼外板;53.眶下裂;54.颏孔;55.外斜线;56.下颌孔;57.下颌切迹;58.内斜线;59.下颌下窝;60.舌下窝;61.颏结节;62.下颌骨下缘;63.正中联合;64.下颌舌骨线;65.蝶骨翼突沟;66.颧颞缝;67.蝶骨大翼;68.泪骨;69.上颌骨缝;70.泪窝

图14-34 表面标志用于快速定位患者面部的各种牙齿结构

切牙根部下方，与对侧同名动脉吻合，分支供应下颌尖牙和切牙。

颏支与切牙支的血管吻合为下颌骨和牙齿提供了良好的侧支血供。

下牙槽动脉和切牙动脉分别自根尖孔向各个牙根发出**牙支**（dental branches），以供应牙髓和牙周膜（图5-12）。其他分支进入牙槽间隔，供给骨和邻近牙周膜，终止于牙龈。大量的细小吻合口将这些血管与供应邻近牙槽黏膜的血管连接起来。

（二）上牙槽动脉

上牙槽后动脉（posterior superior alveolar artery）起源于上颌结节上的上颌动脉，与上牙槽后神经共同进入牙槽管，供应上颌牙、牙槽骨和上颌窦黏膜。另有分支沿骨面继续向前下行，供应上颌磨牙及前磨牙牙槽突颊侧黏膜和牙龈。有时可部分取代颊动脉。

上牙槽中支（middle superior alveolar branch）通常由上颌动脉延续出的眶下分支沿眶下沟或眶下管延伸而成。在上颌窦黏膜和骨或者牙槽管之间向下延伸并与**上牙槽后动脉**（posterior alveolar vessels）和**上牙槽前动脉**（anterior alveolar vessels）互相吻合。其主要分布于上颌前磨牙。

上牙槽前支（anterior superior alveolar branches）起源于眶下动脉出眶下管之前。沿着上颌体前部的牙槽管向下，以供应上颌前牙及其支持组织，并与上牙槽中动脉及上牙槽后动脉形成吻合丛。

上牙槽动脉分支至牙、牙周韧带和骨的情况与下牙槽动脉相同。

二、腭降动脉和蝶腭动脉

腭部血液供应有两个来源，主要来自**腭降动脉**（descending palatine artery），在翼腭窝内发出，经翼腭管下行，分支腭大动脉出腭大孔，与伴随静脉和神经共同沿腭沟前行于硬腭的黏膜下组织内，分支供应硬腭的骨、腺体、黏膜组织及牙槽突的骨、黏膜组织，并与上牙槽动脉的细小分支相吻合。腭降动脉的细小分支经腭小孔进入软腭。

蝶腭动脉（sphenopalatine artery）的**鼻腭支**（nasopalatine branch）在鼻中隔上斜向前下经切牙管进入腭部，分布范围有限，仅局限于切牙乳头和邻近腭组织，并与腭大动脉形成吻合。

第四节 颌骨和牙齿的神经支配

与颌骨和牙齿的感觉相关的神经来自第五颅神经（又称三叉神经）的上颌支和下颌支（图14-36），其中三叉神经节位于颞骨岩部的顶端。颌面部的神经支配除了三叉神经（包括 V_2 和 V_3）外，还包括其他颅神经（如Ⅶ、Ⅺ、Ⅻ，图14-37）。

一、上颌神经

上颌神经（图14-36）向前循海绵窦外侧壁，经圆孔出颅，穿过翼腭窝，该处有翼腭神经节，为副交感神经节，发出颧神经、翼腭神经及上牙槽后神经等分支，包括内脏运动纤维和感觉纤维一起，分布至口、鼻和咽的黏膜。

具有临床意义的分支包括通过腭大孔进入硬腭的**腭大分支**（greater palatine branch），此分支分布于硬腭和腭侧黏骨膜及牙龈，一直向前直至尖牙。来自神经节的**腭小分支**（lesser palatine branch），出腭小孔进入软腭。鼻分支神经节的后侧或上外侧的**鼻腭分支**（nasopalatine branch），在鼻中隔上向下向前延伸。从切牙管出切牙孔，进入腭部，分布于切牙乳头和腭前部。

上颌神经在翼腭部也有一个**上牙槽后分支**（posterior superior alveolar branch）。该神经经翼突上颌裂进入颞下窝。另有分支经上颌窦后壁进入上颌骨颞下面的牙槽管，形成一处神经丛，分布于磨牙和支持组织。

上颌神经进入眶下裂后更名为**眶下神经**（infraorbital nerve），自底部向前延伸，首先到达眶下

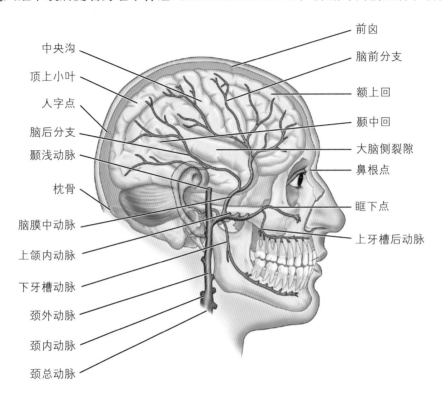

图14-35　上颌动脉及其分支和大脑、颅骨和下颌骨（包括牙齿）的关系

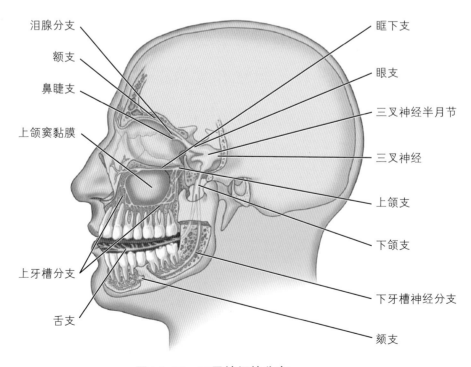

图14-36　三叉神经的分布

沟，然后是眶下管，终止于眶下孔，分支分布于上睑部。在进入眼眶后的一段可变距离内，眶下神经发出**上牙槽中分支**（middle superior alveolar branch）穿过上颌窦侧壁，分布于上颌前磨牙及周围组织，参与上牙槽神经丛的构成。上牙槽中神经可能与上牙槽后神经在其起源地紧密相连，但在眶下孔附近分支。

上牙槽前分支自眶下孔离开眶下神经，并且通过骨管分布到切牙和尖牙，加入上牙槽神经丛。自神经丛分出**牙分支**（dental branches）延伸到每个牙根，**牙间间隔分支**（interdental branches），分布到骨、牙周膜和牙龈，分布情况与先前描述的动脉分布相似。

二、下颌神经

下颌神经（图14-37）穿卵圆孔出颅，并且立即发出几个分支。下颌神经分支中最大者是**下牙槽神经**（inferior alveolar nerve），下牙槽神经在翼外肌内侧下行，从翼外肌下缘处穿出，在蝶下颌韧带与下颌支之间与下牙槽动、静脉相伴，沿下颌神经沟下行，穿经下颌孔入下颌管，在入孔之前，发出下颌舌骨支，支配下颌舌骨肌和二腹肌前腹。

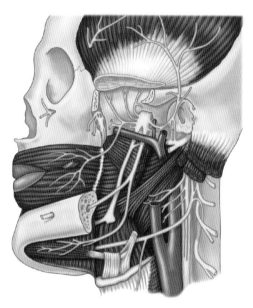

图14-37 下颌神经

下牙槽神经继续向前通过磨牙根下的下颌管到达颏孔的水平面。在这一过程中，向磨牙和前磨牙及其支持组织发出分支。与牙齿相连的神经不是单独的分支，而是两个或三个更大的分支形成一个神经丛，**下牙分支**（inferior dental branches）由此进入单个牙根，牙间分支支配牙槽骨、牙周膜和牙龈。

下牙槽神经在颏孔处分岔，分出一个较小的切牙分支继续向前支配前牙和前牙区骨组织，另有一个较大的颏分支从颏孔中穿出，支配下唇和颏部的皮肤。

其他的下颌神经分支也有一定的作用。**颊神经**（buccal nerve）虽然主要分布于颊黏膜，但有一个分支，支配下颌第一磨牙区域颊黏膜，有时支配区域可以从下颌尖牙延伸到下颌第三磨牙。**舌神经**（lingual nerve）进入口底时，紧靠下颌体，并有黏膜分支延伸到舌黏膜和牙龈的不同区域。有时，**下颌舌骨神经**（mylohyoid nerve）在下颌舌骨肌下表面继续向前延伸，通过中线两侧的小孔进入下颌骨。在某些个体中，被认为可支配中切牙和牙周韧带。

【预测试问题答案】

1	2	3	4	5
B	B	C	A	C

【参考文献】

1.Updegrave W J: Normal radiodontic anatomy, Dent Radiogr Photogr 31: 57, 1958.

2.MacMillan H W: The structure and function of the alveolar process, J Am Dent Assoc 11: 1059, 1924.

3.McCauley H B: Anatomic characteristics important in radiodontic interpretation, Dent Radiogr Photogr 18: 1, 1945.

4.Jones T S, Shepard W C: A manual of surgical anatomy, Philadelphia, 1945, Saunders.

5.King B G, Showers M J: Human anatomy and physiology, ed 6, Philadelphia, 1969, Saunders.

【参考书目】

Callander C L: Surgical anatomy, ed 2, Philadelphia, 1939, Saunders. Deaver JB: Surgical anatomy of the human body, ed 2, Philadelphia, 1926, Blakiston.

Brash J C, Jamieson E B: Head and neck: brain. In ed 10, Cunningham's manual of practical anatomy, vol. 3. New York, 1940, Oxford University Press.

Morris H: Human anatomy, ed 10, Philadelphia, 1942, Blakiston.

Pernkopf E: Vestibulum and cavum oris, pharynx. In Femer H, editor: Atlas of topographical and applied human anatomy: head and neck, vol. 1.Philadelphia, 1963, Saunders.(Monsen H, translator.)

Rohen J W, Yokochi C: Color atlas of anatomy: a photographic study of the human body, ed 2, New York, 1988, Igaku-Shoin Medical.

第15章
颞下颌关节、牙齿、肌肉及其功能

【学习目的】

1. 正确理解并读出文中黑体部分的中英文术语；

2. 列出包括骨性结构、韧带结构在内的颞下颌关节解剖结构，并说出各自的功能；

3. 绘出下颌边缘运动的矢状面、冠状面、水平面轨迹图，并标出关键位置点；

4. 掌握各咀嚼肌的起止点、走行、功能及神经、血管支配情况；

5. 理解咀嚼肌在下颌功能运动和口腔运动行为中的协同作用。

【预测试问题】

1. 下列哪个颌位主要由神经肌肉活动决定，且肌肉的黏弹性对其形成和保持有一定作用？

    A. 正中关系位　　　　B. 牙尖交错位　　　　C. 后退接触位　　　　D. 下颌姿势位

2. 下列哪项不属于咀嚼肌？

    A. 翼外肌　　　　　　B. 咬肌　　　　　　　C. 颊肌　　　　　　　D. 颞肌

3. 下列哪块肌肉不参与下颌开口运动？

    A. 二腹肌　　　　　　B. 下颌舌骨肌　　　　C. 咬肌　　　　　　　D. 颏舌骨肌

4. 翼外肌下头止于下列哪项解剖结构？

    A. 髁突翼肌窝　　　　B. 关节盘　　　　　　C. 关节囊　　　　　　D. 以上三项均包括

5. 颞下颌关节属于下列哪种人体关节的分类？

    A. 球窝关节　　　　　　　　　　　　B. 单纯滑动运动关节

    C. 单纯转动运动关节　　　　　　　　D. 滑动兼转动关节

请访问 http://pincode.yiaiwang.com，查看PPT2

咀嚼系统由参与咀嚼活动的关节、肌肉、牙齿以及神经共同组成。除咀嚼活动外，咀嚼系统还参与其他的功能运动或副功能运动，如言语、打哈欠、唱歌、夜磨牙、紧咬牙等。此外，咀嚼系统的任何一种结构出现功能紊乱（如颞下颌关节紊乱、咀嚼肌紊乱）都可能表现为邻近和相关结构的疼痛。咀嚼肌（如翼外肌）功能紊乱所引发的疼痛和功能紊乱也可能不表现在咀嚼肌区域，而表现在颈部肌肉，这种情况通常被称为颅颌功能紊乱。在口颌面痛相关疾病的诊断过程中，需要考虑牙痛、头痛、颞下颌关节和咀嚼肌紊乱之间症状的相关性。此外，下颌运动以及打哈欠、咽鼓管开放等运动在主观性听力障碍（耳闷）的发病中也发挥着一定的作用[1]。本章将阐述咀嚼系统功能紊乱的解剖和功能基础。

第一节　颞下颌关节

颞下颌关节是典型的**滑动兼转动关节**（ginglymoar-throdial articulation），运动形式可以是转动、滑动或者滑动兼转动。其骨性结构包括**颞骨关节窝**（mandibular/glenoid fossa）、**关节结节**（eminence articular）和下颌骨髁突（图 15-1）。颞下颌关节的功能面是髁突前斜面和关节结节后斜面，而不是关节窝。髁突和颞骨之间是由致密胶原结缔组织构成的**关节盘**（articular disk），由于关节盘中带区域不含血管、神经，因此呈透明状（图 15-2）。在经颅投照的 X 射线片上仅可以看到颞下颌关节的骨性结构，而看不到关节盘等软组织结构（图 15-3）。

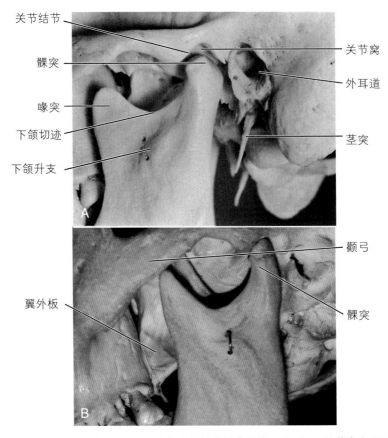

关节结节　　　　关节窝
髁突　　　　　　外耳道
喙突
下颌切迹　　　　茎突
下颌升支
颧弓
翼外板　　　　　髁突

A.牙尖交错位时下颌骨髁突相对于颞骨关节窝和关节结节的位置关系；B.关节窝和颞下窝侧面观

图 15-1　颞下颌关节

（图片由美国内华达州拉斯维加斯的 Kerry Davis 提供）

一、关节窝

关节窝是位于耳道前方颞骨上的卵圆形或椭圆形凹陷（图 15-4），其前界为关节结节，外侧界为颧骨的中间突起和颞骨的外侧耳部突起，后界为颞骨岩部的鼓板（图 15-1）。在颅骨底部的外侧可以看到关节窝位于颞骨岩部的下表面、颧弓的后部。岩鼓裂将其分为两部分，颞下颌关节位于前半部分。整个关节窝的形态在一定程度上与髁突的后、上表面形态相适应。

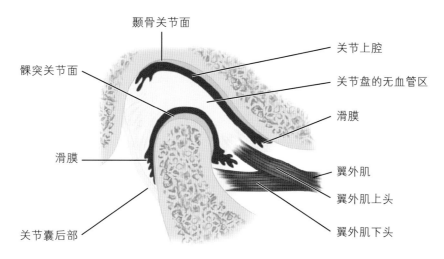

图 15-2　颞下颌关节示意图

（标注）
颞骨关节面
髁突关节面
滑膜
关节囊后部
关节上腔
关节盘的无血管区
滑膜
翼外肌
翼外肌上头
翼外肌下头

翼外肌上头大部分肌纤维与翼外肌下头一并附着于髁突颈部,图中将翼外肌上、下头完全分开仅为示意需要。

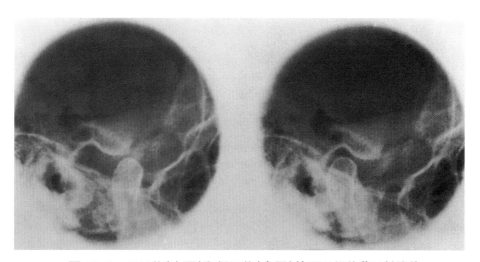

图 15-3　开口位(左图)和闭口位(右图)的颞下颌关节X射线片

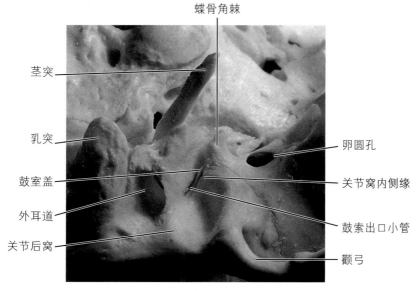

（标注）
蝶骨角棘
茎突
乳突
鼓室盖
外耳道
关节后窝
卵圆孔
关节窝内侧缘
鼓索出口小管
颧弓

图 15-4　颅骨底部外侧观

二、髁突

髁突除后表面稍平坦外，其余各表面均呈突起状，其内外径大于前后径（图 15-5），内外径大约是前后径的 2.5 倍。虽然髁突的形态存在个体差异，但其功能相同。侧面观，双侧髁突内外向长轴（连接髁突内外极）的走向并不平行，双侧髁突内外向长轴的延长线相交于枕骨大孔前缘，呈约 135°的夹角。髁突的内外向长轴几乎垂直于下颌骨的升支（图 15-5）。

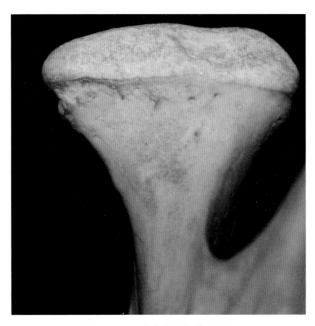

图 15-5　左侧髁突前面观

（图片由美国内华达州拉斯维加斯的 Kerry Davis 提供）

三、关节囊

颞下颌关节被关节囊包裹（图 15-6）。关节囊附着于关节窝的边缘、颞骨关节结节前斜面的前缘以及髁突的颈部。关节囊的前外侧增厚，形成**颞下颌韧带**（temporomandibular ligament）。颞下颌韧带起于颧弓，向后延伸附着于髁突颈的外侧面和后面。

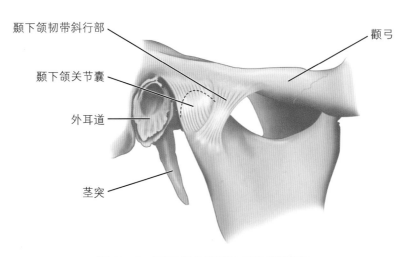

颞下颌韧带斜行部　　　　　　　颧弓

颞下颌关节囊

外耳道

茎突

图 15-6　颞下颌关节囊和颞下颌韧带

关节囊由内部的滑膜层和外部的纤维层组成，包含静脉、神经和胶原纤维。关节囊的神经支配来源于三叉神经，关节囊内含有包括游离神经末梢在内的多种感受器[2]。关节囊的血液供应来自上颌动脉、颞浅动脉和咬肌动脉。

四、颞下颌关节相关的其他韧带

颞下颌关节相关的其他韧带还包括**蝶下颌韧带**（sphenomandibular ligament）和**茎突下颌韧带**（stylomandibular ligament），二者在下颌运动中发挥着稳定关节系统的作用，并且也属于咀嚼系统的一部分（图15-7）。

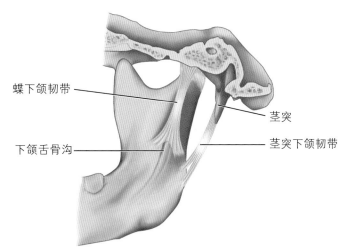

图15-7　蝶下颌韧带和茎突下颌韧带

蝶下颌韧带起于蝶骨的角棘和颞骨的岩鼓裂，止于下颌升支内侧的下颌小舌。在某些情况下，韧带纤维经岩鼓裂、鼓索出口小管（图15-4）达中耳，附着于锤骨。

耳下颌韧带连接中耳和颞下颌关节，包括盘锤韧带和鼓室下颌韧带（蝶下颌韧带），将锤骨与颞下颌关节盘、蝶下颌韧带连接起来（图15-8和图15-9）。由于颞下颌关节与中耳之间存在上述韧带联系，因此颞下颌关节紊乱可能会导致出现耳部症状[3]。

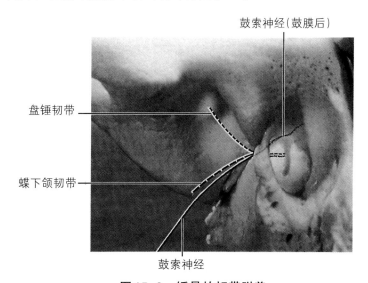

图15-8　锤骨的韧带附着

（Ash M M，Ash C M，Ash J L，et al. Current concepts of the relationship and management of temporomandibular disorders and auditory symptoms[J]. J Mich Dent Assoc, 1990, 72: 550-555.）

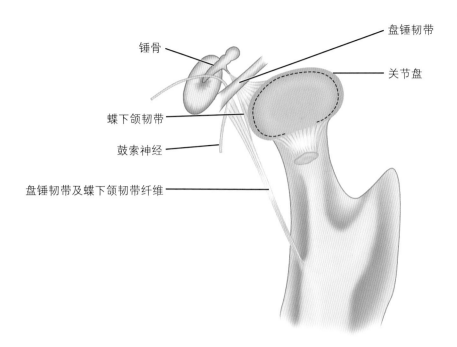

图 15-9　附着于锤骨的韧带附着示意图

五、关节盘

关节盘（图 15-2）由纤维结缔组织构成，其形状与髁突外形和关节窝的凹面结构相适应。关节盘前带和后带较厚，而中带较薄（图 15-10）[4]。翼外肌上、下头均附着于髁突颈部的翼肌窝，翼外肌上头的部分纤维附着于关节盘和关节囊。关节盘将关节分成上、下两个腔。当下颌做开口和前伸运动时，关节盘的中带位于关节结节和髁突的前斜面之间，关节盘的双板区填充关节窝（图 15-11）。下颌做开口运动时翼外肌上头不活跃，主要起稳定关节盘的作用。不可复性关节盘前移位（图 15-12）可能会导致下颌无法正常开口（即关节绞锁）。许多因素会造成关节盘紊乱，包括急性创伤和慢性创伤。

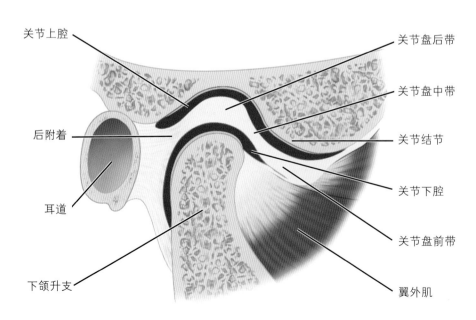

图 15-10　关节盘及其相关结构

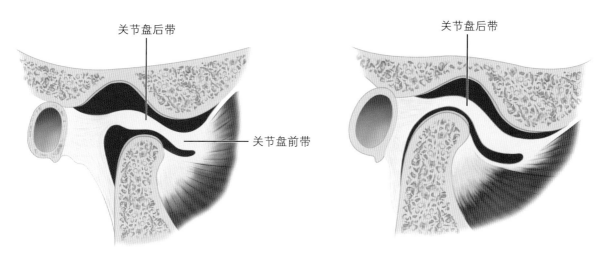

图 15-11　开口位的关节盘位置　　　　图 15-12　闭口位的关节盘前移位

六、颌位

基本颌位有**正中殆位**（centric occlusion）、**牙尖交错位**（intercuspal position）、**正中关系位**（centric relation）、**后退接触位**（retruded contact position）和下颌休息位[5]。正中殆位或牙尖交错位是指上、下颌牙牙尖交错达到最广泛、最紧密接触时下颌所处的位置。正中关系位是指没有髁突滑动运动的开闭口过程中下颌骨对上颌骨的位置关系，此时髁突位于关节窝内的最上位，其前斜面正对关节结节后斜面（图 16-44）。从正中关系位开始下颌骨可以围绕髁突横轴做转动（图 16-42），且不存在滑动运动，这种开闭口运动被称为**铰链运动**（hinge axis movement）（图 15-13）。在这个位置，髁突位于终末铰链位置。在咀嚼系统正常的生理条件下，临床医生可以通过正中关系位将下颌骨相对于上颌骨的位置转移到殆架上。

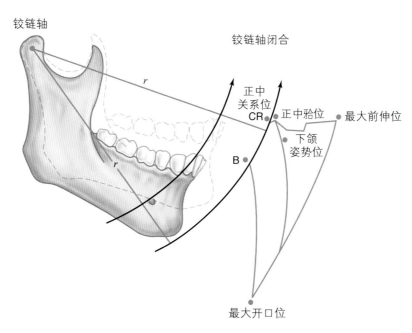

B-CR，在铰链轴上不改变运动半径(r)的开闭口运动。

图 15-13　下颌边缘运动矢状面示意图

请访问 http://pincode.yiaiwang.com，查看动画 11 和 12

在天然牙列中，大多数人的牙尖交错位位于后退接触位前方约 1 mm 处[6]。牙尖交错位又称**习得性正中咬合位**（acquired or habitual centric），是由牙齿决定的，而后退接触位是由关节窝和髁突的位置关系决定的。牙尖交错位通常在后退接触位前方，大约 10 % 的人牙尖交错位和后退接触位重合。

下颌休息位即下颌姿势位，主要由神经肌肉的活动决定，肌肉的黏弹性也在其中发挥了一定的作用。由于肌肉的张力会受到情绪压力等中枢神经系统因素和牙齿疼痛等局部因素的影响，因此下颌姿势位不太稳定。头部直立、端坐状态下，下颌姿势位时上、下颌切牙之间的间隙约为 1～3 mm，但该间隙的大小在正常人群中存在较大的个体差异，有时甚至高达 8～10 mm。

七、下颌运动

在下颌侧向运动中（图 15-14），工作侧髁突发生转动，并向工作侧方向发生轻度位移，工作侧髁突的这种运动被称为 **Bennett 运动**（Bennett movement），Bennett 运动包含迅即侧移和渐进侧移两部分。使用下颌运动轨迹描记仪等设备可以记录矢状面、水平面或冠状面的下颌运动。如果以下颌切点（双侧下颌中切牙的切缘接触点）为关注点，分别记录该点在最大侧向运动、最大前伸运动、最大后退运动和最大开口运动中的运动轨迹，就会发现这些运动都发生在一定的运动边界或范围（边缘运动）内[6]。下颌的功能运动和副功能运动都发生在边缘运动范围内。当然，包括咀嚼运动在内的大多数功能运动，主要发生在运动中心附近。水平面的下颌边缘运动如图 15-14 所示。在下颌右侧侧方运动中，工作侧髁突从 C 点（中心位）移动到右侧工作点位（W）；在非工作侧，左侧髁突从 C 点（中心点）沿着 B 线运动，运动轨迹与正中矢状面之间形成夹角 BG，该夹角称为 Bennett 角。切点示意图中 C-P 代表前伸运动。

请访问 http://pincode.yiaiwang.com，查看动画 15～17

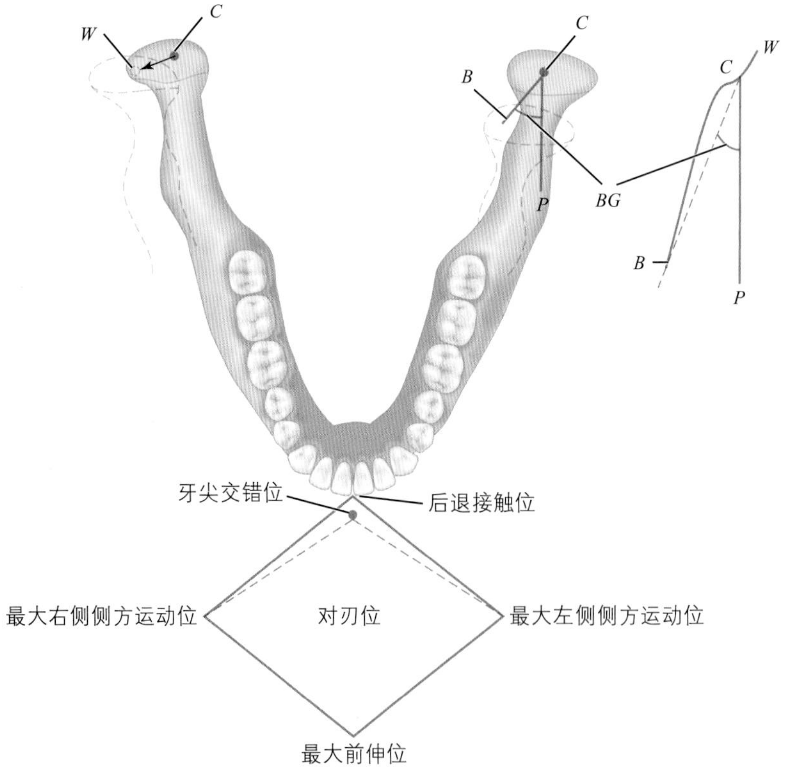

图 15-14　下颌右侧侧方运动中切点、髁点的水平面运动示意图

请访问 http://pincode.yiaiwang.com，查看动画 13 和 14

多数人的最大开口度为50～60 mm（该数据来自欧美人群，中国人一般为40～60 mm）。最大开口度与年龄、体型等多种因素相关，存在较大的个体差异，因此将正常开口度下限设置为40 mm有可能是错误的。在没有颞下颌关节、咀嚼肌功能障碍（包括疼痛）的情况下，下颌最大侧方运动幅度约为10～12 mm；最大前伸运动范围约为8～11 mm，这同样存在个体差异。成人和儿童的下颌最大后退幅度约为1 mm，有些情况下也可以出现2～3 mm的后退幅度。矢状面下颌边缘运动范围见图15-13。

下颌边缘运动的幅度（范围）必然与下颌的功能相关，如果某个人的右侧最大侧方运动幅度为7～8 mm，而左侧最大侧方运动幅度为10～12 mm，这可能与咬合状况以及左侧髁突是否能在右侧侧方运动中正常滑动有关，即左侧髁突可能因为功能障碍或疼痛而出现了运动受限。下颌边缘运动幅度还可能与咬切、咀嚼、吞咽和发音等其他功能状态有关。如果同一患者每次口腔检查记录中都有下颌边缘运动幅度的数值，那么这些数值的改变就可以用来评估是否存在功能障碍。

第二节 肌肉

咀嚼、言语、打哈欠和吞咽等活动都是自发产生的咀嚼肌反射性活动。单纯通过肌肉的起止点很难判断出该肌肉的功能。肌肉收缩的模式非常复杂，即使在同一区域的肌肉也可能有不同的功能。

颞下颌关节的复杂运动方式表明不同区域的咀嚼肌具有不同的功能、不同的组织化学特性，因此，不能简单地将咀嚼肌看作一种可以收缩的整体。实际上，每一块肌肉均是由若干具有不同特性的运动单元组成的具有不同功能的整体。

与下颌运动有关的咀嚼肌主要包括翼外肌、二腹肌前腹、咬肌、翼内肌和颞肌，此外，下颌舌骨肌和颏舌骨肌也参与了咀嚼活动。

一些与耳、咽喉和颈部有关的肌肉也与咀嚼活动有关，如鼓膜张肌和腭肌，它们可能与耳闷、某些耳鸣和噪音等主观听力障碍有关[1, 8-10]。

一、翼外肌

翼外肌（lateral pterygoid muscle）有两个起点：下头起自翼外板的外侧面；上头起自蝶骨大翼（图15-15、图15-16和图15-17C）。翼外肌大部分止于髁突颈部前表面，还有部分纤维止于关节囊前内面和关节盘前缘（图15-17C）。

翼外肌上头只在闭口运动时发挥作用，而下头在开口运动和下颌前伸运动中都发挥作用[11]。翼外肌的解剖形态使其适宜在下颌前伸、开口及侧方运动中发挥作用，并且可以在其他下颌运动中发挥稳定关节的作用。在咀嚼、吞咽及紧咬牙过程中，翼外肌上头活跃。据推测，翼外肌上头在闭口过程中可以稳定髁突和关节盘相对于关节结节的位置。在开口运动中，翼外肌下头参与髁突向前、下方向的滑动运动。翼外肌受三叉神经的支配（图14-37）。

二、咬肌

咬肌（masseter muscle）自颧弓向下颌升支和下颌体部延伸，其止点范围较宽，从下颌第二磨牙对应的下颌骨体外侧表面一直延伸到下颌升支的后外侧缘（图15-18和15-19）。咬肌表面被颈阔肌和笑肌覆盖（图15-19）。在某些个体中，颈阔肌参与了下颌紧咬牙动作，此外，颈阔肌的部分纤维止于口轮匝肌中，因此也会参与面部表情的形成。笑肌受情感影响，也参与面部表情的形成。

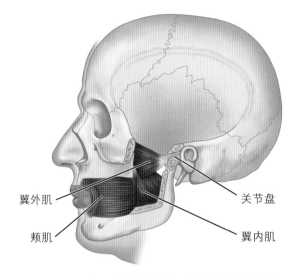

图15-15　翼外肌和翼内肌的下颌骨剖视图位置

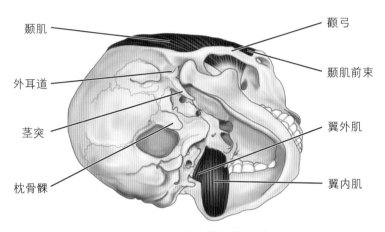

图15-16　翼内肌和翼外肌

咬肌浅层与后上部的深层分界明显。咬肌的一部分被腮腺所覆盖。深层咬肌附着在颧骨上（图15-17C）。咬肌下 1/3 的中心距胸锁乳突肌前缘约 2～3 cm，因此有些人在紧咬牙时胸锁乳突肌也会收缩。咬肌作为升颌肌主要参与闭口运动，同时还参与下颌前伸运动。咬肌受咬肌神经支配。**颧下颌肌**（zygomaticomandibular muscle）（深层咬肌）起自颧弓内表面，止于喙突（图15-17B），它可与颞肌后束协同作用，并拮抗翼外肌的活动。

三、翼内肌

翼内肌（medial pterygoid muscle）起自翼外板的内侧面和腭骨（图15-15 和图15-16），止于下颌角的内侧面直至升支内侧的下颌孔附近。翼内肌的主要功能是上提下颌骨并辅助下颌侧方运动，翼内肌在下颌前伸运动中也发挥作用。翼内肌受三叉神经的下颌神经支配。

四、颞肌

颞肌（temporalis muscle）呈扇形，起自颞窝（图15-16、图15-17B、图15-18 和图15-20），向下穿过颧弓汇聚成肌腱止于下颌骨喙突的前缘和内侧面以及下颌升支的前缘（图15-16），部分前部肌纤维沿下颌支的前缘一直延伸至下颌第三磨牙附近。颞肌由前、中、后三部分组成。作为升颌肌，颞肌在闭口运动中发挥着主要作用。颞肌后束主要拉下颌骨向后运动，颞肌前束在牙齿咬合时发挥重要作用。颞肌前束在牙齿咬合过程中与咬肌协同作用，而颞肌后束在拉下颌向后的运动中与咬肌互相拮抗。颞肌受三叉神经中下颌神经颞支的支配。

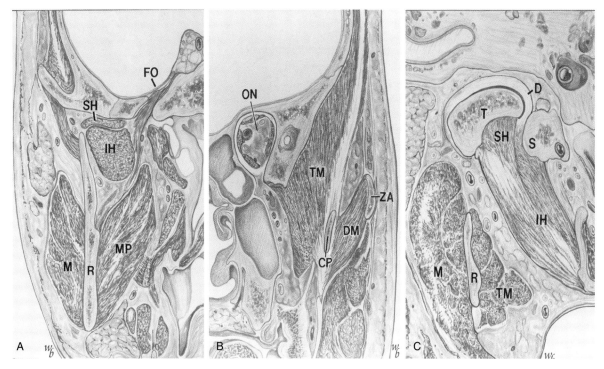

A.冠状面显示下颌神经穿出卵圆孔处（FO）、翼外肌上头（SH）、翼外肌下头（IH）、下颌升支（R）、咬肌（M）和翼内肌（MP）；B.视神经（ON）、颞肌（TM）、深层咬肌（DM）或颧下颌肌，喙突（CP）、颧弓（ZA）；C.平颞下颌关节的横断面观可见髁突（T）、翼外肌上头（SH）、翼外肌下头（IH）、下颌升支（R）、咬肌（M）、颞肌（TM）、关节盘（D）和茎突（S）。

图 15-17 咀嚼肌

（Widmalm S E, Lillie J H, Ash M M. Anatomical and electromyographic studies of the lateral pterygoid muscle[J].
J Oral Rehabil, 1987, 14:429.）

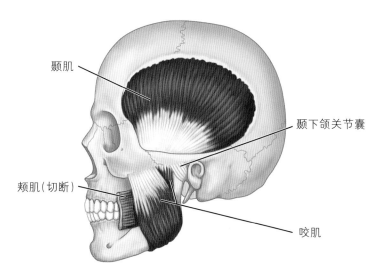

图 15-18 颞肌和咬肌等咀嚼肌示意图

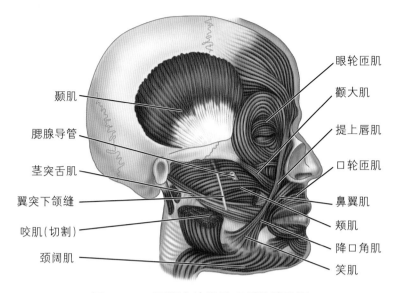

图15-19　面部表情肌及咀嚼的辅助肌

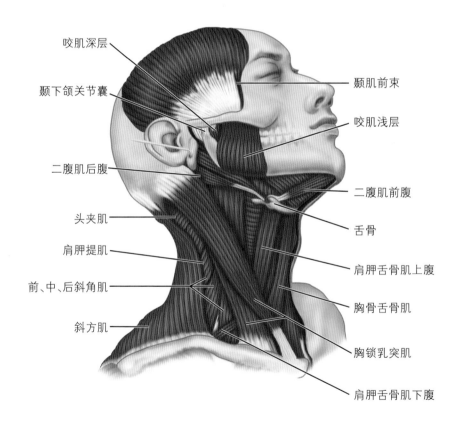

图15-20　颈部肌肉

五、二腹肌

二腹肌前腹（anterior digastric muscle）起自下颌骨下缘近正中联合处（图15-20）。二腹肌前腹和后腹之间肌腱通过环状腱膜固定在舌骨上。二腹肌前腹被颈阔肌覆盖，其下方是下颌舌骨肌和颏舌骨肌。上述肌肉参与开口运动各个阶段的活动。二腹肌前腹受下颌神经分支中下颌舌骨肌神经的支配（图14-37），二腹肌后腹受面神经二腹肌支的支配。

六、颏舌骨肌

颏舌骨肌（geniohyoid muscle）位于下颌骨中线两侧、下颌舌骨肌之上。颏舌骨肌起自下颌骨正中联合后部的下颏棘，止于舌骨体前面上部。当下颌骨固定不动时，颏舌骨肌收缩可以牵引舌骨向前上方运动；当舌骨固定不动时，颏舌骨肌收缩可以牵引下颌骨向后下方运动。颏舌骨肌受第一颈神经的支配（图14-37）。

七、鼓膜张肌和腭肌

鼓膜张肌、腭帆张肌和腭帆提肌（图15-21和图15-22）可能在**颞下颌关节紊乱病**（temporomandibular disorders，TMDs）相关的主观听觉障碍中发挥着一定的作用[1,8,9]。鼓膜张肌和腭帆张肌由三叉神经支配，因此，可能会对来自颞下颌关节、皮肤和肌肉的上传信号以及来自高级神经中枢的中间神经元和三叉神经运动核的下传信号做出相似的反应（图15-23）。TMDs患者吞咽过程中的咽鼓管开放障碍可能与腭帆张肌和腭帆提肌的功能受限及解剖因素有关[10]。目前仍需要更多的循证医学证据来论证主观性听力障碍与TMDs之间的因果关系。

TMDs患者张口或打哈欠受限会引发诸如与耳闷相关的主观性听力丧失等耳症状[1]。颞下颌关节和颌面部肌肉及其周围的疼痛可以通过三叉神经的中间神经元影响耳下颌肌群，这可能与某些病例中TMDs导致张口受限相关的耳鸣有关。

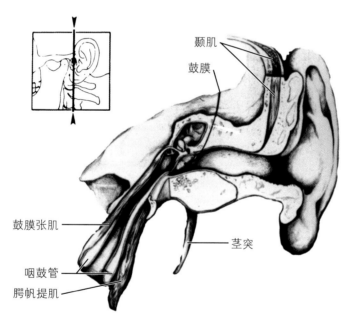

图15-21　经耳断面显示内耳结构和鼓膜张肌（起拉伸鼓膜的作用）

八、头颈部肌群

由于咬合、颞下颌关节与头颈部肌肉疼痛以及肌肉收缩性头痛之间存在潜在关联，因此，头颈部肌肉备受口腔医生的关注。颅顶肌群在紧张性头痛中的作用机制尚未阐明。TMDs患者的胸锁乳突肌（图15-20）常常受累，并且胸锁乳突肌常常共同参与紧咬牙活动。口轮匝肌和颊肌（图15-19）在全口义齿发挥最佳功能中具有重要作用。面部表情所涉及的肌肉都受面神经的支配。

　　因TMDs而备受牙科医生关注的其他肌肉还有斜角肌、头夹肌、颈髂肋肌和肩胛舌骨肌,然而TMDs和这些肌肉疼痛之间的联系尚不明确。口腔运动功能中的某些问题,如老年人的嘴唇姿势,可能与功能的普遍退化或特定的运动功能有关,而与口腔状况或者临床用药无关。大多数关于运动障碍和老龄化的报道聚焦于神经系统的控制障碍。

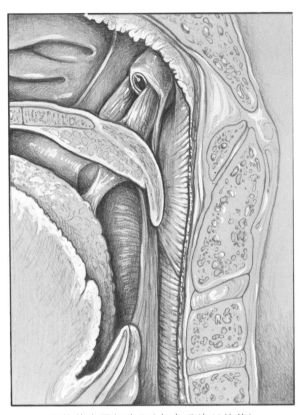

咽鼓管和腭帆张肌(负责开放咽鼓管)

图15-22　喉部肌肉

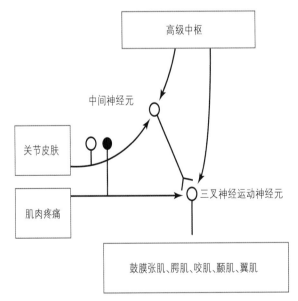

来自关节、皮肤、肌肉的上传信号与来自高级中枢的信号在
中间神经元和三叉神经运动核处发生汇聚。

图15-23　神经传导

第三节 下颌运动和肌肉活动

下颌正常功能运动和副功能运动（如磨牙症）均涉及复杂的神经肌肉调控模式。神经调控部分源于脑干的模式发生器，并受到更高级中枢（如大脑皮层和基底神经节）以及来自外周信号（如牙周膜、肌肉）的影响（图15-23）。关于下颌运动调控的详细讨论不在本节的范畴。本节主要讨论与肌肉活动有关的下颌开闭口运动、前伸运动、后退运动和侧方运动。

一、下颌开口运动

二腹肌、下颌舌骨肌以及颏舌骨肌参与了阻力状态下的下颌缓慢开口运动或最大开口运动。当下颌缓慢开口到最大程度时，颞肌和咬肌不参与运动，但部分翼内肌可能参与运动。当下颌在阻力下开口时，颞肌保持静止。在开口过程中，翼外肌始终参与其中，并持续发挥作用。在阻力开口运动中，二腹肌和翼外肌几乎同时参与其中，二腹肌前腹通常随着翼外肌参与运动。

二、下颌闭口运动

当下颌缓慢闭口但牙齿不接触时，运动主要由咬肌和翼内肌收缩完成，在此过程中颞肌不收缩；而在对抗阻力的闭口运动中颞肌、咬肌和翼内肌均需参与。舌骨上肌群是上述升颌肌群的拮抗肌。闭口至牙尖交错位并紧咬时除上述升颌肌收缩外，可能还需要面部肌肉和颈部肌肉的收缩。

三、下颌后退运动

随闭口运动而发生的下颌后退运动主要由颞肌后束和舌骨上、下肌群的收缩来完成。从前伸位开始的下颌后退运动（无咬合接触）主要由颞肌后束和中束的收缩来完成。在从牙尖交错位到后退接触位的后退运动中，舌骨上肌群轻度收缩从而使下颌微降并向后运动。

四、下颌前伸运动

没有咬合接触的下颌前伸运动主要由翼外肌、翼内肌和咬肌的收缩来完成。阻力下的下颌前伸运动主要由翼外肌、翼内肌、咬肌和舌骨上肌群的收缩来完成。有牙齿咬合接触的下颌前伸运动主要由翼内肌和咬肌的收缩完成，此时舌骨上肌群轻度收缩。当开口合并下颌前伸时，翼内肌、翼外肌、咬肌以及颞肌前束均需参与。

五、侧方运动

下颌侧方运动（无咬合接触）主要由同侧颞肌后束的收缩来完成，同时舌骨上肌群收缩使下颌轻微下降并前伸。阻力下的下颌侧方运动主要由同侧颞肌收缩以及部分同侧咬肌和翼内肌的收缩来完成。双侧翼外肌收缩会引起开口运动，而单侧翼外肌收缩会在开口的同时使下颌向对侧移动。在下颌水平运动及牙齿分离瞬间，一部分颞肌和咬肌之间可能会相互拮抗或协同。

六、咀嚼运动

咀嚼运动是一种非常复杂的口腔运动，冠状面上的咀嚼轨迹图通常比较简单（图15-24）。典型的咀嚼循环并不存在。咀嚼循环的垂直向运动幅度平均为16～20 mm，左右侧向运动幅度平均为3～5 mm。根据食物类型不同，一个咀嚼循环的持续时间为0.6～1 s不等。咀嚼运动的速度在每个咀嚼循环内也不相同，咀嚼速度受食物类型和个体差异的影响。咀嚼周期的速度、持续时间和咀嚼周期模式差异较大，主要受个体的咬合排列、食物种类以及口颌系统功能障碍等影响。

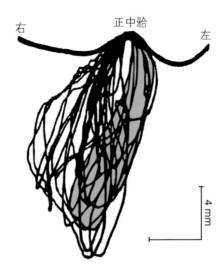

图15-24　自然咀嚼过程中的下颌运动冠状面轨迹图

请访问 http://pincode.yiaiwang.com，查看动画13

在80%～90%的咀嚼周期中，咬合接触发生在牙尖交错位，尤其是在食团几乎完全碾碎阶段。随着开闭口运动牙齿的接触滑动时常发生，在闭口阶段牙齿的接触滑动与咬合状况和食物类型密切相关。当人群的常见饮食是坚硬食物（如澳大利亚土著人）并伴有相应的牙齿磨耗时，咀嚼运动中牙齿的接触滑动距离就比较长（2.8±0.35 mm）[12]，而常进食磨碎现代食物欧洲人群的咀嚼运动牙齿接触滑动距离就比较短（0.90±0.36 mm）[13]。咀嚼力在正中咬合时达到最大，时间大约持续40～170 ms，颞肌和咬肌的峰值肌电活动平均持续41±26 ms。在开口阶段初期的牙齿接触滑动时仍然保持有一定的咀嚼力。在下一个咀嚼周期开始之前，下颌会在牙尖交错位静止或暂停大约100 ms。

七、吞咽运动

吞咽运动需要大多数舌肌和颊肌的参与[14]。在吞咽的初始阶段，食团从口腔移动到咽部（图15-25），然后食团从咽部移动到食道，最终通过食道进入胃。当吞咽唾液时，舌骨上肌群全部参与，其中二腹肌和下颌舌骨肌肌电活动最活跃，颏舌骨肌也参与其中。如果吞咽过程中有咬合接触，翼内肌、颞肌和咬肌也会参与其中。

八、口腔运动行为

口腔运动行为是指口腔及其相关结构的功能运动和副功能运动，这些行为通常包括可观察到的运动，从简单的下颌前伸、后退运动，到更复杂的运动（如咀嚼）。由肌肉和神经系统组成的感觉运动系统负责整个运动的启动、调控、执行。

咀嚼运动由中枢神经系统的复杂神经调控所控制，整个过程可能由内部因素或外部因素引发，包括与生俱来的咀嚼需求、情感状态和医嘱等。在咀嚼过程中，大量的本体感觉（如肌肉感觉）信号和外部感觉（如触觉）信号被传入中枢神经系统（如大脑皮层、脑干、基底神经节、脊髓等）。

在日复一日的重复运动之后，像咀嚼这样的节律性运动在很大程度上被程式化或习得，这会相应地减少运动对外周感觉信号输入的需求。尽管如此，来自肌肉、颞下颌关节、肌腱和牙周感受器的传入信号仍然很重要——特别是在学习、新体验和保护性反射方面。在各种反射的调节过程中，以及咬合因素和食团的状态、位置等信息对咀嚼运动的持续修正过程中，神经调控机制都必不可少。

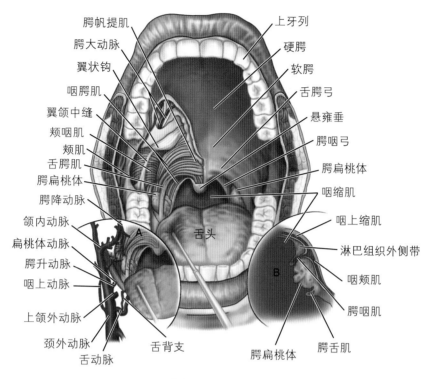

腭帆提肌 腭大动脉 翼状钩 咽腭肌 翼颌中缝 颊咽肌 颊肌 舌腭肌 腭扁桃体 腭降动脉 颌内动脉 扁桃体动脉 腭升动脉 咽上动脉 上颌外动脉 颈外动脉 舌动脉 舌背支 上牙列 硬腭 软腭 舌腭弓 悬雍垂 腭咽弓 腭扁桃体 咽缩肌 咽上缩肌 淋巴组织外侧带 咽颊肌 腭咽肌 腭舌肌 腭扁桃体 舌头

图 15-25 口咽

九、咀嚼运动小结

咀嚼动作始于"系统启动"，通过视觉、触觉和嗅觉等来接收食物。从拿起食物到用切牙切割食物，都有触觉的参与。当食物进入口腔时，唇、舌和牙周组织会对食物的大小、硬度和其他特性进行评估，这种评估过程与以往咀嚼过程中所获得的经验密切相关。这些评估获得的信息会影响咀嚼模式发生器中的咀嚼程序。口面部感受器（如牙周机械力学感受器）可以调控咬合力的大小，并控制升颌肌的活动。咀嚼程序可以根据不同的咀嚼阶段或来自腭黏膜和舌的感受信息而改变。咀嚼节律也可以因有害刺激的出现而停止。节律性、重复性的咀嚼行为可能受到咬合和/或颞下颌关节功能障碍的干扰，这种状态下食团可能被转到别处，下颌骨可能移动到另一个位置，以便获得有效的牙齿-食物接触。因此，在口颌系统功能异常时，可能会在咀嚼运动还没有发挥最大功效时，就开始新的咀嚼周期。

【预测试问题答案】

1	2	3	4	5
D	C	C	A	D

【参考文献】

1. Ash M M, et al.: Current concepts of the relationship and management of temporomandibular disorders and auditory symptoms, J Mich Dent Asso 72: 550, 1990.

2. Thilander B: Innervation of the temporomandibular joint capsule in man, Trans R Sci Dent 7: 9, 1961.

3. Ash C M, Pinto O F: The TMJ and the middle ear: structural and functional correlates for aural symptoms associated with temporomandibular joint dysfunction, Int J Prosthodont 4: 51, 1991.

4. Dolwick M F, Sanders B: TMJ internal derangement and arthrosis, St Louis, 1985, Mosby.

5. Ash M M: Philosophy of occlusion, Dent Clin North Am 39: 233, 1995.

6. Posselt U: Studies in the mobility of the human mandible, Acta Odontol Scand 10(Suppl 10): 3, 1952.

7. Ash M M, Ramfjord S P: Occlusion, ed 4, Philadelphia, 1995, Saunders.

8. Rubinstein B, et al.: Prevalence of signs and symptoms of craniomandibular disorders in tinnitus patients, Cranio 4: 186, 1990.

9. Myrhaug H: The theory of otosclerosis and morbus meniere(labyrinthine vertigo)being caused by the same mechanism: physical irritants, an otognathic syndrome, 1981. Bergen: Bergmanns Boklrykkeri A/S.

10. Misurya V K: Functional anatomy of tensor palatini and levator palatini muscles, Arch Otolaryngol 102: 265, 1976.

11. Widmalm S E, Lillie J H, Ash Jr M M: Anatomical and electromyographic studies of the lateral pterygoid muscle, J Oral Rehabil 14: 429, 1987.

12. Beyron H: Occlusal relations and mastication in Australian aborigines, Acta Odontol Scand 22: 597, 1964.

13. Ahlgren J: Masticatory movements in man. In Anderson D J, Matthews B, editors: Mastication, Bristol, England, 1976, John Wright and Sons.

14. Anson J B: An atlas of human anatomy, ed 2, Philadelphia, 1962, Saunders.

【参考书目】

Aarstad T: The capsular ligament of the temporomandibular joint and retrusion facets of the dentition in relation to mandibular movements. (Christie H, translator), Oslo, 1954, Acad Forlag.

Ahlgren J: Mechanisms of mastication, Acta Odontol Scand 44(Suppl 1): 24, 1966.

Ash MM: Paradigmatic shifts in TMD and occlusion, J Oral Rehabil 28:1, 2001.

Buxbaum JD, et al.: A comparison of centric relation with maximum intercuspation based upon quantitative electromyography, J Oral Rehabil 9:45, 1982.

Callander CL: Surgical anatomy, ed 2, Philadelphia, 1939, Saunders.

Carlsoo S: Nervous coordination and mechanical function of the mandibular elevators, Acta Odontol Scand 11(Suppl 1):10, 1952.

Deaver JB: Surgical anatomy of the human body, ed 2, Philadelphia, 1926, Blakiston.

Duthie N, Yemm R: Muscles involved in voluntary mandibular retrusion in man, J Oral Rehabil 9:155, 1982.

Eagle WW: Asymptomatic styloid process, Arch Otolaryngol 49:490, 1949.

Eriksson PO, et al.: Special histochemical muscle-fibre characteristics of the human lateral pterygoid muscle, Arch Oral Biol 26:495, 1981.

Gandevia SC, Mahutte CK: Joint mechanics as a determinant of motor unit organization in man, Med Hypotheses 6:527, 1980.

Gibbs CH, et al.: Functional movements of the mandible, J Prosthet Dent 26:604, 1971.

Gosen AJ: Mandibular leverage and occlusion, J Prosthet Dent 31:369, 1974.

Grant PG: Lateral pterygoid: two muscles? Am J Anat 138(1), 1973.

Hansson T, et al.: Thickness of the soft tissue layers and the articular disk in the temporomandibular joint, Acta Odontol Scand 35:77, 1977.

Hickey JC: Mandibular movements in three dimensions, J Prosthet Dent 13:72, 1963.

Hjortsjo CH: The mechanism in the temporomandibular joint, Acta Odontol Scand 11:5, 1953.

Hylander WL: The human mandible: lever or link? Am J Phys Anthropol 43:227, 1975.

Kawumura Y, Nobuhara M: Studies on masticatory function. II. The swallowing threshold of persons with normal occlusion and malocclusion, Med J Osaka Univ 8:241, 1957.

Lehr RP, Owens SE: An electromyographic study of the human lateral pterygoid muscles, Anat Rec 196:441, 1980.

McNamara JA: The independent functions of the two heads of the lateral pterygoid muscle, Am J Anat 138:197, 1973.

Moiler, E. The chewing apparatus. Acta Physiol Scand, 280(1). 69(suppl).

Owall B, Moller E: Tactile sensibility during chewing and biting, Odontol Revy 25:327, 1974.

Smith RJ: Mandibular biomechanics and temporomandibular joint function in primates, Am J Phys Anthropol 49:341, 1978.

Stohler CS, Ash MM: Mandibular displacement in complete chewing sequence, J Dent Res 61:273, 1982 (abstract).

Storey AT: Joint and tooth articulation in disorders of jaw movement. In Kawamura Y, Dubner R, editors: Oral-facial sensory and motor function, Tokyo, 1981, Quintessence.

Takahashi T, et al.: The role of oral kinesthesia in the determination of the swallowing threshold, J Dent Res 62:327, 1983.

Toller PA: The synovial apparatus and temporomandibular joint function, Br Dent J 111:355, 1961.

Vitti M, Basmajian JV: Integrated actions of masticatory muscles: simultaneous EMG from eight intramuscular electrodes, Anat Rec 187:173, 1977.

Wompler HW, et al.: Scanning electron microscopic and radiographic correlation of articular surfaces and supporting bone in the mandibular condyle, J Dent Res 59:754, 1980.

Wyke BD: Neuromuscular mechanisms influencing mandibular posture: a neurologist's view of current concepts, J Dent 2:111, 1974.

Yurkstas AA: The masticatory act, J Prosthet Dent 15:248, 1965.

第 *16* 章
咬合

【学习目的】

1. 正确理解并读出文中黑体部分的中英文术语；

2. 描述乳磨牙与终末平面的关系等乳牙列咬合基本特征；

3. 理解原始殆曲线、弓形和轴向角度等恒牙列的功能关系；

4. 列出所有支持尖与对颌牙窝、外展隙及边缘嵴相对应的理想正中止接触部位；

5. 绘出所有上、下颌牙齿的前伸运动、侧方运动的投影轨迹；

6. 理解与殆干扰相关的功能、结构和行为适应的概念。

【预测试问题】

1. 下列哪个术语是指在下颌侧方运动中工作侧多个后牙接触的现象？

    A. 切牙引导　　　　　　B. 尖牙引导　　　　　　C. 组牙功能　　　　　　D. 以上都不是

2. （1）在下颌侧方运动中，工作侧髁突向外侧运动。

    （2）在下颌侧方运动中，非工作侧髁突向内侧运动。

    A.（1）和（2）都是对的　　　　　　　　　B.（1）是对的，（2）是错的

    C.（1）是错的，（2）是对的　　　　　　　D.（1）和（2）都是错的

3. 以下哪些牙尖不属于支持尖？

    A. 左侧上颌第一磨牙的颊尖　　　　　　　　B. 右侧上颌第二前磨牙的舌尖

    C. 右侧下颌第二前磨牙的颊尖　　　　　　　D. 左侧上颌第二前磨牙的舌尖

4. 上颌第一磨牙近舌尖的理想正中止接触点是？

    A. 下颌第二前磨牙远中窝　　　　　　　　　B. 下颌第一磨牙近中边缘嵴

    C. 下颌第一磨牙中央窝　　　　　　　　　　D. 下颌第一磨牙远中边缘嵴

5. 侧面观或前面观，上颌牙齿在水平方向上过度突出于下颌牙齿的咬合关系称为？

    A. 深覆殆　　　　　　　B. 深覆盖　　　　　　　C. 锁殆　　　　　　　　D. 开殆

请访问 http://pincode.yiaiwang.com，查看 PPT2

    在许多辞典中**咬合**（occlusion）一词仅仅指闭口动作或正处于闭合的状态，但在一些口腔辞典（如 Zwemer [1]）中咬合的概念除上述简单定义外，还包括静态的、形态学的牙齿接触关系。咬合也可以被定义为下颌功能运动或副功能运动过程中牙齿的接触关系 [2]。这个术语不仅仅是指各咬合界面上的接触状态，还包含与咀嚼系统的发育、稳定，以及与口腔运动过程中牙齿功能相关的所有其他因素。由于简单的咬合定义对于口腔临床实践的指导十分有限，因而逐渐发展为能够体现普遍关

注点和临床应用便利性的咬合概念。因此，现代的咬合概念必须涵盖牙齿、关节、头颈部肌肉等功能单元在内的整个口颌系统。在口腔临床工作中，要解决磨牙症、正畸后复发、义齿不稳定以及牙周创伤等棘手的问题，就要求咬合的概念需远远超出牙齿静态排列、咬合接触和颌位等静态概念范畴。

第一节　咬合的概念

不同的口腔专科对咬合概念有不同的理解。常用的咬合概念是基于牙列的静态接触特征来定义的，主要强调上颌牙齿与下颌牙齿之间特定部分的对应接触关系。直到最近，也只有个别咬合的概念涉及了咬合的功能标准。我们的口颌系统常常处于运动之中，咬合稳定性和咬合平衡的概念常常被错误理解，很少被纳入咬合的概念，这显然是不对的。

在过去，口腔科学对咬合的理解多源于全口义齿。由于全口义齿的基托不易稳定，因而有学者提出了"平衡𬌗"的概念，即在所有功能运动中都有双侧咬合接触，以确保义齿基托不发生翘动。虽然有些临床医生曾提倡将这种概念推广到自然牙列，但学界接受度很低，而且缺乏相应的研究证据支持。即便如此，髁导、牙尖高度、切导、Spee曲线及𬌗平面等概念在自然牙列的修复中也经常会用到。在过去，Angle[3]、Schuyler[4]、Beyron[5]、D'Amico[6]、Friel[7]、Hellman[8]、Lucia[9]、Stallard与Stuart[10]、Ramfjord与Ash[11]等学者都先后提出过自然牙列的"理想"或最佳咬合的概念。这些概念基于咬合的理论及临床实践目标，在不同程度上强调了咬合的静态和/或功能特征。这些咬合的理论主要是从正畸或全口义齿的实践中发展起来的，也有一部分是从全口咬合重建中发展而来的。这些咬合概念目前没有一个能够完全适用于自然牙列。其中的有些概念涉及了特定的咬合接触关系及相对应的颞下颌关节位置，但很少在理论上或实践中考虑到相关的肌肉和口腔运动功能。

随着人们对咀嚼系统功能障碍与错𬌗畸形、咬合紊乱及口腔运动功能障碍（包括磨牙症）之间关联性认识的深入，咬合静态接触关系之外的咬合功能特征越来越引起人们的关注。举例来说，如图16-1所示的咬合接触关系反映了与磨牙症相符合的口腔运动行为，我们需要采用预防性咬合治疗（如稳定型咬合板）来减轻磨牙症可能带来的不利影响（图16-2）。在修复因重度磨牙症或其他原因所导致的牙齿结构磨损时，我们需要同时兼顾牙体形态、生理、修复材料、咬合、美学和个人习惯（如抽烟斗）等各方面因素。

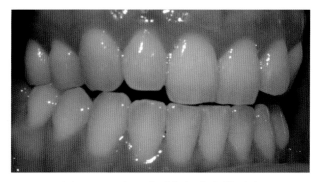

图16-1　磨牙症对年轻患者的影响

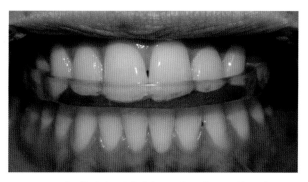

图16-2　佩戴稳定型咬合板以防止磨牙症的不良影响

第二节　牙列的发育

咀嚼系统的功能障碍可能起始于咬合的发育时期，不良舌体运动、吞咽习惯、咀嚼模式、紧咬牙和磨牙症可能形成于这个时期。这一时期也是咬合紊乱、咬合功能干扰和咬合不稳定经常发生的时期。错殆畸形的出现是正常咬合发育过程中出现紊乱的一种反映。因此，咬合发育过程的相关知识对于口腔临床实践非常重要。

第三节　乳牙列

关于咬合发育的任何概念都应该从乳牙列开始。各种口腔运动行为都是在口颌系统的发育时期随着牙齿的出现而逐渐形成的。人类的口腔功能从出生到成年的自然发育过程中形成并不断修正，这在一定程度上与乳牙和恒牙的咬合（最广义的咬合）发育有关。

许多存在于口颌系统、感觉和更高神经中枢之间的神经反馈机制对咀嚼技能（口腔运动功能范畴内众多行为之一）的养成非常重要。因此，牙齿的新型感受器特别重要，这些感受器在神经系统的成熟及其与环境的交互影响中随乳牙一起出现。

肌肉的发育和面部骨骼的快速生长发生在神经系统成熟和口腔运动功能（涉及牙齿和咀嚼）形成的关键时期。在此过程中，与牙齿有关的颌位及下颌骨姿势。

一、乳牙咬合概况

乳牙排列于上、下牙弓。如图1-2A所示上颌乳牙牙弓大于下颌乳牙牙弓。

除下颌乳中切牙和上颌第二乳磨牙外，每颗上颌乳牙和下颌乳牙都与对颌的两颗乳牙发生咬合接触。乳牙一般在2岁后不久就完成正常的排列并建殆，到3岁左右所有的乳牙牙根发育完全。牙齿在完全萌出并在牙弓中占据各自位置大约1年后，随着颌骨的快速发育乳牙之间逐渐形成邻牙间隙。

从4～5岁开始，乳前牙间隙开始增大，并且伴随颌骨的生长和恒牙自乳牙舌侧的萌出，乳前牙间隙越来越大。乳尖牙和乳磨牙在整个颌骨生长过程中保持位置相对固定，以稳定与对颌牙的接触关系。然而，有些移位和间隙增加会经常出现。由于乳牙不能长时间地保持在其相应的位置，乳牙的切嵴和殆面常常会被快速磨损。举例来说，乳尖牙从萌出到脱落大概会在口内存留8年或更长的时间，其高大的牙尖在大多数情况下会被磨耗。如果乳牙排列整齐，并处于萌出位置时，乳牙列的咬合效率往往最高，然而这种情况只能维持较短的时间。在6岁左右，随着正常的颌骨生长导致乳牙间出现了较大的间隙后，第一恒磨牙在第二乳磨牙的远中立即萌出并建立更有效的咬合。

二、乳牙萌出时间

乳牙萌出的时间见表16-1（数据源于第2章内容）。

表 16-1　乳牙萌出时间表

	牙位通用编号		萌出时间(月)
上颌	乳中切牙	E,F	10(8～12)
	乳侧切牙	D,G	11(9～13)
	乳尖牙	C,H	19(16～22)
	第一乳磨牙	B,I	16(男13～19,女14～18)
	第二乳磨牙	A,J	29(25～33)

上颌牙齿

右 **A B C D E F G H I J** 左

T S R Q P O N M L K

下颌牙齿

	乳中切牙	P, O	8(6～10)
下颌	乳侧切牙	Q, N	13(10～16)
	乳尖牙	R, M	20(17～23)
	第一乳磨牙	S, L	16(14～18)
	第二乳磨牙	T, K	27(男23～31,女24～30)

牙齿萌出的时间在很大程度上是由遗传因素决定的，也受环境因素的影响。根据福克纳的观点 [12]，乳牙列的发育和萌出完全独立于儿童整体的发育和成熟。局部环境因素对咬合发育的影响尚不明了。因此，咀嚼习惯的养成可能高度依赖于咬合的发育阶段（牙齿的类型和数量）、神经肌肉系统的成熟以及饮食等因素。

三、乳牙萌出的平均年龄

表 16-1 所示的乳牙萌出的平均年龄以示意图的形式展现在图 16-3 中，记住每一颗乳牙的可能萌出时间区间很重要。乳牙萌出提前或延迟 6 个月都是正常的。乳牙一般都是按照图 16-3 的顺序依次萌出的。

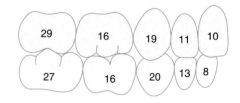

图 16-3　乳牙列的平均萌出年龄(月)

(Ash M M,Ramfjord S. Occlusion[M]. 4th ed. Philadelphia: Saunders, 1995.)

四、咬合关系

乳牙的咬合关系往往随着儿童磨牙症的程度而变化。乳牙的接触关系与牙胚的位置、恒牙是否存在、髁突的发育、牙尖的倾斜角度和神经肌肉影响等多种因素相关。一般来说，牙齿尖窝关系和颞下颌关节的关系很少受到关注，人们通常只进行牙齿局部的观察，如上颌乳磨牙的近舌牙尖正对着下颌乳磨牙的中央窝。与髁突位置相关的颌间关系很少受到关注，也许由于儿童口颌系统（包括神经系统）的可塑性较高且快速生长变化，因此关注髁突位置和牙齿位置之间的不协调没有什么意义。

五、乳牙弓

乳牙列和恒牙列的牙弓形状和宽度在 9 个月大时就已基本确定 [13]。鉴于该年龄儿童和拥有恒牙列的年轻成人在面部外观上的明显差异，这一观察可能不准确。其实两者之间主要改变的是颌骨的前后尺寸，这种尺寸的增加是将恒磨牙纳入咬合所必需的。需要注意的是，牙槽骨及下颌骨决定了牙弓的形状。在恒牙列部分会更详细地介绍牙弓的形态。

六、乳牙间隙

乳牙之间通常会存在一定的邻牙间隙，随着年龄的增长，这种间隙往往会慢慢变小。乳牙的大小和它们之间的间隙与恒牙的位置和牙弓的大小有关，适当的乳牙间隙能确保恒牙有足够的萌出空间。在未来的牙弓中恒牙是否具有足够空间的指征之一就是乳牙列中是否存在邻牙间隙[14, 15]（图16-4）。表16-2示与乳牙间隙大小相关的恒牙列拥挤概率。

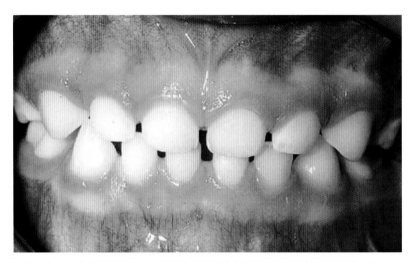

图16-4　一名5岁儿童上、下颌都具有充足邻牙间隙的乳牙列（＞6 mm）

表16-2　与乳牙间隙大小相关的恒牙列拥挤概率

乳牙列间隙	恒牙列拥挤的概率
＞6 mm	0
3～5 mm	1/5
＜3 mm	1/2
没有间隙	2/3
拥挤	100 %

Leighton B C: The early signs of malocclusion[J]. Trans Eur Orthod Soc, 1969, 45:353; Early recognition of normal occlusion // McNamara JA Jr. Craniofacial growth series: the biology of occlusal development, Monograph 7, Ann Arbor, Center for Human Growth and Development, University of Michigan, 1977.

七、乳磨牙关系

Moyers将乳磨牙关系描述为平齐末端、远中关系和近中关系（图16-5A～C）。正畸医生尤其关注下颌第二乳磨牙的近远中径是否大于上颌第二乳磨牙。由于这两颗牙齿的大小不同，其远中末端可以处在同一平面上，即乳牙列的齐平末端。有报道称，如果因乳牙龋坏或其他干扰而出现了末端"台阶"（末端平面偏移），则有可能干扰第一恒磨牙正常咬合关系的建立。此外，当下颌骨的生长快于上颌骨时，随着乳牙牙尖的自然磨耗，下颌可能会处在更向前的位置。在没有牙尖干扰的情况下，恒切牙萌出时垂直向覆𬌗会更小，恒磨牙萌出时也会建立一个更有利的咬合状态。一些正畸技术可以纠正前后向上、下颌骨异常患者生长期间的下颌骨功能性前伸。

八、终末平面关系的影响

这些乳磨牙关系（图16-5）对恒磨牙关系发展（图16-6）的影响受到上、下颌骨的生长差异、下颌骨向前的生长和容纳恒磨牙近中移位自由空间大小的影响[16]。Inuzuka[17]和Bishara[18]等报道了乳牙列具有远中关系台阶的情况。在后者的研究中，超过60%的研究对象最终形成了Ⅰ类磨牙关系（图16-6A、图16-31），约35%的研究对象形成了Ⅱ类磨牙关系（图16-6B），约4%的研究对象形成了Ⅲ类磨牙关系（图16-6C）。在乳牙列阶段呈现磨牙末端远中关系的一例牙弓最终发展成为恒牙列的Ⅱ类磨牙关系；在乳牙列阶段呈现磨牙齐平末端的一侧牙弓，有56%最终发展为恒牙列Ⅰ类磨牙关系，44%发展为恒牙列Ⅱ类磨牙关系；在乳牙列阶段呈现磨牙末端近中关系的一侧牙弓发展为恒牙列Ⅰ类磨牙关系，少部分可能发展为恒牙列Ⅲ类磨牙关系。上颌第一恒磨牙的近颊尖正对下颌第一恒磨牙近颊沟的Ⅰ类磨牙关系被认为是一种"正常"关系（图16-6A）。由此可见，乳牙完全萌出并完成建𬌗的乳牙𬌗与后续恒牙列阶段的咬合接触关系密切相关。

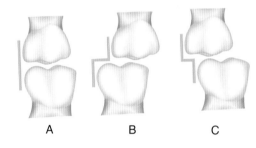

A.平齐末端；B.远中关系；C.近中关系

图16-5　乳牙列的终末平面关系

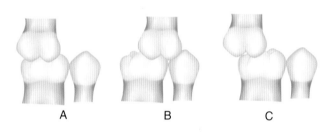

A.安氏Ⅰ类磨牙关系；B.安氏Ⅱ类磨牙关系；
C.安氏Ⅲ类磨牙关系

图16-6　安氏磨牙关系

九、乳牙𬌗特征

这里我们通过3岁孩子的牙齿来描述乳牙列的咬合特征。当乳牙间隙出现后，牙齿的移动逐渐改变咬合状态。如果发育正常，乳牙间隙的分布是相对均匀的（图16-7）。这种生物学变化会打开牙弓内乳牙之间的接触，并增加乳牙的磨耗。尽管这些变化较儿童的实际需求超前，但如果机体反应正常，儿童在这个变化较大的调整适应期内很少出现不适应的异常情况。

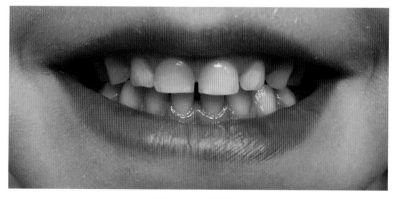

图16-7　乳牙列

3岁时乳牙的正常咬合情况如下：

1. 上颌乳中切牙和下颌乳中切牙的近中面正对面部中线处；

2. 上颌乳中切牙与下颌乳中切牙及下颌乳侧切牙的近中1/3相接触，下颌乳前牙咬在上颌乳前牙舌面的切嵴上；

3. 上颌乳侧切牙与下颌乳侧切牙的远中2/3及下颌乳尖牙牙尖顶近中侧的一部分相接触；

4. 上颌乳尖牙与下颌乳尖牙的牙尖顶远中侧部分及和下颌第一乳磨牙的近中1/3（近中颊尖顶的近中部分）相接触；

5. 上颌第一乳磨牙与下颌第一乳磨牙的远中2/3及下颌第二乳磨牙的近中部分（近中边缘嵴和近中窝）相接触；

6. 上颌第二乳磨牙与下颌第二乳磨牙的剩余部分接触，上颌第二乳磨牙的远中面略突出于下颌第二乳磨牙的远中面。

上、下颌牙弓之间的牙尖和切嵴对应关系见图16-8，乳牙弓和恒牙弓的大小关系如图16-9所示（又见图1-2）。

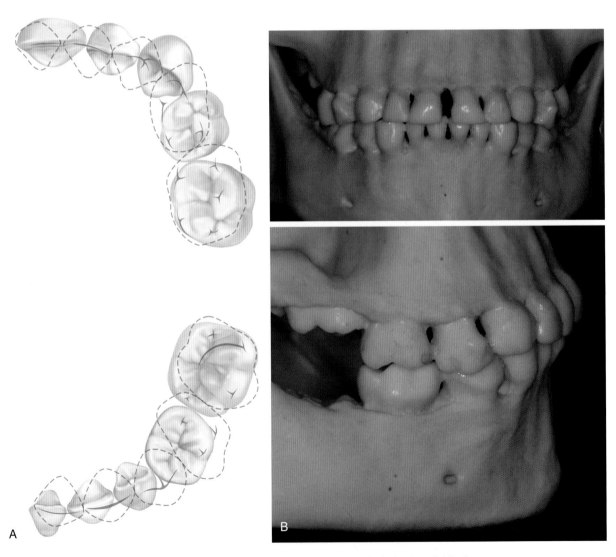

A.上颌牙和下颌牙的接触；B.6岁儿童正常发育的牙齿模型

图16-8 乳牙列的咬合接触关系

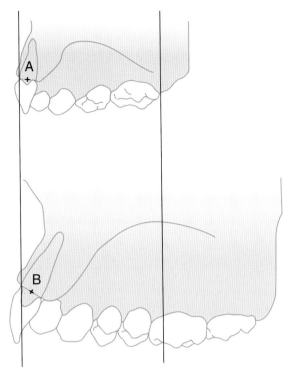

颈缘唇面在同一平面上。恒中切牙牙槽中点（B）位于乳中切牙牙
槽中点（A）的舌侧，但恒切牙的切缘位于乳切牙切缘的唇侧。

图16-9 通过恒切牙和乳切牙的矢状切面示意图

第四节 混合（暂时性）牙列

在6～7岁时，随着下颌恒中切牙（图16-10和图16-11）或第一恒磨牙（图16-10和图16-11）的萌出，乳牙列开始向恒牙列转变。乳牙脱落的时间会影响相应恒牙的萌出（即乳牙脱落的时间越早，恒牙的出现就越早）[19]。

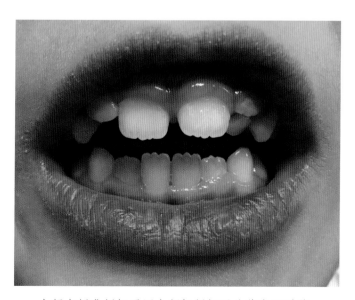

上颌左侧乳侧切牙因上颌恒侧切牙的萌出而脱落。

图16-10 观察正在萌出的恒切牙的大小和间隙

（图片由美国内华达州拉斯维加斯的Elena Farfel提供）

一、牙弓及牙齿大小

颌骨的生长为牙齿的萌出和建殆提供了空间。上、下颌前旋是比较常见的颌骨生长模式，它影响萌出牙的大小以及切牙的最终前后向位置。在生长过程中，伴随着下颌骨的前旋下颌切牙常常萌出于下颌骨嵴顶偏舌侧[20, 21]。颌骨旋转过程中切牙的前后向位置变化是牙齿对牙弓长度变化的一种适应。有学者认为，在生长过程中，随着颌骨旋转而发生的这种与切牙的移动相关的牙弓长度变化，可能比磨牙的向前移动更重要[15]。

在恒牙的咬合发育过程中，前磨牙段是牙弓中非常重要的一部分。在这一区段，新萌出前磨牙的近远中径显著小于它们所取代的乳磨牙近远中径。这种牙弓大小的变化，特别是下颌牙弓的变化，对于正确理解正常殆和错殆的形成机制很重要。在对混合牙列的分析中，一个经常让人困惑的问题是在下颌骨生长的过程中下牙弓周长实际上是减小的。从下颌第一磨牙的近中面开始测

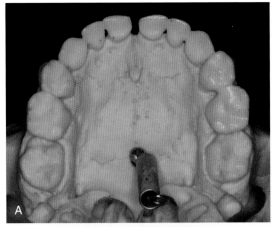

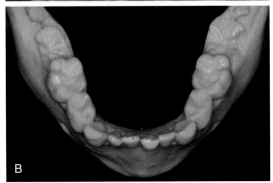

A.上颌骨；B.下颌骨

图16-11 拥有全部乳牙和第一恒磨牙的儿童早期混合牙列

量所测得的恒牙列下牙弓周长平均减少了约4 mm[22]。与此同时，下颌骨与牙槽基骨在向后方显著生长。由于这种变化在下颌骨比上颌骨更加明显，并且下颌磨牙有明显向近中漂移的趋势，因此在混合牙列的后期咬合关系是不稳定的。

当牙齿的近远中径之和与颌骨的长度存在明显的差异时，牙齿就会发生拥挤或前突。这种差异可能与牙齿过小或过大、牙槽骨过小或过大或者二者之间的某种大小组合有关。Howe等研究发现牙弓的宽度和周长与拥挤和不拥挤牙列之间的差异有关[23]。

二、牙弓宽度

牙弓宽度是指同一牙弓内同名牙齿（如第二磨牙）舌面上对应定点（如舌面沟与龈缘交叉点）之间的距离。上颌拥挤牙列中的磨牙间宽度会比非拥挤牙列的相应宽度小约6 mm。在未接受治疗的人群中，牙弓的宽度从7岁到15岁会增加2.5～3.0 mm。根据Spillane和McNamara的研究[24]，如果一个儿童在混合牙列早期牙弓明显狭窄、宽度不足（小于31 mm），则很难通过正常的生长达到足够的牙弓大小。连接双侧上颌第二磨牙近中面所测得的牙弓周长，在非拥挤牙列中明显大于拥挤牙列。正畸医师负责预防或治疗牙齿和牙弓大小不匹配的问题。了解乳牙列与恒牙列的差异以及牙齿大小与牙弓大小之间的差异有助于医生更好地治疗错殆。

三、牙齿大小的差异

牙弓大小与乳/恒牙大小差异之间的关系是影响恒牙弓发育的重要因素。恒牙中前磨牙的近远中

径之和常常小于其相对应乳磨牙的近远中径之和，这种差异与乳牙间隙以及通过前磨牙和乳磨牙近远中径尺寸差异所获得的间隙量有关[14, 15]。该区域的乳牙列近远中径之和平均为47 mm，后续的恒前磨牙近远中径之和为42.2 mm，相差了约4.8 mm的可用间隙，这个间隙正好为恒磨牙的近中移动提供了条件（图16-12）。因此，简单比较两个乳/恒牙列的牙齿大小就可以发现乳切牙脱落后牙列中的间隙需求[25]。

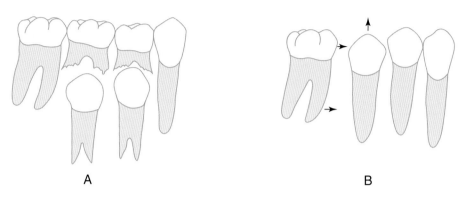

乳牙(A)和恒牙(B)之间的近远中径差异。箭头表示乳磨牙脱落和第二前磨牙萌出后第一恒磨牙的近中移动。

图16-12　替牙间隙

由于下颌恒切牙萌出时所产生的平均拥挤度为1.6 mm，因此，乳/恒牙列交替产生一部分间隙用来排齐下颌切牙[26]。下颌磨牙近中移动将利用剩余的间隙。下颌磨牙的这种近中移动会将混合牙列中的端对端磨牙关系纠正为恒牙列中的正常磨牙Ⅰ类关系（即上颌第一恒磨牙的近舌尖咬在下颌第一恒磨牙的中央窝，而上颌第一恒磨牙的近颊尖咬在下颌第一恒磨牙近颊尖、远颊尖之间的颊面沟，图16-27）。

四、切牙的作用

如果第二磨牙的萌出早于前磨牙，那么牙弓的周长就会明显缩短，很容易引发错𬌗[27]。由于乳切牙和恒切牙在近远中径上存在差异，在8~9岁时混合牙列可能出现某种程度的切牙区短暂拥挤，直到恒尖牙出现切牙区才能重新拥有排列空间。

第五节　恒牙列

与乳牙列相比，恒牙列中牙齿的萌出顺序存在更大的个体差异，并不遵循相同的萌出规律（表16-3）。

上颌牙弓最常见的萌出顺序是6-1-2-4-3-5-7-8和6-1-2-4-5-3-7-8，下颌牙弓最常见的萌出顺序是6-1-2-3-4-5-7-8和6-1-2-4-3-5-7-8[28]。这是预防错𬌗发生的最佳顺序（图16-13）。如前所述，即使牙槽骨足够容纳恒牙列，但如果第二磨牙在前磨牙完全萌出之前就萌出了，就很可能出现因牙弓周长显著缩短所导致的错𬌗畸形[27]。

下颌同名恒牙的萌出一般早于上颌同名恒牙，但在前磨牙萌出中刚好相反，这与上、下颌牙弓中尖牙萌出时间的差异有关。在下颌牙弓中尖牙在前磨牙之前萌出，而在上颌牙弓中尖牙通常在前磨牙之后萌出。

表16-3　恒牙萌出时间表

	牙位通用编号		萌出年龄（岁）
上颌	中切牙	8,9	7～8
	侧切牙	7,10	8～9
	尖牙	6,11	11～12
	第一前磨牙	5,12	10～11
	第二前磨牙	4,13	10～12
	第一磨牙	3,14	6～7
	第二磨牙	2,15	12～13
	第三磨牙	1,16	17～21

上颌牙齿

右　1 2 3 4 5 6 7 8 ｜ 9 10 11 12 13 14 15 16　左
32 31 30 29 28 27 26 25 ｜ 24 23 22 21 20 19 18 17

下颌牙齿

下颌	中切牙	24,25	6～7
	侧切牙	23,26	7～8
	尖牙	22,27	9～10
	第一前磨牙	21,28	10～12
	第二前磨牙	20,29	11～12
	第一磨牙	19,30	6～7
	第二磨牙	18,31	11～13
	第三磨牙	17,31	17～21

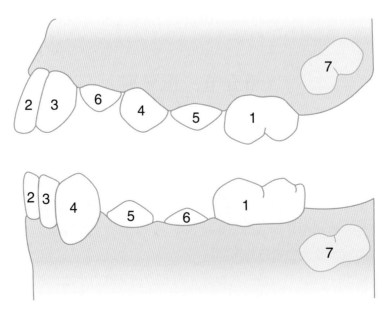

图16-13　常见的恒牙萌出顺序

只要恒牙的萌出时间处于正常值范围，恒牙的具体萌出时间不太重要。女孩的牙齿萌出时间平均比男孩早5个月左右。前序恒牙的萌出时间会对后序恒牙的萌出产生影响，如果任何牙齿早萌或晚萌，其后序的牙齿也会早萌或晚萌。

一、牙弓形态

咬合面观，上、下颌的牙齿排列成一个弯曲的弓形，即牙弓（图16-14）。牙弓的形态在很大程度上是由下方容纳牙齿的牙槽骨的形状决定的。

单个牙齿错位一般不会显著改变牙列的弓形，然而，当多个牙齿错位时，牙弓就会不规则或不对称。锥形牙弓通常发生于上颌——这通常是上颌骨前部病理性缩窄造成的。少数情况下，严重的吮拇指习惯也会造成上颌前牙牙弓缩窄。

牙齿位置排列的基本模式是弓形。人类学家将上颌牙弓的形状描述为抛物线形、U形、椭圆体形、圆形和马蹄形[29, 30]。在建筑学上弓形被认为是一种强大的、稳定的排列方式，在弓形内力量可以顺利地传递到弓形的顶点[31, 32]。Currier认为牙齿唇颊面构成弓形是椭圆的一部分[33]。过去，人们对牙弓的研究兴趣是寻找"理想"或基本的牙弓模式，这种模式与牙槽骨和牙齿之间存在密切的功能联系，人们希望将理想的牙弓模式应用于临床。然而，任何理想的牙弓模式都存在变异，这一临床现象表明对咬合稳定性而言适应机制比理想的牙弓模式更重要。

在解剖学范围内，牙弓形态的变化对咬合没有显著影响，除非变化仅发生在单个牙弓中。上、下颌弓形之间的差异往往会导致咬合接触不良。当牙槽骨形态不正常时（如严重的下颌后缩或前突），单牙弓的形状变化可能反而是有利的。在这种情况下，单个牙弓的形状改变会使后牙区拥有更好的咬合接触。

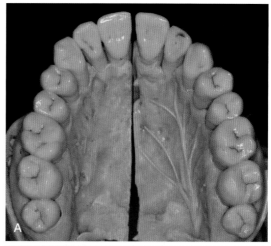
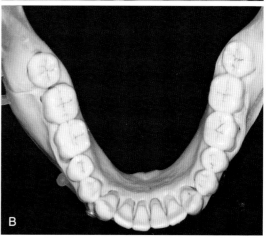

A上颌牙弓；B下颌牙弓

图16-14　咬合面观牙弓

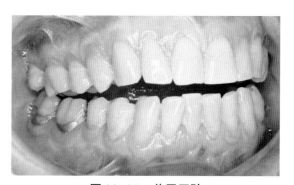

图16-15　前牙开𬌗

（Dawson P E. Functional occlusion：from TMJ to smile design[M]. St Louis: Mosby, 2007.）

二、覆盖

上颌牙弓一般会大于下颌牙弓，因此在牙尖交错𬌗时，上颌牙齿盖过下颌牙齿。上颌牙齿从外侧或唇/颊舌向盖过下颌牙齿的现象称为**覆盖**（overjet）（图16-16）。在前伸和侧方运动中覆盖有助于增加咬合接触的时间。

这种垂直向和水平向上、下牙覆盖与咀嚼、下颌运动、言语、饮食类型和美观等密切相关。前牙过度的垂直向覆殆可能导致组织撞击，称为创伤性深覆殆（图16-17）。矫正这种深覆殆不能简单地通过增加后牙垂直距离，通常需要正畸，甚至正颌手术。

创伤性深覆殆可以引发牙龈炎和牙周炎。覆殆、覆盖的程度应该保证下颌在无干扰的情况下正常运动。前牙需有足够的覆殆（主要由尖牙提供引导）以便保证后牙的咬合分离。咀嚼功能中的这种运动是由后天逐渐形成的神经肌肉机制控制的，这种机制与牙齿的咬合接触有关。当患者因口颌系统机能异常导致保护性反射无法正常发挥功能时，就可能引发涉及牙齿及其支持结构和颞下颌关节的咬合创伤。然而，除了因磨牙水平向覆盖不足导致的咬颊和创伤性深覆殆咬伤牙龈之外，没有明确的证据表明何种程度的覆殆或覆盖对有效咀嚼或维持咬合稳定性是最佳的。建立正确的覆殆、覆盖需要牙齿形态学、美学、语音学、口腔修复学、功能学和正畸学等多种知识。

上、下颌牙齿之间适宜的覆殆、覆盖具有重要的保护意义，在开闭口运动中可以防止唇、颊、舌被咬伤。由于上颌牙齿的唇/颊殆缘盖过了下颌牙齿的唇/颊殆缘，下颌牙齿的舌殆缘盖过了上颌牙齿的舌殆缘，因此闭口过程中在牙齿发生咬合接触之前软组织就被推开，从而不会被咬到。咬颊通常与第二恒磨牙修复体的颊侧尖对尖（零覆盖即对刃殆）形态有关。

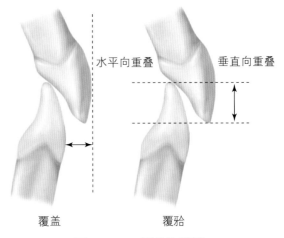

水平向重叠　　垂直向重叠

覆盖　　覆殆

图16-16　覆盖和覆殆

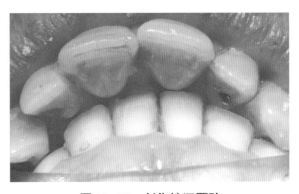

图16-17　创伤性深覆殆

（Dawson P E. Functional occlusion: from TMJ to smile design[M]. St Louis: Mosby, 2007.）

三、咬合平面的曲度

牙齿的咬合面一般不在一个平面上，同一牙弓中的牙齿相连形成不同的殆曲线。其中应用最广的是Spee曲线。Spee曲线是指当我们从第一磨牙侧方观察牙弓时连接下颌牙齿牙尖和切缘的曲线。Spee曲线仅位于矢状面内（图16-18）[34]。Monson提出连接双侧后牙牙尖、双侧髁突的曲线位于一个三维的球面上，据推测该球面的直径为8英寸，球的中心就是通过牙齿中心咀嚼力的汇聚点，磨牙的咬合面恰好位于这个球面上[35]。Dempster等的研究结果则不支持这一球面假设，他们认为牙根的纵向轴不可能汇聚到一个中心（图16-19）[36]。尽管这一理论被纳入了全口义齿和一些早期殆架的设计中，但这种殆曲线始终没有被接受为口腔治疗的目标（即使在义齿修复中）[37, 38]。然而，Spee曲线等殆曲线在牙齿引导中确实具有临床意义，比如在正畸和修复中所应用的尖牙和切牙引导等，有了这些引导才能实现下颌前伸运动中的后牙咬合分离。

为了降低正畸复发的概率，正畸医师在完成最终牙齿排列时倾向于使用不超过Spee曲线曲度的轻微弧度，减小下颌前伸活动中引导后牙咬合分离所需的上颌尖牙和切牙的覆殆。增加Spee曲线的曲度可以补偿较小的上颌前牙（尤其是上颌侧切牙），减小Spee曲线的曲度可以减小牙齿的覆殆。

任何最低标准（如曲线最深处的高度应小于1.5 mm）都不能当作规范。通常Spee曲线越深，制作和调整用于治疗磨牙症的咬合板就越困难。

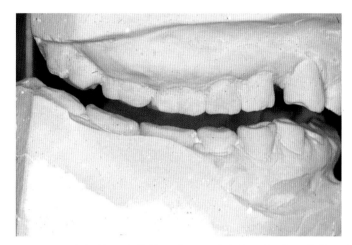

图 16-18　在矢状面上从第三磨牙牙尖向切牙切缘延伸的曲线

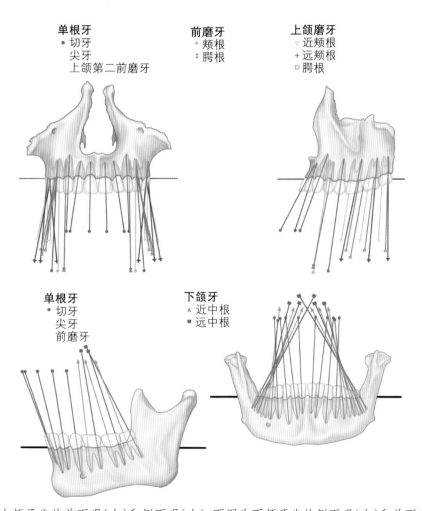

上图为上颌牙齿的前面观（左）和侧面观（右），下图为下颌牙齿的侧面观（左）和前面观（右）。

图 16-19　牙冠和牙根的倾斜方向

（Dempster W T, Adams W J, Duddles R A. Arrangement in the jaws of the roots of the teeth[J].
J Am Dent Assoc, 1963, 67: 779-797.）

四、牙根的倾斜和角度

如图16-19所示，上、下颌牙齿的牙长轴因牙齿类型（即切牙、尖牙、前磨牙和磨牙）而异。了解相应的牙根角度有以下几个用途：（1）有助于了解在拍摄牙齿X射线片时应该如何确定投照角度；（2）有助于在牙齿修复过程中确保咬合力沿牙长轴传导；（3）有助于通过特定的角度控制正畸力；（4）有助于在种植过程中正确地制作种植导板。

上、下颌牙齿在牙尖交错殆时的相互轴向关系没有绝对的规则（图16-20）。每颗牙齿的倾斜角度必须能够使其在功能运动中最大限度地承受作用力，也就是说，牙齿的倾斜角度与其要行使的功能相适应。如果一颗牙齿的倾斜角度异常，其在口内存留的时间可能就会缩短。尽管临床实践的原则之一是沿牙长轴施加咬合力，但在现实的临床应用中实现该原则的方法尚待建立。图14-24~图14-26中所显示的前牙从近中或远中方向来看倾斜角度是有问题的。

在咀嚼或开闭口运动中力量的方向通常是与这些牙齿的长轴相切的（图14-25）。有学者认为这恰恰是为了上、下颌牙齿短暂地切断和撕裂食物而设计的，这些运动中并不需要我们的牙齿用出全部的力量。人体的神经肌肉控制机制可以很好地控制这种瞬时力量。

牙齿长轴的近远中向和唇/颊舌向的倾斜度通常用牙齿长轴与垂直于水平面或正中矢状面的直线之间的角度来描述。牙齿和牙根的轴向倾斜度各不相同，总结的具体数据见表16-1，其中牙冠的数据源于Andrews的研究数据，牙根的数据源于Dempster等的研究数据（图16-19）。

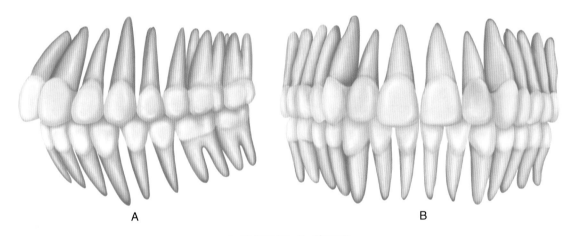

A.前侧外观；B.前面观

图16-20　牙齿平均倾斜角度

方框16-1　牙齿的倾斜度

近远中向													唇/颊舌向
7̲	6̲	5̲	4̲	3̲	2̲	1̲	1̲	2̲	3̲	4̲	5̲	6̲	7̲
14°	10°	9°	6°	6°	0°	2°	22°	23°	12°	9°	9°	20°	20°
8°	10°	5°	9°	17°	7°	2°	28°	26°	16°	5°	6°	8°	10°
7̅	6̅	5̅	4̅	3̅	2̅	1̅	1̅	2̅	3̅	4̅	5̅	6̅	7̅

五、牙齿切/𬌗1/3的功能形态

在所有的咬合接触区域中牙冠的切/𬌗1/3呈凸面或凹面。在各种下颌运动过程中，上、下颌牙齿之间的接触都是曲面与曲面的接触，这些曲面可以是凸面，也可以是凹面。在发生咬合接触时，位于牙冠𬌗1/3的一个凸面可能与另一颗牙齿的凸面或凹面相对应，当然这些曲面可大可小（图16-21）。上颌切牙舌面上的部分凹面与下颌切牙切嵴上的凸面相接触。

后牙的𬌗面沟深度凹陷，沟两侧的釉质呈凸面形。𬌗面沟两侧的曲面可以防止沟底与对颌牙发生完全接触，因此在牙尖被磨平之前，𬌗面沟发挥食物容纳、溢出通道的作用（图16-22）。

虽然在牙尖交错𬌗时上、下颌牙齿看似紧密接触，但仔细检查仍然会发现许多无接触的间隙，这些间隙是咀嚼过程中完成有效咬合所必需的。当𬌗面发生接触时，有些间隙可以非常小，小到光线都几乎无法通过，这些间隙大小各异，大的甚至可以达到1 mm以上，这种大的间隙多位于外展隙附近。牙齿会像齿轮一样紧密接触——除非牙齿因异常磨损或磨牙症而出现了严重的磨损。在未发生磨损的牙齿中，牙齿的曲面不可能发生非常紧密的接触（图16-23）。如图16-23所示，在左图中从这一角度看上颌第一磨牙的近颊尖与下颌第一磨牙的近颊沟紧密贴合，但在右图中，上颌第一磨牙的近颊尖三角嵴与下颌第一磨牙近颊沟并没有紧密贴合，而是存在很多间隙。牙齿上的尖、嵴、沟和外展隙等都可以形成这种无接触的间隙。

由于缺乏平面或凸面对功能影响的客观信息，牙齿切/𬌗1/3的意义一直备受争议。义齿制作中解剖式和非解剖式𬌗面的应用意义仅仅集中在牙尖形态、食物溢出道和咀嚼切割的作用等方面。对当代爱斯基摩人的牙列检查发现，在20岁时他们的牙齿大多都被磨平了，因此有学者认为人类牙尖的唯一优点是在咬合发育过程中将牙齿引导到正确的位置上[40]。一些口腔医生会错误地将患者的后牙磨平，他们认为这样会降低龋病、颞下颌关节紊乱和牙周病的发病率。咀嚼功能的评价是一个有趣的课题——西方社会中青年人群牙尖保留也仅仅是在近200～300年[41, 42]。我们需要认识到，现代人牙尖的形

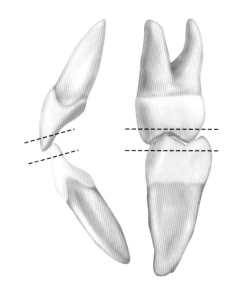

图16-21　牙冠切/𬌗1/3曲面与曲线的咬合接触

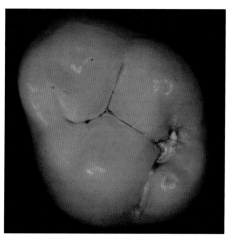

圆形的牙尖、嵴以最终"汇入"中央窝、近中窝和远中窝内。

图16-22　上颌第二磨牙

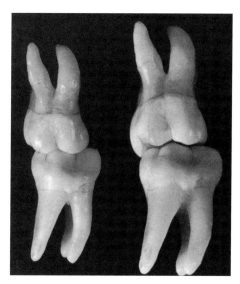

图16-23　第一磨牙在牙尖交错𬌗时的模拟接触关系

态和功能必须与现代人的牙列相适应。尽管有关修复体咬合形态的观点层出不穷，但目前没有哪一种被证实更有利于患者的健康和舒适。

六、牙尖交错殆时上、下颌牙齿之间的唇/颊舌向关系

在牙尖交错位，唇/颊侧面观，除下颌中切牙和上颌第三磨牙外，正常牙列中的每一颗牙齿与对侧牙弓中的两颗牙齿接触（图16-20、图16-24），下颌中切牙和上颌第三磨牙只与对颌的一颗牙齿接触。

因为每颗牙齿都与对颌的两颗牙齿接触，一颗对颌的牙齿缺失后这颗牙齿仍然有一颗对颌与之接触的牙齿，这有助于保持牙齿在牙弓内的位置关系，在一定程度上避免牙齿的伸长和移位。牙弓形态的保持有赖于牙齿之间的相互接触支持。当一颗牙齿缺失后，同一牙弓中的邻牙就可能在咬合力的作用下发生移动以填充缺隙（图16-25）。这种邻牙的移动不但扰乱了该区域的接触关系，同时还会改变与对颌牙齿的咬合接触关系，此时常常会发生缺失牙的对颌牙伸长（图16-26）。

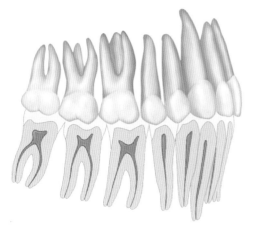

图16-24　理想咬合中上、下颌牙弓颊侧
关系示意图

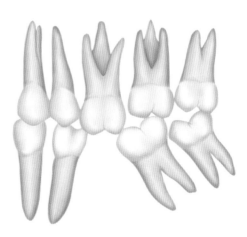

图16-25　下颌磨牙缺失后可能的牙齿移位、
不良咬合接触示意图

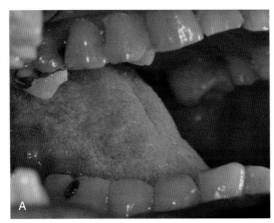

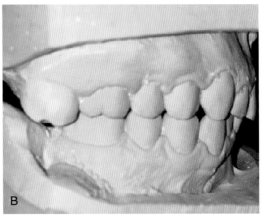

A.对颌磨牙缺失后出现的磨牙伸长；B.研究模上显示的上颌第二磨牙过度伸长
图16-26　磨牙伸长

七、牙弓之间的咬合接触关系

无论是自然牙列还是人工修复的牙列，在任何咬合关系的讨论中牙尖交错位时上、下颌牙弓之间的咬合接触知识都是必需的。因此，口腔医生应该了解特定的支持尖与对颌牙齿在正中止接触部

位。**支持尖**（supporting cusps）是指上颌后牙的舌尖和下颌后牙的颊尖。

在牙尖交错殆时支持尖与对颌牙齿的咬合接触区域称为**正中止接触**（centric stops），正中止接触有助于维持咬合的稳定性，如上颌第一磨牙的近舌尖（支持尖）与下颌第一磨牙的中央窝的接触（图16-27、图16-28）[6-8]。如图16-27所示的接触咬合图的临床应用是基于获得咬合稳定性的概念（如在牙尖交错位紧咬时咬合力应该沿着牙长轴方向传递）。所有正中止接触的理想示意图见图16-29。

牙尖交错殆时咬合关系的舌侧观图（图16-30）展示了舌尖的交错关系以及上下颌牙齿舌尖的咬合距离（图16-31）。图16-32至图16-35重复展示了牙齿上的接触标记特征，可以作为确认咬合接触部位的参考。

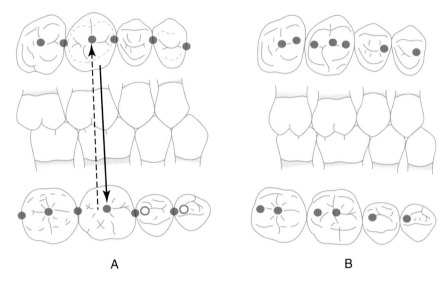

A   B

A.上颌第一磨牙的近舌尖咬在下颌第一磨牙的中央窝,下颌第一磨牙的远颊尖咬在上颌第一磨牙的中央窝;B.所有的支持尖都咬在牙窝中

图16-27　理想的尖窝接触关系

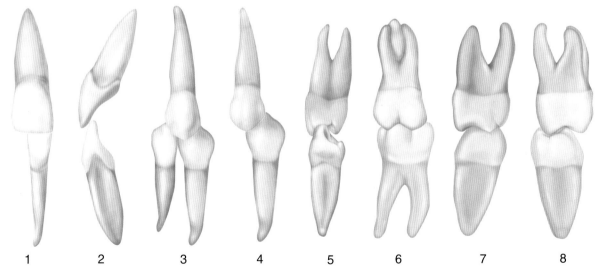

1   2   3   4   5   6   7   8

1.中切牙(唇侧面观);2.中切牙(近中面观);3.上颌尖牙与下颌尖牙和下颌第一前磨牙接触(颊侧面观);4.上颌第一前磨牙和下颌第一前磨牙(颊侧面观);5.上颌第一前磨牙和下颌第一前磨牙(近中面观);6.上下颌第一磨牙(颊侧面观);7.上下颌第一磨牙(近中面观);8.上下颌第一磨牙(远中面观)

图16-28　上、下颌牙正常的牙尖交错关系

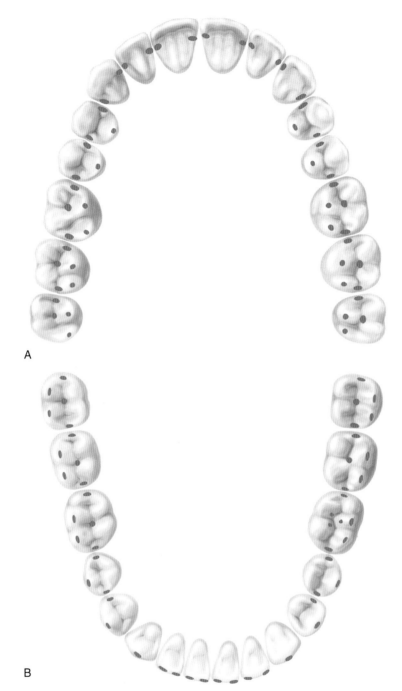

A.上颌牙弓;B.下颌牙弓　在自然牙列中很少存在这么理想的接触关系。

图16-29　所有支持尖与对颌牙窝和边缘嵴的理想接触示意图

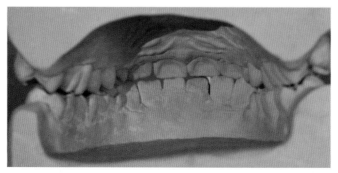

图16-30　牙尖交错殆时牙齿的舌侧面观

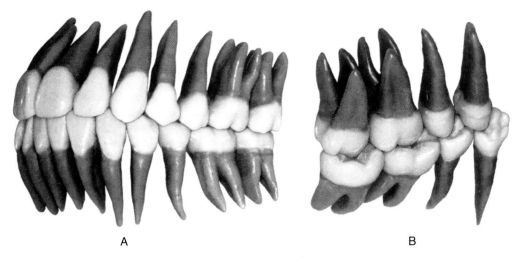

A.唇/颊侧面观；B.舌侧面观

图16-31 安氏Ⅰ类磨牙关系牙列牙尖交错位时的咬合接触关系

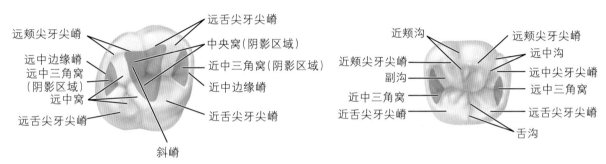

图16-32 右侧上颌第一磨牙的咬合标志

图16-33 右下颌第一磨牙殆面

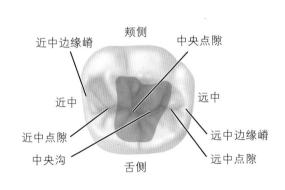

阴影部分是中央窝。

图16-34 右侧下颌第一磨牙殆面

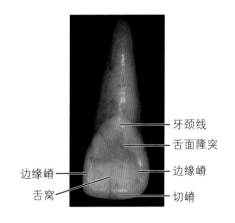

图16-35 上颌中切牙（舌面）

第六节　尖、窝和边缘嵴的关系

　　磨牙和前磨牙的支持尖与对颌牙窝的接触关系如图16-36所示。模拟的咬合接触关系无法反映这些关系中可能发生的所有差异。上颌前磨牙的舌尖可能并不是咬在下颌前磨牙的窝内，而是咬合在前磨牙或前磨牙与第一磨牙的边缘嵴上（图16-36A 和16-37）。

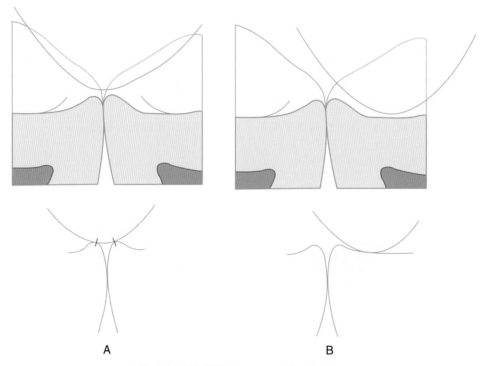

A.支持尖与边缘嵴的关系；B 支持尖与窝的关系

图16-36　支持尖、窝与边缘嵴的关系

一、138个咬合接触点的概念

　　Hellman提出的理想咬合接触方案为32颗恒牙拥有138个咬合接触点。后来，在全口咬合重建的修复中又进行了一些修改，其中大部分的咬合接触概念保留了下来，比如牙尖交错殆时支持尖和对颌的正中止接触应该是三点接触式，在前伸/侧方运动中，随着尖牙引导的出现后牙应该立即咬合分离等。

　　138个理想咬合接触点如下：

　　1.上颌切牙和尖牙的舌面，6个；

　　2.下颌切牙和尖牙的唇面，6个；

　　3.上颌前磨牙与磨牙的颊尖三角嵴，16个；

　　4.下颌前磨牙和磨牙的舌尖三角嵴，16个；

　　5.下颌前磨牙和磨牙的颊侧外展隙，8个；

　　6.上颌前磨牙和磨牙的舌侧外展隙（包括与下颌前磨牙接触的上颌尖牙和第一前磨牙之间的外展隙），10个；

　　7.上颌前磨牙和磨牙的舌尖，16个；

　　8.下颌前磨牙和磨牙的颊尖，16个；

9.前磨牙远中窝，8个；

10.磨牙中央窝，12个；

11.下颌磨牙近中窝，6个；

12.上颌磨牙远中窝，6个；

13.上颌磨牙舌沟，6个；

14.下颌磨牙颊沟，6个（Hellman在此没有列出下颌第一磨牙远颊沟处的咬合接触点，可能是由于此处一般没有咬合接触）。

因此，如果想要不遗漏任何细节完整地描述理想咬合，必须仔细检查拥有全部32个牙齿的完好颅骨或石膏模型才可能找齐所有的嵴-沟、尖-外展隙等咬合接触点。Friel提出的"理想"咬合接触的概念如图16-37所示[43]，可以与图16-29中的咬合接触进行比较。

理想咬合的概念主要用于正畸和义齿修复，但对于咬合稳定性或功能，在正畸和全口咬合重建中追求理想的138个接触点似乎并不实用或必要。当然，这并不意味着理想咬合接触的概念没有价值。如图16-27和图16-37所示，合理地应用理想的尖-窝接触关系适用于口腔临床。多数自然牙列不可能拥有图16-37中所示的全部理想咬合接触点。

二、咬合接触关系和牙尖交错关系

上、下颌第一磨牙的支持尖在下颌侧方和前伸运动中所做的轨迹有助于说明这些牙尖与这些牙齿形态特征的关系（图16-38）。

三、下颌非正中运动

离开牙尖交错位的咬合接触关系涉及下颌在边缘运动范围内所有可能的运动（图15-13和图15-14），这些运动通常包括侧方运动、侧前方运动、前伸运动和后退运动。侧方运动和侧前方运动可以向右或向左。侧方运动的定义通常不包括侧前方运动，因此基本运动减少为左、右侧方运动、前伸运动和后退运动。

请访问 http://pincode.yiaiwang.com，查看动画18～21

四、侧方运动

在右侧侧方运动中，首先下颌下降使上、下颌牙弓分离，进而下颌向右侧移动，右侧（工作

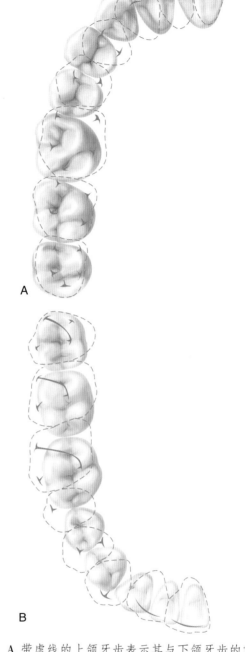

A

B

A.带虚线的上颌牙齿表示其与下颌牙齿的重叠情况。粗线和虚线内的T形表示嵴和牙尖。B.带虚线的下颌牙齿表示其与上颌牙齿的重叠情况。上颌磨牙的斜形粗线表示斜嵴的形状和位置。

图16-37　牙尖交错位时的咬合接触关系

侧）的上、下颌牙齿接触在牙尖交错位右侧的某一点上（图 16-39A）。在此过程中，左侧（非工作侧或平衡侧）的牙齿可能接触或不接触（图 16-39C）。工作侧的髁突运动是向右侧的水平移动，非工作侧髁突向内侧移动[44]。

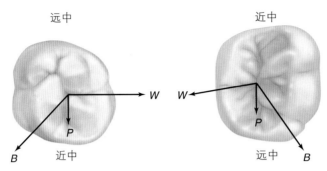

支持尖在上、下颌第一磨牙上的前伸 *P*、工作侧 *W* 和平衡侧 *B* 运动轨迹，即上颌磨牙的近舌尖在下颌磨牙上的运动轨迹，以及下颌磨牙的远颊尖在上颌磨牙上的运动轨迹。

图 16-38　上、下颌磨牙的运动轨迹

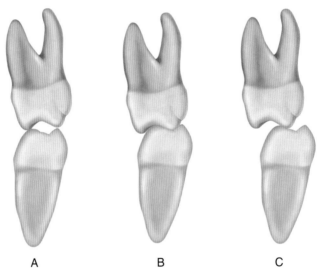

A.右侧工作侧；B.正中咬合（牙尖交错位）；C.非工作侧

图 16-39　右侧上下颌第一磨牙右侧侧方接触关系

五、牙齿的引导

咬合的概念里侧方运动中的理想咬合接触关系见图 16-40。然而，在自然牙列中，可能会发现多种工作侧侧方咬合接触类型，如组牙功能接触、仅尖牙保护性接触以及尖牙、前磨牙和磨牙的不同组合式接触。组牙功能耠是指下颌侧方运动中工作侧的多点咬合接触（图 16-41A），这不同于简单的尖牙引导式接触（图 16-41B）。切牙引导是指下颌前伸运动中前牙接触。髁突引导和神经肌肉引导在后面再介绍。

六、前伸运动

在下颌前伸运动中，下颌下降并向前移动，在最有利于切断食物的点上、下颌前牙发生接触。下颌后退运动是沿着前伸运动的相反轨迹返回牙尖交错位。

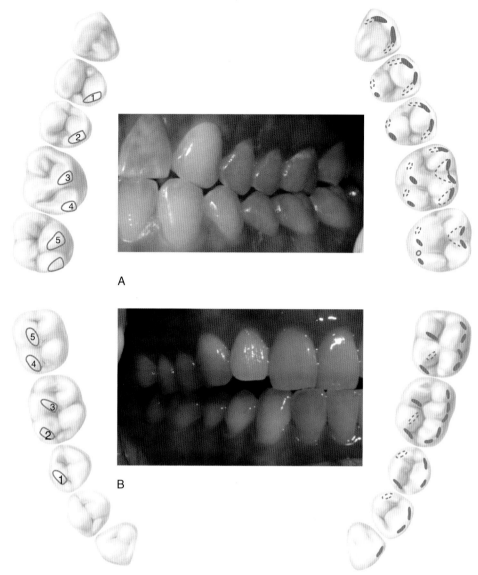

A.患者左侧显示工作侧接触(组牙功能殆)以及理想的左侧侧方运动时工作侧咬合接触和引导斜面示意图;B.患者右侧显示非工作侧咬合接触和引导斜面。除全口义齿外,下颌侧方运动中非工作侧一般无咬合接触。

图16-40　理想的咬合接触关系

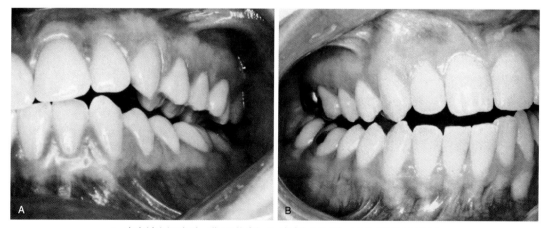

A.右侧侧方移动:非工作侧;B.右侧方运动:工作侧尖牙引导

图16-41　牙齿的引导

七、正中关系的获取

由临床医生引导下颌进入正中关系位（图16-42A和B），然后使上、下颌牙齿发生初始接触（正中关系接触），此时通常只有一个或两个点（早）接触，接触点通常位于上颌第一磨牙的斜嵴或上颌第一前磨牙的近中牙尖嵴上（图16-43）。在正中关系位时，盘、髁复合体紧贴关节窝的前斜面（图16-44）。牙齿发生初始接触后，患者紧咬牙，此时下颌会根据早接触咬合干扰的位置向前或向一侧滑动（图16-45）。这种下颌从正中关系早接触向牙尖交错位的运动称为**正中滑动**（slide in centric）。牙尖交错殆和牙尖交错位时上、下颌牙尖都处于最大牙尖交错状态。如果通过选择性调殆去除了与正中关系相关的咬合干扰，下颌可以在无咬合干扰的情况下闭口到从正中关系位到牙尖交错位之间任何位置的能力称为正中自由域（图15-13和15-14）。

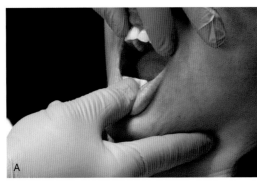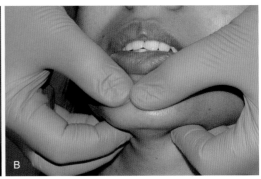

A.单手引导；B.双手引导

图16-42 临床医生引导患者进入正中关系位

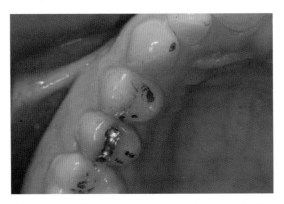

牙尖交错位咬合接触印记用蓝色咬合纸显示，正中关系位早接触用红色咬合纸显示。

图16-43 典型的上颌第一前磨牙正中关系位早接触

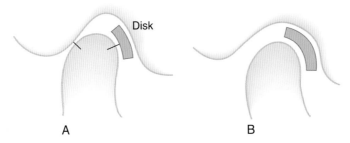

A.盘–髁复合体正常位置的错误假设；B.正中关系位时正常的盘–髁复合体位置关系

图16-44 盘–髁复合体位置关系

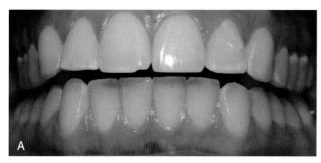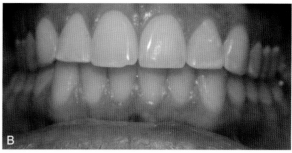

A.正中关系位;B.牙尖交错位

图16-45 正中关系位与牙尖交错位之间的咬合差异

八、后退运动

从牙尖交错位到后退接触位(此时髁突位于其最后、最上位)的后退运动似乎只发生在磨牙症中,除了当正中牙尖交错𬌗与正中关系位一致外,后退运动很少发生在常规咀嚼和吞咽运动中。在存在后退接触位-牙尖交错位咬合干扰的情况下,下颌后退和闭口过程中可能出现的不良神经肌肉反应可以通过肌电图和临床医生的检查检测出来。然而,即使通过调𬌗消除了这种咬合干扰,下颌也不一定会进入后退接触位。尽管我们可以重建咬合(前牙引导)引导下颌进入后退接触位和正中关系的最大牙尖交错状态,但从正中关系位到牙尖交错位的运动(正中滑动)可能会再次形成。截至目前,从正中关系位到牙尖交错位的这种小幅度滑动的确切意义尚未阐明[45]。这种滑动运动的再次出现在正畸中也会发生[46]。

第七节 侧方咬合接触

当下颌牙齿在右侧或左侧侧方咬合位置与上颌牙齿接触时,上、下颌牙齿之间的接触位置位于牙尖交错位的右侧或左侧。工作侧下颌尖牙、前磨牙、磨牙在牙尖/颊尖牙尖嵴的𬌗1/3与上颌牙尖/颊尖牙尖嵴偏舌侧一点的位置发生咬合接触(图16-40)。工作侧的中切牙及侧切牙通常不会同时接触——否则该侧下颌切牙的切嵴唇侧面就会与上颌切牙的切嵴舌侧面发生接触。

从工作侧最偏颊侧的接触点向牙尖交错位滑动接触的过程中,牙齿几乎沿着平行于上颌第一磨牙斜嵴的方向走行。上颌第一磨牙的斜嵴与下颌第一磨牙𬌗面的远颊沟和发育沟发生咬合接触关系。

当一侧牙齿由侧方位置向牙尖交错位移动时,牙尖、嵴之间构成一定的相互接触关系,下颌尖牙和后牙的牙尖、嵴(包括边缘嵴)与上颌相应牙齿的牙尖、嵴之间相互接触(图16-38)。牙冠的形态能够保证相应的牙尖、嵴在不会产生咬合干扰的前提下相互滑动。此外,牙冠的方向在牙根的基础上有一定转动,以此来适应与对颌牙之间的斜形运动(图16-46)。

下颌尖牙的牙尖运动经过上颌侧切牙和尖牙的舌侧切外展隙时,常常与构成上述舌侧外展隙的边缘嵴形成接触。在侧方运动中下颌尖牙的近中牙尖嵴通常无接触,其远中牙尖嵴与上颌尖牙的近中牙尖嵴相接触。

下颌第一前磨牙的牙尖经过上颌尖牙和第一前磨牙的𬌗侧外展隙时(图16-47和16-48),其颊尖的近中牙尖嵴与上颌尖牙的远中牙尖嵴接触,其颊尖的远中牙尖嵴与上颌第一前磨牙颊尖的近舌斜面接触。

下颌第二前磨牙的颊尖经过上颌第一前磨牙、第二前磨牙之间的殆侧外展隙继而越过其舌侧外展隙时,其颊尖的近中牙尖嵴与上颌第一前磨牙颊尖的远舌斜面接触,其颊尖的远中牙尖嵴与上颌第二前磨牙颊尖的近舌斜面接触。

所有前磨牙的舌尖在达到牙尖交错殆之前都是无接触的,进入牙尖交错殆后上颌前磨牙的舌尖进入接触状态,可能还包括三尖型的下颌第二前磨牙的远中舌尖。由于磨牙形态比较复杂,其侧方咬合接触时的接触关系更加多样化。

如前所述,在描述尖牙和前磨牙的侧方咬合接触关系时,牙尖、嵴、沟和外展隙之间存在相互接触关系,一个牙弓的牙尖和突起结构接触对颌牙弓的牙尖、外展隙或沟。上、下颌相对应牙齿的外形和排列使这种接触成为可能。单颌牙的牙尖并不是沿对颌牙的牙尖斜面做简单的上、下滑动,这种对咬合过程的叙述已经引起了广泛的误解。参与咬合的牙尖、嵴、沟和外展隙的形态使上、下颌牙齿可以进行正常交错接触而不被"锁住",也就是说,发育正常的上、下颌牙尖之间不会发生异常碰撞,正常的咬合接触中殆面之间也不会出现异常的殆干扰。

左、右侧方运动中磨牙区的咬合循环

在咀嚼过程的侧方运动中,下颌下降并移动到牙尖交错位的右侧或左侧。当下颌继续循环运动并返回到牙尖交错位时,下颌磨牙殆面的颊侧部分与上颌磨牙颊尖的舌侧部分接触,即各自牙尖斜面的三角嵴相互接触,随后继续滑动接触直至回到牙尖交错位(图16-39、图16-49)。

从它们首次接触开始,下颌磨牙沿上颌磨牙的引导向牙尖交错位滑动,而后做短暂的休息。随后下颌磨牙继续沿上颌磨牙的殆面滑动接触,直到下颌磨牙颊尖的舌斜面与上颌磨牙舌尖的舌斜面到达最后的接触点。当磨牙脱离接触时,下颌又以圆周运动的形式下降,开始新一轮的侧方运动(图16-49)。

在咀嚼过程的侧方运动中,下颌磨牙沿上颌磨牙的殆面上从初次咬合接触到最终咬合脱离的实际滑动距离非常短。如果以切牙为观测点测量,澳大利亚原住民的运动距离只有2.8 mm,相当于欧

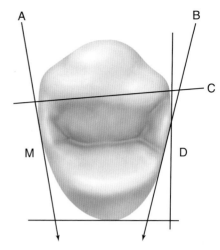

A线:近中面(M)的切线,几乎平行于构成远中直角的垂直线,这种形态允许上颌尖牙的牙冠远中面与之接触,共同形成两牙之间正常的舌侧外展隙。B线:显示上颌第一前磨牙的远中部分角度较近中部分角度更大,这种形态允许在正常的下颌侧方运动中上颌牙齿的远中边缘嵴避开下颌牙齿。C线:连接近颊线角和远颊线角的线,显示在不改变牙冠和牙根的功能位置的情况下,牙冠颊面形态与牙弓形态相匹配。

图16-46 远中面切线(D)和舌面切线呈直角的右侧上颌第一前磨牙的咬合面(见图9-15)

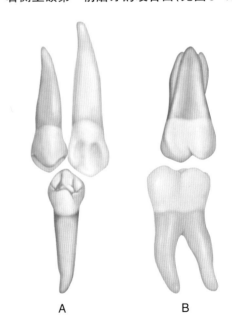

A.下颌第一前磨牙与上颌尖牙和第一前磨牙接近咬合接触时的位置关系;B.下颌第一磨牙与上颌第一磨牙接近咬合接触时的位置关系。

图16-47 牙尖、嵴和外展隙相互关系的舌面观

洲人种运动距离的一半或更少[47]。下颌磨牙的颊尖在从与上颌磨牙初次接触一直到达最后接触点之后脱离咬合接触（图16-39A和C）。

第八节　咀嚼的生物力学

在咀嚼过程中，个体通常只在只有一个**咀嚼循环**（chewing stroke）时才会用单侧咀嚼。在方便的时候食物会从一侧被转移到另一侧，这种移动通常仅局限于前磨牙和磨牙区域，因为大部分的咀嚼活动发生在该区域。少数情况下，由于特定的原因食物可能被转移到前牙区。然而，咀嚼运动主要都是由左、右两侧的后牙来完成的。尖牙可以通过各种方式辅助后牙，但尖牙并不具备提升整体咀嚼效率所需的宽大殆面。

舌、唇和颊组织控制食物，确保食物在下颌运动过程中不断地推到牙齿之间。换言之，在下颌进行左、右侧方运动并在牙尖交错位附近终止咀嚼循环的过程中，咀嚼主要工作是在前磨牙和磨牙区域完成的。

前牙在前伸运动中切断、撕裂食物。虽然在开口运动中下颌可以下降很大幅度，但有咬合接触的前伸运动距离牙尖交错位并不远，在许多时候前伸殆的位置距离牙尖交错位只有1～2 mm。

前伸殆时下颌切牙切嵴的唇侧区域与上颌切牙切嵴的舌侧部分接触。下颌尖牙近中牙尖嵴的近唇斜面与上颌侧切牙切嵴的远舌部分接触。

从前伸殆位置，下颌牙齿可以沿着上颌前牙的舌面向后滑动，直至回到牙尖交错位。在最后的切割运动中，下颌切牙的切嵴与上颌切牙舌面的切1/3始终保持接触，从前伸殆位置返回牙尖交错位。

上颌尖牙可以通过使其远中牙尖嵴与下颌第一前磨牙颊尖的近中牙尖嵴接触来提供帮助，尖牙大多数时候可以在两个方向上配合切牙的运动。下颌在前伸时稍微向右或向左移动一点就可以使尖牙发生咬合接触。此外，在咬切周期结束时，上、下颌尖牙在牙尖交错位的相互接触可以提高咀嚼过程的最终有效性。

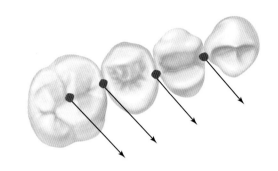

箭头表示左侧侧方运动中非工作侧下颌牙齿在上颌牙齿上的运动轨迹。这些轨迹与牙齿和外展隙的形态特征密切相关。

图16-48　非工作侧下颌牙齿在上颌牙齿上的运动轨迹

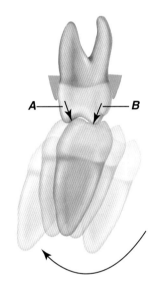

实轮廓图表示牙尖交错位时的磨牙接触状态。虚影轮廓图表示咀嚼过程中运动周期不同阶段的下颌磨牙位置。与上颌磨牙咬合面成直角的短箭头（*A*和*B*）表示从下颌磨牙初次接触点到最后接触点之间在咬合面的运动幅度。

图16-49　从第一磨牙的近中面观察的下颌运动示意图

第九节 咬合的神经行为

至此，本章的内容重点一直放在牙齿的结构和解剖学排列上。第15章中还简要介绍了颌位、下颌运动以及颌面部肌肉的功能。尽管这个简要的总结不可能详细地介绍咬合的神经科学内容，但这些内容对在更广泛的层面上唤起人们对咬合意义的关注非常必要。

与之前的口腔临床实践相比，关于慢性口面部疼痛、颞下颌关节紊乱、颅下颌关节紊乱、磨牙症的诊疗，以及涉及正颌外科的错殆诊疗，都需要更多地了解口腔运动行为的神经调控知识。

咬合的神经行为与口颌系统的功能运动和副功能运动密切相关。口颌系统的功能运动主要包括咀嚼、吮吸、吞咽、言语和呼吸等行为，副功能运动主要是指诸如磨牙症（如紧咬牙和异常磨动牙齿）等功能运动之外的行为。所有这些功能都需要发育完善的感觉运动调控机制。咀嚼过程中咬合接触、下颌运动和舌体等运动的协调需要一个复杂的神经调控系统，该系统涉及来自牙齿及其支持组织、颞下颌关节、咀嚼肌以及更高级中枢神经系统的影响。咀嚼过程中牙齿频繁接触而不咬到舌头，下颌闭口以促进吞咽（每天约600次）的高触觉灵敏度，人体对牙齿之间异物的感知精确度可以达到$8\ \mu m$，以及各种保护性下颌反射的存在，都提示口颌系统存在对下颌位置和咬合力的精细控制机制。

不同的牙齿类型、强大的肌肉组织和下颌最精确的位置控制系统的存在都提示了解这种敏感控制机制的重要性。尽管尚不清楚这些控制机制在外周（即牙齿、牙周膜、颞下颌关节和周围神经系统）和中枢（脑干及更高级中心）受到干扰的难易程度，但口颌系统的适应能力很强。但是，在实际的口腔临床工作中，患者对咬合疗法的反应可能会超出正常口腔行为的范围。由于功能运动和副功能运动具有相似的解剖、生理和心理基础，因此有必要简要回顾一下口颌系统的神经行为。

一、咬合稳定性

咬合的稳定性和牙齿位置的维持取决于作用于牙齿上的力。咬合力、萌出力、来自唇/颊的压力、牙周支持力和来自舌的压力都参与牙齿位置的维持。只要所有的力保持平衡，牙齿和咬合就会保持稳定。如果其中的一种或多种力的大小、持续时间或频率发生了变化，牙齿的稳定性就会发生变化，从而破坏先前稳定的咬合。牙齿、牙齿结构或支持尖丧失，牙周病所引发的牙周支持组织减少、创伤等都会影响咬合的稳定性。

咬合稳定性是指牙齿、下颌、颞下颌关节和肌肉保持在最佳功能状态的趋势。与维持咬合稳定性相关的机制包括为补偿牙齿磨耗或通过咬合力压低牙齿的作用而发生的牙齿近中移动和继发性牙齿伸长、骨骼的改建、保护性神经反射、对咬合力的精确控制、修复进程以及其他许多甚至没有被理解的行为活动。这种不同机制之间的相互协同称为稳态。目前，诸如疾病、衰老和功能障碍等因素对咬合稳定性的影响尚待阐明。

从临床的角度来看，咬合稳定性的几个概念可以作为咬合疗法的目标，比如维持牙尖交错位和正中关系位时稳定的下颌关系，确保咬合力沿牙长轴传导，维持稳定的正中止接触、支持尖和垂直距离，及时修复缺牙以及控制牙齿的动度等。关于咬合稳定性这些方面的讨论请参考专业的殆学书籍。

近中移动是用于描述牙齿向近中方向移动的术语，尽管这方面已经提出了不少解释，但其具体原因尚未阐明。目前人们对牙齿会发生近中移动已达成共识，但具体移动多大距离，哪颗牙齿会发生移动以及这种移动如何实现等问题尚未达成一致。牙齿近中移动可能的原因包括牙周越隔纤维的牵拉[48]、咀嚼力[49, 50]以及舌体的压力[51]。近中迁移背后的原因似乎与邻牙之间从点接触到面接触有关。尽管咬合力被认为是一种被动机制，牙周越隔纤维的牵引作用是一种主动机制，但很难确定咬合稳定性是通过何种方式受影响的。牙齿的接触关系可以促进咬合的稳定，但如果存在不恰当的咬合接触关系，就可能引发邻近牙齿之间的间隙变大（图16-50）。

有一种倾向认为特定的牙齿排列是不稳定的（图16-51），然而这种咬合关系可能至少在特定的时间内变得稳定。只有通过定期对某种咬合进行评估，才能最终确定其是否稳定。许多因素（龋病、牙周病、咬合创伤、磨牙症等）可能会破坏原本脆弱的稳定咬合。

理想的咬合意味着在结构、功能或神经行为特征等方面都不存在影响咬合稳定性的因素。磨牙症的产生原因可能是牙齿结构丧失、牙齿活动度增加和牙根吸收（图16-52），也可能是牙齿活动度降低以及牙周支持组织的密度和厚度增加。

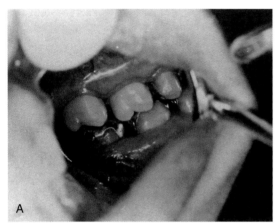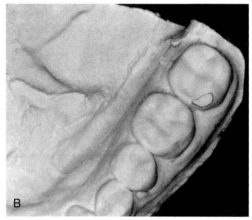

A.第二磨牙的咬合干扰导致下颌磨牙之间邻间隙增大；B.过度修复的第二磨牙近颊尖牙尖嵴轮廓，引起患者与对颌的咬合干扰。

图16-50 邻近牙齿之间的间隙增大

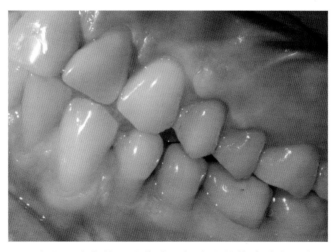

咬合不稳定性不能简单依据咬合接触关系和牙齿间距来确定。通过改变重新获得咬合稳定意味着适应。

图16-51 咬合不稳定

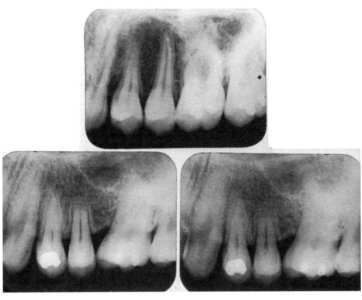

上图,牙体修复前。左下图,牙体修复后不久开始出现牙齿"酸痛",然后迅速出现牙根吸收。医生通过选择性研磨去除了修复体高点。右下图,几个月后,牙齿酸痛消失,牙根吸收停止。

图16-52　与修复体过高和紧咬牙习惯相关的牙根吸收

二、咬合引导

咬合的引导通常只讨论牙齿接触或解剖性/躯体性引导,更具体地说就是尖牙和切牙的引导。少数情况下也会提到**前导**(anterior guidance),即对所有或任何前牙的牙齿引导,或神经肌肉系统参与的引导。还有另一种类型的引导——髁突(盘-髁复合体)引导,它和切牙引导一样,是在殆架上的机械等效引导。此外,就像前导一样,髁导的神经肌肉调控机制尚未完全阐明。关节窝内髁突的运动轨迹在机械等效的殆架上无法很好地表现出来,特别是在没有"全可调"殆架的情况下。

临床医生要确保修复体(或在功能障碍、错殆治疗中的天然牙齿)的躯体性引导与患者的神经肌肉系统和神经行为特性相协调。尽管医生可以通过咬合接触关系评估和确定各方向下颌运动中滑动运动的流畅性,来在一定程度上确保患者口颌系统的协调性,但在患者出现不良反应之前,神经肌肉系统对相关临床操作的接受性和适应性可能并不明显(图16-53)。

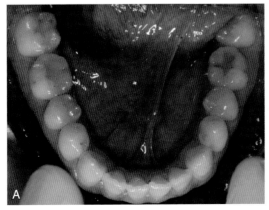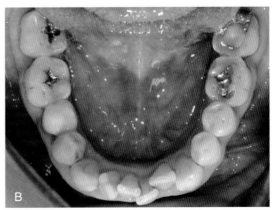

A.没有拥挤;B.下颌切牙拥挤。临床发现非常紧密的邻接和正中关系位的咬合干扰是修复治疗和前牙拥挤之间存在因果关系的唯一推定证据。

图16-53　前牙拥挤

三、咬合适应

理想的咬合不需要患者去适应，但理想咬合的标准一般仅能作为指南，因为可能需要超乎寻常的临床技能才能达到理想咬合。在一些个体中，即便是轻微的咬合差异也可能导致急性颌面部疼痛和/或颞下颌关节和咀嚼肌的症状。在修复上颌中切牙之后，如果在牙尖交错位存在殆干扰，就很可能出现颌面部结构功能和/或心理上的异常反应（图16-54）。如果在咀嚼和吞咽过程中这种殆干扰不能通过神经肌肉调控机制（功能适应）使下颌移位来舒适地避开，如果牙齿不能因活动度增大并离开原位（结构适应），或者患者在短时间内无法忽视这种不适或变化的存在（行为适应），那么肌肉、关节、牙周组织或牙齿（牙髓）就可能出现明显的功能障碍症状。然而，这种适应性的反应或者适应失败的情况在临床上很少见，并且这种观察发现也不能作为科学证据。验证这些临床观察结果有效性的研究模型在设计上都存在缺陷。此外，临床医生不会在修复过程中故意制造殆干扰。

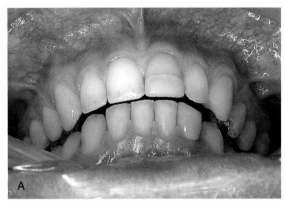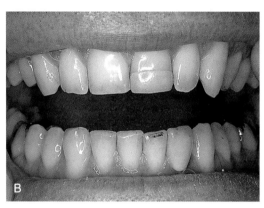

A.正中关系位；B.左侧下颌中切牙上可见咬合纸标记。通过去除牙尖交错位的咬合干扰，颞下颌关节紊乱病症状得到缓解。

图16-54　左侧上颌中切牙修复后牙尖交错位时存在咬合干扰

当牙齿在咀嚼或空咬运动中发生接触时，除了来自牙齿的自身引导外，在牙齿接触前和接触期间，下颌引导还可能来自牙周组织、颞下颌关节、其他外周感觉感受器以及中枢神经系统。有学者认为，牙齿和关节的解剖学接触关系提供被动的引导，来自牙齿内或牙齿周围感受器的神经反射提供主动的引导[52]。影响下颌运动和位置的各种结构的神经反馈非常复杂且不太明确。

将患者的临床反应等同于实验条件下诱发的神经反射，而不是研究自然条件下的神经反应，可能出现相互矛盾的结果。同样常见的是，有学者假定没有观察到神经反应（如麻醉条件下的咀嚼模式变化、咬合干扰等）是由于没有诱发神经反应，而不是由于错误的观察方法。因此，有些神经反应在自然条件下存在但研究中并未观察到。一种咬合的解剖学特征改变是否引起下颌运动的改变取决于许多因素，包括之前的程序化作用、学习、适应或习惯、与功能运动和副功能运动的关系以及其他中枢或外周神经因素等。

四、殆干扰

从临床角度看，只有对功能运动或副功能运动产生某些干扰的殆接触关系才能被视为殆干扰（图16-55A和B）。因此，非工作侧的殆接触不一定是殆干扰，除非这种接触干扰了正在进行的功能和副功能运动（即妨碍了工作侧的接触）。

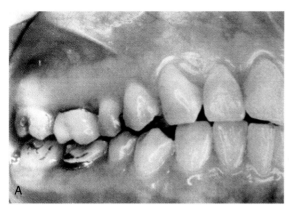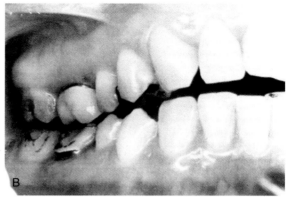

A.牙尖交错位；B.右侧工作侧第一磨牙修复体的殆干扰。注意工作侧尖牙无接触。

图16-55　殆干扰

在进行正中关系位调殆时，临床医生需要将下颌引导到后退接触位。在一些个体中，早接触破坏了稳定的上、下颌位置关系，在临床医生引导的快速周期性开闭口过程中，反射性下颌运动和肌肉过度活跃可能会使下颌避开早接触点。此时，在没有颞下颌关节或肌肉功能障碍的情况下，通过对患者进行训练和对下颌骨进行适当引导，才能在足够长的时间内消除肌肉过度活跃状态，从而引导下颌进入正中关系位，只有这样才能用咬合纸标记出殆干扰点（图16-43）。在通过调殆消除殆干扰以建立正中关系位稳定咬合的过程中，会发生许多反应。例如，一些患者在消除殆干扰的过程中，去除早接触点会完全消除来自肌肉的阻力，从而达到医生想要的引导性闭口状态。也就是说，临床医生可以快速或缓慢引导患者的下颌在没有任何肌肉抵抗反应的情况下达到理想闭口位置。即使存在正中异常滑动的情况下，也可以达到双侧、多点咬合接触，使从正中关系位到牙尖交错位的自由滑动成为可能。

调殆期间的另一个临床表现就是在消除特定的殆干扰和引导下颌接触以确定干扰是否已消除之前，所有妨碍下颌顺利到达后退接触位的阻力和反射性肌肉活动均消失。我们应该记住，在调殆过程中，可能会出现新的但短暂的孤立性殆干扰，或者某种殆干扰可能对一颗牙齿比另一颗牙齿具有更大的意义。这些观察结果与其他几项研究的结果一致，都表明咬合关系可以引发回避反应，从而保护牙齿、肌肉、关节和牙周组织免受由于咬合问题所导致的创伤。在存在殆干扰的情况下，训练患者进行铰链轴运动，要求患者在无咬合接触的情况下做几次开闭口运动，使患者放松。这种放松活动涉及外周结构（关节、牙齿、肌肉、牙周组织）的反馈调节和高级中枢的抑制作用。

五、垂直距离

咬合垂直距离是指牙尖交错位时的垂直高度。虽然咬合垂直距离有助于将牙齿的接触关系与下颌姿势位（或殆间隙）、升颌肌的最佳工作长度以及吞咽、言语或其他神经行为功能参数联系起来，但垂直距离通常用在面下1/3的高度、覆殆过大或由于牙列重度磨耗（图16-56A）或创伤性深覆殆（图16-56B）需要抬高咬合时。目前没有准确测量咬合垂直距离损失程度的测试方法。殆间隙和咬合垂直距离的神经行为学活动很复杂，需要进一步研究。

我们无法科学地确定严重的夜磨牙或紧咬牙会导致牙齿损害或被压低，或这种情况是否可以通过后牙的代偿性萌出进行弥补。即使短期的后牙压低或接触丧失也可能因前牙区的早接触而引发反射反应。同样，即使存在功能障碍（如颞下颌关节紊乱），我们也无法通过实验科学地确认纠正假定的垂直距离丧失能够纠正功能障碍。

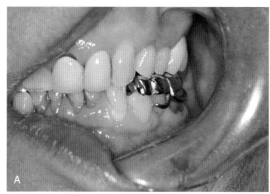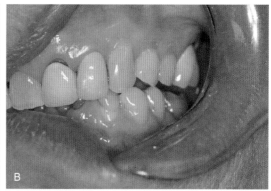

A.应用双侧后牙高嵌体咬合板试图"抬高咬合"和消除颞下颌关节紊乱病症状；B.矫正创伤性覆𬌗可能需要进行复杂的正畸治疗,而不是 A 图中的矫治器。

图16-56 垂直距离

第十节 口腔运动行为

口腔运动行为是指与颌面部结构有关的可观察性动作，包括下颌姿势位的维持等简单动作，以及咀嚼等复杂运动。人类的行为是过去、现在和正在进行的想法和学习（包括感觉和情绪）等转化而来的运动和动作。尽管许多反应或动作在所有人中都很常见，但特定个体对刺激（包括咬合变化）的主观反应可能涉及情绪等内在体验，其中有些感觉体验可能不属于通常可接受的愉快或不愉快范畴。感觉的这一方面被称为情感，是许多痛苦和愉悦的基础，包括与咬合和咬合治疗相关的痛苦和愉悦。在心理方面，愉悦和不愉悦的感觉与"反应的动机或意图"和情绪等相关。即使是简单的反射也可以被视为是一个行为单位。将咬合（在功能和副功能运动方面）视为一种人类行为，有助于临床医生更好地了解口颌系统的功能紊乱（如颞下颌关节和口颌肌紊乱），并认识到患者是如何感受咬合并对其做出反应的，这对于口腔领域的诊疗非常重要。

一、动机

情绪是一种动机现象，在行为的决定中发挥着重要作用。动机或驱动和情绪状态可能是口腔运动行为的基础，口腔运动行为是摄食反应的基本组成部分，也是适应和生存所必需的其他行为的基础。实际上，口腔运动行为不仅可由涉及认知过程的情境启动，还可以由情绪过程启动，包括与内部环境相关的稳态驱动（如饥饿）和与适应外部环境相关的非稳态驱使（如恐惧）。外部环境的影响可能是从口腔感受器与参与口腔功能和副功能运动的外部刺激之间的交互开始的。然而，从功能标准的角度来看，提示内部和外部环境之间"硬"交互的想法正在迅速被重新评估。那种认为外部环境与机体无关的想法已经逐渐被摈弃了。从精神生理学的角度来看，外部环境和机体内部之间可能已经不存在界限了。

二、内稳态

如前所述，口腔运动行为将思想、感觉和情绪转化为行动。这就意味着行动或行为可能因为学习而改变，某些动机或驱动可能改变对环境变化的现有反应。尽管参与先天驱动转化的神经递质似乎存在，而且进食等调节性行为对个体的即刻生存具有明确的价值，但其他的口腔运动行为在个体或群体生存中可能没有明确的前提。然而，在神经系统和运动功能的发育过程中，口腔运动行为可能高度依赖于与摄食过程相关的内稳态。后天的口腔运动行为是生物体长期可塑性的表现，是由情绪和认知决定因素组成的复合体。

三、运动行为的执行

尽管口腔运动行为是根据可观察到的行为来判断的，但咬合相关的人类行为的方式和方法是由过去的口腔经验，关节、肌肉、牙周组织、牙齿接触关系等的当前状态，以及中枢神经系统所决定的。这里只能简要描述运动行为的启动、过程和执行相关的神经机制。

复杂的行为可能涉及被称为模式发生器的神经环路，当模式发生器被激活时，就会引发程式化、节律性的协调运动。负责运动的模式发生器似乎位于脊髓中，并由脑干中的离散核团或区域激活，它们可以进入中枢神经系统中的高级结构。咀嚼和吞咽的模式发生器位于脑干髓质-脑桥网状结构中。如前所述，边缘结构似乎与模式生成器相连。

作为一种口腔运动行为，咀嚼既是一种中枢程序化运动，又部分由外周驱动所调控。多数情况下，咀嚼是受中枢、外周双重调控的。高级大脑中心中特定程序的一部分传递给模式生成器，进而产生复杂运动。

第十一节　吞咽

吞咽活动是由近20条肌肉协调完成的，支配这些肌肉的运动神经元分布在从中脑至脊髓背角的广泛空间内。这些肌肉收缩的模式与诱发吞咽活动的刺激无关。负责这些肌肉协调的神经元中包括吞咽中枢，当受到刺激启动吞咽活动时，吞咽中枢内的神经元群以特定的顺序自动发送信号。这种中枢程序的"触发"或启动，涉及运动皮层中的神经元，这些神经元作为司令部控制神经活动模式，并接收来自受控系统的信号反馈。因此，吞咽活动既受到中枢的程序化调控（驱动），同时又受到外周影响的调节。

咀嚼过程中下颌的周期性运动受到过去的经历、适应性行为、中脑节律发生器和三叉神经运动核的神经元活动以及条件性或非条件性口腔反射的影响。模式发生器可能受到颌面部感觉传入以及中枢神经系统高级中枢的影响。

【小结】

为了从最广泛的层面上理解咬合，除颞下颌关节、咀嚼肌和牙齿外，我们还需要考虑一些赋予咀嚼系统存在和功能意义的神经行为机制。虽然咬合与思想、感觉和情绪之间的许多神经机制非常复杂，而且往往不太清楚，但我们非常有必要探讨发生在口腔功能运动和副功能运动中的各种生理和心理反应。

补偿牙齿邻接区磨耗的"有效"方式是牙齿的近中移位，补偿牙齿咬合面磨耗的"有效"方式是牙齿的继发性萌出。通过调节升颌肌的收缩来维持下颌姿势位，是一种姿势反射（牵张反射）。咀嚼过程中发出摄食动机是激活咀嚼肌的前提，特别是在咀嚼系统发育和神经系统成熟的早期阶段——胎儿期吞咽、新生儿哺乳和幼儿咀嚼。

无论作为一种激励现象，还是作为判断放入口腔中的东西（包括不能作为食物的物体，甚至是干扰功能运动、副功能运动的修复体）是否如意的一种反映，情绪都很重要。本章中所讨论的能完整解释咬合神经行为机制的支持性和反对性证据还远远不够。

通过电视、报纸、杂志和互联网以及专业口腔护理和对患者的指导等对患者进行广泛的"教育"，不仅能让患者认识牙齿和口腔，而且能将这些结构与健康、舒适感密切联系在一起。这种对口腔健康的幸福感受涉及与先天动机、驱动和情绪状态相关的相同神经递质，这些与生物适应和物种生存直接相关。包含咀嚼口腔运动的进食过程对人类生存至关重要。咀嚼系统的功能紊乱可能涉及与牙齿及其功能有关的精神生理机制。因此，功能运动或副功能运动中的咬合干扰可能不仅仅涉及牙齿相互接触关系，还同样涉及人类行为的精神生理机制。

没有科学证据表明特定的结构或精神生理机制是颞下颌关节和咀嚼肌紊乱的唯一原因。然而，只有那些没有机会观察到牙齿对情感、良好神经肌肉反应影响以及通过恰当的咬合治疗为患者解除痛苦的人，才会尝试去否定牙齿在人类行为中的作用（包括功能障碍）。

目前仍无充足的神经科学证据将主观观察结果与客观临床观察结果分开。能够确定真实因果关系的科学临床研究很难设计——特别是当这种因果关系不够直接、时有时无并且在自然条件下还受观察者和其他因素影响时。今后，我们还需要开展更多、更科学的研究来确定咬合及其相关因素在颞下颌关节/咀嚼肌功能紊乱中的作用。

【预测试问题答案】

1	2	3	4	5
C	A	A	C	B

【参考文献】

1.Zwemer T J: Mosby's dental dictionary, St Louis, 1998, Mosby.

2.Ash M M, Ramfjord S P: Occlusion, ed 4, Philadelphia, 1995, Saunders.

3. Angle E H: In The angle system of regulation and retention of the teeth, Philadelphia, 1887, S.S. White Dental Manufacturing.

4.Schuyler C H: Principles employed in full denture prostheses which may be applied to other fields of dentistry, J Am Dent Assoc 16: 2045, 1929.

5.Beyron H L: Characteristics of functionally optimal occlusion and principles of occlusal rehabilitation, J Am Dent Assoc 48: 648, 1954.

6.D'Amico A: The canine teeth — normal functional relation of the natural teeth in man, J South Calif Dent Assoc 1: 6-23, 1958. 2: 49-60; 4: 127-142; 5: 175-182; 6: 194-208; 7: 239-241.

7.Friel S: The development of ideal occlusion of the gum pads and teeth, Am J Orthod 40: 1963, 1954.

8. B H, Hellman M: Development of occlusion, Philadelphia, 1941, University of Pennsylvania Press.

9. Lucia V O: The gnathological concept of articulation, Dent Clin North Am 6: 183, 1962.

10. Stallard H, Stuart C: Concepts of occlusion, Dent Clin North Am 7: 591, 1963.

11. Ramfjord S P, Ash M M: Occlusion, Philadelphia, 1966, Saunders.

12. Falkner F: Deciduous tooth eruption, Arch Dis Child 32: 386, 1957.

13. Richardson A S, Castaldi C R: Dental development during the first two years of life, J Can Dent Assoc 33: 418, 1967.

14. Moyers R E: Handbook of orthodontics, ed 3, Chicago, 1973, Year Book.

15. Proffit W R, et al.: Contemporary orthodontics. St Louis, 1986, Mosby.

16. Murray J J: Dynamics of occlusal adjustment: a cephalometric analysis, Alumni Bull Univ Mich Sch Dent 69: 32, 1959.

17. Inuzuka K: Changes in molar relationships between the deciduous and permanent dentitions: a longitudinal study, Am J Orthod Dentofacial Orthop 93: 19, 1990.

18. Bishara S E, Hoppens B J, Jakobsen J R, et al.: Changes in molar relationship between deciduous and permanent dentitions: a longitudinal study, Am J Orthod Dentofacial Orthop 93: 19, 1988.

19. Clements E M B, et al.: Age at which deciduous teeth are shed, Br Med J 1: 1508, 1957.

20. Bjork A: The use of metallic implants in the study of facial growth in children: method and application, Am J Phys Anthropol 29: 243, 1968.

21. Bjork A, Skieller V: Normal and abnormal growth of the mandible: a system of longitudinal cephalometric implant studies over a period of 25 years, Eur J Orthod 51: 1, 1983.

22. Moorrees C: The dentition of the growing child: a longitudinal study of dental development between 3 and 18 years of age, Cambridge, MA, 1959, Harvard University Press.

23. Howe R P, McNamara Jr J A, O'Conner K A: An examination of dental crowding and its relationship to tooth size and arch dimension, Am J Orthod 83: 363, 1983.

24. Spillane L M, McNamara Jr J A: Arch width development relative to initial transpalatal width, J Dent Res IADR 1538: 374, 1989(abstract).

25. McNamara Jr J A, Brudon W L: Orthodontics and dentofacial orthopedics. Ann Arbor, MI, 2001, Needham Press.

26. Moorrees C, Chadha J M: Available space for the incisors during dental development — a growth study based on physiologic age, Angle Orthod 35: 12, 1965.

27. Lo R T, Moyers R E: Studies in the etiology and prevention of malocclusion. I. The sequences of eruption of the permanent dentition, Am J Orthod 39: 460, 1953.

28. Knott J, Meredith H V: Statistics on the eruption of the permanent dentition from serial data from North American white children, Angle Orthod 36: 68, 1966.

29. Martin R: Lehrbuck der anthropologie, Jena, Germany, 1914, G Fischer.

30. Hrdlizka A: Anthropometry, Philadelphia, 1920, Wistar Institute of Anatomy.

31. MacConaill M A, Scher E A: Ideal form of the human dental arcade, with some prosthetic applications, Dent Rec 69: 285, 1949.

32. Scott J H: What determines the form of the dental arches, Orthod Rec 1: 15, 1958.

33. Currier J H: A computerized geometric analysis of human dental arch form, Am J Orthod 56: 164, 1969.

34. Spee F G: Die verschiebungsbahn des unterkiefers am schädel, Arch Anat Physiol Anat Abt 285–294, 1890.

35. Monson G S: Occlusion as applied to crown and bridgework, J Nat Dent Assoc 7: 399, 1920.

36. Dempster W T, Adams W J, Duddles RA: Arrangement in the jaws of the roots of the teeth, J Am Dent Assoc 67: 779, 1963.

37. Bonwill, W G A:The geometrical and mechanical laws of the articulation of human teeth — the anatomical articulator. In Litch W F, ed. The American system of dentistry in treatises by various authors: operative and prosthetic dentistry. vol. 2. Philadelphia, 1886–1887, Lea & Febiger.

38. Bonwill W G A: Scientific articulation of human teeth as founded on geometrical mathematical laws, Dent Items Interest 21: 817, 1899.

39. Andrews L F: The diagnostic system: occlusal analysis, Dent Clin North Am 20: 671, 1976.

40. Poole D F G: Evolution of mastication. In Anderson DJ, Matthews B, editors: Mastication, Bristol, England, 1976, John Wright and Sons.

41. Butler P M: A zoologist looks at occlusion, Br J Orthod 1: 205, 1974.

42. Mills J R E: Attrition in animals. In Poole DFG, Stack MV, editors: The eruption and occlusion of teeth, Cokston symposium no 27, London, 1976, Butterworth.

43. Friel S: Occlusion: observations on its development from infancy to old age, Int J Orthod Surg 13: 322, 1927.

44. The glossary of prosthodontic terms, J Prosthet Dent 94: 10, 2005.

45. Celenza F B: The centric position: replacement and character, J Prosthet Dent 30: 591, 1973.

46. Johnston L E: Gnathologic assessment of centric slides in postretention orthodontic patients, J Prosthet Dent 60: 712, 1988.

47. Beyron H L: Occlusal relations and mastication in Australian aborigines, Acta Odontol Scand 22: 597, 1964.

48. Picton D C A, Moss J P: The effect of approximal drift of altering the horizontal component of biting force in adult monkeys(Macacus), Arch Oral Biol 25: 45, 1980.

49. Dewel B F: Clinical observations on the axial inclination of teeth, Am J Orthod 35: 98, 1949.

50. Van Beek H, Fidler V J: An experimental study of the effect of functional occlusion on mesial tooth migration in macaque monkeys, Arch Oral Biol 22: 269, 1977.

51. Yilmaz R S, et al.: Mesial drift of human teeth assessed from ankylosed deciduous molars, Arch Oral Biol 25: 127, 1980.

52. Dubner R, et al.: The neural basis of oral and facial function, New York, 1978, Plenum Press.

【参考书目】

Ackerman R J: Tooth migration during the transitional dentition, Dent Clin North Am 20: 661, 1976.

Anderson D J, Matthews B: Mastication, Bristol, England, 1976, John Wright and Sons.

Arnold N R, Frumker S C: Occlusal treatment, Philadelphia, 1976, Lea & Febiger.

Ash M M: Paradigmatic shifts in occlusion and temporomandibular disorders, J Oral Rehabil 28: 1,

2001.

Ash M M, Ramfjord SP: Introduction to functional occlusion, Philadelphia, 1982, Saunders.

Bates J F, Stafford GD, Harrison A: Masticatory function: a review of the literature. I. The form of the masticatory cycle, J Oral Rehabil 2: 281, 1975.

Baume L R: Physiologic tooth migration and its significance for the development of occlusion, J Dent Res 29: 123, 1950.

Beyron H L: Optimal occlusion, Dent Clin North Am 13: 537, 1969.

Brodie A G: Temporomandibular joint, Ill Dent J 8: 2, 1939.

Burch J G: Patterns of change in human mandibular arch width during jaw excursions, Arch Oral Biol 17: 623, 1972.

Dawson P: Evaluation, diagnosis and treatment of occlusal problems, St Louis, 1974, Mosby.

Dolwick M F, Sanders B: TMJ internal derangement and arthrosis, St Louis, 1985, Mosby.

Finn S B: Clinical pedodontics, ed 4, Philadelphia, 1973, Saunders.

Gibbs C H, et al.: Functional movements of the mandible, J Prosthet Dent 26: 604, 1971.

Graf H: Occlusal forces during function. In Rowe NH, editor: Occlusal research in form and function, Ann Arbor, MI, 1975, University of Michigan Press.

Gysi A: The problem of articulation, Dent Cosmos 52: 1, 1910.

Hannam A G, et al.: The relationship between dental occlusion, muscle activity, and associated jaw movement in man, Arch Oral Biol 22: 25, 1977.

Hatton M: Measure of the effects of heredity and environment in eruption of the deciduous teeth, J Dent Res 34: 397, 1955.

Hemley S: Fundamentals of occlusion, Philadelphia, 1944, Saunders.

Higley L B: Some controversies over the temporomandibular joint, J Am Dent Assoc 27: 594, 1940.

Klatsky M: A cinefluorographic study of the human masticatory apparatus in function, Am J Orthod 26: 664, 1940.

Kornfeld M: Mouth rehabilitation, vol 2, St Louis, 1967, Mosby.

Kraus J A: Dental anatomy and occlusion, Baltimore, 1969, Williams & Wilkins.

Kurth L E: Mandibular movements in mastication, J Am Dent Assoc 29: 1769, 1942.

Leighton B C: Early recognition of normal occlusion. In McNamara Jr JA, editor: Craniofacial growth series: the biology of occlusal development, Monograph 7, Ann Arbor, MI, 1977, Center for Human Growth and Development, University of Michigan.

Leighton B C: The early signs of malocclusion, Trans Eur Orthod Soc 45: 353, 1969.

Logan W H G, Kronfeld R: Development of the human jaws and surrounding structures from birth to age of fifteen years, J Am Dent Assoc 20: 379, 1933.

Lord F P: Movements of the jaw and how they are effected, Int J Orthod 23: 557, 1937.

MacLean P D: Some psychiatric implications of physiological studies of front temporal portions of the limbic system (visceral brain), Electroencephalogr Clin Neurophysiol 4: 407, 1952.

MacMillan H W: Foundations of mandibular movement, J Am Dent Assoc 231: 429, 1934.

Mann A W, Pankey LD: Oral rehabilitation, J Prosthet Dent 10: 135, 1960.

Matthews B: Mastication. In Lavelle CLB, editor: Applied physiology of the mouth, Bristol, England, 1975, John Wright and Sons.

Meredith H V: Order and age of eruption for the deciduous dentition, J Dent Res 25: 43, 1946.

Mogenson G J, et al.: From motivation to action: functional interface between the limbic system and the motor system, Prog Neurobiol 14: 69, 1980.

Moss J P, Picton D C: The effect on approximal drift of cheek teeth of dividing mandibular molars of adult monkeys(Macacus), Arch Oral Biol 19: 1211, 1974.

Moss J P, Picton D C A: Mesial drift in teeth in adult monkeys (Macacus) when forces from the cheeks and tongue have been eliminated, Arch Oral Biol 15: 979, 1970.

O'Leary T J: Tooth mobility, Dent Clin North Am 13: 567, 1969.

Prentiss H L: Regional anatomy emphasizing mandibular movements with specific reference to full denture construction, J Am Dent Assoc 15: 1085, 1923.

Rees L A: The structure and function of the mandibular joint, J Br Dent A 96: 125, 1954.

Robinson M: The temporomandibular joint: theory of reflex controlled nonlever action of the mandible, J Am Dent Assoc 33: 1260, 1946.

Savalle W P M: Some aspects of the morphology of the human temporomandibular joint capsule, Acta Anat(Basel) 131: 292, 1988.

Sessle B J, Hannam AG: Mastication and swallowing: biology and clinical correlates, Toronto, 1976, University of Toronto Press.

Taylor A: Proprioception in the strategy of jaw movement control. In Kawamura Y, Dubner R, editors: Oral-facial sensory and motor functions, Tokyo, 1981, Quintessence.

Yamada Y, Ash M M: An electromyographic study of jaw opening and closing reflexes in man, Arch Oral Biol 27: 13, 1982.

第17章
牙体解剖生理学与验学的临床应用

【学习目的】

1. 理解牙齿形状和位置对牙科器械设计和应用的影响；

2. 理解修复体外形影响口腔功能运动及副功能运动过程中对修复体所产生的力；

3. 理解与前后运动、侧方运动和正中验干扰相关的咬合调整的基本概念；

4. 掌握稳定型咬合夹板矫治器的基本特点和功能。

【预测试问题】

1.（1）传统的放射成像显示三维结构的二维视图。（2）现在临床上使用的锥形束计算机断层扫描（CT）可以对牙体解剖结构进行三维观察。

    A.（1）和（2）均正确　　　　　　　　　B.（1）正确,（2）错误

    C.（1）错误,（2）正确　　　　　　　　　D.（1）和（2）均错误

2.对于拔除前牙的牙钳，以下哪一项描述可能是正确的？

    A.适合切牙和尖牙的三角形或椭圆形根部形状

    B.与牙釉质接合部分较小，因此作用较小

    C.手柄有角度或较直，更易放置于要拔除的牙齿上

    D.以上均正确

3.（1）对疾病和创伤的解剖学反应可以改变恢复过程。（2）修复性牙本质或硬化牙本质的存在可能会改变口腔修复学的典型黏结技术。

    A.（1）和（2）均正确　　　B.（1）正确,（2）错误　　　C.（1）错误,（2）正确　　　D.（1）和（2）均错误

4.（1）矫正侧向干扰通常使用上颊或下舌规则。

    （2）矫正正中干扰通常需要重新绘制非支撑性尖角倾斜的等高线。

    A.（1）和（2）均正确　　　　　　　　　B.（1）正确,（2）错误

    C.（1）错误,（2）正确　　　　　　　　　D.（1）和（2）均错误

5.关于稳定器的设计，以下哪一项是正确的？

    A.覆盖牙弓上的所有牙齿

    B.提供一种咬合接触，使所有可能高位萌出的牙齿都有相对接触

    C.由抗尺寸变化的材料制成

    D.以上所有均正确

　　在这一章中，我们致力于将牙体解剖学的研究与牙科实践联系起来。随着这一章的展开，这个概念应该扩展至解剖学如何决定器械设计、修复性准备设计和材料选择，以及不同的牙体解剖学如何改变口腔健康等方向。了解可接受的变异程度是正确诊断和制订治疗计划的基础。除口腔健康外，在口腔美学领域，可接受的变化也是治疗成功的保障。牙体解剖的功能与艺术传递需要融入形态、形式、功能、压力、结构与色彩等要素。

第一节　与牙体解剖学相关的器械设计/使用

　　临床诊断需要鉴别患者的健康和病变解剖结构，因此需要改良器械的形状，使其能接触到牙齿及牙周探查部位。不同种类的探针（图 17-1）可用于牙齿解剖外形的轴面和咬合面，以帮助定位龋洞位置，其他探针则用于探查龈上和龈下的牙结石和牙根暴露（图 17-2 和图 17-3）。一些牙周探针用于测量特定的龈袋和附着水平，而 FURCA 探针可对根分叉病变的程度进行识别及分类（图 17-4 至图 17-7）[1]。牙周筛选和记录（PSR）探针可快速筛查青少年牙周健康的基准线[2]。牙髓探针用于研究管腔形状和根管定位[3]。这些器械辅助获得的数据与头颈部触诊、上颌弓/下颌弓模型、患者 X 射线片以及各种分析（医疗、龋齿风险、营养、功能等）相结合，从而帮助进行临床诊断。在收集和分析这些数据后，即可制订治疗计划和评估疾病预后。

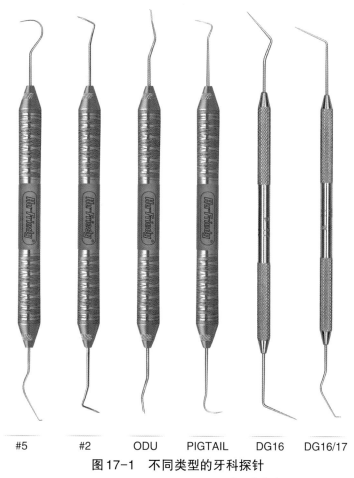

| #5 | #2 | ODU | PIGTAIL | DG16 | DG16/17 |

图 17-1　不同类型的牙科探针

（图片来自 Hu-Friedy Co.）

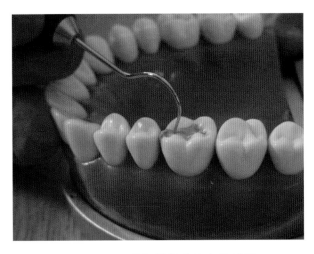

图 17-2　用探针检查修复体边缘

（模型由 Acadental Co 提供，型号为 ModuPRO One）

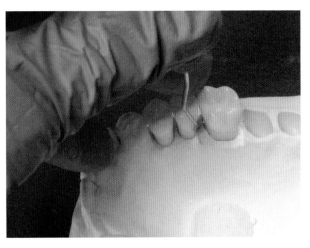

图 17-3　用于检查牙根表面的探针

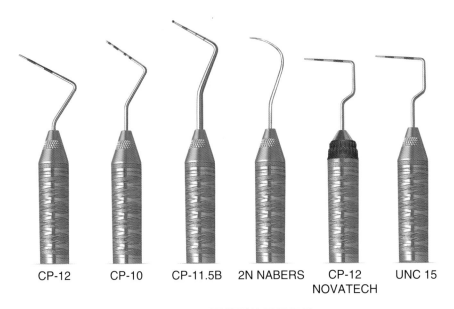

| CP-12 | CP-10 | CP-11.5B | 2N NABERS | CP-12 NOVATECH | UNC 15 |

图 17-4　不同类型的牙周探针

（图片来自 Hu-Friedy Co.）

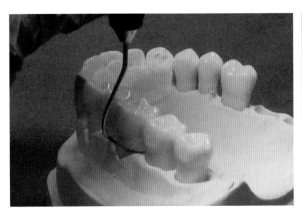

图 17-5　牙周探针检查根分叉

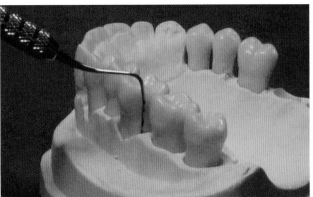

图 17-6　牙周探针测量牙周袋深度

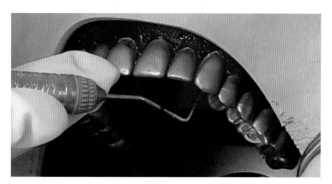

图 17-7　探针检查牙周附着

（图片来自 Frasaco Co.）

请访问 http://pincode.yiaiwang.com，查看视频 1 和 2

放射学提供了 1 个三维物体的二维视图，从而便于医生直接掌握检查部位的解剖细节。根据胶片和放射源的拍摄位置，此图像可能不会显示所有关键信息，例如，下颌第一磨牙的颊侧位 X 射线片所示近中牙根可能出现彼此影像重叠，导致掩盖根管解剖结构的差异，比如带状结构（由根管系统中两个不同的根管或分叉构成），或者牙根尖的真实位置。由于获取图像的技术不同，咬合翼片（BW）提供了比根尖片（图 17-8）更准确的邻面龋损深度视图。虽然曲面体层片和头影测量片提供了结构的全局视图，但在二维视图中可能很难精确定位正常/异常的解剖结构[4]，故在种植术前需要使用锥形束 CT 对关键结构进行三维图像重建，以辅助分析植入体与神经/血管结构的位置关系、牙槽嵴切口的位置以及可用的牙槽骨厚度和高度（图 17-9）[5]。

医生依据各种解剖学特征选择用于获取口腔印模的预制托盘，继而制备诊断模型，对牙槽骨的大小及形状、余留牙数量、骨突或切口等情况进行评估和考虑。牙齿与其周围的结构为萌出、使用、健康/疾病及早期治疗方案的考量提供了诊断线索[6, 7]。在无牙颌病例中，牙槽骨的解剖结构与血管和神经相关的结构缺失及肌肉附着与运动的位置和范围，都有助于口腔义齿修复的成功（图 17-10）[6, 8]。

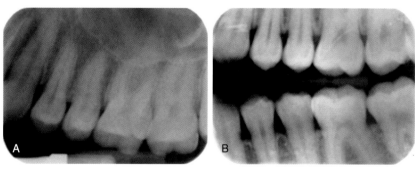

A.左侧上颌根尖周 X 射线片；B 左侧上颌和下颌咬合翼片

图 17-8　影像学图片

如第 4 章所述，诊断性 X 射线片具有重现性，为法医明确鉴定尸体身份提供了可能性。从治疗过疑似受害者的牙医处获得以前的 X 射线片，再投照类似的角度 X 射线片，如果重要相似点足够多，就可能识别出身份[9]。在面部重建过程中，参考了权重不同的 14 个中点及 11 个双侧点的组织深度标记，许多标记都与口腔密切相关[10]。多数面部识别程序都使用了同样的概念[11]。在咬痕分析中，在施加压力条件下使用石膏模型和照片来辅助识别袭击者。在评估鉴定过程中，必须考虑时间推移、死前和死后动作、压力和软组织形变[12]。

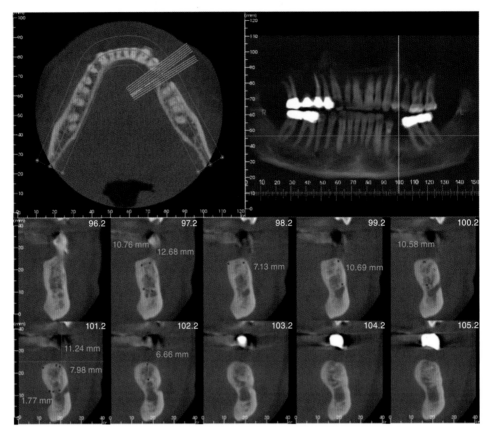

图 17-9 锥形束计算机断层扫描

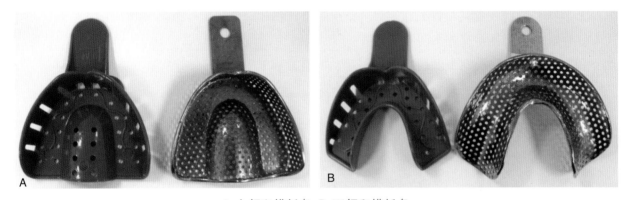

A.上颌印模托盘;B.下颌印模托盘

图 17-10 印模托盘

第二节 口腔外科

了解待拔除牙齿的解剖结构有助于决定所选器械及拔牙方法（图17-11）。由于牙钳喙的形状和钳头的宽度及形状与牙冠/牙根的形状相匹配，故其可牢固钳住牙齿。前牙钳与切牙和尖牙的圆三角形或椭圆形根部形状相匹配，由于与釉牙骨质界（CEJ）接合处较小，斜度较小，因此要用有一定角度或较直的手柄，以便于喙在口腔中顺利定位（图17-12）。牙齿的移动和拔除路径取决于牙弓中与邻牙的相对位置关系，通常是旋转/颊舌向运动，在颊侧脱位。然而，对于牙列拥挤导致的下颌切牙舌倾的情况，则可在舌侧脱位。此外，根据骨密度和厚度及颞下颌关节生理解剖的知识，则需要定位术者手/手指处支点，从而获得下颌骨支持力，以帮助对抗拔牙所需的力（图17-13）[13]。

　　如在前磨牙和磨牙有根分叉的情况下，分叉处与钳嘴的接合有助于钳制牙齿。这些牙钳喙较窄，可在牙根间滑动从而接合根分叉，且其边缘较宽可适应牙冠形状。牙齿脱位方向不仅根据牙齿在牙弓中所在位置确定，还通过牙根位置确定。例如，由于上颌第一磨牙腭根的弯曲，需要从殆方进行脱位。颊侧喙与近颊根与远颊根之间的根分叉相接合，而舌侧喙则紧贴腭根。上颌骨颊侧皮质骨薄，需术者以手为支点挤压面部骨骼（图17-14）。相比之下，下颌第一磨牙也从颊侧脱位，钳嘴从颊舌两个方向与近远中根之间的分叉接合（图17-15）。颊舌向移动可松解殆方压力，使牙齿颊殆/舌殆向脱位。厚层皮质骨只需轻微加压，但术者需以手部支点抵抗传递到颞下颌关节的压力，以避免关节紊乱。根尖钳的喙部狭窄，以接合窄径根部（图17-16）。

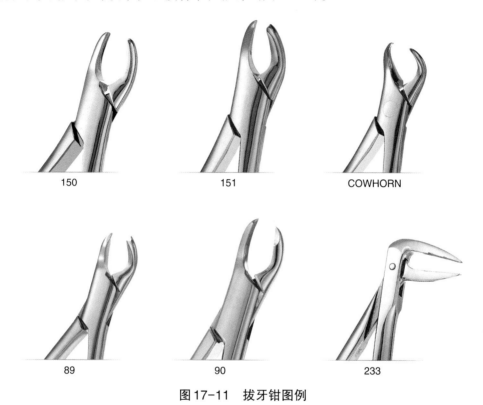

150　　　　　　151　　　　　COWHORN

89　　　　　　90　　　　　233

图 17-11　拔牙钳图例

（图片来自 Hu-Friedy Co）

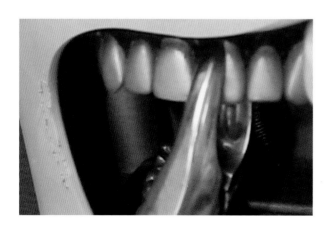

图 17-12　上颌前牙钳的应用

（图片来自 Frasaco Co.）

请访问 http://pincode.yiaiwang.com，查看视频3和4

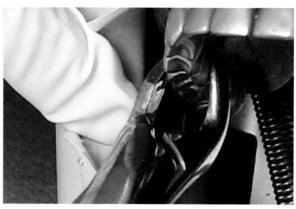

图 17-13　下颌前牙钳的应用

（图片来自 Frasaco Co.）

请访问 http://pincode.yiaiwang.com，查看视频5

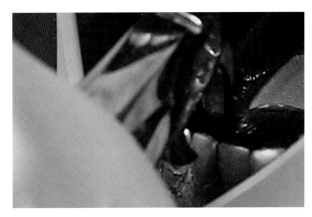

图17-14　上颌磨牙钳的应用

（图片来自 Frasaco Co）

请访问 http://pincode.yiaiwang.com，查看视频6

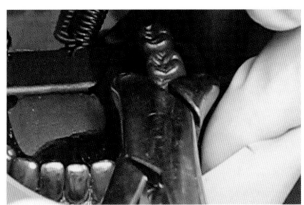

图17-15　下颌磨牙"牛角"钳的应用

（图片来自 Frasaco Co.）

请访问 http://pincode.yiaiwang.com，查看视频7

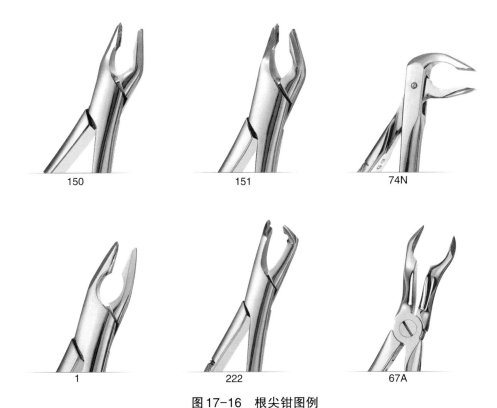

150	151	74N
1	222	67A

图17-16　根尖钳图例

（图片来自 Hu-Friedy Co）

　　牙挺这一牙科器械被应用于口腔外科手术，用于处理软组织关系，嵌入牙面凹陷处，分离牙槽骨与牙根之间的纤维连接，偶尔用于削弱内部扭力以防牙根断裂，便于整体拔除。宽扁型刃更易松解根尖处牙周纤维。牙挺刃的尖端需与牙根形状相匹配，其表面弯曲可切断牙周纤维，从牙槽骨中挺出牙根（图17-17）。轻柔旋转推力有助于挺出牙根，但与往复运动的阻力类似，同样需要术者有支点支撑（图17-18）。有时，要用手机将牙根切开分成小块，用牙挺在内部挺出，以拔除牙根。解剖形态不同，分根后牙根脱位的方式也有所不同。例如，前磨牙与磨牙牙根的弯曲方向一致；下颌弯曲的近中根通常向远中殆方脱出，而弯曲的远中根通常沿着近中殆方脱出；上颌磨牙的弯曲牙根，近中根可能向远殆方脱出，而远中根则向近中殆方脱出，腭根则向颊方脱出。

　　激光和超声设备的使用、种植体的植入、上颌窦的提升、皮瓣的设计和缝线的位置都会受到解剖因素的影响[5, 13-15]。翻瓣的设计方式由牙根在牙槽骨中的位置及其与神经/血管和肌肉的关系所决定。从牙龈切入全部/部分组织厚度深度，使用包膜或组织瓣松解切口都会受到周围解剖结构的影响。使用缝合线还必须考虑邻接解剖结构、肌张力、唾液的排出以及伤口的关闭[13]。

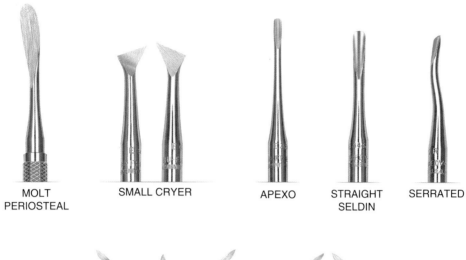

MOLT PERIOSTEAL SMALL CRYER APEXO STRAIGHT SELDIN SERRATED

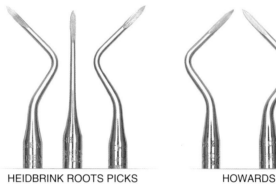

HEIDBRINK ROOTS PICKS HOWARDS

图 17-17 牙科手术器械示例

（图片来自 Hu-Friedy Co）

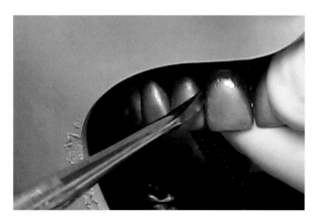

图 17-18 外科手术器械应用于上颌切牙

（承蒙 Frasaco 公司提供仿头模型）

请访问 http://pincode.yiaiwang.com，查看视频 8 和 9

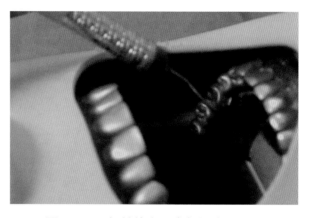

图 17-19 探针检查牙齿邻间结石

（承蒙 Frasaco 公司提供仿头模型）

第三节　牙周病学

有效的牙周治疗需要使用专用治疗器械，清除包括根面凹陷和根分叉区的菌斑牙石。在洁治和根面平整过程中通过器械移动探查龈上和龈下牙石（图17-19）。有牙石菌斑存在的区域，可使用器械进行超声波振荡去除或手持器械刮除。因此，需要熟悉牙齿不同的解剖结构以有效清除菌斑，并注意釉珠、釉突、腭侧沟、根面凹陷、根分叉病变和多根牙的存在[16, 17]。牙周探针工作端有多个弯曲，柄平行于牙齿的长轴，尖端与牙根面平行，利用探诊尖端垂直上下提插式运动探查牙石的存在与否[18]。

利用超声波洁治器械去除牙石，将振动尖端放置在与11/12欧道明大学刮治器尖端相同的方向上，振动通过牙结石进行传播，并将牙石震碎（图17-20）。手持洁治器械应将切割面与牙根面垂直，通过手部提拉动作清除结石[18]。

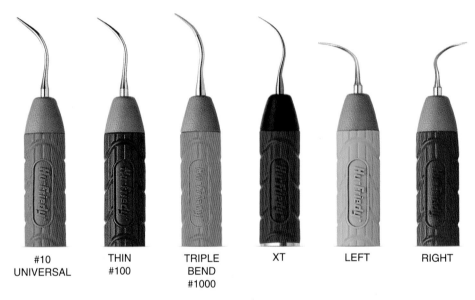

#10
UNIVERSAL

THIN
#100

TRIPLE
BEND
#1000

XT

LEFT

RIGHT

图17-20　超声波洁治器尖端示例

（图片来自 Hu-Friedy Co）

牙周治疗的并发症发生在有牙根面凹陷和根分叉暴露的情况。专用手持器械设计有弯曲、多重弯曲和倾斜切割面，并带有圆形保护性非工作面，可与牙根-牙结石界面接合，不会对周围牙周组织如牙骨质、牙根面、牙龈组织和牙槽骨造成不必要的损伤（图17-21）。例如，去除上颌第一前磨牙近中面的龈下牙结石需要接触近中面凹陷，而不损伤颊面或远中牙根的突出部分。刮除嵌在下颌磨牙根分叉处的结石也有同样的要求，但是刮治器械可以直接进入该区域。刮治器或"after five"刮治器工作端有一定的角度，可从近中或远中进入，以改变工作端的接触点，并且工作端较小，有合适的曲率，使器械正确进入工作区并清除结石（图17-22）。同样，通用洁治器可以为治疗前牙的近中、远中端提供一定的角度，而刮治器是为上颌磨牙和下颌磨牙的近中/远中的刮治量身定制的[18]。

通过对牙根解剖形态的了解，有效选择和使用合适的器械在牙槽嵴顶移动，并注意探查解剖形态的异常。辨别釉牙骨质界、牙结石、楔状缺损、酸蚀症、根面龋和创伤性牙折需要了解每颗牙齿及其周围结构的解剖学知识。任何牙齿每增加一个牙根都会增加根分叉区域，而釉突或釉珠会在相应的区域阻碍骨附着，此时需要其他器械的辅助（图2-15C）[16, 19]。

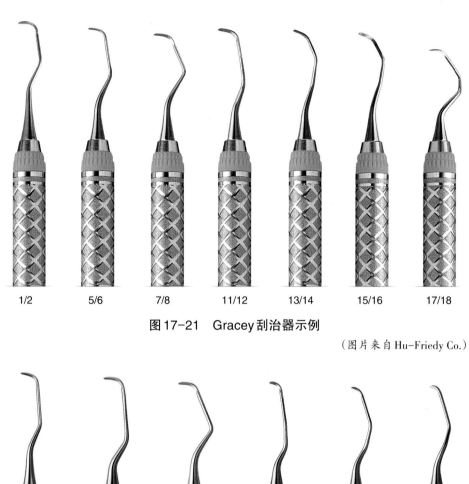

图 17-21 Gracey 刮治器示例

（图片来自 Hu-Friedy Co.）

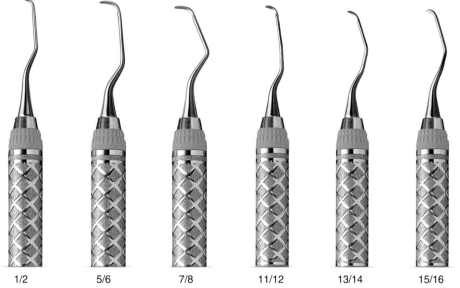

图 17-22 Gracey "after five" 刮治器实例

（图片来自 Hu-Friedy Co）

第四节 牙髓病学

　　髓腔解剖决定了各种前、后牙的髓腔入口设计。开髓洞型是完全进入髓腔及根管口所必需的，以确保完全摘除牙髓组织。髓腔形态可以通过应对环境变化而发生改变。熟悉髓腔解剖学有助于医者识别牙齿疾病的变异解剖学。例如下颌第一磨牙萌出时髓腔高度与50岁时进行对比存在显著差异。热刺激、创伤或疾病后修复性牙本质的形成，会导致髓室顶降低，而某些遗传病则伴随髓腔消失或扩大[20]。

　　骨组织和牙龈组织特征也有助于判断牙髓疾病的诊断和治疗需要。综合已报告的症状和客观表现，影像学发现为必要的诊断、治疗和预后提供依据。例如，分析牙周韧带（PDL）因感染而变宽与创伤性咬合的关系，骨增生或骨溶解对分析创伤性骨囊肿与慢性根尖周炎的区别，牙周或牙髓源性牙龈脓肿的区别，以及慢性炎症与牙根吸收引起的牙根解剖变化等。如果需要进行手术治疗，与皮质骨和肌肉附着相关的牙齿位置也会决定手术入路、手术方法、缝线设计和预期结果[21]。

牙髓病治疗器械设计经过不断改进以适应牙齿解剖和位置。例如根管探查器械，尖端角度前牙、后牙不同，镍钛旋转锉可用于弯曲根管，但医者器械选择的基础仍是通路设计和髓腔解剖结构。锉的直径也是各不相同，需要考虑牙齿类型、根管形状和数量以及先前的创伤和/或治疗史选用[21]。

根尖定位仪的使用由来已久，人们发现根管很少从解剖根尖开始，而是开口于解剖根尖1～2 mm范围内[22, 23]。三维成像极大地改变了对牙髓解剖正常范围内包括各种变异的理解[24]。超声波、化学冲洗、激光用于控制根管内感染[25, 26]，并且通过热塑性材料与密封剂的冷凝实现了根管区域内的封闭[21]。

牙髓组织中干细胞的存在增加了牙科领域的复杂性。目前尚在研究根尖封闭术的治疗方法，以及在疾病治疗后的根管中牙髓组织的重建[27, 28]。同样，需要对牙髓组织的获取和反应有深入的了解，以收集干细胞快速储存和进一步使用[29]。

第五节 修复学

在直接修复中，牙齿解剖学决定了预备设计和修复材料的选择。修复材料的物理特性也决定了修复的位置和功能要求。设计合理的银汞合金修复体可以比复合材料有更大的抗压强度，但在预备过程中需要具有抗蠕变的特性。性能良好的复合修复体通过黏结到牙釉质表面区域而表现出显著的抗拉强度。预备的设计取决于龋坏牙体组织的去除和对结合不良的窝沟、脱钙的釉质和牙本质、牙骨质的黏结强度以及阻力特征（如横向隆起）的考虑[30, 31]。

边缘的预备也涉及牙齿解剖学。银汞合金修复需要90°的边缘角度，复合材料需要设计钝角。考虑釉柱的晶体结构，设计的特定器械，可进行边缘修整，去除无釉柱釉质，以防止咬合咀嚼过程中发生釉质断裂。同样地，直接修复材料在压缩区域需要一定的边缘角度，因为修复材料的薄片在功能压力下会发生断裂（图17-23-A和图17-23-B）。虽然乳牙预备的边缘角度遵循相同的规则，但牙龈附近轮廓较宽的乳牙形状变化会影响这些直接修复体的形状和应力强度。由于颊舌径宽度较小，邻面龋可能需要使用不锈钢冠作为乳牙修复体，以确保固位。

疾病和创伤的解剖学结构改变可以进一步影响修复设计。对于修复性或硬化性牙本质，传统的黏结技术可能需要额外的微固位特征。由于牙折导致的牙体缺损，当固位需求增加时，可能需要使用沟槽固位或固位钉来增加固位力。接近牙骨质会妨碍复合修复体的斜面设计。

口腔内不同部位的直接修复需要不同角度的器械。不同尺寸的银汞合金充填器可将材料放置到预备好的洞型中，而磨光器械使材料变光滑并可以雕刻主要的解剖窝沟。塑形设计要将材料精确充填到洞型边缘（图17-23-C和图17-23-D）。复合修复材料使用压缩充填器、滑动放置器械，有些带有偏置角度，可根据咬合面和光滑表面选择不同形状的器械。用火焰钻、球钻、倒锥钻、抛光盘、抛光杯辅助完成所有修复过程。降低粗糙度和提供解剖特征的一致性，并实现材料和牙体组织的平滑过渡，从而降低菌斑滞留和/或食物嵌塞发生率，避免继发龋的发生[30, 31]。

牙折线的存在需要考虑扩大预备或修复范围，以防止进一步的牙折并出现临床症状（图13-26）。金瓷这类间接修复材料选择必须在口腔外成形后，完全黏接在牙齿或种植体上。这一要求可以改变阻力和保持特性，结合旋转力矩力臂作用下的力传递概念，以反复抵抗折裂并保证修复效果。当然，接近牙齿解剖结构有助于通过根部正确地传导力，抵抗食物嵌塞、牙齿移动和继发龋的发生。边缘角度必须再次考虑材料属性，包括贵金属斜面和瓷材料的对接。排龈器械用于在龈袋中放置排龈线，以暴露预备好的牙齿边缘[33, 34]。同样，圆锥形种植体根部与修复体以自然角度结合，以实现完整修复，是替换缺失牙齿的一个持续关注的焦点[5, 33]。

　　根据牙齿和口腔解剖，乳牙早期牙齿缺失通常需要固定或活动的间隙保持，基于牙齿发育和萌出预期对间隙保持进行评估[32]。对于成人，早期牙齿缺失会损害口腔功能，在诊断和治疗计划中应告知患者这种解剖变异的并发症和预后。丧失牙根的牙槽骨凹陷可提示骨移植物的放置、牙槽骨的保存、即刻或延迟的种植体植入以及抵抗解剖变化和对这种牙齿缺失的代偿性反应[33, 34]。完整的牙齿替换需要了解牙齿解剖及其与骨和软组织相互的关系，以获得功能和谐的美学修复。

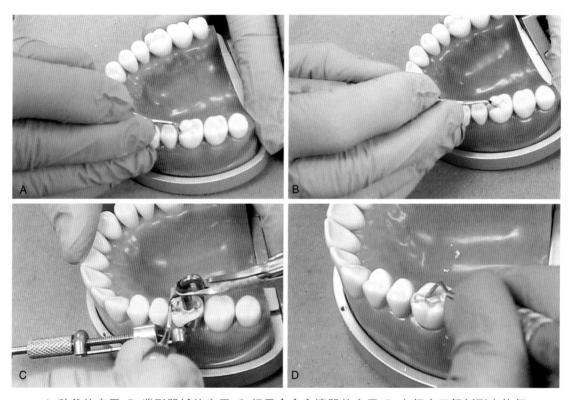

A.釉斧的应用；B.凿形器械的应用；C.银汞合金充填器的应用；D.上颌磨牙解剖形态恢复

图17-23　银汞合金修复上颌磨牙解剖形态

第六节　美学

　　微笑设计是美学修复的一个基本概念。治疗结果不仅要被个人和大众接受，而且需要符合牙周健康的理念。其中重点关注龈缘、颊间隙的可见度以及结缔组织的可让性。随着年龄的增加，说话时下颌前牙暴露得更多。因此，下颌牙的大小、形状、颜色和位置在美学上变得更加重要[33, 35]。研究表明，人们注意不到3 mm以内的中线偏移，但会注意到牙齿宽度的变化；人们注意不到2 mm以下的切牙长度变化，但会注意到牙齿颜色的变化；人们会接受3 mm的露龈，但会注意到超过2 mm的牙齿位置变化。令人意外的是，牙齿形状的轻微改变会带来令人喜悦的结果[36]。从直视图来看，牙齿的黄金比例至关重要，尤其是在关闭牙缝或牙齿排齐的治疗中[37, 41]。

历史上，美学牙齿排列被认为需要将切牙切缘放置在上颌弓的中心和尖牙的切缘长度顶端。Dorfman进一步研究发现，人们认为切牙长度应依次递减。他的微笑指南提出了66种不同的前牙形状和位置，分别有人物和模型的展示[38]。Golub-Evans还研究了横向形状变化与审美感知的关系。他发现牙列的宽度、长度、弧度和角度的细微变化可以描绘出微妙的人物个性。例如，正方形的切牙形态被认为是运动型的，而较圆的形态则被认为是安静型的[39]。

第七节　解剖变异

请访问 http://pincode.yiaiwang.com, 查看PPT3

随着牙齿解剖学逐渐多样化，诊断和/或治疗任何形态异常以确定不同的治疗目的显得更为重要。釉牙骨质界处的酸蚀改变了龈缘处牙齿的形状，可能会改变该区域的自洁性，导致牙菌斑的堆积。牙齿切缘的酸蚀可能会引起牙齿崩裂，改变前牙引导作用，甚至导致牙折。所有解剖学上的改变都可能导致牙齿敏感、脱矿和龋齿。然而，同样的形态改变也可能发生在牙齿磨损或折断上，导致同样的结果。明确病因（化学、机械或生物物理）是治疗的前提，阻止进一步的病变发展，同时改善患者的症状。酸蚀症患者需要改变患者的饮食、服用药物或呕吐控制，而牙齿磨损患者需要改变刷牙习惯或使用本章后面描述的夹板治疗[30, 31, 40]。

釉珠或釉突和双生牙会影响牙周健康和龋齿的形成。釉质形态变异和根面沟改变了牙龈的附着形成，可能导致牙龈炎或骨开裂。为了控制牙龈疾病，需要改变解剖结构[41]。当牙龈附着水平向根尖方向移动时，需要进行牙周治疗。在这些情况下，建议使用额外的清洁工具，如牙线或间隙刷，或选择更小、更弯曲的工作尖用于清洁根面的较窄的沟和凹陷（图17-24）[16]。解剖异常，如釉质发育不全、融合牙、额外牙和牙中牙，会影响牙周治疗，同样也会影响涉及根管解剖结构的牙髓治疗（图17-25-A和图17-25-B）。

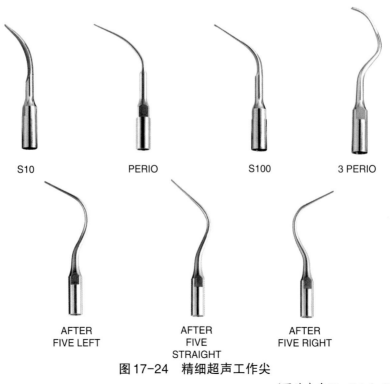

S10　　PERIO　　S100　　3 PERIO

AFTER FIVE LEFT　　AFTER FIVE STRAIGHT　　AFTER FIVE RIGHT

图17-24　精细超声工作尖

（图片来自 Hu-Friedy Co）

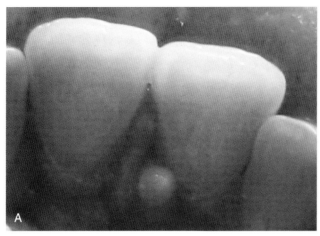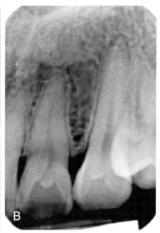

A.额外牙;B.X射线片显示了牙中牙

图17-25　解剖异常

治疗方法往往随着牙齿在牙弓的位置改变而发生变化。在这里，我们提出以下几点：

1.牙齿倾斜、旋转和移位可能影响牙齿的自洁作用；改变咬合、咀嚼和咬合力；影响牙齿抗龋能力和牙龈健康；改变牙齿萌出和牙槽骨的反应性改建[30]。

2.相比于正常牙齿，在倾斜牙齿上进行牙体预备，可能会累及健康牙髓，因为其离髓腔和髓角比较近。

3.为了保留更多的牙体组织，拥挤的下颌前牙可以从颊侧去龋，相比于从舌侧去龋可保留更多牙体组织[31]。

4.依靠患者自身清洁邻面的菌斑，可以有效预防邻面龋。

5.因为较窄舌尖位于颊侧，上颌第二磨牙旋转180°可能会导致食物嵌塞和龋齿的风险增加。

6.由于接触区的位置变化，口腔卫生清洁难度增加，抗龋能力减弱，可能导致牙周疾病[31]。

7.当第三磨牙和第四磨牙颊舌向水平阻生，随着牙齿的成熟，会因牙齿宽度增加而使牙槽骨变宽，而过小牙则相反[13]。

8.尖牙舌侧萌出会导致牙弓变窄，尖牙和邻牙之间缺乏牙槽骨的改建，丧失尖牙保护𬌗。

无论是生长、萌出还是行使功能，牙齿在牙槽骨和牙弓中的位置决定了牙弓和错𬌗畸形分类，尖牙保护𬌗与组牙功能𬌗，前牙引导，以及是否存在工作侧、平衡侧时明显的𬌗干扰。无论磨牙症或局部可摘义齿的基牙导致的咬合力的增加，都可能进一步导致牙齿的异常磨损、松动移位和异位萌出。

疼痛的变化可能发生在不同的解剖结构上。骨骼的拉伸或压缩，无论是在关节还是在椎间孔中，都可能导致骨重塑、血管/神经束压力改变，从而导致疼痛感改变。痛觉改变也可以发生在变异的情况下。无论是在关节还是在椎间孔，骨的对位或压迫可能会导致骨重塑、血管/神经束压力改变，导致痛觉改变。感觉异常可见于颞下颌关节或卵圆孔、椎间盘移位和/或重塑、外伤后切断的神经再愈合、肿瘤发展和神经痛。由于神经的位置和功能是由基因决定的，受环境因素的影响，在三叉神经和面神经的分叉、神经节、牙根里的牙髓组织以及个体特有的痛觉中可以看到不同的解剖结构和可能的疼痛反应。同样，因疼痛就诊的患者通常有牙齿和/或牙槽骨感染，疼痛可能是由于神经干局部肿胀或趋化信号改变造成的神经压迫（图17-26）。

咀嚼系统的变化也可能是解剖变异的原因或结果。磨牙症和紧咬牙增加了牙齿和牙槽骨的受力，刺激神经，牙槽骨改建，造成牙动度增加或移位，增加牙折、龋齿和牙隐裂出现的概率[40]。睡眠呼吸暂停综合征可能是解剖学原因导致的，例如扩大的、拉长的或分叉的悬雍垂、腭部阻塞或小颌畸形，而这种情况的牙科治疗通常会使下颌前移。患者会在睡眠期间暂时打开气道，但如果不间断，可能会导致肌肉和关节重塑，甚至造成安氏Ⅲ类错殆畸形[43]。疾病（如关节炎和硬皮病或迟发性运动障碍和干燥综合征）可能会影响咬合、造成牙齿及牙周组织缺失，引起肌肉萎缩或肥大[1]。Spee曲线、Wilson曲线和Monson曲线的改变可能影响咀嚼系统动度和功能以及对疾病的抵抗能力[33]。

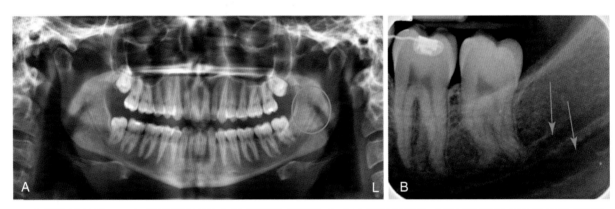

A.曲面体层片显示下牙槽神经(IAN)和神经管裂成两半；B.根尖周X射线片确认下牙槽神经(IAN)裂成两半

图17-26　神经病变

第八节　殆学

牙齿解剖形态会影响天然牙和修复体上的咬合力。例如，修复后的上颌第一磨牙有一个过大的斜嵴。在第16章中描述的最大牙尖交错殆（MI）和正中殆（CO）的咬合接触最好发生在中央窝或附近，不会受到增大的斜嵴的影响。然而，当下颌骨后退或处于正中位时，这个过大的斜嵴有可能出现咬合高点。这种情况会引起咬合干扰和新的正中殆位滑动，影响修复体内的应力分布以及下颌位置。正如第16章所指出的，下颌骨的后退运动过程中的接触往往发生在上颌牙CO时咬合接触的远中。中线偏移也会导致上述接触导致的正中殆位滑动，同时经常观察到下颌骨上、前部运动进入CO。为了消除MI时咬合接触的远中咬合干扰，应将上颌修复体的解剖结构磨平。如果咬合干扰是确定的，可以在修复体试戴时常规进行咬合调整。相反，在下颌第一磨牙的修复过程中，MI的理想咬合接触位于中央窝或附近。在后退运动中的咬合接触一般发生在下颌牙CO时咬合接触的近中。同样地，下颌后退运动中的咬合干扰往往发生在远中的引导斜面，经常出现在下颌骨向下、前部正中滑动到MI的过程中。为了消除MI时咬合接触的近中咬合干扰，应将下颌牙的远中引导斜面磨平。

在修复过程中，需要考虑到下颌骨侧向或正中咬合运动时发生的牙齿接触，以及后退前伸或非工作运动。修复体解剖特征的过度塑形会造成其受到侧向力，应尽量避免。从图16-39可以看出，在侧向前伸运动中，应评估上颌后牙修复体颊尖的舌斜面、牙尖高度以及舌尖的舌斜面，排除其潜在咬合干扰。同样地，也应关注下颌后牙修复体舌尖的颊斜面、牙尖高度以及颊尖的颊斜面，避免咬合干扰。在修复时的试戴阶段，通常会根据BULL规则调整上颌牙的颊尖或下颌牙的舌尖，消除侧方殆干扰[44]。为了保持支持尖的强度和完整性，维持MI的功能和稳定性，需要调磨上颌修复体的颊尖斜面和下颌修复体的舌尖斜面。而后退前伸和非功能性下颌运动的咬合干扰需要调磨支持尖斜面。

请访问 http://pincode.yiaiwang.com，查看动画24

　　另一种控制创伤性咬合力、潜在的牙齿磨耗和牙齿磨损是使用稳定型咬合夹板或矫治器（图16-2）。咬合控制的效果仅限于佩戴矫治器的时候，而且下颌副功能运动时，使用该矫治器也可以控制负面效果。此处使用的术语稳定是指矫治器的设计特征。因此，矫治器的材料可以抵抗尺寸变化或有足够的弹性来抵抗咬合力，但在磨牙或下颌副功能运动时不会导致对侧牙齿磨损[45]。为了防止牙齿的意外移动，矫治器应该覆盖牙弓上的所有牙齿，并与对颌牙建立稳定的咬合接触，防止咬合过高或牙齿移动。矫治器咬合面的设计是为了在广泛的下颌接触时提高稳定性。咬合接触的原理与单个牙修复相同，即在上颌义齿自由无引导下颌闭合时，在咬合接触远中提供一个平缓的解剖区域；在下颌义齿自由无引导闭合时，在咬合接触近中提供一个平缓的解剖区域。这样做的目的是在下颌后退接触位和无引导咬合接触位之间提供咬合稳定性，防止矫治器过度影响下颌骨的位置。通过在矫治器周围的轮廓加一个平缓的坡度，轻微抬高牙尖或前牙引导下分开后牙，从而控制下颌非正中运动时的咬合力。关于咬合调整和咬合夹板治疗的进一步研究，读者们可以参考Ash44[44] 和 Okeson[46] 的著作。

请访问 http://pincode.yiaiwang.com，查看视频10～12

【预测试问题答案】

1	2	3	4	5
A	D	A	B	D

【参考文献】

1. Bricker S L, Langlais R P, Miller C S: Oral diagnosis, oral medicine & treatment planning, ed 2, Philadelphia, 1994, Lea & Febiger.

2. McDonald R E, Avery D R, Dean J A: Dentistry for the child and adolescent, ed 8, St Louis, 2004, Mosby.

3. Walton R E, Torabinejad M: Principles and practice of endodontics, ed 3, Philadelphia, 2002, WB Saunders Company.

4. White S C, Pharoah M J: Oral radiology, principles and interpretation, ed 6, St Louis, 2009, Mosby.

5. Misch C E: Contemporary implant dentistry, ed 3, St Louis, 2008, Mosby.

6. Gladwin M A, Bagby M: Clinical aspects of dental materials, ed 3, Baltimore, 2009, Lippincott Williams & Wilkins.

7. Rosenstiel S F, Land M F, Fujimoto J: Contemporary fixed prosthodontics, ed 4, St Louis, 2006, Mosby.

8. Zarb G A, Bolender C L: Prosthodontic treatment for edentulous patients, ed 12, St Louis, 2004, Mosby.

9. Page D: Digital radiography in forensic odontology, Forensic Magazine, 2005. http://www.forensicmag.

com/articles/2005/04/ digital-radiography-forensic-odontology#.Upex1Cfzi1A.

10.Stephan C N, Simpson E K: Facial soft tissue depths in craniofacial identification part I: an analytical review of the published adult data, J Forensic Sci 53(6): 1257, 2008.

11. Wang Y, et al.: Non-negative matrix factorization framework for face recognition, Int J Pattern Recogn Artif Intell 194: 495, 2005.

12. Bitemarks. www. forensicmed. co. uk/wounds/bitemarks/? utm_source= paste&utm_campaign= copypaste&utm_cor.

13. Hupp J R, Ellis E, Tucker R: Contemporary oral and maxillofacial surgery, ed 5, St Louis, 2008, Mosby.

14. Pappalardo S, Guarnieri R: Randomized clinical study comparing piezosurgery and conventional surgery in mandibular cyst enucleation, J Craniomaxillofac Surg 6: 186, 2013.

15.Chrcanovic B R, Freire-Maia B: Considerations of maxillary tuberosity fractures during extraction of upper molars: a literature review, Dental Traumatology 5: 393, 2011.

16.Nield-Gehrig J S: Fundamentals of periodontal instrumentation & advanced root instrumentation, ed 6, Baltimore, 2008, Lippincott Williams & Wilkins.

17.Versianiet M A, et al.: Enamel pearls in permanent dentition: case report and micro-CT evaluation, Dentomaxillofacial Radiology 426: 20120332, 2013.

18.Newman M G, et al.: Carranza's clinical periodontology, ed 11, St Louis, 2012, Saunders.

19.Rose L F, et al.: Periodontics medicine, surgery, and implants, St Louis, 2004, Mosby.

20.Stock C J, Walker R T, Gulabivala K: Endodontics, ed 3, Edinburgh, 2004, Mosby.

21.Torabinejad M, Walton R E: Endodontics principles and practice, ed 4, St Louis, 2009, Saunders.

22.Krishnan I S, Sreedharan S A: Comparative evaluation of electronic and radiographic determination of root canal length in primary teeth: an in vitro study, Contemp Clin Dent 34: 416, 2012.

23.Gordon M P, Chandler N P: Electronic apex locators, Int Endod J 386: 417, 2005.

24.Connert T, et al.: Accuracy of endodontic working length determination using cone beam computed tomography, Int Endod J 18, 2013.

25.Niazi S A, et al.: The effectiveness of enzymic irrigation in removing a nutrient-stressed endodontic multi-species biofilm, Int Endod J 18, 2013.

26.Kalwar A, et al.: The efficiency of root canal disinfection using a diode laser: in vitro study, Indian J Dent Res 241: 14, 2013.

27.Friedlander L T, Cullinan M P, Love R M: Dental stem cells and their potential role in apexogensis and apexification, Int Endod J 4211: 955, 2009.

28.Bansal R, Bansal R: Regenerative endodontics: a state of the art, Indian J Dent Res 221: 122, 2011.

29. Honda M J, et al.: Mesenchymal dental stem cells for tissue regeneration, Int J Oral Maxillofac Implants 286: e451, 2013.

30.Roberson T, Heymann H O, Swift E J: Sturdevant's art and science of operative dentistry, ed 5, St Louis, 2006, Mosby.

31. Summitt J B, et al.: Fundamentals of operative dentistry, ed 3, Chicago, 2006, Quintessence

Publishing Co.

32.Pinkham J, et al.: Pediatric dentistry: infancy through adolescence, ed 4, St Louis, 2005, Saunders.

33. Shillingburg H T, et al.: Fundamentals of fixed prosthodontics, ed 3, Carol Stream, 1997, Quintessence Publishing Co.

34. Chiche G, Pinault A: Esthetics of anterior fixed prosthodontics, Chicago, 1994, Quintessence Publishing Co.

35. Frese C, Staehle H J, Wolff D: The assessment of dentofacial esthetics in restorative dentistry: a review of the literature, J Am Dent Assoc 1435: 461, 2012.

36. Witt M, Flores-Mir C: Laypeople's preference regarding frontal dentofacial esthetics: periodontal factors, J Am Dent Assoc 1428: 925, 2011.

37. Raj V: Esthetic paradigms in the interdisciplinary management of maxillary anterior dentition — a review, J Esthet Restor Dent 255: 295, 2013.

38.Dorfman W, Dossetter DS: The smile guide, Los Angeles, 2004, Discus Dental, Inc.

39. Golub-Evans J: Unity and variety: essential ingredients of a smile design, Current Opinion in Cosmetic Dentistry, 1, 1994.

40.Okeson J P: Management of temporomandibular disorders and occlusion, ed 6, St Louis, 2008, Mosby.

41.Bhusari P, et al.: Prevalence of enamel projections and its co-relation with furcation involvement in maxillary and mandibular molars: a study on dry skull, J Indian Soc Periodontol 175: 601, 2013.

42.Kulkarni V K, et al.: Endodontic treatment and esthetic management of a primary double tooth with direct composite using silicone buildup guide, Contemp Clin Dent 3(Suppl 1): S92, 2012.

43.Spencer J, et al.: Special consideration regarding the assessment and management of patients being treated with mandibular advancement oral appliance therapy for snoring and obstructive sleep apnea, Cranio 311: 10, 2013.

44.Ash M, Ramfjord S P: Occlusion, ed 4, St Louis, 1995, Saunders.

45.Nelson S J: Principles of stabilization bite splint therapy, Dent Clin North Am 39: 403, 1995.

46.Okeson J P: Management of temporomandibular disorders and occlusion, ed 7, St Louis, 2013, Mosby.

附录 *1*
牙齿形态

　　附录1包括了第2章中关于牙齿的萌出和发育的图2.3和图2.4。可以用来向患者展示从孕5个月到青春期和成年期的牙齿发育。还包括第6章至12章中所有牙齿的唇颊面/殆面/邻面等各面插图。这些插图接近于附录2中列出的牙齿的特征，详细内容可以查看相应章节。附录2中的特征，也可以在相应章节查看插图。

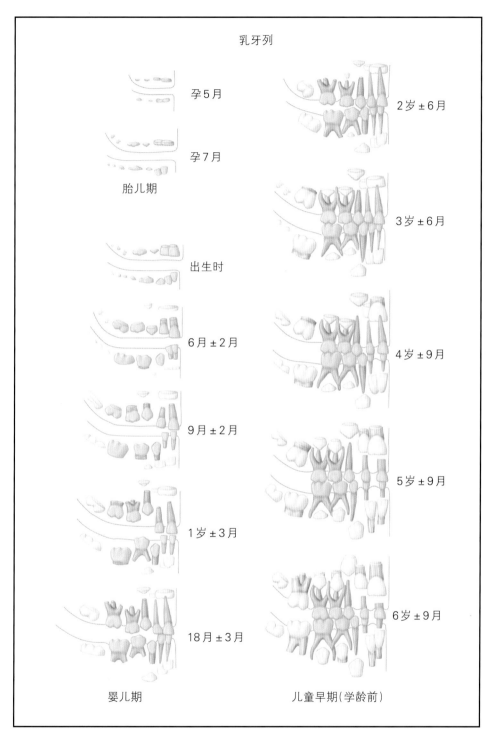

附录1-1 牙列发育到第六年（图中颜色较深的牙齿是乳牙）

（Schour L，Massler M. The development of human dentition[J]. J Am Dent Assoc, 1941, 28: 1153.）

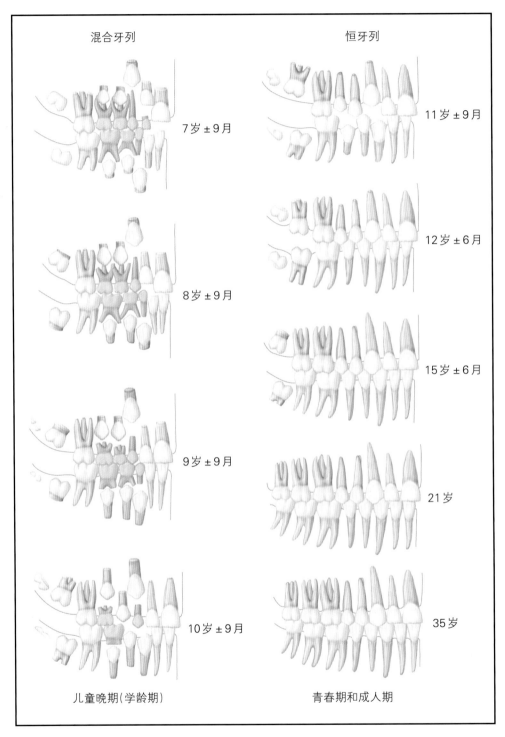

混合牙列　　　　　　　　恒牙列

7岁±9月

8岁±9月

9岁±9月

10岁±9月

11岁±9月

12岁±6月

15岁±6月

21岁

35岁

儿童晚期（学龄期）　　　　青春期和成人期

附录1-2　牙列从七岁到成熟的过程（注意乳牙的位移）

(Schour L, Massler M. The development of the human dentition[J]. J Am Dent Assoc, 1941, 28: 1153.)

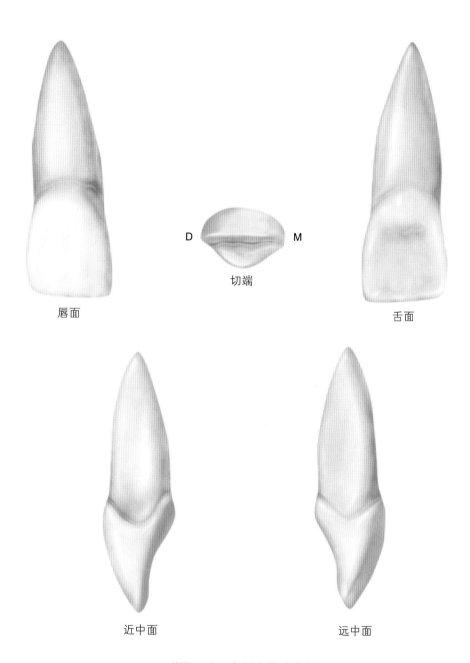

唇面

D   M

切端

舌面

近中面

远中面

附录1-3 右侧上颌中切牙

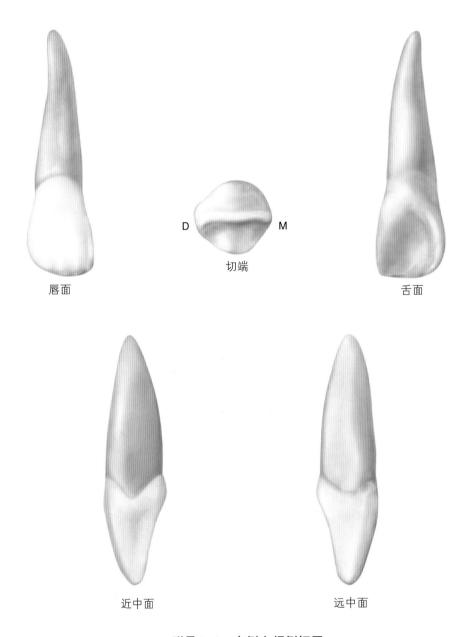

唇面

切端

舌面

近中面

远中面

附录1-4　右侧上颌侧切牙

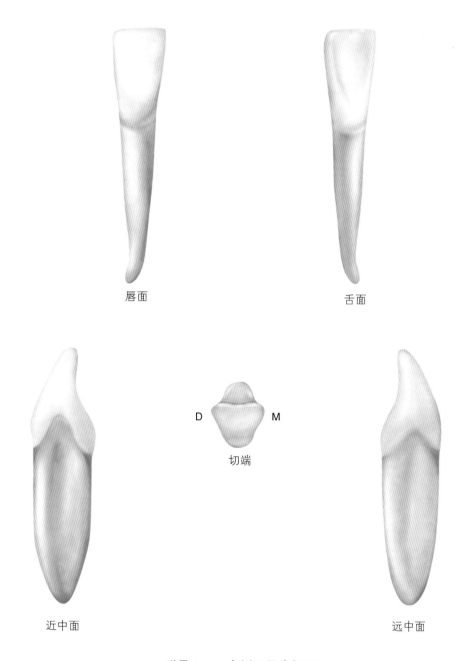

唇面　　　　　　　　舌面

D　　　M

切端

近中面　　　　　　　　远中面

附录1-5　右侧下颌中切牙

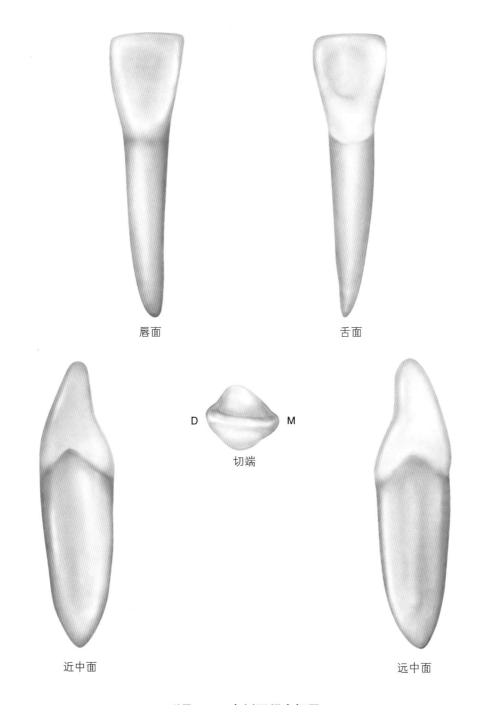

唇面

舌面

D   M

切端

近中面

远中面

附录1-6 右侧下颌中切牙

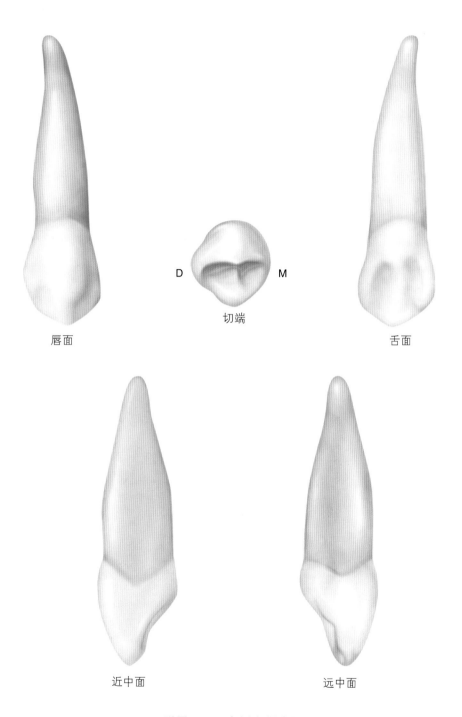

唇面

切端

舌面

D   M

近中面

远中面

附录1-7　右侧上颌尖牙

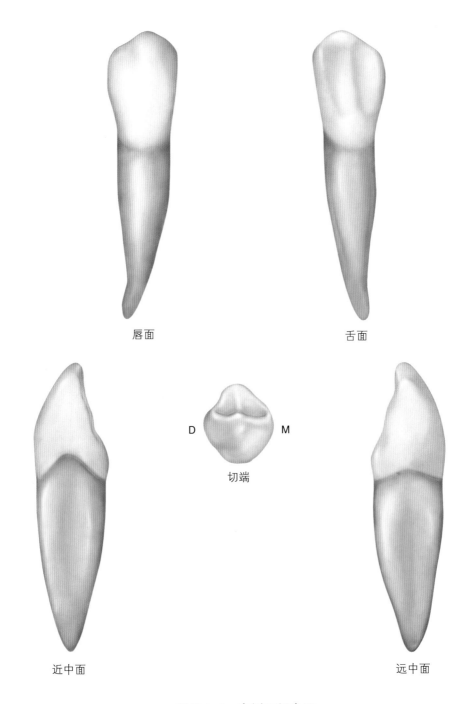

唇面

舌面

D   M

切端

近中面

远中面

附录1-8　右侧下颌尖牙

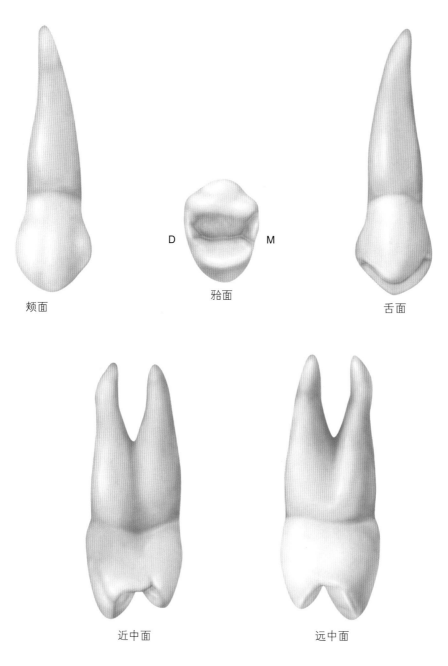

颊面   殆面   舌面

近中面   远中面

附录1-9 右侧上颌第一前磨牙

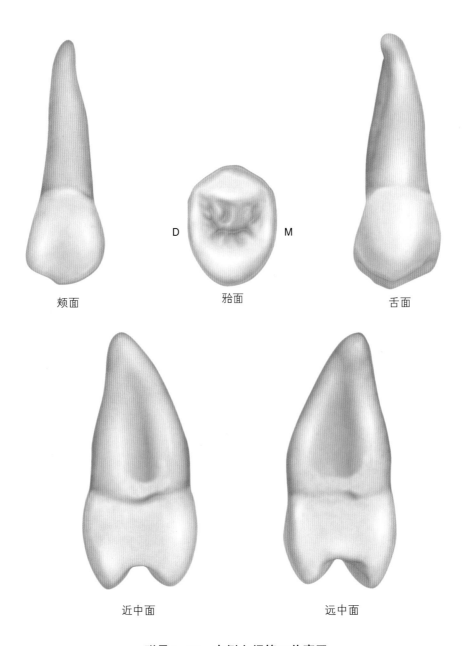

颊面　　　　　　　　　殆面　　　　　　　　　舌面

D　　　　　　M

近中面　　　　　　　　　远中面

附录 1-10　右侧上颌第二前磨牙

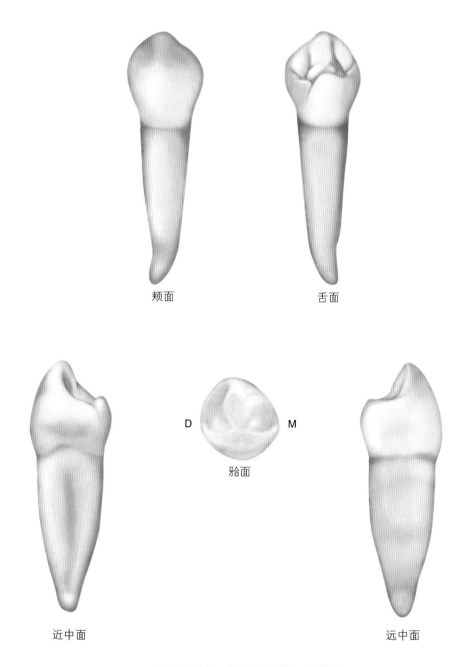

颊面 舌面

D M

𬌗面

近中面 远中面

附录1-11 右侧下颌第一前磨牙

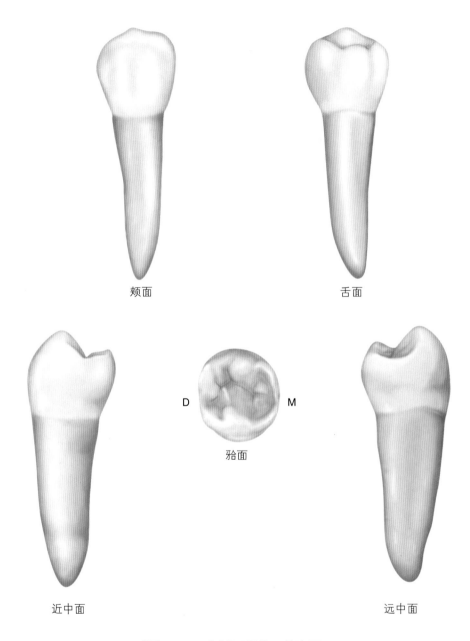

颊面

舌面

D   M

殆面

近中面

远中面

附录1-12　右侧下颌第二前磨牙

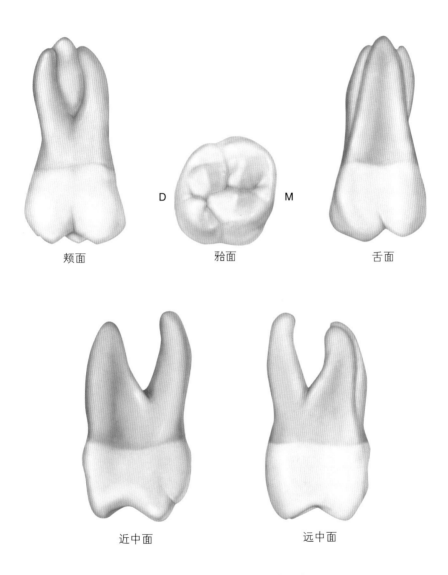

颊面　　　　　　　　　殆面　　　　　　　　　舌面

近中面　　　　　　　　　远中面

附录1-13　右侧上颌第一磨牙

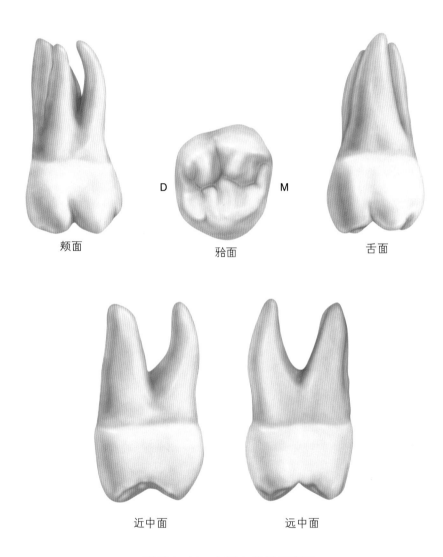

颊面　　　　　　　　　牙合面　　　　　　　　舌面

近中面　　　　　　　　远中面

附录1-14　右侧上颌第二磨牙

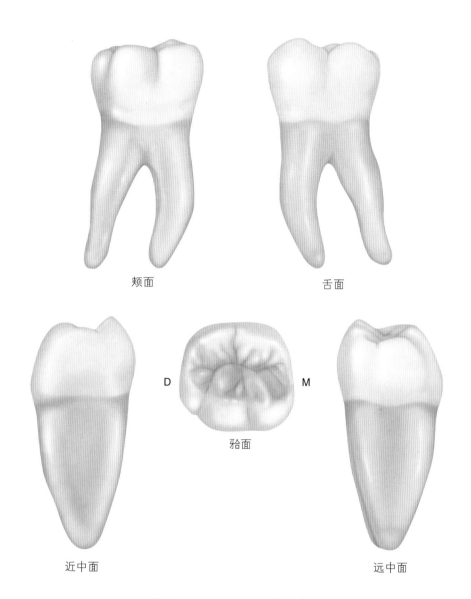

颊面

舌面

D　　M

殆面

近中面

远中面

附录1-15　右侧下颌第一磨牙

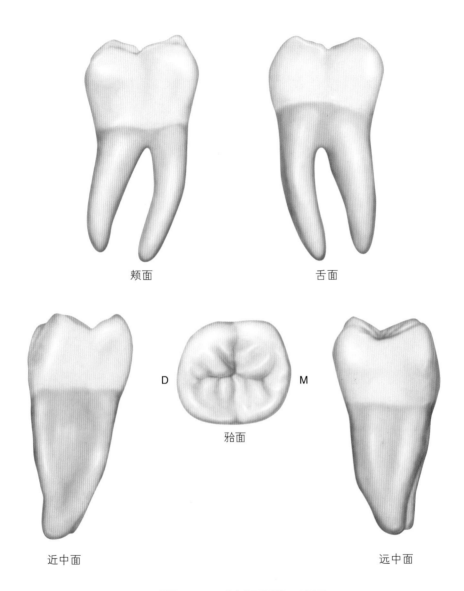

颊面

舌面

D   M

骀面

近中面

远中面

附录1-16　右侧下颌第二磨牙

附录 2

恒牙列的牙齿特征

附录2列表包括了恒牙列中牙齿的重要特征。这些表格可连同附录1的插图一并使用，以说明牙齿形态的异同。总结牙位记录系统、尺寸、邻面接触区位置、外形高点、釉牙骨质界曲度，以及各种轮廓外形、切牙和咬合面的特征，以方便牙齿解剖学的学习。

表1　上颌切牙:典型特征和其他特征

	中切牙	侧切牙
唇面	图6-9	图6-19
邻面接触区	切颈位置	—
近中	切1/3	切1/3和中1/3交界处
远中	切1/3和中1/3交界处	中1/3
近中切角	较锐,直角	略圆
远中切角	略圆	明显圆钝
近中面轮廓	较直	略圆
远中面轮廓	较圆	圆形
近远中径	较宽	较窄
髓角	3(唇面观)	通常2(唇面观)
生长叶	4(图4-12,A)	4
舌面	图6-3	图6-14
边缘嵴	较明显	明显凸出
舌隆突	较凸出	明显凸出
窝	较深	深
切端	图6-11	图6-18
轮廓	三角形	卵圆形
唇面	略凸	明显凸
尺寸	表6-1	表6-2
冠长(切颈径)	10.5 mm	9 mm
牙冠尺寸		
近远中径	8.5 mm	6.5 mm

续表1

	中切牙	侧切牙
颈宽	7.0 mm	5.0 mm
唇舌径	7.0 mm	6.0 mm
外形高点	0.5 mm；图6-4,6-5	0.5 mm；图6-13
唇面/舌面	颈1/3	颈1/3
釉牙骨质界曲度	表6-1	表6-2
近中面	3.5 mm	3.0 mm
远中面	2.5 mm	2.0 mm
牙根	图6-3,6-5,6-9,6-10	图6-13,6-19,6-20
长度	13.0 mm	13.0 mm
根管数	1	根尖偶见分叉
时间表	表2-3,表6-1	表2-3,表6-2
萌出	7～8岁	8～9岁
牙根发育完成	10岁	11岁
牙齿编号系统	第一章	第一章
通用编号系统	右侧:8；左侧:9	右侧:7；左侧:10
国际牙科联合会(FDI)	右侧:11；左侧:21	右侧:12；左侧:22
Palmer系统	右侧/左侧: 1|1	右侧/左侧: 2|2

表2　下颌切牙:典型特征和其他特征

	中切牙	侧切牙
唇面	图7-2,7-9	图7-13,7-19
对称性	对称	不对称
邻面接触区	图5-8,*A*	图5-8,*B*
近中	切1/3	切1/3
远中	切1/3	切1/3
近中切角	较锐的直角	稍圆钝
远中切角	较锐的直角	比近中切角更圆钝
釉牙骨质界曲度	图5-27,表7-1	表7-2
近中面	3.0 mm	3.0 mm
远中面	2.0 mm	2.0 mm
切端	图7-11	图7-18
切嵴	与舌隆突等分线成直角	向舌隆突等分线远中舌侧扭转
髓角	1或0	变异大；更突出
生长叶	4	4
尺寸	表7-1	表7-2
冠长(牙颈部–切端)	9.5 mm	9.5 mm

续表2

	中切牙	侧切牙
牙冠直径		
近远中径	5 mm	5.5 mm
颈宽	3.5 mm	4.0 mm
唇舌径	6.0 mm	6.5 mm
外形高点	小于 0.5 mm　图7-7	小于 0.5 mm
唇面/舌面	颈 1/3	颈 1/3
牙根		
外形	表7-1	表7-2
长度	12.5 mm	14.0 mm
根管数	通常 1；有 2 个的可能	1
时间表	表7-1	表7-2
萌出	6～7 岁	7～8 岁
牙根发育完成	9 岁	10 岁
牙齿编号系统	第一章	第一章
通用编号系统	右侧:25；左侧:24	右侧:26；左侧:23
国际牙科联合会(FDI)	右侧:41；左侧:31	右侧:42；左侧:32
Palmer系统	右侧/左侧:1̄ 1̄	右侧/左侧:2̄ 2̄

表3　上颌切牙和下颌切牙:典型特征和其他特征

上颌切牙	下颌切牙
中切牙比侧切牙宽	侧切牙比中切牙宽
比下颌中切牙宽	切牙组中最窄
边缘嵴和舌隆突更突出	边缘嵴和舌隆突不突出
舌窝明显,常伴舌侧点隙	舌窝浅不伴窝沟或点隙
近远中径大于唇舌径	唇舌径大于近远中径
牙根横截面呈圆形	牙根近远中细窄
切嵴位于牙体长轴唇侧	切嵴位于牙体长轴舌侧

表4　尖牙:典型特征和其他特征

	上颌尖牙	下颌尖牙
唇面		
邻面接触区	图5-8,C	图5-7,C
近中	切 1/3 和中 1/3 的交界处	切 1/3
远中	中 1/3	中 1/3
近中面	唇舌径宽	狭长
舌面	舌窝深	舌面平坦

续表4

	上颌尖牙	下颌尖牙
边缘嵴	明显;2个舌窝	平行或轻微聚拢
舌隆突	大,近远中向居中	小,偏远中
舌侧点隙,窝沟	常见	无
切端	近远中明显不对称	不对称;远中牙尖嵴圆
切端/邻面	牙尖顶位于牙体长轴上或在其唇侧	牙尖顶位于牙体长轴舌侧
尺寸		
近远中径	7.5 mm	7.0 mm
唇舌径	8.0 mm	7.5 mm
釉牙骨质界曲度	2.5 mm(近中)	1.0 mm(远中)
切颈径	10.0 mm	11.0 mm
外形高点	0.5 mm	小于0.5 mm
唇面/舌面	颈1/3	颈1/3
髓角	1	1
生长叶	4	4
牙根		
数目	1	可有2(图8-24)
长度	17 mm	16 mm
时间表	表8-1	表8-2
萌出	11～12岁	9～10岁
牙根发育完成	13～15岁	12～14岁
牙齿编号系统	第一章	第一章
通用编号系统	右侧:6;左侧:11	右侧:27;左侧:22
国际牙科联合会(FDI)	右侧:13;左侧:23	右侧:43;左侧:33
Palmer系统	右侧/左侧:3⌋ ⌊3	右侧/左侧:3⌋ ⌊3

表5　上颌前磨牙:典型特征和其他特征

	第一前磨牙	第二前磨牙
颊面		
邻面接触区	近中/远中:中1/3	近中/远中:中1/3
颊轴嵴	明显	狭窄
颊尖	更偏远中	不偏
牙尖嵴	近中牙尖嵴更长	近似
牙尖的大小,高度	较宽;更高	更矮
舌面	颊侧可见	颊侧不可见
近中面		
近中沟	跨过边缘嵴	不跨过边缘嵴

续表5

	第一前磨牙	第二前磨牙
近中面凹陷	存在	不存在
近中根面沟	存在	存在
𬌗面	图9-6	图9-21
外形轮廓	六边形	卵圆形
中央沟	长	短
副沟	通常无	多数有
生长叶	4	4
髓角	2	2
尺寸	表9-1	表9-2
𬌗颈径	8.5 mm	8.5 mm
牙冠直径		
近远中径	7.0 mm	7.0 mm
颈宽	5.0 mm	5.0 mm
颊舌径	9.0 mm	9.0 mm
外形高点	图9-5	图9-19
颊侧	颈1/3	颈1/3
舌侧	中1/3	中1/3
釉牙骨质界曲度	图9-4,9-5	
近中	1.0 mm	1.0 mm
远中	0.0 mm	0.0 mm
牙根		
根长	14.0 mm	14.0 mm
沟	明显,纵向	没有明显的沟
牙根数	通常2	1
根管数	一般2	通常1
时间表	表9-1	表9-2
萌出	10～11岁	10～12岁
牙根发育完成	12～13岁	12～14岁
牙齿编号系统	第一章	第一章
通用编号系统	右侧:5;左侧:12	右侧:4;左侧:13
国际牙科联合会(FDI)	右侧:14;左侧:24	右侧:15:左侧:25
Palmer系统	右侧/左侧:4|4	右侧/左侧:5|5

表6　下颌前磨牙：典型特征和其他特征

	第一前磨牙	第二前磨牙
颊面	图10-2,10-9	图10-13,10-18
邻面接触区	图5-7	图5-7
殆径向	近中/远中：中1/3	近中/远中：中1/3
轮廓	不对称	双侧对称
舌面	图10-3	图10-14
颊侧轮廓	所有颊侧轮廓可见	不可见
牙尖高度	舌尖低于颊尖	颊舌尖基本相等
近中面	图10-1	图10-5
殆面	倾向舌侧	基本水平
横嵴或颊尖三角嵴	有（图10-1）	无（图10-17）
殆面	图10-6,10-1	图10-17
外形	菱形	方形
牙尖	2（图10.1）	2或3（图10.20）
生长叶	4	4或5
尺寸	表10-1	表10-2
冠长（殆颈径）	8.5 mm	8.0 mm
牙冠直径		
近远中径	7.0 mm	7.0 mm
颈宽	5.0 mm	5.0 mm
颊舌径	7.5 mm	8.0 mm
外形高点	图5-27,10-4	图10-16
颊面	颈1/3	中1/3
舌面	中1/3	中1/3
釉牙骨质界曲度	表10-1（牙颈线）	表10-2
近中	1.0 mm	1.0 mm
远中	0.0 mm	0.0 mm
牙根	表10-1	表10-2
长度	14.0 mm	14.5 mm
根管数	1	1
髓角	1	2
时间表	表2-3；表10-1	表2-3；表10-2
萌出	10～12岁	11～12岁
牙根发育完成	12～13岁	13～14岁
牙齿编号系统	第一章	第一章
通用编号系统	右侧：28；左侧：21	右侧：29；左侧：20
国际牙科联合会（FDI）	右侧：44；左侧：34	右侧：45；左侧：35
Palmer系统	右侧/左侧：4⎤ ⎡4	右侧/左侧：：5⎤ ⎡5

表7 前磨牙:典型特征和其他特征

上颌前磨牙	下颌前磨牙
颊面:图4-16	
牙冠呈梯形*	牙冠呈梯形
近中面:图4-16	
牙冠呈梯形	牙冠呈菱形†
颊尖和舌尖的高度几乎相等	舌尖相对比上颌舌尖短得多 舌尖顶可能在根方舌侧
两个几乎大小相同和突出的牙尖	颊舌尖高度不等且突出

* 梯形是一个有四条边的平面图形,有两条边平行。

† 菱形是只有对边相等的斜角平行四边形。

表8 上颌磨牙:典型特征和其他特征

所有磨牙共同特征			
外形高点(Height of Contour):颊侧在颈1/3;舌侧在中1/3(图11-13)			
邻面接触区:近中接触区殆颈向在中1/3(偏殆1/3);远中接触区在中1/3,略偏颈1/3(图11-13)			
冠尺寸:牙冠近远中径比殆颈径大			

特征	第一磨牙	第二磨牙	第三磨牙
颊面	图11-14,11-15	图11-19,11-24	图11-28,11-33
尺寸	最大	居中	最小
远中颊尖高度	等于近中颊尖	略小于近中颊尖	远小于近中颊尖
舌面	图11-6	图11-20	图11-29
远中舌尖	最大	宽度和高度较小	通常缺如
舌根	近远中向最宽大	较窄	最窄
殆面	图11-12	图11-23	图11-32
冠形状	斜方形	长斜方形	心形
生长叶	5	4	3 或 4
尺寸	表11-1	表11-2	表11-3
冠长(殆颈径)	7.5 mm	7.0 mm	6.5 mm
牙冠直径			
近远中径	10.0 mm	9.0 mm	8.5 mm
颈宽	8.0 mm	7.0 mm	6.5 mm
颊舌径	11.0 mm	11.0 mm	10.0 mm
外形高点	0.5 mm;图11-13	0.5 mm;图11-21	0.5 mm;图11-30
颊侧	颈1/3	颈1/3	颈1/3
舌侧	中1/3	中1/3	中1/3
釉牙骨质界曲度	表11-1	表11-2	表11-3
近中	1.0 mm	1.0 mm	1.0 mm

续表8

特征	第一磨牙	第二磨牙	第三磨牙
远中	0.0 mm	0.0 mm	0.0 mm
牙根	表11-1	表11-2	表11-3
颊根长度	12.0 mm	11.0 mm	11.0 mm
舌根长度	13.0 mm	12.0 mm	
时间表	表11-1	表11-2	表11-3
萌出	6岁	12～13岁	17～21岁
牙根发育完成	9～10岁	14～16岁	18～25岁
牙齿编号系统	第一章	第一章	第一章
通用编号系统	右侧:3;左侧:14	右侧:2;左侧:15	右侧:1;左侧:16
国际牙科联合会(FDI)	右侧:16;左侧:26	右侧:17;左侧:27	右侧:18;左侧:28
Palmer系统	右侧/左侧:6|6	右侧/左侧:7|7	右侧/左侧:8|8

表9 下颌磨牙典型特征和其他特征

特征	第一磨牙	第二磨牙	第三磨牙
颊面	图12-4,12-14	图12-18,12-23	图12-29,12-34
牙冠尺寸	最大;近远中径最宽	较小	最小
牙尖	5尖:近中颊尖,远中颊尖,近中舌尖,远中舌尖,远中尖	4尖:近中颊尖,远中颊尖,近中舌尖,远中舌尖	4尖:近中颊尖,远中颊尖,近中舌尖,远中舌尖
沟/点隙	1近中颊沟±点隙,1远中颊沟	1颊沟±点隙	1颊沟±点隙
牙根	图12-4,12-14 根分叉大;近垂直	图12-18 根分叉小,平行;向远中倾斜	图12-29 最短,融合,无倾斜
舌面	图12-6	图12-19	图12-30
颈部	较窄	缩窄不明显	缩窄不明显
殆面	图12-2	图12-25	图12-33
形状	四边形或六边形、五边形	四边形或矩形	四边形或卵圆形
生长叶	5(图4-12,C)	4	4
髓角	5	4	4
尺寸	表12-1	表12-2	表12-3
冠长(殆颈径)	7.5 mm	7.0 mm	7.0 mm
牙冠直径			
近远中径	11.0 mm	10.5 mm	10.0 mm
颈宽	9.0 mm	8.0 mm	7.5 mm
颊舌径	10.5 mm	10.0 mm	9.5 mm
外形高点	图12-7,12-12	图12-20,12-21	图12-31,12-32

续表9

特征	第一磨牙	第二磨牙	第三磨牙
颊侧	颈 1/3,0.5 mm	颈 1/3,0.5 mm	颈 1/3,0.5 mm
舌侧	中 1/3,1.0 mm	中 1/3,1.0 mm	中 1/3,1.0 mm
釉牙骨质界曲度	图 5-27,12-12	图 12-12	图 12-32
近中	1.0 mm	1.0 mm	1.0 mm
远中	0.0 mm	0.0 mm	0.0 mm
牙根	图 12-7	图 12-21	图 12-31
长度	14.0 mm;表 1-1	13.0 mm;表 1-1	11.0 mm;表 1-1
时间表	表 12-1	表 12-2	表 12-3
萌出	6~7岁	11~13岁	17~21岁
牙根发育完成	9~10岁	14~15岁	18~25岁
牙齿编号系统	第一章	第一章	第一章
通用编号系统	右侧:30;左侧:19	右侧:31;左侧:18	右侧:32;left:17
国际牙科联合会(FDI)	右侧:46;左侧:36	右侧:47;左侧:37	右侧:48;左侧:38
Palmer 系统	右侧/左侧:6|6	右侧/左侧:7|7	右侧/左侧:8|8

中英文术语对照

A

ADA，America Dental Association 美国牙科协会

Alveolar artery 牙槽动脉

Alveolar crest 牙槽嵴

Alveolar gingiva 牙龈

Alveolar process 牙槽突

Alveolus 牙槽窝

Anterior crowding 前牙拥挤

Anterior superior alveolar branches 上牙槽前动脉

Antrum of Highmore 上颌窦

Apex locator 根管长度测量仪

Apical foramen 根尖孔

Apical forceps 根尖钳

Arch 牙弓

Arterial supply 动脉血供

Artery 动脉

Articular disk 关节盘

Articular eminence 关节结节

Articulation 咬合

Attachment to tooth 附着龈

B

Baby teeth 乳牙

Balanced occlusion 平衡𬌗

Bennett angle 本奈特角

Bennett movement 本奈特运动

Bicuspid 双尖牙

Bite marks 咬合印迹

Bite mark identification 咬合印迹识别

Bony landmarks 骨性标志点

Bruxism 磨牙症

Buccal cervical ridge 颊颈嵴

Buccolingual diameter 颊舌径

Buccal groove 颊沟

Buccal nerve 颊神经

Buccal ridge 颊嵴

Buccal surface 颊面

Buccal triangular ridge 颊三角嵴

C

Calcification 钙化

Canine 尖牙

Canine eminence 尖牙颈嵴

Canine fossa 尖牙窝

Caries 龋

Carotid artery 颈动脉

CEJ，Cementoenamel junction 釉牙骨质界

Cementum 牙骨质

Centers of formation 发育中心

Central development groove 中央发育沟

Central fossa 中央窝

Central groove 中央沟

Central pit 中央点隙

Centric occlusion 正中𬌗

Centric relation 正中关系

Centric stop 正中止点

Cervical curvature 颈曲度

Cervical line 颈缘

Cervical ridge 颈嵴

Cervicoenamel ridge 颈嵴

Chewing 咀嚼

Chronological development disorder　发育紊乱

Cingulum　舌隆突

Cleft lip and palate　唇腭裂

Clinical crown　临床牙冠

Clinical diagnosis　临床诊断

Comparative anatomy　比较解剖学

Comparative dental anatomy　比较牙科解剖学

Complications　并发症

Condylar（disk-condylar complex）guidance　髁（盘突复合体）导

Condyle　髁

Condyloid process　髁突

Contact area　接触区

Contact point　接触点

Contact relations　接触关系

Contours　外形

Coronal pulp　冠髓

Coronoid process　喙突

Craniomandibular disorder　颅颌面紊乱

Crown　牙冠

Crown formation　牙冠形成

Curvature　曲率（曲度）

Curve of Spee　Spee曲线

Curve of Wilson　Wilson曲线

Cusp　牙尖

Cusp of Carabelli　卡氏尖

Cusp-fossa, relationship　尖-窝关系

Cuspid　尖牙

D

Deciduous　乳牙

Deciduous dentition　乳牙列

Dehiscence　骨开窗

Demarcation of pulp cavity and canal　髓腔和髓管的分界

Dens in dente　牙中牙

Dental　牙齿的

Dental age　牙龄

Dental anatomy　牙体解剖学

Dental caries　龋齿

Dental formula　牙列式

Dental maturity　牙齿成熟

Dental maturity for identification　牙龄鉴定

Dental pulp　牙髓

Dentin　牙本质

Dentistry　牙科学

Dentition　牙列

Dentition development　牙列发育

Descending palatine artery　腭降动脉

Development groove　发育沟

Development lobe　发育叶

Diastema　（牙齿）间隙

Digastric fossa　二腹肌窝

Digastric muscle　二腹肌

Discomalleolar ligament　盘锤韧带

Disk-condyle assembly　盘突复合体

Distal aspect　远中面

Distal development pit　远中发育点隙

Distal fossa　远中窝

Distal lingual fossa　远中舌侧窝

Distal lobe　远中叶

Distal marginal ridge　远中边缘嵴

Distal oblique groove　远中斜沟

Distal root　远中根

Distal surface　远中面

Distal triangular fossa　远中三角窝

Distobuccal developmental groove　远中颊侧发育沟

Distobuccal root　远中颊根

Distolingual cusp　远中舌尖

Distolingual lobe　远中舌叶

Division into thirds　牙体三等分

E

Embrasure　外展隙

Emergence　破龈

Eminentia articularis　关节结节

Enamel　釉质

Enamel hypoplasia　釉质发育不全

Enamel organ　成釉器

Endodontics 牙髓病学

Epithelial attachment 上皮附着

Eruption 萌出

Escapement space 食物溢出间隙

External carotid artery 颈外动脉

F

Facial expression 面部表情

Facial surface 颊面

Federation Dentaire Internationale (FDI) system of tooth notation 世界牙科联盟牙齿记录系统

Fenestration 骨开窗

Fifth cranial nerve 第五颅神经

Fifth cusp groove 第五牙尖沟

Fluoride 氟化物

Fluoride toothpaste 含氟牙膏

Fluorosis 氟牙症

Follicles 牙囊

Food impaction 食物嵌塞

Forensic dentistry 法医牙医学

Forensics 法医学

Formulae for mammalian teeth 哺乳动物牙列式

Fossa 窝

Freedom in centric 自由正中

Frontal process 额突

G

Geniohyoid muscle 颏舌骨肌

Gingival line 牙龈线

Gingival papilla 龈乳头

Gingival tissue 牙龈组织

Gingivitis 龈炎

Glenoid fossa 关节窝

Greater palatine branch 腭大分支

Group function 组牙功能殆

Gums 牙龈

H

Haderup, Viktor 丹麦牙医 Haderup、Viktor 创立的牙齿标注系统

Haplodont class 啮齿类

Hard palate 硬腭

Hard tissue 硬组织

Hinge axis movement 铰链轴运动

Homeostasis 生理平衡

Huguier canal 鼓室鼓膜前小管

Hypoplasia 釉质发育不全

I

ICP, Intercuspal position 牙尖交错位

Ideal occlusion 理想殆

Impinging overbite 创伤性深覆殆

Incisal edge 切缘

Incisal guidance 切导

Incisal ridge 切嵴

Incisal surface 切面

Incisal/occlusal embrasures 切/殆外展隙

Incisive fossa 切牙窝

Incisor 切牙

Inferior alveolar artery 下牙槽动脉

Inferior alveolar nerve 下牙槽神经

Inferior mental spine 颏下棘

Interarticular disk 关节盘

Intercuspal position 牙尖交错位

Interdental space 牙间隙

Internal maxillary artery 颌内动脉

International Association for Dental Research 国际牙科研究协会

Interproximal space 邻间隙

J

Jaw 颌骨

Joint capsule 关节囊

K

Keratinization 牙龈角化

Kronfeld's chronology 人体牙列年表

L

Labial groove　唇沟

Labial lobe　唇叶

Labial surface　唇面

Labial/buccal embrasures　唇/颊外展隙

Labiolingual diameter　唇舌径

Lacrimal groove　泪沟

Lamina dura　硬骨板

Landmarks　标志点

Lateral movement　侧方运动

Lateral occlusal relations　侧方𬌗关系

Lateral pterygoid muscle　翼外肌

Laterotrusive movement　侧方运动

Leeway space　剩余间隙

Lesser palatine branch　腭小神经分支

Levator veli palatini muscle　腭帆提肌

Ligament　韧带

Line angle　线角

Lingual cusps　舌尖

Lingual developmental groove　舌侧发育沟

Lingual embrasures　舌外展隙

Lingual fossa　舌窝

Lingual groove　舌沟

Lingual lobe　舌侧发育叶

Lingual nerve　舌神经

Lingual ridge　舌嵴

Lingual root　舌根

Lingual surface　舌面

M

Malformed　畸形

Malleus,ligaments attached to　锤骨,韧带附着

Malocclusion　错𬌗畸形

Mamelon　切缘结节

Mammalian teeth　哺乳动物的牙齿

Mandible　下颌骨

Mandibular canal　下颌神经管

Mandibular foramen　下颌孔

Mandibular fossa　下颌窝

Mandibular ligament　下颌韧带

Mandibular movement　下颌运动

Mandibular nerve　下颌神经

Mandibular notch　下颌切迹

Mandibular position　颌位

Mandibular spine　下颌棘

Marginal ridge　边缘嵴

Masseter muscle　咬肌

Mastication　咀嚼

Masticatory muscle　咀嚼肌

Masticatory system　咀嚼系统

Maturity assessment　成熟度评估

Maxilla　上颌骨

Maxillary　上颌骨的

Maxillary arch　上颌弓

Maxillary nerve　上颌神经

Maxillary sinus　上颌窦

Maxillary tuberosity　上颌结节

Medial pterygoid muscle　翼内肌

Mental foramen　颏孔

Mental protuberance　颏隆突

Mental spine　颏棘

Mental tubercle　颏结节

Mesial groove　近中沟

Mesial pits　近中点隙

Mesial fossa　近中窝

Mesial lingual fossa　近中舌窝

Mesial lobe　近中发育叶

Mesial marginal development groove　近中边缘发育沟

Mesial marginal ridge　近中边缘嵴

Mesial pit　近中点隙

Mesial root　近中根

Mesial triangular fossa　近中三角窝

Mesiobuccal canal orifice　近中颊侧根管口

Mesiobuccal groove　近颊沟

Mesiobuccal lobe　近颊叶

Mesiobucco-occlusal point angle　近中颊𬌗点角

Mesiodens　正中多生牙

Mesiodistal diameter　近远中径

Mesiolabial line angle　近中唇线角

Mesiolingual cusp　近中舌尖

Mesiolingual groove　近中舌沟

Mesiolingual lobe　近舌叶

Middle superior alveolar branch　上牙槽中支

Milk teeth　乳牙

Mixed(transitional)dentition　混合(暂时性)牙列

Molar　磨牙

Molar lobe　磨牙生长叶

Mylohyoid branch　下颌舌骨支

Mylohyoid groove　下颌舌骨沟

Mylohyoid line　下颌舌骨线

Mylohyoid nerve　下颌舌骨肌神经

N

Nasal cavity　鼻腔

Nasal surface　鼻面

Nasopalacine branch　鼻腭支

sphenopalacine artery　蝶腭动脉鼻腭支

Neurocranium　颅脑

Neuromuscular development　神经肌肉的发育

O

Oblique ridge　斜嵴

Occlusal bite plane splint　咬合垫

Occlusal contacts　咬合接触

Occlusal curvarure　殆曲线

Occlusal forces,traumatic　咬合力,咬合创伤

Occlusal interferences　咬合干扰

Occlusal line　咬合线

Occlusal plane　殆平面

Occlusal relations　咬合关系

Occlusal surface　殆面

Occlusion　殆

Odontoblast　成牙本质细胞

Odontology　牙科学

Omnivorous dentition　杂食性牙列

Open bite　开殆

Oral motor behavior　口腔运动行为

Oral motor function　口腔运动功能

Oral pharynx　口咽

Oral surgery　口腔外科

Orbital surface　眶面

Orofacial complex　口面复合体

Orofacial pain　口面疼痛

Otomandibular ligaments　下颌锤韧带

Overbite　覆殆

Overjet　覆盖

P

Palatal arch　腭弓

Palatine artery　腭动脉

Palatine process　腭突

Palatine suture　腭缝

Palatini muscles　腭肌

Palatoradicular groove　腭沟

Palmer notation system　Palmer牙位记录系统

Parafunction　功能异常

Paresthesia　感觉异常

Pattern generator　模式发生器

Peg-shaped lateral incisor　锥形侧切牙

Periodontium　牙周膜

Pharynx　咽

Pit　点隙

Plaque　菌斑

Platysma muscle　颈阔肌

Point angle　点角

Posterior root apices　后牙根尖

Posterior superior alveolar artery　上牙槽后动脉

Posterior superior alveolar branch　上牙槽后支

Premolar　前磨牙

Primary dentition　乳牙列

Primary center of formation　乳牙生发中心

Protrusive movement mandibular　下颌前伸运动

Proximal　邻面的

Proximal contact area　邻面接触区

Proximal/proximate surfaces　邻面/邻接面

Pterygoid fovea　翼肌窝

Pterygoid muscle　翼肌

Pulp　牙髓

Pulp canal　根管

Pulp cavity　髓腔

Pulp chamber　髓室

Pulpal disease　牙髓疾病

Pulp horn　髓角

Q

Quadritubercular class　四结节类型

R

Radicular pulp　根髓

Radiography　X线影像

Radiology　放射学

Ramus, mandibular　下颌升支

Relative root angle　相对牙根角度

Reparative dentin　修复性牙本质

Rest position　休息位

Retromolar triangle　磨牙后三角

Retrusion, mandibular　下颌后移

Retrusive movement, mandibular　下颌后退运动

Ridge　嵴

Risorius muscle　笑肌

Root　牙根

Root elevators　牙根铤

Root pulp　根髓

Root trunk　根干

S

Septa, interradicular　牙根间隔

Septum, interdental　牙槽间隔

Shovel-shaped incisor　铲状切牙

Skull　颅骨

Sleep apnea　睡眠呼吸暂停

Sphenomandibular ligament　蝶下颌韧带

Sphenopalatine artery　蝶腭动脉

Spillways　溢出道

Splanchnocranium　咽颅

Sternocleidomastoid muscle　胸锁乳突肌

Stomatognathic system　口颌系统

Stylomandibular ligament　茎突下颌韧带

Sublingual fossa　舌下腺窝

Submandibular fossa　颌下腺窝

Succedaneous dentition　继替牙列

Sulcus　沟

Superior alveolar artery　上牙槽动脉

Superior mental spine　颏上棘

Supplemental groove　副沟

Supplementary/lateral canal　侧支根管

Susceptibility　易感性

Swallowing　吞咽

Swallowing center　吞咽中枢

Symphysis　下颌正中联合

T

Temporal bone　颞骨

Temporalis muscle　颞肌

Temporomandibular articulation　颞下颌关节

Temporomandibular disorders　颞下颌关节紊乱

Temporomandibular ligament　颞下颌关节韧带

Tensor tympani muscle　鼓膜张肌

Terminal plane relationship　终末平面关系

Tetracycline staining　四环素染色

Tooth morphology　牙齿形态

Throat　喉

Thumb-sucking　吮指

Tooth arrangements　牙齿的排列

Tooth contacts　牙齿接触点

Tooth formation standards　牙齿形成标准

Tooth morphology　牙齿形态

Tooth numbering systems　牙齿编号系统

Tooth replacement　牙齿替换

Tooth socket　牙槽窝

Transition period　过渡期

Transitional dentition　替牙列

Transitional dentition period　替牙期

Transverse ridge　横嵴

Trapezoid　斜方形

Triangular fossa　三角窝

Triangular ridge　三角嵴

Triconodont class　三尖牙

Trifurcation 三分叉

Trigeminal nerve 三叉神经

Tritubercular class 三结节类

Tubercle 结节

Tubercle of Carabelli Carabelli 结节

U

Uncommon variations 罕见变异

Universal notation system 通用牙齿记录系统

Universal numbering system 通用编号系统

V

Variant anatomy of dental 牙体解剖变异

Vertical dimension 垂直距离

Von Spee, Graf 冯·斯皮·格拉夫（人名），最早描述纵𬌗曲线的学者，纵𬌗曲线也因此命名为Spee曲线

W

World Health Organization 世界卫生组织

Z

Zsigmondy/Palmer notation system Zsigmondy/Palmer牙齿记录系统

Zygomatic process 颧突

Zygomaticomandibular muscle 颧下颌肌